新看護学
11

成人看護［3］

腎・泌尿器疾患患者の看護　女性生殖器疾患患者の看護
皮膚疾患患者の看護　アレルギー・膠原病患者の看護
感染症患者の看護

● 執筆

石毛　尚代
慶應義塾大学病院看護部副主任

岩田健太郎
神戸大学大学院教授

岩渕千太郎
前東京都立墨東病院感染症科医長

内田　智栄
慶應義塾大学病院看護部看護次長

大路　　剛
神戸大学大学院准教授

大東　貴志
国際医療福祉大学三田病院副院長

小野　政徳
東京医科大学准教授

川端　康浩
川端皮膚科クリニック院長

河邊　博史
慶應義塾大学名誉教授

神田　武志
島根大学医学部附属病院腎臓内科教授

佐藤　博子
福島県看護協会会長

新藤　悦子
前国際医療福祉大学教授

武田　利和
慶應義塾大学専任講師

土井　朝子
神戸市立医療センター中央市民病院
総合内科・感染症科医長

徳山　博文
東京歯科大学市川総合病院教授

永澤　規子
前さいたま市立病院副看護部長

福井　恵子
福井クリニック

古谷　直子
亀田総合病院地域感染症疫学・
予防センター副センター長

宮澤　光男
帝京大学教授

村井　　勝
慶應義塾大学名誉教授

山本　舜悟
大阪大学大学院寄附講座准教授

医学書院

発行履歴

1970年2月1日　第1版第1刷	1990年2月1日　第7版第3刷
1971年2月1日　第1版第2刷	1991年1月7日　第8版第1刷
1972年2月1日　第2版第1刷	1992年2月1日　第8版第2刷
1974年2月1日　第2版第4刷	1993年1月6日　第9版第1刷
1975年2月1日　第3版第1刷	1995年2月1日　第9版第4刷
1977年2月1日　第3版第4刷	1996年1月6日　第10版第1刷
1978年2月1日　第4版第1刷	2001年2月1日　第10版第7刷
1980年4月1日　第4版第5刷	2002年1月6日　第11版第1刷
1981年1月6日　第5版第1刷	2008年2月1日　第11版第9刷
1983年2月1日　第5版第4刷	2009年1月15日　第12版第1刷
1984年1月6日　第6版第1刷	2012年4月1日　第12版第8刷
1987年1月6日　第6版第6刷	2013年1月6日　第13版第1刷
1988年1月15日　第7版第1刷	2017年2月1日　第13版第5刷

新看護学11　成人看護3

発　　　行　2018年1月6日　第14版第1刷ⓒ
　　　　　　2024年2月1日　第14版第7刷

著者代表　河邊博史
　　　　　　（かわべひろし）

発　行　者　株式会社　医学書院
　　　　　　代表取締役　金原　俊
　　　　　　〒113-8719　東京都文京区本郷1-28-23
　　　　　　電話　03-3817-5600（社内案内）
　　　　　　　　　03-3817-5657（販売部）

印刷・製本　三美印刷

本書の複製権・翻訳権・上映権・譲渡権・貸与権・公衆送信権（送信可能化権を含む）は株式会社医学書院が保有します．

ISBN978-4-260-03179-0

本書を無断で複製する行為（複写，スキャン，デジタルデータ化など）は，「私的使用のための複製」など著作権法上の限られた例外を除き禁じられています．大学，病院，診療所，企業などにおいて，業務上使用する目的（診療，研究活動を含む）で上記の行為を行うことは，その使用範囲が内部的であっても，私的使用には該当せず，違法です．また私的使用に該当する場合であっても，代行業者等の第三者に依頼して上記の行為を行うことは違法となります．

JCOPY　〈出版者著作権管理機構　委託出版物〉

本書の無断複製は著作権法上での例外を除き禁じられています．複製される場合は，そのつど事前に，出版者著作権管理機構（電話 03-5244-5088，FAX 03-5244-5089，info@jcopy.or.jp）の許諾を得てください．

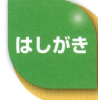

はしがき

学習にあたって

　みなさんはこれまで,「専門基礎」および「基礎看護」を通して,看護を実践するうえで必要な知識と技術,および看護従事者としての普遍的な態度について学んできた。本書「成人看護」では,「専門基礎」「基礎看護」で学んだことをふまえ,現実に健康上の障害をもった成人期の患者に対して,それぞれの知識や技術をどのように展開したらよいのかについて学習する。

　看護の対象の中心となるのは健康上の問題や課題をもった人間であり,看護はその人を中心に展開されなければならない。しかし,ひとくちに成人といっても,きわめて幅広い年齢層の人々が含まれ,男性もいれば女性もいる。また成人期は人生における活動期であり,個人がそれぞれの価値観や生活をもち,職業や学業,家事,育児などに力を注ぐ時期でもある。

　これら成人期の人々の健康をまもり,疾病や障害からの回復に向けて援助していくためには,疾患について基本的な知識を修得することが必要である。そして,患者を中心とした看護を展開するためには,人間の行動や生活,社会のシステムなど,さまざまな側面から看護を学んでいかなければならない。

　本書「成人看護」の領域では,まず「成人看護総論」を通して成人患者の特徴を理解し,その後,各系統にそって学習を展開していく。各系統別では,はじめに「看護の役割」で看護の特徴を把握したうえで,第1章で解剖生理,病態生理,検査,治療・処置などの基礎的な事項を学習する。次に第2章では主要な疾患について学ぶ。これらは,専門基礎科目において履修した知識を確認しつつ学習することが望ましい。これらの基礎知識をふまえて,第3章では診察や治療などの補助,症状への対応,疾患をもつ患者への療養指導などといった,看護の実際を学習する。

　さまざまな知識を臨床の場に適用し,それを実践能力にまで高めていくためには,たゆまぬ学習が求められる。本書は,そうした自己学習にも十分に対応できるよう配慮されている。本書での学習を通じて,さまざまな状態にある成人の患者に対して,准看護師として適切に対応し,看護を提供する能力を養ってほしい。

改訂の経過とカリキュラムの変遷

　本書は，1970(昭和45)年に准看護学生のための教科書として初版が刊行された。以来，その役割とその重要性に鑑みて，医学・看護学および周辺諸科学の発展・分化や，社会の変化などをいち早く読み取りながら，看護の質の向上に資するべく定期的に改訂を重ねてきた。あわせて，学習者の利便を考慮しながら，記載内容の刷新・増補，解説の平易化をはかり，より学びやすい教科書となるように努めてきた。幸い，このような編集方針は全国の教育施設から評価をいただき，本書を幅広く利用していただくこととなった。

　2022(令和4)年度より適用となる新カリキュラムでは，成人看護と老年看護の時間数は210時間が維持された。一方，臨地実習の留意点に「在宅などの多様な場における対象者の療養生活を学ぶ内容とする」が加わったように，成人看護においても多様な場での看護を意識した教育が求められることになった。

　『新看護学　成人看護』の各巻では，社会の変化に伴い要請される看護の役割を担えるよう，准看護師として求められる情報量を考慮しつつ内容の充実をはかり改訂を進めている。

改訂の趣旨

　今改訂においても，引き続き「成人看護」に関する新知見を盛り込み，内容の刷新に努めた。全体を通じて，記述はなるべく簡潔・平易なものとし，日常生活で目にすることの少ない漢字・用語については，ふりがな(ルビ)を充実させた。また，より学習に取り組みやすくするため，それぞれの系統の導入部となる「看護の役割」には，イラストや写真などを挿入して，患者のすがたと看護の役割を具体的にイメージできるようにした。さらに，知識の定着がはかれるよう，各章末には「復習問題」を設けた。

　なお，編集にあたって，表現の煩雑さを避けるため，特定の場合を除いて看護師・准看護師に共通する事項は「看護師」と表現し，准看護師のみをさす場合には「准看護師」とした。また保健師・助産師などを含めた看護の有資格者をさす場合には「看護者」あるいは「看護職」としたので，あらかじめご了解いただきたい。

　今後とも准看護師教育のさらなる充実・発展を目ざし，本書が適切で使いやすいテキストとなるように最善の努力を重ねてまいりたい。本書をご活用いただいた読者や有識者の皆さまより，忌憚のないご意見をお寄せいただければ幸いである。

2021年11月

著者ら

目次

腎・泌尿器疾患患者の看護

看護の役割
内田智栄　　2

1．腎疾患患者の特徴と看護　2
2．泌尿器疾患患者の特徴と看護　3

第1章　基礎知識
村井勝・河邊博史・武田利和　4

A．腎・泌尿器のしくみとはたらき
村井勝　4
1．腎・泌尿器系　4
　① 腎臓　　村井勝・河邊博史　4
　② 尿管　　村井勝　7
　③ 膀胱と尿道　7
2．男性生殖器(性器)系　8
　① 陰茎と陰嚢　8
　② 精巣・精巣上体と精管　8
　③ 前立腺と精嚢　9

B．症状とその病態生理　9
1．腎疾患患者にみられる症状
河邊博史　9
　① 浮腫　9
　② 高血圧　11
　③ 尿の異常　12
　④ 水と電解質の異常　13
　⑤ 尿毒症　14

2．泌尿器疾患患者にみられる症状
村井勝　14
　① 尿量　14
　② 排尿に関する訴え　15
　③ 排尿痛　16
　④ 尿混濁に関する訴え　16
　⑤ 疼痛・発熱・腫瘤に関する訴え　16
　⑥ 性などに関する訴え　17

C．診察・検査とその介助　17
1．泌尿器科の診察　17
2．尿の検査　19
　① 採尿法　19
　② 尿の肉眼的所見　19
　③ 尿一般検査　20
　④ 尿沈渣の検査　21
　⑤ 尿の培養　22
3．分泌物および精液の検査　22
　① 尿道分泌物の検査　22
　② 前立腺液の検査　22
　③ 精液の検査　22
4．カテーテル・ブジーを用いる検査　23
5．内視鏡を用いる検査　24
　① 膀胱尿道鏡　24
　② 尿管鏡　26
　③ 腎盂鏡　26
　④ 器械などの消毒法・後処理　26
6．腎機能検査　27
　① 総腎機能検査　27
　② 分腎機能検査　27
7．X線などによる画像診断とその介助
武田利和　28

- ① X線検査 ... 28
- ② 超音波検査 ... 31
- ③ 放射性同位元素による検査 ... 31
- ④ CT（コンピュータ断層撮影） ... 32
- ⑤ MRI（磁気共鳴画像）検査 ... 33
- ⑥ PET（ポジトロン断層撮影） ... 33
- 8．その他の検査と生検・穿刺 ...村井勝... 35
  - ① 尿流動態検査（ウロダイナミックス） ... 35
  - ② 生検法および穿刺 ... 35
- D．治療・処置とその介助 ... 36
  - 1．腎疾患の内科的治療の基本 ... 36
  - 2．食事療法 ... 36
  - 3．尿路感染症の治療 ... 37
  - 4．導尿と排尿管理 ... 37
  - 5．透析療法 ... 37
    - ① 腹膜透析（PD） ... 37
    - ② 血液透析（HD） ... 38
    - ③ 血液浄化療法 ... 40
- E．おもな手術 ... 40
  - 1．腎臓と尿管の手術 ... 41
  - 2．膀胱の手術 ... 42
  - 3．尿路変向・再建術 ... 42
  - 4．陰茎・尿道の手術 ... 43
  - 5．陰囊内容の手術 ... 43
  - 6．前立腺の手術 ... 43
  - 7．内視鏡を使用する手術 ... 43
  - 8．腎移植 ... 44
  - 9．手術創部の処置 ... 44

第2章 おもな疾患

大東貴志・神田武志・徳山博文　**47**

- A．腎臓・尿管の疾患 ...大東貴志... 47
  - 1．発生・発育の異常 ... 47
  - 2．外傷 ... 48
    - ① 腎臓の外傷 ... 48
    - ② 尿管の外傷 ... 49
  - 3．腎不全 ...神田武志... 49
    - ① 急性腎不全（急性腎障害） ... 49
    - ② 慢性腎不全 ... 51
    - ③ 慢性腎臓病 ... 55
  - 4．糸球体腎炎 ...徳山博文... 57
    - ① 急性糸球体腎炎 ... 57
    - ② 急速進行性糸球体腎炎 ... 58
    - ③ 慢性糸球体腎炎 ... 59
  - 5．糖尿病性腎症 ... 60
  - 6．ネフローゼ症候群 ... 61
  - 7．高血圧性腎硬化症 ... 63
  - 8．腎盂腎炎 ...神田武志... 63
  - 9．腎膿瘍と膿腎症 ...大東貴志... 64
  - 10．水腎症 ... 64
  - 11．腎腫瘍 ... 64
  - 12．腎血管性高血圧 ... 66
- B．膀胱の疾患 ... 66
  - 1．発生・発育の異常 ... 66
  - 2．外傷（膀胱破裂） ... 66
  - 3．膀胱炎 ... 66
  - 4．膀胱腫瘍 ... 66
  - 5．膀胱の機能障害 ... 67
    - ① 尿失禁 ... 67
    - ② 神経因性膀胱 ... 67
    - ③ 膀胱尿管逆流 ... 68
    - ④ 過活動膀胱 ... 68
- C．尿道の疾患 ... 68
  - 1．発生・発育の異常 ... 68
  - 2．外傷 ... 69
  - 3．尿道炎 ... 69
  - 4．尿道狭窄 ... 69
  - 5．尿道腫瘍 ... 69
- D．前立腺の疾患 ... 70
  - 1．前立腺炎 ... 70
  - 2．前立腺肥大症 ... 70
  - 3．前立腺がん ... 70
- E．陰茎の疾患 ... 71
  - 1．包茎 ... 71
  - 2．陰茎がん ... 71
- F．陰囊・精巣の疾患 ... 71

1．精巣水瘤（陰嚢水瘤） ……… 71
　　2．停留精巣 ……………………… 72
　　3．精巣炎 ………………………… 72
　　4．精巣上体炎 …………………… 72
　　5．精巣腫瘍 ……………………… 72
G．性分化異常 ……………………… 73
H．尿路・性器結核 ………………… 73
I．尿路結石症 ……………………… 73
　　1．上部尿路結石症 ……………… 73
　　2．下部尿路結石症 ……………… 74
J．性感染症（STD/STI） …………… 75

第3章 患者の看護
石毛尚代　　　　　　　　77

A．共通する看護 …………………… 77
　　1．疾患の経過と看護 …………… 77
　　　① 腎疾患患者の看護 …………… 77
　　　② 泌尿器疾患患者の看護 ……… 79
　　　③ 終末期の看護 ………………… 80
　　2．継続看護 ……………………… 80
　　　① 介護力の低下 ………………… 81
　　　② 退院調整支援 ………………… 81
B．症状に対する看護 ……………… 81
　　① 尿に異常のある患者の看護 …… 81
　　② 排尿障害のある患者の看護 …… 82
　　③ 疼痛・発熱のある患者の看護 … 83
　　④ 浮腫のある患者の看護 ………… 84
　　⑤ 高血圧のある患者の看護 ……… 86
　　⑥ 性・生殖機能に障害のある患者の看護 ……… 86
C．検査を受ける患者の看護 ……… 87
D．治療・処置を受ける患者の看護 … 88
　　1．腎疾患の代表的な治療法 …… 89
　　　① 薬物療法を受ける患者の看護 … 89
　　　② 食事療法を受ける患者の看護 … 89
　　　③ 透析療法を受ける患者の看護 … 91
　　　④ 腎移植を受ける患者の看護 … 92
　　2．泌尿器疾患の代表的な治療法 … 93
　　　① 手術を受ける患者の看護 …… 93
　　　② 化学療法を受ける患者の看護 … 99
　　　③ 放射線療法を受ける患者の看護 … 100
　　　④ 免疫療法・ホルモン療法を受ける患者の看護 ……… 101
E．腎疾患患者の看護 ……………… 101
　　1．糸球体腎炎患者の看護 ……… 101
　　　① 急性糸球体腎炎患者の看護 … 101
　　　② 慢性糸球体腎炎患者の看護 … 102
　　2．ネフローゼ症候群患者の看護 … 103
　　3．腎不全患者の看護 …………… 104
　　　① 急性腎不全患者の看護 ……… 104
　　　② 慢性腎不全患者の看護 ……… 105
　　　③ 慢性腎臓病患者の看護 ……… 106
F．泌尿器・生殖器疾患患者の看護 … 106
　　1．尿路・生殖器感染症患者の看護 … 106
　　　① 腎盂腎炎患者の看護 ………… 106
　　　② 膀胱炎患者の看護 …………… 107
　　　③ 前立腺炎患者の看護 ………… 107
　　　④ 精巣上体炎患者の看護 ……… 107
　　2．前立腺肥大症患者の看護 …… 107
　　3．尿路結石症患者の看護 ……… 108
　　4．尿路・性器の腫瘍患者の看護 … 109
　　　① 腎腫瘍患者の看護 …………… 109
　　　② 膀胱腫瘍患者の看護 ………… 109
　　　③ 前立腺がん患者の看護 ……… 109
　　　④ 精巣腫瘍患者の看護 ………… 110
G．生活習慣病に起因する腎疾患患者の看護 ………………………… 110

女性生殖器疾患患者の看護

看護の役割
永澤規子 **114**

1．患者の特徴 …………………… 114
2．看護師の役割 ………………… 115

第1章 基礎知識
小野政徳 **116**

A．女性生殖器のしくみとはたらき …… 116
1．外性器，内性器，乳房 ……… 116
　① 外性器（外陰）……………… 116
　② 内性器 ……………………… 117
　③ 乳房 ………………………… 119
2．女性生殖器の機能 …………… 119
　① 卵巣機能の調節 …………… 119
　② 卵巣の周期性変化 ………… 120
　③ 排卵 ………………………… 121
　④ 子宮の周期性変化 ………… 121
　⑤ 頸管粘液の変化 …………… 122
　⑥ 基礎体温の変化 …………… 122
　⑦ 妊娠の成立 ………………… 123

B．症状とその病態生理 ……………… 123
1．不正性器出血 ………………… 123
　① 器質性出血 ………………… 123
　② 機能性出血 ………………… 124
2．帯下 …………………………… 124
3．外陰部瘙痒感 ………………… 124
4．下腹部膨満感 ………………… 124
5．下腹部痛 ……………………… 124

C．診察および検査 …………………… 125
1．診察室の特徴 ………………… 125
2．診察 …………………………… 125
　① 問診 ………………………… 125
　② 外診 ………………………… 125
　③ 内診 ………………………… 125
　④ 腟鏡診 ……………………… 126
　⑤ 直腸診 ……………………… 126
3．内診室に必要な器具 ………… 126
4．おもな検査 …………………… 127
　① 腟・頸管の検査 …………… 127
　② 子宮内膜・子宮腔の検査 … 128
　③ 妊娠の補助診断法
　　（免疫学的妊娠反応）……… 129
　④ 超音波断層検査 …………… 129
　⑤ CT（コンピュータ断層撮影）… 130
　⑥ MRI（磁気共鳴画像）……… 130
　⑦ 腫瘍マーカー ……………… 131
　⑧ ホルモン検査 ……………… 131
　⑨ プロゲステロン負荷試験 … 132
　⑩ 卵管疎通性検査 …………… 132
　⑪ 内視鏡検査 ………………… 133
　⑫ その他の検査 ……………… 134

D．治療および処置 …………………… 135
1．診察室でできる処置 ………… 135
　① 腟洗浄 ……………………… 135
　② 腟タンポン ………………… 135
　③ 導尿 ………………………… 135
　④ 穿刺・切開 ………………… 135
2．手術療法 ……………………… 135
3．薬物療法 ……………………… 136
　① ホルモン療法 ……………… 136
　② 感染症に対する抗菌薬療法 … 137
　③ 悪性腫瘍に対する化学療法 … 137
4．放射線療法 …………………… 137
5．避妊 …………………………… 137

第2章 おもな疾患

小野政徳・宮澤光男　139

- A．月経の異常　　小野政徳　139
  1．発来時期の異常（早発月経・遅発月経）　140
  2．早発卵巣不全（早発閉経）　140
  3．無月経　140
  4．月経量の異常（過多月経・過少月経）　140
  5．月経周期の異常（頻発月経・希発月経）　141
  6．無排卵性月経　141
  7．月経困難症　141
  8．月経前症候群（PMS）　141
- B．外陰・腟の疾患　142
  1．外陰および腟の感染症　142
    ① 毛囊炎　142
    ② バルトリン腺炎　142
    ③ 性器ヘルペス　143
    ④ 尖圭コンジローマ　143
    ⑤ 細菌性腟症　143
    ⑥ カンジダ腟炎　143
    ⑦ トリコモナス腟炎　143
    ⑧ 細菌性腟炎　144
    ⑨ 萎縮性腟炎（老人性腟炎）　144
  2．外陰白斑症　144
  3．外陰がん　144
  4．腟がん　145
- C．発生・発育の異常　145
  1．性分化疾患　145
    ① ターナー症候群　145
    ② アンドロゲン不応症（AIS）　145
    ③ 副腎性器症候群　145
  2．性器の形態異常　146
    ① 腟閉鎖症　146
    ② 腟欠損症　146
- D．子宮の疾患　146
  1．子宮の奇形　146
  2．子宮位置異常　147
    ① 子宮下垂・子宮脱　147
    ② 子宮内反症　147
  3．子宮の炎症　147
    ① 子宮頸部の炎症（頸管炎）　147
    ② 子宮体部の炎症（子宮内膜炎）　148
  4．子宮の腫瘍　148
    ① 子宮筋腫　148
    ② 子宮腺筋症　150
    ③ 子宮頸部腫瘍　150
    ④ 子宮頸がん　151
    ⑤ 子宮肉腫　155
    ⑥ 子宮体がん　155
    ⑦ 絨毛性疾患　156
- E．付属器の疾患　158
  1．付属器炎　158
  2．卵巣腫瘍　159
    ① 良性腫瘍　160
    ② 卵巣がん　161
- F．骨盤内の疾患　162
  1．骨盤腹膜炎　162
  2．子宮内膜症　162
- G．不妊症・不育症　164
  1．不妊症　164
  2．不育症　167
- H．更年期障害　167
- I．乳房の疾患　　宮澤光男　169
  1．乳腺腫瘍　169
    ① 良性腫瘍　169
    ② 乳腺症　169
    ③ 乳がん　169
  2．急性乳腺炎　171
    ① うっ滞性乳腺炎　171
    ② 急性化膿性乳腺炎　171
- J．性感染症（STD/STI）　　小野政徳　172

第3章 患者の看護

永澤規子　174

A．共通する看護 174
1．経過別の看護 174
　① 急性期の看護 174
　② 回復期の看護 174
　③ 慢性期の看護 175
　④ 終末期の看護 175
2．場面ごとの看護 175
　① 外来の看護 175
　② 入院中の看護 176
　③ 退院時の看護 176
　④ 継続・在宅看護 176
3．精神的援助 177

B．症状に対する看護 177
1．ショック状態にある患者の看護 177
2．不正性器出血のある患者の看護 178
3．帯下のある患者の看護 179
4．外陰部瘙痒感のある患者の看護 179
5．下腹部腫瘤感・膨満感のある患者の看護 180
6．疼痛（下腹部痛・腰痛）のある患者の看護 180
7．排尿・排便障害のある患者の看護 181
8．発熱のある患者の看護 181
9．自律神経症状・不定愁訴のある患者の看護 182

C．診察・検査を受ける患者の介助 182
1．診察の介助 183
　① 問診 183
　② 外診 183
　③ 内診 184
2．おもな処置の介助 185
　① 腟洗浄 185
　② 腟タンポン 185
3．おもな検査の介助 186
　① 腟・頸管分泌物の検査 186
　② 子宮頸部・子宮内膜の検査 186
　③ 卵管疎通性検査 187

D．治療・処置を受ける患者の看護 188
1．女性生殖器疾患の手術を受ける患者の看護 188
　① 手術前の看護 188
　② 手術当日の看護 189
　③ 手術後の看護 189
2．乳房の手術を受ける患者の看護 191
　① 手術前の看護 191
　② 手術当日の看護 192
　③ 手術後の看護 192
3．薬物療法を受ける患者の看護 196
　① ホルモン療法を受ける患者の看護 196
　② 化学療法を受ける患者の看護 197
4．放射線療法を受ける患者の看護 198

E．女性生殖器疾患患者の看護 198
1．月経異常患者の看護 199
2．外陰部疾患患者の看護 199
3．腟疾患患者の看護 200
4．子宮疾患患者の看護 201
　① 炎症のある患者の看護 201
　② 子宮筋腫・子宮内膜症患者の看護 201
　③ 子宮頸がん・子宮体がん患者の看護 201
5．卵管・卵巣疾患患者の看護 202
6．骨盤内炎症性疾患患者の看護 203
7．不妊症・不育症患者の看護 203
　① 不妊症患者の看護 203
　② 不育症患者の看護 204
8．更年期障害患者の看護 204

皮膚疾患患者の看護

看護の役割
佐藤博子　208

第1章 基礎知識
川端康浩　210

A．皮膚のしくみとはたらき　210
1．皮膚のしくみ　210
  ① 表皮　210
  ② 真皮　212
  ③ 皮下組織　212
  ④ 皮膚付属器　212
2．皮膚のはたらき　213
  ① 保護作用　213
  ② 体温調節作用　214
  ③ 分泌作用　214
  ④ 吸収作用　214
  ⑤ ビタミンDの生成　214
  ⑥ 免疫反応　214
  ⑦ 知覚作用　214
3．皮膚の創傷と回復のしくみ　215
  ① 皮膚の創傷治癒の過程　215
  ② 皮膚損傷の深さと創傷の回復のしくみ　215
  ③ 創傷治癒と湿潤環境　215

B．症状とその病態生理　216
1．皮膚の病変（発疹）　216
  ① 原発疹　216
  ② 続発疹　217
  ③ 発疹の分布と配列　217
2．瘙痒（かゆみ）　218
  ① 瘙痒の定義とメカニズム　218
  ② 瘙痒の増悪因子と対策　218
3．皮膚の老化　219
  ① 皮膚の生理的老化　219
  ② 光老化　219

C．おもな検査とその介助　220
1．アレルギー検査　220
  ① パッチテスト（貼布試験）　220
  ② 皮内反応（スクラッチテスト・プリックテスト・皮内テスト）　220
2．光線過敏性試験　221
  ① 最少紅斑量の測定　221
  ② フォトパッチテスト（光貼布試験）　221
  ③ 光内服試験　221
3．微生物学的検査　221
  ① 直接鏡検　221
  ② 真菌培養　222
  ③ 細菌・ウイルスの検査　222
4．病理組織検査　222
  ① 皮膚生検（バイオプシー）　222
  ② 免疫蛍光抗体法　223
5．ダーモスコピー　223

D．治療とその介助　223
1．外用療法（軟膏療法）　223
  ① 基剤および形状による外用薬の分類　223
  ② 副腎皮質ステロイド（副腎皮質ホルモン）外用薬　224
  ③ その他の外用薬　224
  ④ 外用療法の実際　225
2．全身薬物療法　225
3．光線療法　226
4．手術療法　226
  ① 切開　226
  ② 切除・再建　226
5．その他の治療法　227
  ① 凍結療法　227
  ② レーザー療法　227
  ③ 放射線療法　227
  ④ ケミカルピーリング　227

第2章 おもな疾患

川端康浩　229

- A．表在性皮膚疾患 229
  - 1．湿疹・皮膚炎群 229
    - ① 接触皮膚炎（かぶれ） 229
    - ② アトピー性皮膚炎 230
    - ③ 皮脂欠乏性皮膚炎 230
    - ④ 脂漏性皮膚炎 231
    - ⑤ 貨幣状湿疹 231
    - ⑥ 自家感作性皮膚炎 231
    - ⑦ その他の湿疹・皮膚炎 231
  - 2．蕁麻疹 231
  - 3．痒疹 232
  - 4．紅斑症 232
    - ① 多形滲出性紅斑 232
    - ② 結節性紅斑 232
    - ③ スイート病 233
  - 5．薬疹 233
  - 6．紅皮症 233
  - 7．水疱症 234
    - ① 天疱瘡 234
    - ② 水疱性類天疱瘡 234
    - ③ 疱疹状皮膚炎 234
  - 8．炎症性角化症・膿疱症・角化症 234
    - ① 乾癬 234
    - ② 扁平苔癬 235
    - ③ ジベルバラ色枇糠疹 235
    - ④ 掌蹠膿疱症 236
    - ⑤ 魚鱗癬 236
    - ⑥ 鶏眼・胼胝 236
- B．血管・リンパ管の疾患 236
- C．物理・化学的皮膚障害 237
  - 1．光線性皮膚障害 237
  - 2．熱傷（やけど） 237
  - 3．凍傷・凍瘡 239
    - ① 凍傷 239
    - ② 凍瘡（しもやけ） 239
  - 4．化学熱傷 239
  - 5．放射線皮膚炎 239
  - 6．褥瘡 240
- D．腫瘍・色素異常症 241
  - 1．母斑および皮膚良性腫瘍 241
    - ① 母斑 241
    - ② 皮膚良性腫瘍 241
  - 2．母斑症 242
  - 3．皮膚悪性腫瘍 243
  - 4．色素異常症 244
    - ① 尋常性白斑 244
    - ② 眼皮膚白皮症 244
    - ③ 肝斑 244
- E．皮膚付属器疾患 245
  - ① 尋常性痤瘡（にきび） 245
  - ② 汗疹（あせも） 245
  - ③ 爪の疾患 245
  - ④ 円形脱毛症 246
- F．感染症 246
  - 1．細菌感染症 246
    - ① 毛包炎・尋常性毛瘡 246
    - ② 毛包性膿皮症 246
    - ③ 伝染性膿痂疹（とびひ） 246
    - ④ ブドウ球菌熱傷様皮膚症候群 246
    - ⑤ 蜂巣炎（蜂窩織炎） 246
    - ⑥ 慢性膿皮症 247
  - 2．ウイルス感染症 247
    - ① 単純ヘルペス（単純疱疹） 247
    - ② カポジ水痘様発疹症 247
    - ③ 帯状疱疹 247
    - ④ 伝染性軟属腫（みずいぼ） 247
    - ⑤ 尋常性疣贅（いぼ） 247
    - ⑥ 水痘・麻疹・風疹 248
  - 3．真菌感染症 248
    - ① 表在性白癬 248
    - ② ケルスス禿瘡 248
    - ③ 癜風（くろなまず） 248
    - ④ カンジダ症 249
  - 4．その他の感染症 249
    - ① 疥癬 249

② ツツガムシ病 …………………… 249
③ 皮膚結核 ………………………… 249
④ ハンセン病 ……………………… 249

第3章 患者の看護

佐藤博子 **251**

A．共通する看護 **251**
1．経過別の看護 …………………… 251
　① 急性期の看護(入院時) ……… 251
　② 慢性期(回復期)の看護 ……… 251
　③ 終末期の看護 ………………… 251
　④ 継続看護 ……………………… 251
2．観察の基本 ……………………… 252
3．皮膚の清潔と感染予防 ………… 252
4．生活に対する援助と指導 ……… 252

B．スキンケア **254**
1．スキンケアの基本 ……………… 254
　① 皮膚の洗浄(清潔保持) ……… 254
　② 皮膚の保湿 …………………… 255
　③ 紫外線からの防御 …………… 256
　④ メンタルケア(ストレスの
　　　軽減・緩和) ………………… 256
2．肌着について …………………… 256

3．高齢者のスキンケア …………… 257
4．毛髪のスキンケア ……………… 257
5．医療従事者のハンドケア ……… 257

C．症状に対する看護 **258**
1．瘙痒(かゆみ)のある患者の看護 … 258
2．痛みのある患者の看護 ………… 259
3．分泌物のある患者の看護 ……… 260
4．鱗屑・落屑のある患者の看護 … 260
5．褥瘡のある患者の看護 ………… 261

D．治療・処置を受ける患者の看護 **262**
1．外用療法(軟膏療法)を受ける患者の
　　看護 …………………………… 262
2．内服療法を受ける患者の看護 … 263
3．光線療法を受ける患者の看護 … 264

E．皮膚疾患患者の看護 **265**
1．アトピー性皮膚炎患者の看護 … 265
2．蕁麻疹患者の看護 ……………… 266
3．尋常性乾癬患者の看護 ………… 267
4．熱傷(やけど)患者の看護 ……… 268
5．手白癬・足白癬(みずむし)患者の
　　看護 …………………………… 269
6．帯状疱疹患者の看護 …………… 270

F．植皮術を受ける患者の看護 **271**
1．手術前の看護 …………………… 271
2．手術後の看護 …………………… 271

アレルギー・膠原病患者の看護

看護の役割

新藤悦子 **276**

1．アレルギー・膠原病患者の特徴 …… 276
2．アレルギー疾患・膠原病患者への
　　看護の役割 …………………… 277

第1章 基礎知識

福井恵子 **278**

A．免疫系のしくみとはたらき **278**
1．免疫反応とは …………………… 278
2．免疫反応のしくみ ……………… 279

B．症状とその病態生理 **279**
1．免疫疾患としてのアレルギーと
　　膠原病 ………………………… 279

2．アレルギー ……………… 280
3．膠原病 …………………… 281

第2章 おもな疾患

福井恵子　283

A．日常業務で注意すべきアレルギー　283
1．アナフィラキシー ……… 283
2．薬物アレルギー ………… 284
3．食物アレルギー ………… 284

B．おもな膠原病 …………………… 286
1．関節リウマチ(RA) ……… 286
2．全身性エリテマトーデス(SLE) … 287
3．全身性強皮症 …………… 288
4．多発性筋炎・皮膚筋炎 … 289
5．結節性多発動脈炎
　（結節性動脈周囲炎）…… 290
6．膠原病近縁疾患 ………… 291
　①シェーグレン症候群 …… 291
　②ベーチェット病 ………… 291

第3章 患者の看護

新藤悦子　293

A．共通する看護 …………………… 293
1．急性期の看護 …………… 293
2．慢性期の看護 …………… 294
3．退院時・外来時の看護 … 295
4．症状別看護 ……………… 297
　①発熱のある患者の看護 … 297
　②関節症状のある患者の看護 … 298
　③筋症状のある患者の看護 … 298
　④レイノー現象のある患者の看護 … 299
5．薬物療法を受ける患者の看護 … 299

B．アレルギーをもつ患者の看護 … 300
1．アナフィラキシーショックを
　おこした患者の看護 …… 300
2．薬物アレルギー ………… 301
3．食物アレルギー ………… 301

C．膠原病をもつ患者の看護 ……… 302
1．関節リウマチ患者の看護 … 302
2．全身性エリテマトーデス患者の
　看護 ……………………… 304

感染症患者の看護

看護の役割

岩田健太郎　308

第1章 感染症の理解

土井朝子・山本舜悟・岩渕千太郎・
大路剛　310

A．感染症総論 ……………… 土井朝子　310
1．感染症とは ……………… 310
2．感染症の成立 …………… 310
3．感染経路 ………………… 310
4．免疫 ……………………… 312
5．感染症の分類 …………… 312
6．感染症の症状 …………… 312
7．一次予防と二次予防 …… 312

B．おもな感染症 …………………… 316
1．発熱・不明熱 …………… 山本舜悟　316
2．敗血症・菌血症 ………… 317
3．呼吸器系感染症 ………… 岩渕千太郎　318
4．心血管系感染症 ………… 318
　①感染性心内膜炎 ………… 318
　②感染性大動脈瘤 ………… 319

③ 化膿性血栓性静脈炎 ……………… 319
5．消化器系感染症 …………… 大路剛 … 319
　　① 食中毒を主とした消化管感染症 … 319
　　② 虫垂炎 ……………………………… 320
　　③ 憩室炎 ……………………………… 321
　　④ 肝膿瘍 ……………………………… 321
　　⑤ 医療機関でよくみられる下痢症 … 322
6．中枢神経感染症 ………… 岩渕千太郎 … 323
　　① 髄膜炎 ……………………………… 323
　　② 脳炎 ………………………………… 324
　　③ 脳膿瘍 ……………………………… 325
7．尿路感染症 ………………… 大路剛 … 325
　　① 複雑性尿路感染症 ………………… 325
　　② 無症候性細菌尿 …………………… 326
8．性感染症 ………………… 山本舜悟 … 326
　　① 尿道炎 ……………………………… 326
　　② 骨盤内炎症性疾患（PID） ……… 326
　　③ 陰部潰瘍 …………………………… 327
　　④ 梅毒 ………………………………… 327
　　⑤ 尖圭コンジローマ ………………… 328
9．HIV 感染症と日和見感染症 ………… 328
　　① HIV 感染症 ………………………… 328
　　② 日和見感染症 ……………………… 332
10．悪性腫瘍・幹細胞移植・固形臓器
　　　移植に伴う感染症 ……… 大路剛 … 333
11．その他のウイルス感染症
　　　……………………………… 山本舜悟 … 334
　　① 麻疹（はしか） …………………… 334
　　② 風疹 ………………………………… 335
　　③ 水痘 ………………………………… 335
12．真菌感染症 …………… 岩渕千太郎 … 336
　　① カンジダ症 ………………………… 336
　　② アスペルギルス症 ………………… 336
　　③ クリプトコッカス症 ……………… 337
　　④ その他の真菌感染症 ……………… 337
13．寄生虫症 ………………… 大路剛 … 338
　　① 多包条虫症（エキノコックス症） … 338
　　② 肺吸虫症 …………………………… 338
　　③ 横川吸虫症 ………………………… 338
　　④ 回虫症 ……………………………… 339
　　⑤ 顎口虫症 …………………………… 339
　　⑥ マラリア …………………………… 339
　　⑦ 糞線虫症 …………………………… 339
　　⑧ アニサキス症 ……………………… 340

第2章 患者の看護

古谷直子　342

A．共通する看護 …………………… 342
1．感染予防 ……………………………… 342
2．スタンダード-プリコーション
　　（標準予防策） ……………………… 342
　　① 手指衛生 …………………………… 343
　　② 個人防護用具 ……………………… 343
　　③ その他の対策 ……………………… 345
3．感染経路別予防策と隔離方法 ……… 346
　　① 空気予防策 ………………………… 346
　　② 飛沫予防策 ………………………… 346
　　③ 接触予防策 ………………………… 347
4．洗浄・消毒・滅菌 …………………… 347
　　① 器材の分類と処理方法 …………… 347
　　② 洗浄 ………………………………… 348
　　③ 消毒 ………………………………… 348
　　④ 滅菌 ………………………………… 349

B．症状に対する看護 ……………… 349
1．発熱 …………………………………… 349
2．発疹 …………………………………… 350
3．下痢 …………………………………… 351

C．検査・治療を受ける患者の看護 … 352
1．検体の採取 …………………………… 352
2．検体の輸送と保存方法 ……………… 352
3．抗菌薬投与中の看護 ………………… 352

D．感染症患者の看護 ……………… 354
1．HIV 感染症・AIDS 患者の看護 …… 354
2．敗血症患者の看護 …………………… 355
3．日和見感染に対する看護 …………… 356

さくいん ……………………………………… 359

腎・泌尿器疾患患者の看護

看護の役割	2
第1章 基礎知識	**4**
A．腎・泌尿器のしくみとはたらき	4
B．症状とその病態生理	9
C．診察・検査とその介助	17
D．治療・処置とその介助	36
E．おもな手術	40
第2章 おもな疾患	**47**
A．腎臓・尿管の疾患	47
B．膀胱の疾患	66
C．尿道の疾患	68
D．前立腺の疾患	70
E．陰茎の疾患	71
F．陰嚢・精巣の疾患	71
G．性分化異常	73
H．尿路・性器結核	73
I．尿路結石症	73
J．性感染症（STD/STI）	75
第3章 患者の看護	**77**
A．共通する看護	77
B．症状に対する看護	81
C．検査を受ける患者の看護	87
D．治療・処置を受ける患者の看護	88
E．腎疾患患者の看護	101
F．泌尿器・生殖器疾患患者の看護	106
G．生活習慣病に起因する腎疾患患者の看護	110

看護の役割

　団塊の世代が75歳以上となる2025年，わが国は超高齢多死社会となり，その後も高齢化が進展すると推測される。近年では人々の倫理観や価値観，健康や疾病・障害に対する考え方の多様化が進んでおり，患者自身が意思決定し，主体的に治療に参画することが重要である。

腎・泌尿器科看護に求められるもの　腎疾患，泌尿器疾患にかかわらず，解剖生理と疾患の病態を正しく理解したうえで，1人ひとりの状況に適したケアが求められていることを認識することが重要である。尿はどのようにつくられ排泄されるのか，腎臓の機能が低下するとどのようなことが生じるのかといった，腎臓と泌尿器の関係とそのしくみやはたらきなどを理解することが，根拠のある看護ケアを導きだし，患者のもてる力を引き出すことにつながる。

1 腎疾患患者の特徴と看護

患者の特徴　腎疾患患者は年々増加している。腎不全は2022年における死因の第8位であり，国民の健康に重大な影響を及ぼす疾患といえる。腎疾患でとくに多いのは慢性腎臓病（CKD）であり，患者数は1330万人と推測されている。20歳以上の8人に1人はCKD患者と考えられており，新たな国民病とも言われている。透析患者も増加の一途をたどり，2021年末には約35万人となっている。透析の原因疾患の第1位は糖尿病性腎症である。

　腎疾患は慢性化しやすく，治療が長期化することが多い。また，自覚症状が少なく，無自覚のうちに腎機能の低下が進行することも多い。患者に定期受診を促し，病気の経過を知り，さらなる腎機能低下を防ぐ生活習慣を実施できるように継続して支援することが重要となる。

看護の役割　腎疾患治療の目標の第一は腎機能の低下を抑えることである。看護師は食事療法や薬物療法，生活習慣の変更などにより，患者が腎機能を維持できるように援助する。また，患者が重症化や合併症の発症を避けるための行動や習慣を理解し，生活のなかに取り込めるように支援を行うことも必要である。

　腎機能が低下した場合には，患者自身が治療法を選択したうえで腎移植や透析療法といった腎代替療法を開始し，それを継続できるよう支援する。支援にあたっては，治療や，生活上の制約が長期にわたることによる患者の精

神的苦痛や葛藤を十分理解することが大切である。

2 泌尿器疾患患者の特徴と看護

患者の特徴● 泌尿器疾患は高齢者の罹患率が高く，とくに前立腺がんの罹患率が増加している。前立腺特異抗原(PSA)を用いた診断方法が普及し，早期の前立腺がんを発見しやすくなったことも増加の一因である。また，複数の疾患をもつ患者や，抗がん薬治療や疾患の増悪で入退院を繰り返し，日常生活動作(ADL)の低下をみとめ，療養環境の調整が必要となるような患者も多い。

腹腔鏡や内視鏡を使用した手術や，ロボット支援下で行う手術，小線源療法といった低侵襲の治療が増えている一方で，尿路変更によるストーマの増設やカテーテルを挿入して自宅での継続した管理が必要な高齢者も増加している。高齢者が新たなケアを受け入れ，生活のなかに取り入れていくことは困難を伴うことがある。

看護の役割● 泌尿器疾患により排泄や性機能に異常をきたしている場合，強い羞恥心やとまどい，あきらめなどの心理的反応を伴うことがある。そのため，受診行動がとれず，疾患の発見や治療が遅れることがある。また，疾患を加齢によるものとあきらめ，治療を行わないことで生活の質(QOL)が低下する患者もいる。さらに，がんの告知や性機能の喪失など，その人にとっての人生の重大な局面に看護師が対峙することがある。そのため，泌尿器疾患患者の看護においては，患者のプライバシーを保護し，自尊心を傷つけないように細心の注意をはらいつつ，専門家として積極的に介入し，患者の意志決定を支えることが求められる(●図)。

また，身体的な機能をできるだけ維持し，セルフケア能力を高めていくための支援をするとともに，患者の身体的・精神的状況，家族の介護力や療養環境などの患者を取り巻く状況を見きわめ，必要時は地域の医療介護機関と連携をとり，在宅療養生活を支援していくことも重要である。

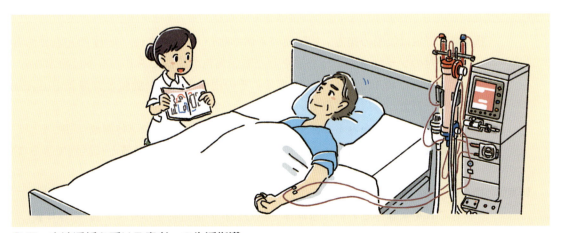

●図　血液透析を受ける患者への生活指導

第1章 基礎知識

A 腎・泌尿器のしくみとはたらき

　腎・泌尿器疾患患者の看護を学ぶにあたり，本章では基礎知識として腎・泌尿器のしくみとはたらきについて述べる。

　生命を維持するためには，生体の内部環境を一定に保たなければならない。それには，細胞に酸素や栄養素を供給し，また細胞が代謝老廃物を排出する細胞外液の組成を一定に保つ必要がある。腎・泌尿器では血液から尿を生成し，体液の量と組成を維持することによって，その恒常性（ホメオスタシス）を保っている。腎臓で生成された尿は，尿管を通って膀胱に一時たくわえられ，尿道から排出される。尿の排泄に異常をきたしたとき，適切な処置がとられなければ生命の危機にいたる。

　また，腎臓は血圧や造血にかかわる物質も生成・分泌しており，腎の上方にある副腎とも関係がある。泌尿器とくに男性の泌尿器は，解剖学的に生殖器とも密接にかかわっているため，本章では合わせて解説する。

1 腎・泌尿器系

1 腎臓

構造　腎臓は腹膜の後方，横隔膜の下側で肋骨弓に囲まれ，脊柱の左右にある一対のソラマメのような形をした暗赤褐色の臓器であり，重さは約 130 g，大きさは約 11×5×3 cm である。その内側中央に腎動脈と腎静脈が出入りし，**腎盂**から尿管も出ている（→図 1-1，2，3）。

　腎臓の断面をみると，主として血液の濾過により糸球体濾液（原尿）をつくる表面に近い**皮質**と，内方の尿の生成と搬出を行う**髄質**とに区別できる（→図 1-3）。

腎実質の構造　腎動脈は腎内で分枝して，葉間動脈，弓動脈，さらに毛細血管網となる。これを糸球体といい，糸球体を包む袋状の構造物をボウマン囊（糸球体囊），両者をあわせて**腎小体**という（→図 1-4，5）。毛細血管の周囲の構造をメサン

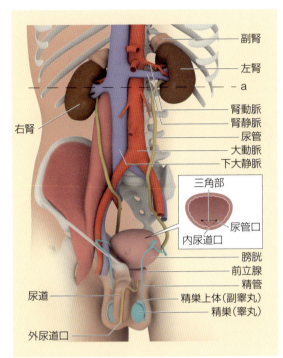

図1-1 腎・泌尿器，男性生殖器の構造

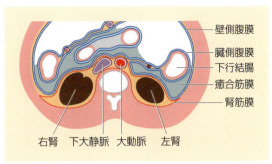

図1-2 腎部の横断面（図1-1-a の足側より）

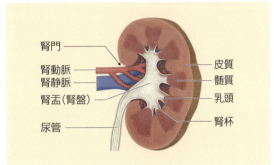

図1-3 腎臓の割面（背面よりみる）

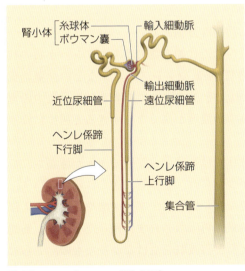

図1-4 ネフロン（模式図）

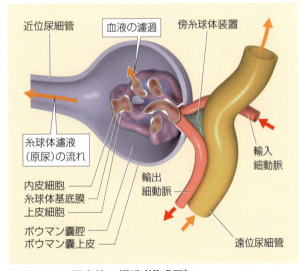

図1-5 腎小体の構造（模式図）

ギウムという。ボウマン嚢の一端は近位尿細管へとつながる（図1-5）。

　腎皮質には糸球体と近位および遠位**尿細管**の大部分がある。近位尿細管は皮質内を屈曲して髄質内に入り，ヘアピンのように曲がる**ヘンレ係蹄**（ヘンレループ）を形成して再び皮質内に入り，屈曲した遠位尿細管となる（図1-4）。遠位尿細管は集まって**集合管**となり，腎乳頭に開口している。

　糸球体，輸入細動脈，輸出細動脈，ボウマン嚢，尿細管をあわせて**ネフロ**

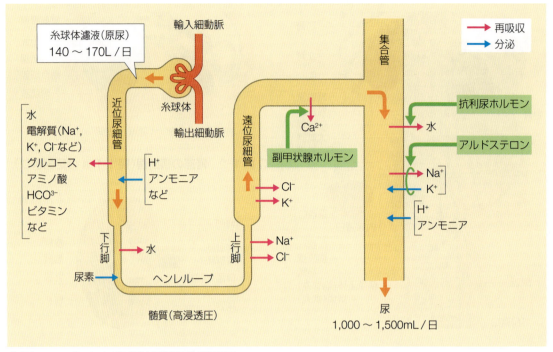

◯ 図1-6　ネフロンにおける尿の生成過程

ンという。ネフロンは一側の腎臓に約100万個ある。

機能●　①**排泄**　体内での新陳代謝の結果生じた代謝産物のうち，タンパク質の代謝産物で窒素（N）の含まれている物質（尿素やクレアチニンなどの含窒素代謝産物）は血流によって腎臓に運ばれ，そこで尿中に排泄される。血中の電解質や水も，過剰となったり，血液中の濃度が高くなりすぎると尿中に排泄される。

　尿はネフロンでつくられる。糸球体では糸球体血管壁で血液が濾過されて尿のもとになる糸球体濾液（原尿）がつくられ，尿細管に送られる（◯図1-5）。尿細管ではその中から，身体に必要なグルコース・アミノ酸や電解質の大部分を水とともに**再吸収**する。その結果，再吸収されずに残ったものや，前述した含窒素代謝産物のように，ほとんど再吸収を受けなかったもの，さらには不要な物質として尿細管で分泌されたもの（水素イオン〔H⁺〕など）が加わって，最終的な尿となり，尿管を経て膀胱に送られる。

　通常，糸球体で濾過される量は，1日140〜170Lにも及ぶが，その大部分は尿細管で再吸収され，実際に尿として体外に排泄される量は1,000〜1,500 mLである（◯図1-6）。

　②**ホメオスタシス**　腎臓には，水・電解質バランス，体液量，血漿浸透圧，酸塩基平衡などを調節し，細胞外液の組成と量をいつでも一定に保つためのセンサーのようなはたらきがある。すなわち，大量の糸球体濾過と尿細

管における再吸収と分泌により，状況の変化に応じて，尿の組成や量を迅速に変化させ，体液の恒常性を保つことが可能となっている。たとえば，体液量は水・ナトリウムイオン（Na⁺）の再吸収，分泌により，血漿浸透圧は尿の濃縮・希釈により調節されている。

③**ホルモン分泌** 腎臓には内分泌器官としてのはたらきもある。血圧調節に関して，腎臓では血圧を上げる物質（レニンなど）や血圧を下げる物質（プロスタグランジンやカリクレインなど）が産生される（◯11ページ，図1-11）。また，骨髄での造血機能を高める因子（エリスロポエチン）を産生したり，カルシウム代謝に関与するビタミンDを活性化したりもする。

腎臓の糸球体が障害されると，通常では検出されないタンパク質や赤血球などが尿中にあらわれたり（タンパク尿・血尿），排泄されるべき老廃物が十分に排泄されずに体内に蓄積されたりする。また，ナトリウム貯留や体液量増加，昇圧物質の産生亢進や降圧物質の減少などにより，高血圧が引きおこされる（◯11ページ，図1-11）。さらに，腎機能障害に伴う内分泌異常も加わるため，貧血やカルシウム代謝障害など，さまざまな異常がみとめられるようになる。

❷ 尿管

尿管は腎臓から膀胱に蠕動運動によって尿を運ぶ管であって，長さは約25 cmである。①腎盂と尿管との境，②腸骨血管と交わるところ，③膀胱壁を貫通するところ，の3か所が生理的に細くなっていて，**生理的狭窄部**とよばれる。

腎臓，腎盂と尿管を合わせて**上部尿路**とよぶ。また，膀胱と尿管の移行部には，膀胱にたまった尿が尿管に逆流しないための逆流防止機能がある。

❸ 膀胱と尿道

膀胱 膀胱は恥骨の後方の骨盤腔内にある袋状の臓器で，腎臓から尿管を通って運ばれた尿をためるはたらきをしている。左右の尿管が膀胱に開いているところを尿管口，膀胱から尿道への出口を内尿道口といい，この3つの部位を頂点とした三角形の部分を**膀胱三角部**という（◯5ページ，図1-1）。

尿道 尿道は，男性では約20 cm，女性では約4 cmの長さの管で，男性では内尿道口から外括約筋までの部分を後部尿道，外括約筋から前部の外尿道口までの部分を前部尿道とよぶ。

また，膀胱と尿道を合わせたものは**下部尿路**とよばれる。

蓄尿と排尿の生理 膀胱と尿道は，尿をためる（蓄尿）機能と，尿を排出する（排尿）機能をもつ。この機能は，膀胱壁の伸展性および，膀胱壁平滑筋である膀胱排尿筋と尿道括約筋を支配する神経系によって制御される（◯図1-7）。蓄尿時には，膀胱排尿筋が弛緩するとともに，尿道括約筋は収縮する。一方，排尿時には，排

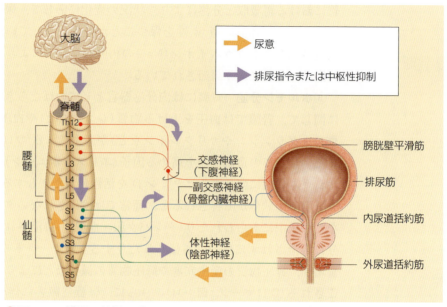

◯ 図 1-7　排尿と神経の作用

尿筋が収縮するとともに括約筋は弛緩するため，尿がすみやかに排出される。この神経系の制御機構には，中枢では大脳や橋にある排尿中枢，仙髄の排尿中枢が関与し，末梢神経では交感神経や副交感神経，体性神経が関与する。

2 男性生殖器（性器）系

1 陰茎と陰嚢

陰茎は，体（幹部）と先端のふくれた亀頭からなる。陰茎体は1つの尿道海綿体と左右2つの陰茎海綿体からできていて，尿道は尿道海綿体の中を通って亀頭の先端に外尿道口として開いている。亀頭をおおうように陰茎皮膚の続きである包皮がある。陰茎の根部に陰嚢があり，精巣（睾丸）・精巣上体（副睾丸）・精管などを収容している。

2 精巣・精巣上体と精管

精巣は，約5×3×2cmの大きさの卵円形をしており，陰嚢内の左右に一対ある。精巣の内部は多数の精細管と間質からなる。精細管では精祖細胞から精母細胞，精娘細胞を経て精子が形成されるほか，精子の栄養をつかさどるセルトリ細胞がある。間質にはライディッヒ細胞があり，男性ホルモン（テストステロン）を分泌する。

精巣上体（副睾丸）は精巣の後外側に付着し，精子の成熟に深く関与している。成熟した精子は頭部・体部・尾部に分けられる。

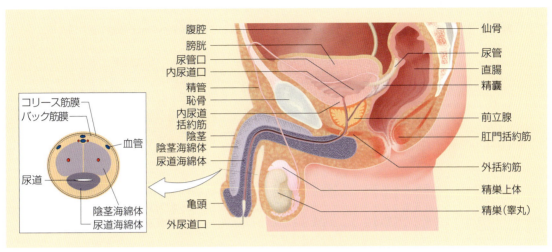

○図1-8 男性下部尿路・生殖器の正中断，および陰茎の横断図

　精細管は精巣上体頭部で合流して1本の精巣上体管となり，屈曲して尾部で精管へと続く。精管は上方の鼠径管内を通って前立腺後方の精嚢と一緒になり，射精管となって後部尿道に開いている（○図1-8）。

③ 前立腺と精嚢

　前立腺はクリの実状の腺で，膀胱の出口から後部尿道の大部分を取り囲み，前立腺肥大症の発生母地（腫瘍などの由来となるもとの細胞・組織）となる移行領域と，前立腺がんの発生母地となる辺縁領域など4つの部位からなる（○図1-8）。前立腺は精液の一部となる前立腺液を分泌する。
　精嚢は前立腺の後上側にある袋状の腺で，精巣からの精子を貯蔵するとともに精液の大部分を分泌する（○図1-8）。

B 症状とその病態生理

① 腎疾患患者にみられる症状

① 浮腫

　浮腫は，細胞外液のうち組織間液が異常に貯留した状態である（○図1-9）。浮腫は，たとえば，眼瞼・前脛部・足背部・外陰など組織が密でないところにあらわれやすいので，このような部位を指先で少し強く押すと，圧迫したあとが「へこみ」として残る。両足に同程度の浮腫がみられる全身性浮腫と，片足のみにみられるか，程度に左右差がみられる局所性浮腫がある。

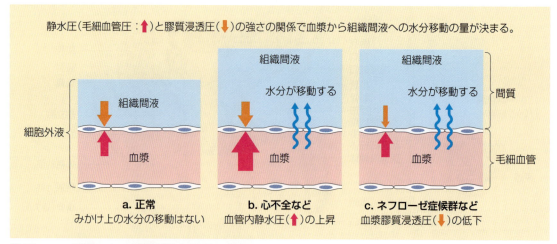

◯ 図 1-9　浮腫による組織間液の異常な増加

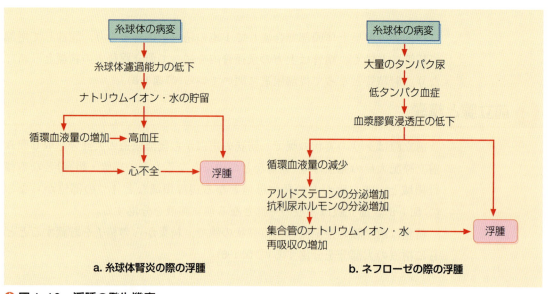

◯ 図 1-10　浮腫の発生機序

　　　　　浮腫が生じるときは尿量の減少と体重の増加をみとめるので，軽度の浮腫のときは体重の変化に注意する。一方，浮腫が高度で胸水・腹水の貯留を伴うときは，体重が 10 kg 以上増加していることもある。
　　浮腫は，腎疾患や心疾患，肝疾患，内分泌疾患などのほか，低栄養状態やリンパ系・静脈系の異常などさまざまな原因でおこる。腎疾患では次の 2 種類の浮腫がみられる（◯ 図 1-10）。
　　①**糸球体腎炎の際の浮腫**　糸球体の障害によって腎臓からのナトリウムイオン（Na^+）の排泄が障害されるため，体内にナトリウムイオンと水が貯留する。その結果，循環血液量が増加し，高血圧・心不全などを引きおこして，

著明な浮腫をみとめるようになる。

　②**ネフローゼの際の浮腫**　尿中へ大量のタンパク質が排泄されるため，血液中のタンパク質が減少し，血漿膠質浸透圧が低下する。そのため，組織間液を血管内へ引き込む力が低下し，組織間液が増加する（◯図 1-9-c）。その結果，循環血液量が減少し，それに反応してアルドステロンや抗利尿ホルモン（バソプレシン）の分泌が増加し，集合管でのナトリウムイオンや水の再吸収が亢進するため，浮腫はさらに増強される（◯ 6 ページ，図 1-6）。

❷ 高血圧

　腎臓と高血圧には密接な関係がある。腎臓を流れる血液が減少するような変化，すなわち腎臓の動脈や細動脈に狭窄などの病変がおこると，血圧を上げるはたらきをもつ酵素（**レニン**）の分泌が増加する。

　レニンはおもに肝臓から分泌されるアンギオテンシノーゲンを分解することで，アンギオテンシン I を生成する。アンギオテンシン I はアンギオテンシン変換酵素（ACE）によってアンギオテンシン II に変換される。アンギオテンシン II は動脈の平滑筋を収縮させて血圧を上昇させ，同時に副腎に作用して電解質の調節に強い活性をもつアルドステロンの分泌を増加させる。アルドステロンも，集合管でのナトリウムイオンの再吸収を増加させ，体内に貯留させるため，血圧を上昇させる方向に作用する（◯図 1-11）。

　一方，腎臓では血管を拡張させて血圧を低下させたり，腎臓からのナトリウムイオン排泄を増加させる降圧因子（プロスタグランジン・カリクレインなど）も産生されている。そのため腎組織の障害が高度になると，これらの

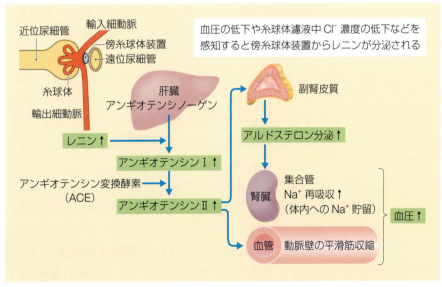

◯ 図 1-11　レニン–アンギオテンシン–アルドステロン系と血圧との関係

降圧因子が減少して高血圧が生じるといわれている。このように，血圧を上げるはたらきをもつ昇圧因子と，下げるはたらきをもつ降圧因子は，互いに密接に関係し合って血圧の調節を行っているが，この関係の破綻が**高血圧**をもたらすと考えられている。

腎臓はナトリウムイオンの尿中排泄量を調節しているため，健康な人ではたとえ食塩の摂取量を増やしても，余分なナトリウムイオンは尿中に排泄されてしまう。一方，高血圧の人のなかには，ナトリウムイオンの尿中排泄を調節する機構に障害があるために，食塩の摂取量を増やすとそのまま体内にナトリウムイオンと水が貯留し，その結果，細胞外液量が増加する人がいる。また，血管平滑筋のナトリウムイオン含有量も増えて，末梢血管抵抗が上昇し，血圧が高くなることが知られている。

以上のように，高血圧がおこる原因は単純なものではなく，いくつかの因子が複雑に関係していると考えられている。そして，このような高血圧が持続すると，腎障害が進行するほか，心肥大が進み，体液の貯留や循環血液量の増加に基づく，うっ血性心不全を発症し，呼吸困難や浮腫，腹水，肝腫大などが引きおこされる。

③ 尿の異常

タンパク尿● 腎疾患の際のタンパク尿は，その大部分が糸球体のタンパク質透過性が亢進することによるもの（**糸球体性**）であるが，なかには尿細管のタンパク質再吸収能力が低下するために生じるもの（**尿細管性**），あるいは腎臓自体の病的（器質的）な障害はないが，血液中にある種の**異常タンパク質**が増加するために，尿中に出てくるものなどがある。

このような病的タンパク尿以外に，良性タンパク尿として発熱時の**熱性タンパク尿**や起立によって生じ臥位になると消失する**起立性タンパク尿**，激しい運動やストレス，寒冷などで生じる**機能性タンパク尿**などがある。また，健康な人でも1日40〜150 mgのタンパク質は尿中に排泄されているが，通常の検査薬を含んだ試験紙によって簡便にタンパク質濃度をはかる方法（テステープ）によるスクリーニング検査では陰性（−）と判定される。

タンパク尿陽性者では，検尿を繰り返し，一過性（良性タンパク尿に多い）か持続性かをみるとともに，必ず尿沈渣を調べることによって原因追究の手がかりとする（◯図1-12）。

血尿● 腎疾患の際の血尿は，腎臓の腫瘍・結核・結石，糸球体腎炎（◯57ページ）などが原因となり，尿中に血液の細胞成分である赤血球がまじって出るものである。その程度は，尿潜血反応の弱陽性あるいは尿沈渣を光学顕微鏡で見てはじめてわかるほど微量のもの（**顕微鏡的血尿**）から，尿が肉汁様あるいは赤色であり肉眼でもわかるほどのもの（**肉眼的血尿**）まで，さまざまである。

通常，糸球体腎炎では顕微鏡的血尿のことが多く，腎結石や腎腫瘍の際に

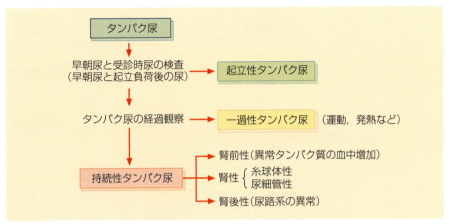

○図1-12　タンパク尿の診断の進め方

は肉眼的血尿がしばしばみられる。なお腎疾患でなくても，尿管や膀胱などの尿路系の疾患や，さらには血液疾患で出血傾向のあるときにも血尿をみとめることがある。また生理期間中の女性も，採尿時に月経血が混入することがあるので，判定する際には十分な注意が必要である。

4 水と電解質の異常

　生体は，体重の約60%に相当する体液をもち，その2/3は細胞内にあり，残り1/3は血漿を含む細胞外液として存在する（○10ページ，図1-9）。体液には多くの電解質や，グルコースなどの非電解質が含まれる。生命の維持には，体液の水・電解質バランスや，浸透圧の平衡の維持が必要であり，その調節は主として腎臓が行っている。

　ホメオスタシスの欠如の1つが**脱水**である。水の欠乏がおもでナトリウムイオンの喪失が少ない状態を**高張性脱水**，ナトリウムイオンの喪失がおもで水の欠乏が少ない状態を**低張性脱水**という。

浸透圧●　体液の浸透圧が上昇すると抗利尿ホルモンが分泌され，腎臓は尿量を減らすようにはたらき，浸透圧を調節する。

電解質●　体液の水・電解質バランスでは，ナトリウムイオンが細胞外液の主要な陽イオンであり，細胞外液の量，浸透圧の維持に重要な役割を果たしている。その調節には腎臓における，濾過・再吸収が関与している。

酸・塩基●　細胞外液のpHはつねにほぼ7.4に維持されている。この調節は，主として腎臓と肺のはたらきによって行われている。腎不全（○49ページ）では代謝性アシドーシス[1]に陥りやすい。

---

1) 血液のpHは厳密に調節されていて，正常では約7.4である。7.35未満になった場合をアシドーシスといい，その成因により代謝性と呼吸性に分けられる。血中のHCO_3^-（重炭酸イオン）が低下する病態を代謝性アシドーシスとよび，腎不全は代表的な原因疾患の1つである。

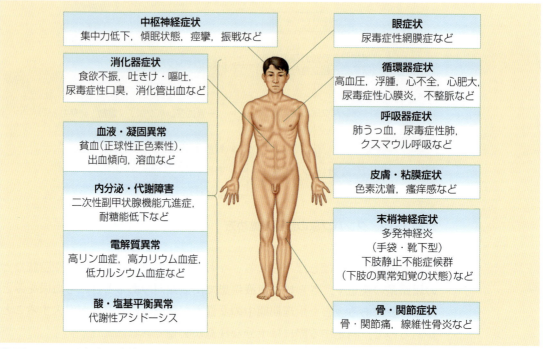

○ 図 1-13　尿毒症の症状

❺ 尿毒症

　尿毒症は，腎臓の機能（排泄・調節）が高度に低下したときにみられる状態で，全身にわたる広範な症状があらわれる（○ 図 1-13）。尿毒症性物質（尿素・クレアチニン・β_2-ミクログロブリンなど）の貯留による症状と，腎臓でつくられたり，活性化される物質の減少による症状に分けられる。

　これらの症状の多くは，血液透析を行うことで軽快する。そのため尿毒症とは，腎不全の進行に伴い，腎臓から排泄されるべき物質のうち透析で除去できる物質が体内に蓄積し，臓器や細胞が障害されることでおこる状態と考えられる。

　しかし，単独で尿毒症をおこす物質は特定されていないため，多種類の物質が関与しているものと考えられている。

② 泌尿器疾患患者にみられる症状

❶ 尿量

　1日の尿量は水の摂取量や食事の内容によって変化するが，健康な人ではふつう 1 日 1,000～1,500 mL である。尿量が増加して 1 日 2,500～3,000 mL 以上になるものを**多尿**という。逆に尿量がきわめて減少した 1 日 400 mL 以下

の状態を**乏尿**といい，1日100mL以下の尿量で，尿がほとんど腎臓から膀胱に排出されない状態を**無尿**とよぶ。また膀胱に尿がたまってもほとんど排出できないか，不完全にしか排出されない状態を**尿閉**といい，無尿とは区別される。排尿後もまだ残っている尿を**残尿**という。

❷ 排尿に関する訴え

排尿に関する症状を下部尿路症状とよび，①蓄尿症状，②排尿症状，③排尿後症状に大別される。下部尿路症状を定量的に評価する方法として**国際前立腺症状スコア（IPSS）**[1]がある。

■蓄尿症状

膀胱に尿をためているときにおこる症状。

頻尿　通常は1日の排尿回数は5～6回で，夜間は0～1回である。1日に8回以上も排尿があるものを**頻尿**または尿意頻数といい，とくに夜間就寝中に多い場合を夜間頻尿という。排尿回数は1日尿量と膀胱容量によって規定される。頻尿の原因には多尿，下部尿路の炎症，排尿筋の過活動などがあり，心因的要因によるものは**神経性頻尿**とよばれる。

尿意切迫感　急におこり，抑えられないような強い尿意をいう。がまんすることが困難な症状である。近年注目をあびている**過活動膀胱**は，尿意切迫感を伴う頻尿をいい，ときに尿失禁を伴う。過活動膀胱の診断には，膀胱炎や結石などの疾患がないことを確認する。⇒図1-14に尿意切迫感，頻尿，切迫性尿失禁と過活動膀胱の関係を示す。

尿失禁　尿を膀胱内に保持できずに無意識のうちに流出する状態を**尿失禁**といい，尿道括約筋の弛緩による**真性尿失禁**，それの程度の軽いもので腹圧上昇などが加わったときにのみおこる**腹圧（ストレス・緊張）性尿失禁**，尿管の異所開

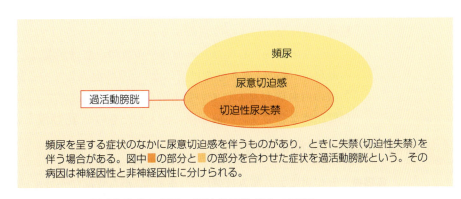

頻尿を呈する症状のなかに尿意切迫感を伴うものがあり，ときに失禁（切迫性失禁）を伴う場合がある。図中■の部分と■の部分を合わせた症状を過活動膀胱という。その病因は神経因性と非神経因性に分けられる。

⇒**図1-14　過活動膀胱と頻尿，切迫性尿失禁との関係**

1）前立腺肥大症の一般的症状（7項目）について，その自覚症状の程度を0～5点に評価するもの。

口による**尿管性尿失禁**，膀胱の過敏・過緊張によっておこる**切迫（急迫）性尿失禁**がある。また，完全な尿閉があって膀胱に尿が充満した結果，尿が尿道からあふれ出るものを**溢流（奇異）性尿失禁**といい，前立腺肥大症や尿道狭窄，神経因性膀胱などのときにみられる（◯67ページ）。

そのほか，膀胱にたまった尿を無意識に全部もらしてしまう状態を**遺尿**という。生後 3～4 年ぐらいまでの夜間遺尿症（**夜尿症**，いわゆる"おねしょ"）は生理的といえる。

■排尿症状

膀胱にたまった尿が出にくい状態で，排尿困難といわれる。前立腺肥大症や，尿道狭窄などの下部尿路閉塞でみとめられることが多い。排尿しはじめてからおわるまでに時間がかかる，尿線が細い（尿線細小），尿勢低下，尿線途絶，排尿を試みるが排尿までに時間を要する（排尿遅延）などの状態をいう。

■排尿後症状

残尿感● 排尿しおわっても，まだ尿が残っているような感じがする状態である。膀胱頸部の刺激でおこり，実際に残尿があるとは限らない。

排尿後尿滴下● 排尿後に尿が滴下してくる状態をさす。

③ 排尿痛

排尿時に感じる痛みは，排尿の初期と末期に分けられる。排尿初期疼痛は前部尿道炎に多く，排尿末期疼痛は後部尿道炎，膀胱炎，前立腺疾患などに多くみられる。排尿初期から末期まで痛む全排尿痛は，尿道や膀胱に広く炎症があるときにみられる。

④ 尿混濁に関する訴え

尿が濃縮されて色素（ウロクロム）が濃くなった場合や塩類の沈殿および，粘液の混在などによって混濁する。

病的な尿混濁としては，赤血球や多数の白血球が混入している場合がある。赤血球（正確には赤血球だけではないが）の混入している尿を**血尿**といい，多数の白血球が混入しているものを**膿尿**とよぶ。フィラリア症あるいは乳び管閉塞などでリンパ液が尿に混入したものを**乳び尿**という。

⑤ 疼痛・発熱・腫瘤に関する訴え

疼痛● 腎疾患による痛みは側腹部（季肋部）から背部にかけて感じられ，とくに腎臓や尿管の結石では痛みが激しく**腎疝痛**とよばれる。吐きけ・嘔吐を伴い，しばしば痛みが下腹部から外陰部に放散する。

膀胱疾患では，恥骨の上方や後方に鈍痛を感じることもあるが比較的少な

く，排尿時に痛むことが多い。尿道疾患でも同様に局所痛よりも排尿痛が強い。前立腺疾患の痛みは会陰部や肛門部に不快感または異物感を感じ，精巣や精巣上体の疼痛は鼠径部に放散する。

発熱● 尿路・生殖器系の疾患で発熱をおもな症状とする場合は，急性腎盂腎炎，急性前立腺炎，急性精巣上体炎，またはこれに関連した病態と考えてよい。急性腎盂腎炎では，膿尿と腎部の鈍痛とともに，高熱（38℃以上）のときには悪寒戦慄を伴う。急性前立腺炎では発熱とともに頻尿や尿混濁を伴う。急性精巣上体炎（副睾丸炎）では，発熱とともに陰囊内容の腫脹をおこす。

このほかに特殊な発熱として，カテーテルやブジー（●23ページ），膀胱鏡（●24ページ）などの器械を尿道に挿入したあとの，一時的な菌血症による**カテーテル熱**とよばれるものがある。

腫瘤● 腎臓が腫大すると腹部腫瘤として触れる。腎腫瘍・水腎症などにみられるが，腎臓の腫大がなくても腎下垂があると腹部腫瘤と間違えられることがある。膀胱に尿が大量に貯留したとき（たとえば尿閉）には，下腹部腫瘤として触れる。陰囊の腫大は，精巣腫瘍，精巣炎，精巣上体炎，精巣水瘤（陰囊水瘤），精索静脈瘤，ヘルニアなど，多くの疾患の主症状となる。

⑥ 性などに関する訴え

性欲や性感の減退，陰茎勃起力の減退などの性機能に関する訴え，外性器の矮小や変形などの訴えのほか，早漏，夢精，遺精などの訴えがある。性機能障害のうち勃起に関しては勃起障害 erectile dysfunction（**ED**）とよぶ。なお，不妊に関して男性に原因がある場合は，泌尿器科で検査する必要がある。また，中高年男性にみられる性機能障害，精神・心理症状（うつ，不安，疲労感，集中力低下など），身体症状（筋肉痛，ほてり，睡眠障害など）などの愁訴を総称して男性更年期障害とよぶ。**加齢性性腺機能低下症候群（LOH）**によることが多い。

C 診察・検査とその介助

１ 泌尿器科の診察

泌尿器科を受診する患者は，不安はもちろんのこと，多少なりとも羞恥心をこらえて来院してくるので，深い理解をもち，親切に接すると同時に，つねにまじめな態度で対応し，いやしくも好奇の目で患者を見ることは絶対につつしむべきである。

診察法● 泌尿器科をはじめて訪れる患者に対しては，①苦痛に対する訴えを聞き（**問診**），②苦痛のある場所を調べ（**視診**），手で触れてみて（**触診**，●図1-

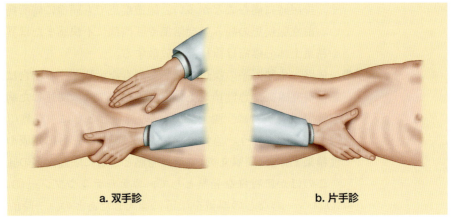

a. 双手診 　　　　　　　　b. 片手診

▶図 1-15　腎臓の触診法

15)，③病気をもっていると思われる臓器についてさらに特別な検査を行う。

　医師は患者の訴えを聞いてから，患者の身体を診察し，異常の有無を診断する。診察は，腹部においては腎臓・膀胱などを，ついで陰部では外性器と陰囊内容を診断し，さらに直腸診で前立腺を触診するという順で行われる。女性患者ではときに内診も行う。

診察の介助●　患者の身体の露出は最小限にし，看護師は診察時に必ずそばに付き添い，脱衣，必要な体位，または腹部を弛緩させたりする場合の介助を行う。とくに高年齢の患者に対しては，言葉による説明だけでなく，理解度を確認しながら直接的な援助をしなければならない。

　診察時は，患者の腹部と陰部を露出して，膝を立てた仰臥位で腹部の診察を行う。患者には腹部に力を入れないように腹式呼吸をさせる。肛門内触診の場合は手袋と潤滑剤が必要で，看護師は患者に身体の力を抜くように話し，頭を横にし，口を軽く開かせるようにする。

検査●　以上の診察で男性性器についての異常の有無はだいたい判明するが，腎臓・尿管・膀胱・尿道という尿路系疾患については，触診だけでは疾患の有無を知ることはむずかしい。したがって，まず尿検査によって尿路の病気が推定されたならば，超音波検査やX線撮影，膀胱鏡などによる内視鏡検査をはじめとして，いろいろな器械を利用した特殊な検査が行われる。

検査の介助●　検尿をはじめとして，さまざまな検査が行われるが，その検査結果は，診断や経過，予後などの判定と，治療の適否や治療効果の判定を行ううえで重要なものである。したがって，不正確な検査結果にならないように，それぞれの目的・方法・注意事項などをよく理解し，介助にあたっては検査上のミスなどをまねかないよう，あるいはまた危険がなく患者の苦痛も最小限ですむように介助しなければならない。

2 尿の検査

　尿の検査は，排尿後まもない新鮮な尿を必要とする場合が多いが，個々の疾患や検査目的によって異なることがある。検体と患者名を間違えないように十分に注意しながら，正常尿の状態を十分に把握したうえで，患者の尿の色・混濁・量などについて観察する。

　まず，採尿したら肉眼でわかる外観と混濁の状態を調べる。ついで遠心沈殿器にかけて（毎分1,500〜2,000回転，5分間），上澄みと沈渣に分ける。上澄みではタンパク質の有無やpHなどの試薬の反応を調べ，沈渣では赤血球・白血球・細菌の存在を検査する。必要に応じて，採尿した一部を細菌培養や細胞診のために保存しておく。

1 採尿法

　男性の場合は，尿道口およびその周囲を消毒薬（ザルコニン®）などを浸した綿球でよくふき，若干量の尿を排出したあとの尿（**中間尿**）を，十分に消毒・乾燥した清潔無菌的容器にとる。女性の場合は腟から分泌物が混入しやすいので，外陰部の消毒を十分に行い中間尿をとる。とくに細菌培養検査のためには，カテーテルを用いた導尿による膀胱尿の採取が望ましい。必要に応じて，男性の採尿に**トンプソンの2杯分尿法**[1]を用いることがある（→表1-1）。

　乳幼児の採尿は安全・安楽を念頭において行う。男児には試験管を用いることが多いが，試験管のふちに絆創膏を巻き，皮膚を傷つけないようにして陰茎に固定する。プラスチック製の採尿管や指嚢を利用することもある。

　尿中に排泄される物質の定量などを検査する場合には，**24時間蓄尿**が必要となる。尿の分解や細菌の繁殖を防ぐためには氷室内に保管するか，容器内に少量（5〜6 mL）のトルエンやクロロホルムなどを入れる。

2 尿の肉眼的所見

色調　正常の尿は淡黄色から黄褐色をした水様透明な液で，その着色は尿に含ま

→ **表1-1　トンプソンの2杯分尿法の判定**

a. 血尿の場合

第1杯	第2杯	名称	出血部位
血尿	透明	排尿初期血尿	前部尿道
透明	血尿	排尿末(期)血尿	後部尿道・膀胱頸部
血尿	血尿	全血尿	膀胱・上部尿路

b. 膿尿の場合

第1杯	第2杯	炎症の部位
混濁	透明	前部尿道
混濁	やや混濁	後部尿道
混濁	混濁	膀胱・上部尿路

1）排尿の最初の2/3を第1杯，残りの1/3を第2杯の尿コップにとる。

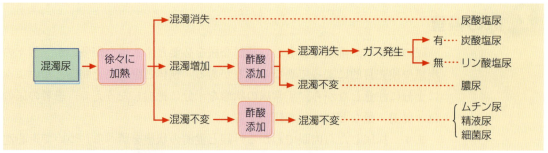

○図 1-16　ウルツマン検尿法

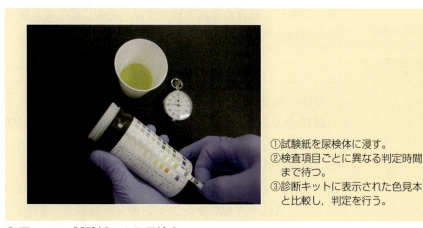

①試験紙を尿検体に浸す。
②検査項目ごとに異なる判定時間まで待つ。
③診断キットに表示された色見本と比較し，判定を行う。

○図 1-17　試験紙による尿検査

れている色素（ウロクロム）による。いろいろな薬剤の内服や注射により着色する場合がある。尿量が増加すれば色は薄くなり，減少すれば濃くなる。これは，1 日に排泄される老廃物の量がほぼ一定であるからである。

混濁● 採取したての正常尿はだいたい黄褐色透明であるが，塩類が析出して混濁することがある。塩類尿の鑑別にはウルツマン検尿法が用いられる（○図 1-16）。また，カテーテル採尿によらない女性の場合は，帯下がまざると多少混濁する。病的な混濁には膿尿，血尿，細菌尿，乳び尿などがある。

③ 尿一般検査

通常は試験紙法により行う。診断用試験紙キットを尿検体に浸し，その色調の変化を比色する（○図 1-17）。全自動尿分析装置を用いると一度にたくさんの検体も処理できる。pH，比重，タンパク質，糖，ウロビリノゲン，ビリルビン，白血球，潜血などを測定する。

pH● 尿の pH は 4.7〜8.0 の間を変化しているが，健康な人ではだいたい 6.0 前後が標準で弱酸性を呈する。

比重● 尿の濃縮程度を示し，腎臓の機能をあらわす。正常な人の尿比重は

1.015〜1.025 で，尿量が増加すれば低下し，減少すれば上昇する。正確な測定には比重計を用いる。腎不全が進行すると濃縮能，希釈能ともに障害されて等張尿(尿比重は 1.010)となる。

尿のタンパク質● 腎臓のびまん性実質障害(とくに糸球体障害)がある場合，尿中に多量のタンパク質が証明されることが多い。その一方で，ほかの泌尿器疾患では，尿のタンパク質は陰性か，陽性であってもその程度はごく軽度であることが多い。

尿の糖● 糖尿病などのスクリーニングとして重要である。食事の影響を受けることがあるので，尿糖がみとめられた場合は尿採取時の食事内容・時間について確認する。

潜血反応● 試験紙中の還元型クロモゲンが，尿中赤血球のヘモグロビンにより酸化されて青色となる。血尿のスクリーニングに用いる。

❹ 尿沈渣の検査

尿を遠心沈殿して，有形成分である赤血球や白血球，上皮細胞，円柱，塩類，細菌などを調べ，診断および経過判定の参考とする(●図1-18)。

①生標本(無染色標本) 沈渣の1滴をスライドガラスにとり，カバーガラスをかぶせて鏡検する(通常は400倍視野で見る)。赤血球・白血球，上皮細

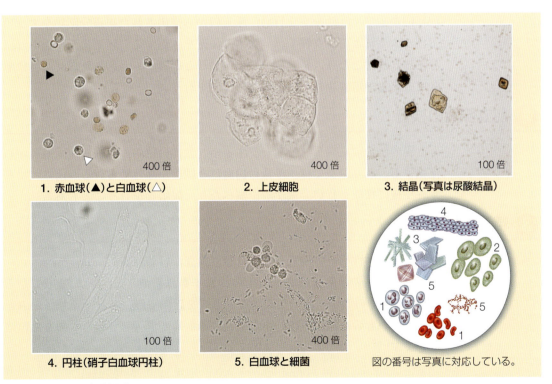

1. 赤血球(▲)と白血球(△)　2. 上皮細胞　3. 結晶(写真は尿酸結晶)
4. 円柱(硝子白血球円柱)　5. 白血球と細菌　図の番号は写真に対応している。

●図1-18　尿沈渣標本

胞，ときには細菌を見ることができる。

　②**染色標本**　一般的にはメチレンブルー液による単染色が用いられる。正常な場合では少量の白血球と上皮細胞しかみとめられないが，病的な状態のときは多数の白血球や細菌を見ることができる。必要に応じて結核菌染色やグラム染色なども行う。確定診断には尿の細菌培養が行われる。

　③**細胞診**　尿中の剝離(はくり)細胞を集めてパパニコロウ染色などで染色し，悪性細胞をみて腎盂・尿管・膀胱などのがんの診断を行う。

⑤ 尿の培養

　尿路感染が疑われ，原因菌を知りたい場合には，滅菌試験管に尿（中間尿）を採取し，培養して尿 1 mL 中の細菌数と細菌の種類，抗菌薬に対する感受性などを調べる。生菌(せいきん)数が 10^5 個/mL 以上存在すれば，尿路感染症と考える。

3 分泌物および精液の検査

① 尿道分泌物の検査

検査の手順●　尿道に炎症がある場合には，尿道分泌物を採取して検査する。

　分泌物を採取するときは，患者に検査目的を説明し，仰臥位(ぎょうがい)にして休ませる。まず外尿道口付近を滅菌清拭綿で清拭し，陰茎尿道面を根部から尿道口に向かってマッサージを行い，尿道口から排出された尿道分泌物をスライドガラス上にとる。女性では，腟より尿道を圧迫する。尿道に炎症があれば分泌物は膿性となり，鏡検で多数の白血球と細菌がみとめられる。必要に応じて分泌物の培養を行い，病原体の同定を行う。

② 前立腺液の検査

　直腸内から前立腺をマッサージすると，乳様白色の前立腺液が尿道口から流出する。前立腺炎では，多数の白血球と細菌がみとめられる。前立腺マッサージ後に採尿を行い，尿沈渣を調べたり，尿培養を行うこともある。

③ 精液の検査

　主として男性不妊の検査のために精液検査が行われる。

　健康な男性の精液量は 2〜4 mL で，精子数は精液 1 mL 中に 6000 万から 1 億とされているが，精子数の少ないものを**乏(ぼう)精子症**，まったく精子がみとめられないものを**無精子症**，また精液に赤血球が混入しているものを**血精液症**とよぶ。

4 カテーテル・ブジーを用いる検査

カテーテル　尿道カテーテルは中空の管で，内部を液体が通るようにつくられている。先端近くの側壁に小孔があり，尿道を通じて膀胱内に挿入して，尿を体外に導いたり，膀胱内洗浄を行ったりするもので，ラテックスやシリコーンでできている。

軟性カテーテルは，その目的によっていくつかの種類がある（●図1-19）。ネラトンカテーテルは導尿，残尿測定，膀胱洗浄などに，バルーンカテーテルは持続的排尿に，尿管カテーテルは尿管内への挿入に，バスケットカテーテルは結石の抽出に使われる。カテーテルの挿入には鑷子や滅菌手袋を用い，無菌的に行う（●図1-20）。

ブジー　尿道ブジーは金属製の棒で，女性用ないし前部尿道用の直線ブジーと，男性用（後部尿道用）のジッテル型に代表される彎曲をもった長い曲線ブジーがある（●図1-21）。金属ブジーは，尿道に挿入することによって，尿道狭窄の拡張，尿道の太さの計測に使われる。

球頭ブジーは先端が球状をなし，おもに女性の尿道狭窄の存在部位と程度の判定に用いられる。糸状ブジーは非常に細い柔軟なブジーで，その後端は金属ブジーまたはカテーテルを接続できるようになっており，高度の尿道狭窄の拡張に使用される（**誘導ブジー法**または**ルーフォール操作**という）。カテーテルやブジーの太さは番号によって示されている。

その他のカテーテル　エンドウロロジー（非観血的方法により泌尿器疾患を治療する学問）の進歩とともに，いろいろな目的で各種のカテーテルが使われるようになってきた。

①**腎瘻カテーテル**　開放手術の際に挿入するときは，マレコーカテーテルやフォリーカテーテルが用いられる。経皮的に腎瘻を造設する場合には，カ

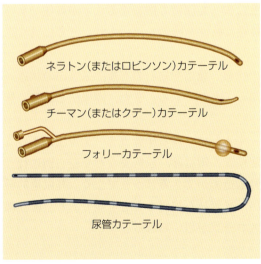

●図1-19　各種のカテーテル

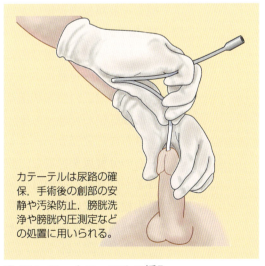

●図1-20　カテーテルの挿入

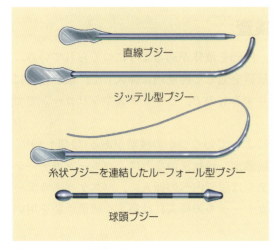

○図 1-21　各種のブジー

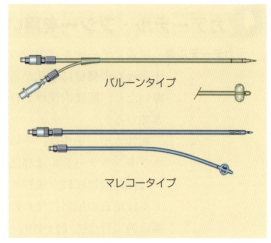

○図 1-22　経皮的膀胱瘻カテーテル

テーテル先端が彎曲したピッグテイルカテーテルが使用される。

　②**膀胱瘻カテーテル**　経皮的に挿入可能なマレコータイプ，バルーンタイプなどのカテーテルがある（○図 1-22）。

　③**尿管ステント**　経尿道的尿管砕石術の術後や，尿管閉塞時の一時的閉塞解除に，先に述べた尿管カテーテルの特殊型として，カテーテル両端が J 型をしたダブル J カテーテル（ステント）がある（○図 1-23）。

5 内視鏡を用いる検査

1 膀胱尿道鏡

　膀胱鏡は側視鏡を用いて膀胱内を観察するのに適し，**膀胱尿道鏡**は，光学視管を前傾視内視鏡にかえることによって尿道も観察することが可能である（○図 1-24）。硬性鏡のほかに，最近は軟性膀胱鏡も用いられ，とくに男性患者の疼痛軽減に有用である。

　これらの内視鏡によって粘膜の状態，腫瘍や結石の有無，尿管口の状態，前立腺部尿道の閉塞状況などを知ることができる。また，導尿法と同じく無菌的な採尿が可能である。

　さらに，尿管カテーテルを挿入する，いわゆる尿管カテーテル法によって左右の**分腎尿**を採取し，分腎機能検査，細胞診，尿培養などを左右別に行うことができる。そのほか逆行性腎盂造影ができるばかりでなく，経尿道的腫瘍生検，膀胱結石砕石，異物摘出，尿管結石摘出なども可能である。前立腺や膀胱内腔の手術にはレゼクトスコープが用いられる。

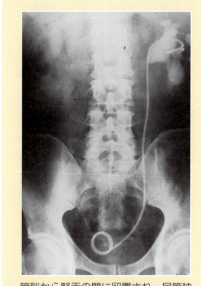

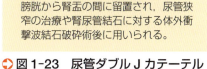

● 図1-23　尿管ダブルJカテーテル

膀胱から腎盂の間に留置され，尿管狭窄の治療や腎尿管結石に対する体外衝撃波結石破砕術後に用いられる。

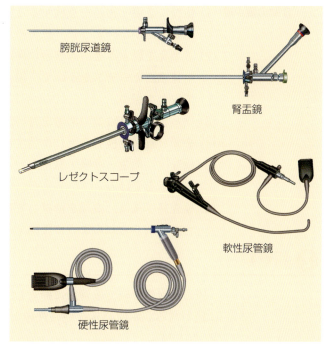

● 図1-24　内視鏡

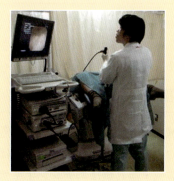

外来患者に軟性膀胱鏡を用いて検査を行っている

● 図1-25　膀胱鏡検査

■膀胱鏡検査とその介助

必要物品　膀胱鏡（目的に応じて），内視鏡用カメラ，ビデオモニタ，カテーテル類，光源，イリゲータ，尿コップ，潤滑剤，膿盆，ゴム手袋，タイマーなど。

実施方法　検査室はつねに清潔で静かな部屋で，暖房調節および明暗調節を行う。外陰部を消毒し，尿道口付近をポピドンヨードやザルコニン®液で清拭する。必要に応じて尿道洗浄も行う。

　　20 mLほどのリドカイン（キシロカイン®ゼリー）などの尿道麻酔薬を尿道洗浄器で注入して，10分間尿道内に保持したのち，カテーテルの挿入と同じ要領で膀胱鏡を挿入し，光源からのコードを接続して膀胱内を観察する。内視鏡カメラを装着させ，写真やビデオに記録することもある（●図1-25）。

介助の要点●
(1) 検査に必要な物品を点検するとともに検査室内の環境を整え，患者が不安をいだかないように，思いやりをもって検査内容を説明する。
(2) 下半身を脱衣させ，診察台に仰臥位にして，足台に両足をのせる。上下半身遮断カーテンをかけて，場合によっては両手を軽く診察台に固定して安全を保つ。
(3) 陰茎または外陰部の消毒を行い，検査野を滅菌穴あき四角巾でおおう。
(4) 必要な器械を検査台上に準備する。この際，無菌操作を十分心がける。
(5) 検査中，顔色・呼吸・脈拍などの変化が観察されたときは，医師に報告し指示を受ける。
(6) 検査終了後は，殿部を清拭して体位をらくにさせ，安定した姿勢で診察台から下りられるように援助する。

❷ 尿管鏡

尿道・膀胱を経て尿管内に挿入し，尿管やさらに腎盂内の観察や砕石などに使われる。屈曲できない硬性鏡と，屈曲可能な軟性鏡とがある（◯25ページ，図 1-24）。

❸ 腎盂鏡

腎盂内の観察や砕石などに使用する（◯25ページ，図 1-24）。多くは経皮的につくられた腎瘻から腎盂に挿入される。尿管に通した尿管鏡を腎盂まで到達させ，腎盂鏡として用いることもある。

❹ 器械などの消毒法・後処理

器械などの● 消毒法
器械は煮沸してもよいものと，煮沸できないものとを区別する必要がある。光学的な装置を備えたものの多くは高圧蒸気滅菌（オートクレーブ）に適さない。器械・器具類はエチレンオキサイドガスによるガス滅菌が望ましい。急ぐときは 2% グルタルアルデヒド液，1% クロルヘキシジン液などの薬液で 15 分間以上の消毒を行う。

手指の消毒は手術の場合に準じて行うが，内視鏡を用いる検査のときは，患者の外陰部の消毒を行う。この場合の消毒は，0.05% のクロルヘキシジン液，または逆性石けんか，0.01% ポピドンヨード液が消毒薬として使われる。消毒後は滅菌した布でおおう。

後処理●
使用後の器械は一般処理と同様であるが，とくに感染症のある患者に使用した器械や光学器具は，使用後，グルタルアルデヒド液で 3 時間以上消毒したあと，ガス滅菌を行う。

一般に，使用後は汚物をよくふき取り，水洗し，煮沸すべきものは煮沸し，煮沸できないものは薬液で消毒する。消毒後は，清水でよく洗って十分に乾燥させたうえでさびどめをし，破損の有無を調べて収納する。

6 腎機能検査

尿タンパク質の出現と尿比重の異常は腎機能障害を示唆しており，さらに詳しい腎機能検査が必要となる。腎機能検査には，両腎の機能を総合的に検査する総腎機能検査と，左右の腎機能を個別に調べる分腎機能検査がある。

1 総腎機能検査

フィッシュバーグ濃縮試験 腎臓の尿濃縮機能をみることにより，尿細管機能を調べる検査である。検査前日の夕方に乾燥食（トーストや卵など）をとらせ，その後は飲食物をいっさい禁じ，ベッド上で安静をとらせる。そして，翌朝の覚醒時，さらに1時間後，2時間後の3回に分けて排尿させ，尿比重をはかる。正常な場合は，このうちの少なくとも1つが比重1.023以上となる。1.020以下は腎機能低下である。

PSP試験 フェノールスルホンフタレイン（PSP）液を静脈内注射し，時間ごとに採尿する。各尿に水酸化ナトリウムを加えて発色させ，色素排泄量を比色計を用いて測定する。色素排泄量は尿細管機能を示す。正常では，15分後に25%以上，2時間後に70〜80%が排泄される。

血中尿素窒素・クレアチニンの測定 腎機能が低下すれば，腎臓から排泄されるはずの老廃物が血液中に蓄積される。この指標として，血中尿素窒素（BUN），クレアチニンが測定される。血中尿素窒素の正常値は9〜21 mg/dL，クレアチニンは男性0.6〜1.0 mg/dL，女性0.4〜0.8 mg/dLである。糸球体濾過量（値）（GFR）が60〜70%低下するとクレアチニンの上昇が始まる。

クリアランス試験 クリアランスとは，腎臓の排泄能力を定量的にあらわした数値である。尿中に排泄される特定の物質について，1分間に何mLの血漿が完全に浄化されるかを示すもので，この物質の血中濃度，尿中濃度および尿量から算出される。計算式は以下のとおりである。

$$クリアランス(C) = \frac{尿中濃度 \times 尿量}{血漿濃度}$$

正確な腎機能評価にはイヌリン-クリアランス試験が必要である。日常的には内因性クレアチニン-クリアランス試験（Ccr）が糸球体濾過値を示す検査としてよく行われる。基準値は90〜120 mL/分である。血清クレアチニン値から推定する推算糸球体濾過量（eGFR）も用いられる。パラアミノ馬尿酸（PAH）クリアランスは腎血漿流量（RPF）をあらわす。

2 分腎機能検査

色素膀胱鏡検査 インジゴカルミン液を静脈内注射し，膀胱鏡によって尿管口から色素が排出する時間をみる。3〜4分で排泄が始まり，4〜5分で濃青色となる。

排泄性腎盂造影 腎臓からの造影剤の排泄状態によって腎機能が判定できる。すなわち腎機

レノグラフィ・シンチグラフィ　放射性同位元素（RI）による検査の項で述べるように（◯31ページ），腎機能が検査される。

能が低下すると腎盂像の描出が遅れ，造影濃度も低くなり，まったく造影されなくなってくる。

7 X線などによる画像診断とその介助

　上部尿路は直接目で見たり，触れてみることがむずかしいので，放射線などによる医学的検査が必要となり，診断法として日常頻繁に行われる。
　検査に先だち，目的と方法を十分に理解したうえで患者に説明する。
　検査の際に最も妨げとなるのは腸内ガスであるため，予定されている検査であれば，検査前の食事を中止したうえで撮影することが望ましい。

❶ X線検査

単純撮影　腎部と膀胱部の単純X線撮影を行う方法を腎膀胱部単純撮影という。腎臓 kidney，尿管 ureter，膀胱 bladder が1枚の写真で観察できるように撮影されるため，それぞれの頭文字をとって **KUB** とよばれる。尿路結石の発見，石灰化や石灰沈着の有無，異物の存在，骨の異常などをみることを目的として行われる（◯図1-26）。しばしば腎臓の輪郭もみることができる。

排泄性尿路造影　ヨウ素を含む造影剤を静脈内注射し，経時的に腎部および膀胱部のX線写真をとって，腎臓から排泄される造影剤の状態および腎盂・尿管の形態を

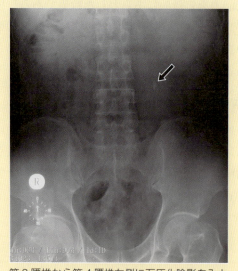

第3腰椎から第4腰椎左側に石灰化陰影をみとめる（矢印）。

◯ 図1-26 腎膀胱部単純撮影像

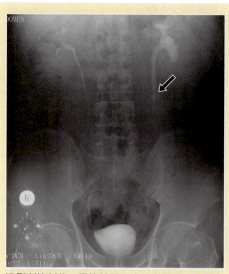

造影剤注射後，尿管結石により左腎盂・腎杯の拡張がみられ，結石より上部尿管の造影剤の排泄停滞がみられる（矢印）。

◯ 図1-27 排泄性尿路造影像

観察する(◯図1-27)。検査前にヨウ素アレルギーの有無を必ず確認し[1]，造影剤使用の説明と同意を得ることが必要である。

この検査の長所は，患者の苦痛が少なく，自然のままの腎盂の造影像が得られ，左右それぞれの腎臓の機能(分腎機能)が判定できる点にある。造影像が不鮮明な場合には，多量の造影剤(100〜150 mL)を点滴静脈内注射して行う点滴静注腎盂造影法も行われる。近年，超音波検査やCT, MRIなどの画像検査の進歩により，排泄性尿路造影を行う頻度は少なくなっている。

逆行性腎盂造影●　排泄性尿路造影で腎盂・尿管の造影が不十分なときには，逆行性腎盂造影が行われる。この検査法では，まず尿管カテーテル法を行い，尿管カテーテルに造影剤を注入して腎盂・腎杯と尿管を満たし，X線撮影を行う(◯図1-28)。

この検査の長所は，腎機能がわるくても腎盂が描出でき，腎杯の末端まで判読できる点や，ヨウ素アレルギーの患者にも行える点である。また，尿管カテーテルで，左右それぞれの腎臓からの尿を採取して検査することもでき

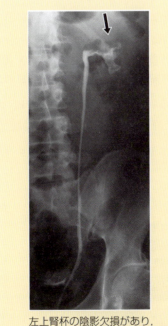

左上腎杯の陰影欠損があり，腎盂腫瘍を疑わせる。

◯図1-28　逆行性腎盂造影像

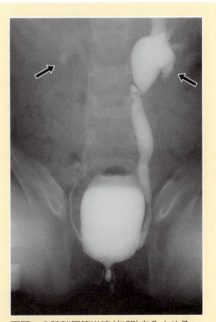

両腎への膀胱尿管逆流(矢印)をみとめる。

◯図1-29　排尿時膀胱造影像

---

1) ヨウ素アレルギーのテストの方法としては，眼瞼結膜法や皮内法，静注法などがあり，静注法が最もすぐれているとされているが，いずれも完全なものではない。一般的には静脈に針を刺して造影剤を約1 mL注入し，1分間患者の状態をみて，とくに反応がなければ全量を注射する。注意を要する反応としては，呼吸困難，吐きけ・嘔吐，くしゃみ，蕁麻疹などがあり，そのような場合には造影剤の注入を中止し，対症療法を行う。

る。しかし，操作が複雑で時間がかかり，尿路に損傷を与えたり，感染をおこしたりする危険もある。また，尿路のどこかに狭窄があり，膀胱鏡や尿管カテーテルの挿入ができない場合は検査を行えない。逆行性腎盂造影も，排泄性尿路造影と同様に近年では行う頻度が少なくなってきている。

膀胱造影　排尿後，カテーテルで膀胱内の残尿を排除し，ついで造影剤を 150～200 mL 注入して前後・斜位方向で撮影する。膀胱壁の輪郭を描出し，膀胱憩室(けい)（膀胱の一部が膀胱外に突出したもの）や膀胱腫瘍の存在を知ることができる。排尿させながら撮影する排尿時膀胱造影では，膀胱尿管逆流症や後部尿道弁，尿道狭窄などの存在を知ることができる（◯図 1-29）。

尿道造影　患者の身体を 45 度斜位とし，尿道に注入器を使って 30～40 mL の造影剤を注入しながら撮影する。尿道狭窄や憩室，瘻孔(ろうこう)などの存在を知ることができる（◯図 1-30）。

血管造影　大腿動脈より血管カテーテルを挿入し，造影剤を注入して大動脈や，腎動脈を描出する（◯33 ページ，図 1-35）。近年，多列検出器型 CT multidetector-row CT（MDCT）による CT アンギオグラフィー（CT 血管造影）などの出現により，その適応は少なくなっているが，造影のみならず塞栓物質や抗がん薬による治療，さらに血管拡張などの治療にも応用されている。また，静脈系にカテーテルを挿入して造影を行うこともある。

　一方，外来検査としても可能な血管造影として，X 線の情報をデジタル化し，コンピュータを用いて血管の画像を得るデジタル-サブトラクション血管造影法（DSA）が行われる。この方法は，従来の血管造影法に比べて造影剤の量を少なくでき，また静脈内注射によっても動脈像を得ることができるため簡便で侵襲も少ない。

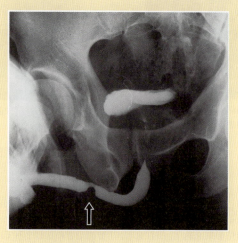

前部尿道狭窄（矢印）をみとめる。

◯**図 1-30　尿道造影像**

その他● 精管から造影剤を注入し，精管・精囊・射精管の造影を行う精囊造影がある。

❷ 超音波検査

超音波断層検査● 超音波をあてると，生体内の臓器はその状態にしたがって反射波（エコー）を生じ，これを受信して断層像が得られる。腎臓や陰囊内の腫瘍などには経皮的に，膀胱や前立腺には体腔的にも（それぞれ尿道と直腸の中から）走査して検査する（●図 1-31）。

ドップラー法● 動くものに超音波をあてると反射波の周波数が変化するので，これを利用して検査する方法である。移植腎の血流の状態や，精巣の捻転の診断などに用いられる。

超音波穿刺法● 超音波で臓器の位置や状態を見ながら穿刺する方法で，経皮的腎生検，腎囊胞の経皮的穿刺などに利用される。

❸ 放射性同位元素による検査

放射性同位元素（RI）で標識した試薬を静脈内注射し，臓器に取り込まれた RI をシンチカメラで測定して画像化する。形態のほかに機能もとらえることができる。

腎シンチグラフィ● 腎シンチグラフィは，静態シンチグラフィと動態シンチグラフィに大別される。動態シンチグラフィでは腎への血流，腎の大きさや形態，糸球体濾過や尿細管分泌などの機能情報が得られる。

分腎機能検査の 1 つである**レノグラム**（●図 1-32）は，専用装置を用いて単独に測定されていたが，最近では腎動態シンチグラフィのデータからも作成される。腎静態シンチグラフィは腎皮質に集積する RI を用い，腎の形態や

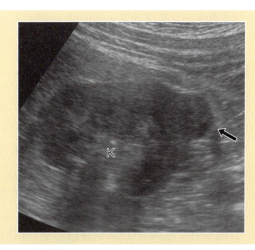

左腎（K）下極に腫瘍（矢印）をみとめる。

● 図 1-31　超音波断層撮影像

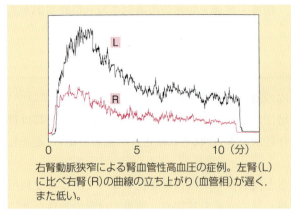

右腎動脈狭窄による腎血管性高血圧の症例。左腎(L)に比べ右腎(R)の曲線の立ち上がり(血管相)が遅く,また低い。

◯ 図1-32　レノグラム

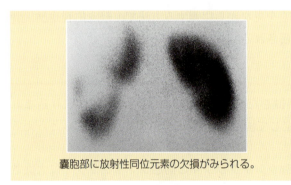

囊胞部に放射性同位元素の欠損がみられる。

◯ 図1-33　シンチグラム(腎囊胞)

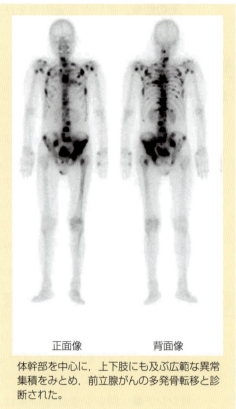

体幹部を中心に,上下肢にも及ぶ広範な異常集積をみとめ,前立腺がんの多発骨転移と診断された。

◯ 図1-34　骨シンチグラフィ像

局所機能の情報を得る(◯図1-33)。

その他●　①**骨シンチグラフィ**　泌尿器科領域では,腎細胞がん・前立腺がんなど悪性腫瘍の骨転移の診断には,骨のX線写真とともに骨シンチグラフィが有用である(◯図1-34)。

②**腫瘍シンチグラフィ**　尿路・生殖器系悪性腫瘍の転移病巣の診断には,ガリウム(^{67}Ga)による腫瘍スキャニングが行われる。

④ CT(コンピュータ断層撮影)

　　　　　回転する細いX線ビームで被写体を走査し,それをX線検出器で受けたのち,コンピュータによって画像に再構成して断層像を得るものである。

　　　　　単に断層像を得るだけではなく,従来のX線像では区別できなかった軟部組織を区別することができるようになり,肝臓・脾臓などの腹腔内臓器はもとより,膵臓・腎臓・副腎その他の後腹膜腔の臓器や血管,さらには膀胱・子宮・卵巣などの骨盤腔の臓器の病変も,明瞭に描出されることが多い(◯図1-35)。近年では多列検出器型CT(MDCT)の普及により,短時間で広範囲の撮影ができるようになった。また,撮影後の画像処理により,自由な

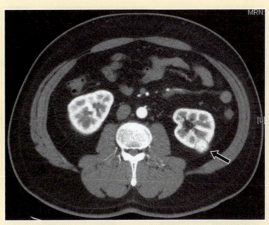
左腎背側に早期に造影される腫瘍をみとめる(矢印)。

○図 1-35　CT 像

　断層面や立体的な三次元 CT 像も得られる(○図 1-36)。さらに，CT アンギオグラフィーや CT ウログラフィーといった造影剤を使用する造影 CT ではさらに多くの情報が得られ，診断をより確実に行うことができる。

　造影 CT の短所としては放射線被曝があげられる。また，造影剤はヨウ素アレルギーの患者には用いることができない。

5 MRI(磁気共鳴画像)検査

　人体を強い磁場の中に置き，人体内の水素原子核，すなわち陽子に核磁気共鳴をおこさせ，そこから発生する信号を探知して画像化したものである。

長所●　MRI の長所として，放射線を用いないため，被曝による副作用がないこと，自由な断層面が得られること，また対象組織の生化学特性によって得られる信号が異なることから，臓器の機能的側面をもある程度とらえることが可能なこと，および CT に比べて軟部組織のコントラストがより鮮明となっていることなどがあげられる(○図 1-37)。また，MRI は CT ウログラフィーと違い，造影剤を使用せずに尿路を描出することができる(MR ウログラフィー)。

短所●　一方，短所として，撮影時間がやや長いこと，設備が高価であること，ペースメーカや体内に埋め込みの金属があると検査ができないこと，装置の中が狭く，閉所恐怖症の患者は検査ができないことがある，などがあげられる。

6 PET(ポジトロン断層撮影)

　陽電子検出を利用したコンピュータ断層撮影である。とくにがんの診断に用いられる。

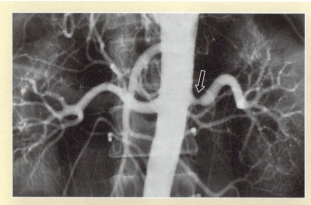
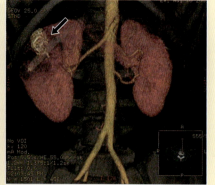
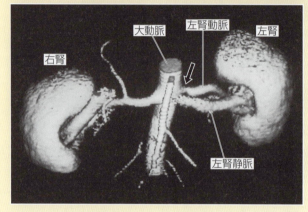

(左上)：従来の大動脈造影の所見。左腎動脈の狭窄をみとめる(矢印)
(左下)：3次元 CT 像。左腎動脈の狭窄が立体的に示されている(矢印)
(右上)：3次元 CT 像。ボリュームレンダリング像によるカラー画像。右腎に外方に突出する腫瘤をみとめる。

○図 1-36　大動脈造影と 3 次元 CT 像

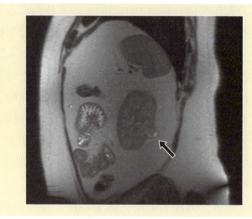

左腎背側に内部不均一な腫瘤をみとめる(矢印)。

○図 1-37　MRI 像

8 その他の検査と生検・穿刺

1 尿流動態検査（ウロダイナミックス）

　下部尿路（膀胱および尿道）の排尿機能を調べる検査である。これには**膀胱内圧測定**（シストメトリ）や**尿流測定**，尿道壁圧測定などが含まれる。

　膀胱内圧測定は膀胱内に留置したカテーテルを通じ，膀胱容量と膀胱内圧の変化を記録し，膀胱ののびぐあい，感覚および異常排尿反射の状態など蓄尿機能を検討する。

　尿流測定は尿流計を用い，1回の排尿の速度と量を自動的に記録する（◯図 1-38）。排尿障害を訴える患者の評価に有用である。

2 生検法および穿刺

　生体から組織の一部を採取して検査する方法を生検（バイオプシー）とよび，生検針を刺入して組織を採取するのを**針生検**，臓器を開放的に露出して組織を採取するのを**開放生検**という。

腎臓●　腎炎などの診断には，腎盂造影や超音波断層検査を用いての針生検か，小切開の手術により腎臓の一部を露出させて行う開放生検が試みられる。腎嚢

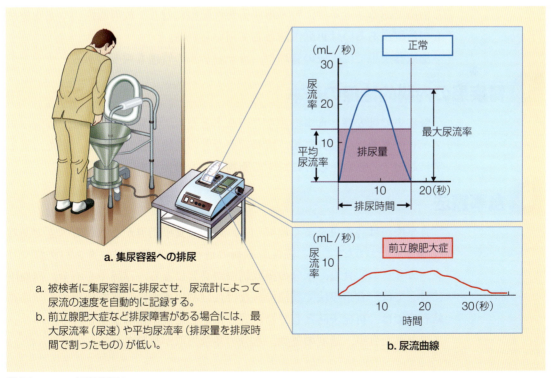

a. 集尿容器への排尿

a. 被検者に集尿容器に排尿させ，尿流計によって尿流の速度を自動的に記録する。
b. 前立腺肥大症など排尿障害がある場合には，最大尿流率（尿速）や平均尿流率（排尿量を排尿時間で割ったもの）が低い。

b. 尿流曲線

◯図 1-38　尿流測定

胞では穿刺針を経皮的に刺入して内容物を採取して検査を行う。また造影剤の注入なども行われる。水腎症に対して経皮的に穿刺して誘導ワイヤを入れ，カテーテルを留置（経皮的腎瘻形成）したり，ときには内視鏡を挿入して検査や手術的な処置を行う工夫もされている。

膀胱 膀胱がんなどの生検は，経尿道的に膀胱鏡を挿入して組織を採取する。尿道からカテーテルを挿入することが困難なときには，下腹部の恥骨上部から膀胱を穿刺して尿を排除したり，カテーテルを留置（膀胱瘻形成）したりする。

前立腺 前立腺がんなどの診断の目的で，超音波ガイド下に会陰部や直腸から針生検を行う。

陰嚢内容 男性不妊の診断のための精巣生検は，ほとんどの場合開放的に行われる。精巣水瘤（陰嚢水瘤），精索水瘤，精液瘤の診断と治療のための穿刺は，ふつうの注射針を用いて内容物を吸引する。

D 治療・処置とその介助

　腎・泌尿器系疾患の治療には，食事療法を含めた薬物投与を中心とする内科的保存療法と手術療法がある。

　前者は糸球体腎炎や腎不全，慢性腎臓病さらには腎尿路感染症に対する治療である。後者は腎・泌尿器の先天奇形や外傷，尿路結石，腫瘍などに対する治療である。近年は，腎・泌尿器悪性腫瘍に対し，放射線療法や薬物療法も根治療法あるいは再発予防として用いられる。

　泌尿器疾患では排尿の管理や，カテーテルの管理も重要である。

1 腎疾患の内科的治療の基本

　腎疾患では安静と食事療法などが基本となる。病態によっては，副腎皮質ステロイド薬や免疫抑制薬，抗凝固薬などの薬物が投与される。また，腎不全に起因する高血圧などに対する薬物療法も重要である。

2 食事療法

　食事療法は各疾患をよく理解して，適切な食事指導がなされるべきである（◯第 2 章，「おもな疾患」）。慢性腎臓病の進行した時期には，タンパク質やリン，カリウム，食塩，水分の摂取制限が必要になる。浮腫や心不全，高血圧に対しては，食事療法で調節できなければ利尿薬や降圧薬を使用する。尿路結石症では，再発予防として結石成分に応じた食事指導がなされる。バランスのとれた食事，適度の運動，水分の多量摂取が推奨される。

3 尿路感染症の治療

尿路感染症の治療には，起炎菌を同定し，感受性のある抗菌薬を投与する。抗菌薬に対する薬剤耐性には十分注意をはらう。また，尿路結石や尿路奇形などの基礎疾患の有無を調べることも重要である。

4 導尿と排尿管理

導尿 導尿は，尿閉で自己排尿が困難なときや，残尿量を調べるとき，膀胱内の洗浄が必要なときなどに行う。また，女性の検尿の際，膀胱内の尿を無菌的に採取する目的でも行われる。外陰部を消毒し，無菌的にカテーテルを尿道から膀胱に挿入する。採取された尿は，培養やその他の検査に使うことが多いので，医師の許可なくして捨てることのないよう注意する。

尿閉患者に対しては，導尿後にそのままカテーテルを留置しておくことが多い(**留置カテーテル**)。留置カテーテルは，塩類沈着，血尿，膿などによってつまりやすいので，必要に応じて滅菌水で洗浄し，2〜3週ごとに交換する。前立腺や膀胱の手術後，患者に留置された留置カテーテルは，尿量の確認とともに，カテーテルが折れ曲がったりしないように，とくにその管理が重要である。

自己導尿 自己導尿とは，排尿障害が高度な場合に行う排尿管理の1つである。神経因性膀胱や前立腺肥大症などにより，尿閉あるいは残尿がつねに50 mL以上ある場合に，患者自身が定期的に導尿を行う(**間欠的自己導尿**)。患者自身による手技の習得のみならず，清潔操作が重要なので，医師や看護師による教育訓練が大切である。

排尿訓練 頻尿や尿失禁を有効に治療するには，個々の患者の病態を的確に診断することが必要である。患者自身または介護者に，排尿・尿失禁の記録(**排尿記録・日誌**，◯96ページ，図3-2)をつけてもらい，排尿のパターンなどの排尿状態を把握する。排尿習慣や水分摂取の習慣などの矯正(行動療法)とともに骨盤底筋体操・薬物療法などを加え，頻尿や尿失禁をコントロールする。

5 透析療法

腎不全のために尿毒症をおこした患者の腎臓の機能を代用する方法として，腹膜透析(PD)と血液透析(HD)がある。さらには腎移植があるが，腎移植は不可逆性の慢性腎不全に対してのみ行われる。

1 腹膜透析(PD)

間欠的腹膜透析法 腹膜透析(腹膜灌流)は，腹膜を透析膜として利用する方法である。下腹部正中線の臍下3〜5 cmのところを穿刺して腹腔内にカテーテルを挿入し，体温と同じ温度にあたためた透析液を2Lほど注入しておく(◯図1-39)。す

ると，電解質や窒素，クレアチンなどの代謝産物や，薬物などが腹膜を通して体内から透析液へと出てくるようになり，30〜60分ぐらいしてから透析液を外部に排出させる。これを1日10回以上繰り返す。この方法を間欠的腹膜透析法(IPD)という。

この方法は心臓への負担が少なく，水分の除去にはよいが，タンパク質の喪失量が多い。また，腹膜に炎症や癒着がある場合には行えず，合併症として出血や腹膜内感染，腸管穿孔をおこすことがある。

●持続携行式腹膜透析法（CAPD）　間欠的腹膜透析法はほとんどが入院で行われる。これに対して，持続携行式腹膜透析法(CAPD)は家庭にあっても連日実施でき，仕事をしながら行うことができるので，患者には便利である。この方法では，長期間使用できるカテーテルを腹腔内に挿入しておき，2Lほどの透析液の入ったビニール袋をこれに接続して注入し，袋は外さずにポケットなどにしまっておく。4〜8時間後に袋を下にして排液し，これを別の透析液の入った袋と交換する。このような操作を1日3〜4回繰り返す。また，自動腹膜灌流装置(サイクラー)を使い，夜間就寝中に透析を行う自動腹膜透析(APD)もある。

❷ 血液透析（HD）

血液透析とは，血液を体外に導いて循環させ，半透膜の性質をもつ人工透析膜を介して，直接に血中から溶質(からだの老廃物)と水を除去する方法である(◯図1-40)。

●透析器　透析器(ダイアライザ)は，繊維状になったポリスルフォンなどの化合物でつくられた透析膜が筒状に束ねられた人工腎である(◯図1-41)。繊維の内側を血液，外側を透析液が流れるようになっており，透析時はヘパリンなどの抗凝固薬が必要である。

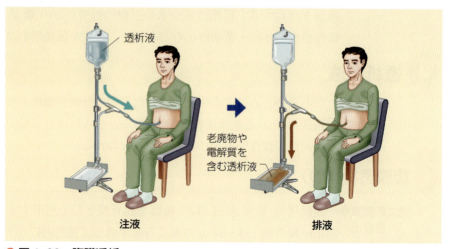

◯図1-39　腹膜透析

バスキュラー　患者の血液を透析器に送り、透析を受けた血液を再び患者に戻すためには、
アクセス　患者の血管に血液の出入りを容易にする特別な装置が必要となる。このような装置を**バスキュラーアクセス**とよび、血流を短絡化させた**シャント**を用いることが多い。

　基本的には、血管吻合により動・静脈をつなぐ**内シャント**で、一般には、橈骨動脈と橈側皮静脈の間に動静脈瘻を作製する（●図 1-42）。

　長期透析患者でシャントの機能不全に陥り、適当な静脈がない場合には、内シャントの作製に人工血管が用いられることもある。このほか、緊急時には、内頸静脈や大腿静脈にダブルルーメンカテーテルなどを留置して透析を行う方法もある。

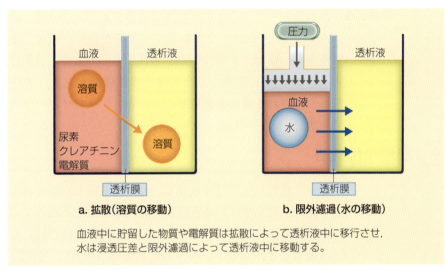

● 図 1-40　血液透析の原理

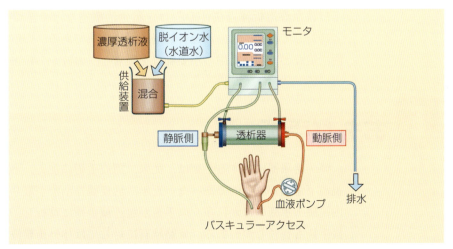

● 図 1-41　血液透析装置の構成

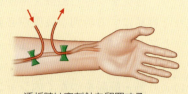

透析時は穿刺針を留置する。

手術により内シャント（動静脈瘻）を形成する。透析時には血流の増大した皮下静脈を穿刺し，血液を透析機に導いて，再び中枢側に戻す。透析終了後は抜針し，圧迫止血する。

○図1-42　内シャントを用いた血液透析

透析液● 生体から除去すべき物質（尿素・クレアチニン・尿酸，その他の尿毒症物質）をまったく含まず，電解質やpHなどの体液の恒常性を維持している物質（Na^+・Cl^-・K^+・Ca^{2+}・重炭酸イオンなど）を正常化するような組成の透析液がつくられ，使用される。

合併症● 血液透析の合併症には**不均衡症候群**がある。これは，血液と脳組織との間に水分やpH，浸透圧などの差が生じるために，頭痛，吐きけ・嘔吐，発熱，血圧変動，痙攣，昏睡などがみられるものである。長期透析患者には，①ビタミンD活性化障害，二次性副甲状腺機能亢進症，アシドーシスなどによりもたらされる**腎性骨異栄養症**，②透析アミロイドーシス，③後天性嚢胞性腎疾患（後天性腎嚢胞）などが合併する。

③ 血液浄化療法

近年，透析療法を発展させて，血中に蓄積した不要物を除去し，体液の質的・量的正常化をはかる治療法を血液浄化療法と総称するようになってきた。

この治療法には透析（腹膜透析と血液透析）のほかに，濾過，アフェレーシス，吸着などがある。このうち血液濾過（HF）は，透析液を使用することなく濾過膜内に血液を通して大量の体液を除去する一方，置換液を補液する方法である。

持続血液透析濾過法（HDF）は，集中治療室などで循環動態が不安定な患者に対して持続的に血液透析濾過を行う方法である。血液吸着法（DHP）は，活性炭などを用い血中の不要物質を吸着し，血液から除去する方法である。

E　おもな手術

腎・泌尿器に対する手術は，従来，開放手術に加え，下部尿路に対する内視鏡下手術が特徴的であった。近年，低侵襲性治療が取り上げられ，従来の内視鏡下手術のほかに多くの手術が腹腔鏡手術に移行し，さらにロボット支援手術も普及しつつある。尿路結石に対しては体外衝撃波などによる結石破砕術や，内視鏡下にレーザーなどを用いて砕石を行う。

1 腎臓と尿管の手術

　腎臓を手術するには，ふつう側腹部を挙上した側臥位をとらせ（腎位），側腹部皮膚に斜切開を加えて腎臓に達する（◎図 1-43）。上部尿管に達する場合も同じ方法が行われる。腎腫瘍などでは，上腹部正中切開で経腹膜的に入ることもある。下部尿管の手術は，左右下腹部の斜切開か正中切開で到達する（◎図 1-44）。経皮的に腎瘻をつくり，腎盂鏡（尿管鏡）を挿入して手術的操作をすることは，結石のみならず，腫瘍や狭窄に対しても行われるようになった。また，腎に対する腹腔鏡下手術も普及しつつある。

おもな手術術式●

①**腎摘出術**　腎茎（腎動脈・腎静脈）と尿管を切断し，腎臓を摘出する。

②**腎部分切除術**　小さながんなどに対して，腎臓の一部を切除する。手術後の出血に注意する必要がある。

③**腎切石術**　腎実質を切開し結石を摘出する。

④**腎盂切石術**　腎盂を切開し結石を摘出する。

⑤**腎（造）瘻術**　腎実質に小穴を開け，腎盂までカテーテルを挿入し，他端を皮膚から外に出す。

⑥**腎盂形成術**　水腎症の腎盂狭窄部を形成して拡張する。

⑦**尿管切石術**　尿管を切開し，結石を摘出する。

⑧**尿管皮膚（造）瘻術**　尿管を膀胱近くで切断し，腎臓側の断端を下腹部に開口させる。

⑨**経皮的腎（尿管）砕石術**　背側部皮膚より腎盂（杯）内に穿刺針を刺入し，これを拡大した腎瘻から，内視鏡を挿入して砕石（抽石）する。

⑩**体外衝撃波砕石術**　体外から衝撃波を結石にあてて砕石する（◎74ページ）。

⑪**経尿道的尿管砕石術**　尿道より尿管鏡を挿入して尿管内の結石を砕く。

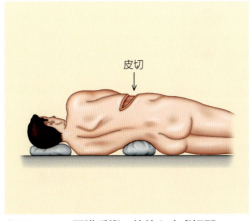

◎図 1-43　腎臓手術の体位と皮膚切開

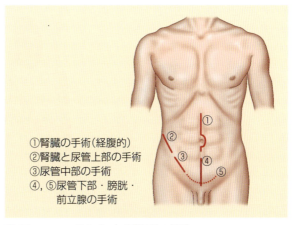

◎図 1-44　おもな皮膚切開の部位

2 膀胱の手術

　膀胱や前立腺の手術を行う場合は，ふつう截石位(砕石位)をとらせ，下腹部皮膚を正中縦切開あるいは横切開し，筋層を縦に開き膀胱に達する。
　①**膀胱全摘除術**　膀胱全体(男性では前立腺と精囊も)を摘除する。
　②**膀胱部分切除術**　膀胱壁の一部を切除する。
　③**膀胱(造)瘻術**　膀胱頂部に小孔を開け，カテーテルを挿入し，他端は皮膚から外に出す。
　④**膀胱拡張術**　回腸膀胱形成や結腸膀胱形成などがある。
　⑤**膀胱砕石術**　尿道より砕石器(電気水圧ショックなど)を挿入して砕石する。
　⑥**経尿道的膀胱腫瘍切除術**　尿道より切除鏡を挿入し，腫瘍などを切除・凝固する。
　⑦**膀胱尿管逆流防止術**　膀胱粘膜下にトンネルをつくり，この中に尿管を通して膀胱に再吻合する方法などがある。
　⑧**尿失禁手術**　腹圧性尿失禁に対しては，膀胱頸部をつり上げて尿道膀胱角を大きくする方法などがある。

3 尿路変向・再建術

　膀胱全摘除のあとなどに行われる。
　①**回腸導管造設術**　回腸の一部を遊離切除し，その口側は閉じ，肛門側は右下腹部に開口させ，この回腸に左右の尿管を吻合する(→図 1-45)。
　②**自然排尿型代用膀胱**　腸管で代用膀胱をつくり，摘除せずに残した尿道と吻合し，この代用膀胱に尿管を吻合する。

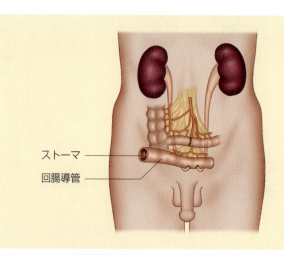

遊離回腸に尿管を端側吻合し，肛門側を下腹部に開口させる(ストーマ)。このストーマに集尿器を装着する。

→図 1-45　回腸導管造設術

③**尿禁制型代用膀胱**　回腸あるいは回盲部を含む腸管で尿貯留嚢（代用膀胱）をつくり，これに尿管を吻合し，尿失禁がおこらないように形成した嚢の回腸端を腹壁に開く。患者は定期的に導尿し，尿を排出する。
　④**その他**　腎（造）瘻術・尿管（造）瘻術・膀胱（造）瘻術も尿路変向術に含まれる。

4 陰茎・尿道の手術

　①**陰茎（全）切断術**　陰茎がんなどで陰茎を部分的に切断，あるいは全切断する。
　②**包茎手術**　包皮の背面を切開する方法，および包皮を環状に切除する方法がある。
　③**尿道下裂手術**　陰茎下面の索状物を切除したのち，包皮や陰茎の皮膚を使って尿道をつくる手術（尿道形成術）を行う。

5 陰嚢内容の手術

　陰嚢に切開を加えて陰嚢内容を露出する。精巣（睾丸）がんのときには鼠径部を切開し，陰嚢内容を反転露出させる。
　①**精巣（睾丸）摘除術（除睾術）**　精索を切断して陰嚢内容全体を除去する。両側摘除は去勢術という。
　②**精巣上体（副睾丸）摘除術**　精巣上体を精巣から剝離切除する。
　③**精巣水瘤（陰嚢水瘤）根治術**　水瘤を摘除，または水瘤壁（睾丸固有鞘膜）を切開し，反転縫縮する。
　④**精巣（睾丸）固定術**　停留している精巣を陰嚢内に固定する。

6 前立腺の手術

　①**経尿道的前立腺切除術**　レゼクトスコープ（→25ページ，図1-24）を用いて，高周波電流メスやレーザーで肥大した前立腺を切除する。
　②**前立腺被膜下切除術**　前立腺被膜を残し，肥大した腺腫を摘除する。恥骨上式・恥骨後式・会陰式到達法がある。
　③**根治的前立腺摘除術**　前立腺がんに対する手術法で，恥骨後式または会陰式により到達し，前立腺と精嚢を摘除する。

7 内視鏡を使用する手術

　①**経尿道的手術**　切除鏡を用いて高周波電流による前立腺腫瘍や膀胱腫瘍の切除と凝固（最近はレーザーや温熱も使われる）をする。さらに膀胱から尿管へと挿入した腎盂・尿管鏡を用いて，腎盂腫瘍や尿管腫瘍を切除ないし凝固する。レーザーや電気水圧ショックを利用した結石破砕術もある。尿道狭窄に対しては，尿道切開鏡を使って切開拡張を行う。

②**経皮的手術** 背部皮膚より穿刺針を腎盂まで刺入して腎瘻をつくり，これより腎盂鏡を挿入して，腎盂や尿管にある結石の破砕，狭窄の切開・拡張などを行う。

③**腹腔鏡下手術** 腹腔内にトロッカー[1]を挿入し，二酸化炭素を注入（気腹）し，内視鏡カメラを装着した腹腔鏡下に，同じく経皮的に挿入したはさみや電気メス，鉗子を用いて手術を行う。副腎腫瘍や腎がん，前立腺がん，さらには膀胱がんの摘除術に応用されている。腹腔鏡下手術は術後疼痛が少ない，入院期間が短いなど，患者に対する侵襲が少なく，今後も普及すると考えられる。米国で始まったロボット支援手術も多くの施設で行われている。腹腔鏡下手術の普及には，機器の改良・開発進歩に加えて，術者の技量の修得とその向上が大切である。

8 腎移植

慢性腎不全の治療として腎移植がある。移植腎には生体腎と献腎（死体腎）があるが，いずれも腎臓への血流中断による影響を少なくするよう手術を進めなければならない。腎動脈と腎静脈の血行再建を行って血流を再開させたあとに，尿路の再建，通常は尿管膀胱吻合を行う（◯図 1-46）。術中・術後の体液管理や免疫抑制薬の投与が重要である。

9 手術創部の処置

一般外科手術創部の処置とほぼ同じであるが，しばしば尿路の切開（たとえば，尿管切開や膀胱高位切開など）を行うので，手術創部へ尿が流れ出る

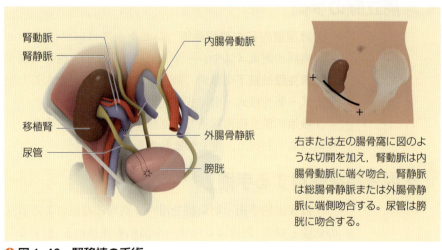

◯ 図 1-46　腎移植の手術

---

1) 体腔を穿刺する器具。腹腔鏡下手術では，トロッカーを通して手術器具を腹腔内に挿入する。

ことがあり，ドレーンを長期間挿入しておく場合も多い。したがって，手術創部のガーゼは汚染されやすく感染の危険性があるため，計画的に交換する必要がある。

また，手術創部周囲の皮膚の変化にも注意し，発赤や浮腫などがみとめられたら，手術創部内の滲出液の停滞や尿の漏出，手術創部の感染が考えられるので，ドレーンの閉塞の有無を検査して必要に応じて交換する。

膀胱や前立腺の手術などでは，留置カテーテルから十分な尿の排出がないと手術創部への尿の漏出がおこり，手術創部の治癒が遅延し，感染もおこりやすく，ときには瘻孔を形成する場合もある。陰部の手術創部は尿・便で汚染されやすいので常時清潔にしておかなければならない。

まとめ

- 腎臓は尿を生成することによって，生体の水分・電解質および浸透圧の調整，酸・塩基の調節，毒物や老廃物の排泄をしている。
- 精巣(睾丸)は精子を形成するとともに男性ホルモンを分泌する。
- 泌尿器科を訪れる患者に対しては，まず患者の訴えを聞き，尿路・性器(生殖器)の診察を行ってから，必要な検査を進めていく。
- 患者の訴えのなかでも排尿に関するものは最も重要なので，ほかの症状とあわせて詳細に聞き出さなければならない。
- 尿道分泌物は尿道を，前立腺液は前立腺をマッサージして採取し，生標本・染色標本をつくって鏡検し，精液は採取したものを鏡検する。
- 画像検査は腎・泌尿器疾患の診察にはつねに使用され，X線検査のほかCT，MRIに加え，とくに超音波検査は頻繁に行われる。それぞれの目的を理解し，適切な看護を行う。
- 腎機能検査には，両腎の機能を合計して検査する総腎機能検査法と，左右の腎機能を別々に測定する分腎機能検査法がある。
- 内視鏡検査は，尿路感染の予防に配慮し，器械，術者の手指，患者の外陰部の消毒を十分に行って，滅菌したおおいを使用して，手術に準じた無菌的操作で行う。
- 泌尿器科手術のおもなものを理解するとともに，その術後管理，とくにカテーテルの管理についての理解が重要である。

復習問題

❶ 次の空欄を埋めなさい。

▶腎臓は，主として血液の濾過により糸球体濾液(原尿)をつくる(①)と，尿の生成と搬出を行う(②)とに区別できる。

▶腎内で分枝した腎動脈がつくる毛細血管網を(③)とよび，(③)を包む袋状の構造物を(④)とよぶ。

▶(③)，(④)，輸入細動脈，輸出細動脈，尿細管をあわせて(⑤)とよび，ここで尿がつくられる。(⑤)は一側の腎臓に約(⑥)個ある。

▶ 体液の水・電解質バランスや浸透圧の調節はおもに腎臓で行われ，(⑦　　　　　)イオンが重要な役割を果たしている。水の欠乏がおもで，(⑦)イオンの欠乏が少ない状態を(⑧　　　　　)脱水という。

▶ 健康な人の尿量は1日あたり(⑨　　　)〜(⑩　　　)mLである。1日の尿量が2,500〜3,000 mL以上となったものを(⑪　　　　)といい，(⑫　　　)mL以下になったものを乏尿という。また，尿が腎臓からほとんど排出されず，1日の尿量が100 mL以下の状態を(⑬　　　　)とよぶ。

▶ 病的な尿混濁のうち，赤血球の混入しているものを(⑭　　　　)といい，多数の白血球が混入しているものを(⑮　　　　)という。

▶ 腎臓，腎盂，尿管をあわせて(⑯　　　　　)とよび，膀胱と尿道をあわせて(⑰　　　　　)とよぶ。排尿に関する症状を(⑰)症状とよび，症状を定量的に評価する方法として(⑱　　　　　)スコアが用いられる。

❷ 次の空欄を埋めなさい。

▶ 尿検査のための採尿時には原則として(①　　　　)尿を採取するようにする。遠心分離後，上澄みではpHや尿中の(②　　　　　)を調べ，(③　　　　)では赤血球や白血球，細菌などの有形成分を調べる。

▶ 腎臓の尿濃縮機能を調べる(④　　　　　　　)では，検査前に禁食し，尿比重をはかる。

▶ 尿中に排泄される特定の物質によって計算され，腎臓の排泄能力を定量的にあらわした数値を(⑤　　　　　)とよぶ。

▶ 透析療法には，(⑥　　　　)透析(PD)と(⑦　　　　)透析(HD)がある。(⑦)透析は，(⑧　　　　　)を用いることで，体外で血中の溶質と水を除去する方法である。(⑦)透析を行う場合は，手術により血流を短絡化させた(⑨　　　　)が作製される。

❸ 腎臓のはたらきについて，Ⓐ〜Ⓔのなかから正しいものを選びなさい。

| Ⓐタンパク質代謝産物の再吸収 |
| Ⓑ造血機能を高める因子の産生 |
| Ⓒカルシウム代謝への関与 |
| Ⓓアンモニアの分解 |
| Ⓔ血圧調節に関する物質の産生 |

答(　　　　　　　)

❹ 疾患とそのおもな症状について，左右を正しく組み合わせなさい。

①急性腎盂腎炎・　　　・Ⓐ浮腫
②腎臓結石　　　・　　　・Ⓑ排尿困難
③前立腺肥大症・　　　・Ⓒ発熱，膿尿
④糸球体腎炎　・　　　・Ⓓ腎疝痛

第2章 おもな疾患

A 腎臓・尿管の疾患

1 発生・発育の異常

①**融合腎** 両側の腎臓が先天性に融合しているもので、融合の仕方によっていろいろによばれるが、**馬蹄腎**(馬蹄鉄腎)が代表的なものである(→図2-1)。これは両腎下極が融合したもので、水腎症や腎結石を合併しやすい。

②**重複腎盂・重複尿管** 腎盂および尿管が2つに分かれているもので、全長にわたって重複している**完全型**と、途中で1本に合わさる**不完全型**がある。尿管が膀胱以外に開口する尿管異所開口を伴う場合がある。

③**単純性腎嚢胞** 腎臓の中に液体が貯留してできた袋状のもので、ほとんどが無症状であり、治療を必要としない。

④**嚢胞腎** 両側の腎内に嚢胞が多発するもので、腎臓の腫大と腎機能の低下がおこり、ときには血尿、高血圧、腎部鈍痛などがある。幼児型と成人型に大別される。遺伝性の疾患である。

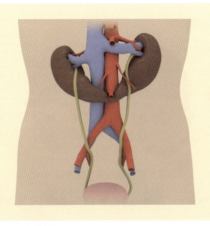

両側の腎臓がその下極で融合して峡部をつくり、全体として馬のひづめのような形(U字型)となっている。

→ 図2-1 馬蹄腎

2 外傷

1 腎臓の外傷

原因　交通事故やスポーツでの打撲，衝撃による損傷が多い。腎内や腎被膜下に軽度の血腫ができるものがほとんどであるが，腎の断裂や腎動・静脈の損傷を伴い，緊急手術が必要な場合もある（→図2-2）。

症状　腰背部の痛みや腫張，血尿，皮下出血，はなはだしいときにはショック状態となる。

診断　排泄性腎盂造影，CT，血管造影による。

治療　軽度なものは保存的に治療するが，大損傷では手術を行い修復する。腎部分切除や腎摘除術を行うこともある。

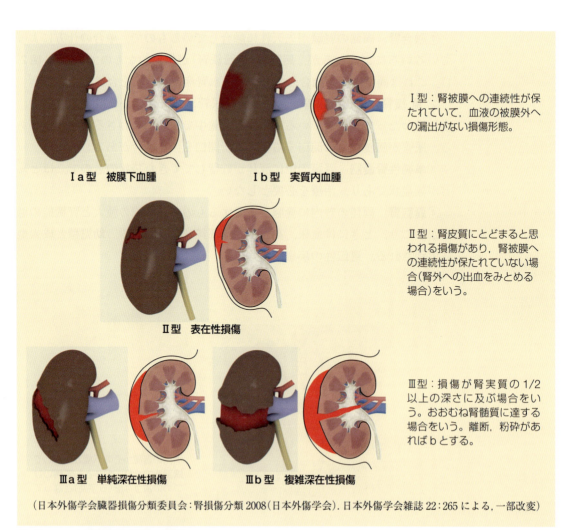

（日本外傷学会臓器損傷分類委員会：腎損傷分類2008（日本外傷学会）．日本外傷学会雑誌 22：265による，一部改変）

図 2-2　腎損傷の病像と分類

2 尿管の外傷

原因　皮下損傷や開放性損傷はまれで，おもに手術時の損傷による。
症状　尿管周囲の尿のたまりや発熱，痛みなどで，ときには手術創より尿がもれることがある(尿瘻)。
診断　静脈性あるいは逆行性腎盂尿管造影による。
治療　尿管カテーテル留置のみで治る場合もある。治らない場合は，尿管吻合，尿管膀胱吻合などの手術的処置を行う。

3 腎不全

　腎不全とは腎臓の機能(→6ページ)が低下し，高度の腎障害のために，高カリウム血症や代謝性アシドーシスといった電解質や酸塩基異常がおこった結果，体内の余分な水分を排出できず浮腫や高血圧をきたし，老廃物や毒素がたまり，食欲不振や吐きけなどの尿毒症症状を呈する疾患である。腎不全は症状の経過によって分類され，急速に進行して短期間で腎機能が悪化する急性腎不全と，徐々に腎機能低下が進行する慢性腎不全とに分けられる。

1 急性腎不全(急性腎障害)

　急性腎不全は，短期間(数時間〜数週間)における腎機能の急激な低下により，体内の環境を一定に保つことができなくなり，尿毒症症状や電解質異常などが出現する症候群と定義される。さらに腎不全まではいたらないが急性に腎臓が障害される状態を，近年では**急性腎障害**(AKI)とよんでいる(→Column「急性腎不全と急性腎障害(AKI)」)。

　急性腎不全では，水分が体内から排出できなくなるため**乏尿**(尿量≦400 mL/日)や**無尿**(尿量≦100 mL/日)を呈することが多いが，尿量が低下しない場合もある。急性腎不全の多くは腎機能が回復すると考えられてきたが，腎予後は良好とは言えず，後述の慢性腎臓病(→55ページ)に移行することが

Column

急性腎不全と急性腎障害(AKI)

　近年，なんらかの原因により急激に腎臓に障害が加わると，急性腎不全ほど高度な腎機能低下でなくとも，生命予後に大きく影響を与えることが報告されるようになった。そこで，このような急性腎障害 acute kidney injury(AKI)の早期診断，早期治療介入を目的とした診断基準が提唱されている。診断基準では血清クレアチニンの上昇と単位時間あたりの尿量減少が指標となり，①48時間以内に血清クレアチニン値が基礎値から0.3 mg/dL以上上昇する，②7日以内に血清クレアチニン濃度が基礎値の1.5倍に上昇する，③尿量が6時間以上にわたり0.5 mL/kg/時以下に減少するのいずれかを満たした場合にAKIと診断される。

報告されるようになった。

急性腎不全の院外発症の割合は1％未満だが、院内発症やICUでの発症が増加し、多臓器不全の一臓器障害として高頻度に発症するようになった。

原因 急性腎不全は原因によって①**腎前性**、②**腎性**、③**腎後性**の3つに分けられる。院外発症では腎前性の頻度が高く、院内発症では腎性の頻度が高くなる。

①**腎前性急性腎不全** 一時的に腎臓への血流が低下したことにより生じる。出血・脱水による細胞外液量の減少や、心不全や敗血症によるショックなどによる腎血流量の減少によって引きおこされる。早期治療により腎機能の回復が期待されるが、遷延すると腎臓そのものに障害が生じ、腎性急性腎不全に移行する。

②**腎性急性腎不全** 腎臓そのものに対する障害によって生じる。腎臓の濾過機能単位であるネフロンへの障害から引きおこされる急性糸球体腎炎と、急速進行性糸球体腎炎がある。溶血レンサ球菌（溶レン菌）感染後の急性糸球体腎炎は自然回復することが多いが、急速進行性糸球体腎炎は末期腎不全にいたることが多い。原因として腎毒性物質（造影剤、抗がん薬、抗菌薬など）による急性尿細管壊死や、急性間質性腎炎（抗菌薬や消炎鎮痛薬による過敏反応）があげられる。溶血性尿毒症症候群などの血栓性微小血管症による血管障害によっても生じる。

③**腎後性腎不全** 腎臓以降の尿の流れが停滞することによって生じる。前立腺肥大、腫瘍による尿路の圧迫、または尿路内の腫瘍・結石が原因としてあげられる。

症状 特徴的な身体所見はみとめられないが、老廃物の蓄積によって食欲不振、吐きけなどの消化器症状、全身倦怠感、意識障害などの中枢神経症状があらわれる。尿量が急激に低下した場合には、水分・塩分の蓄積により浮腫・高血圧が出現し、さらに肺水腫を呈する場合もある。電解質異常として高カリウム血症が著明な場合には、不整脈を生じる場合がある。

検査 腎不全の原因を鑑別するには、糖尿病や高血圧などの基礎疾患の有無や薬物服用歴などの病歴聴取、尿所見を参考にする。腹部エコーなどの画像所見も鑑別診断に重要である。腎後性急性腎不全では**水腎症**（腎盂・尿管の拡大）の所見を呈する。両側の腎臓が萎縮している場合には、慢性腎不全の急性増悪を考える。

また、さらなる腎機能悪化のリスクがあるため、通常はヨード造影剤を用いたCT検査は禁忌である。尿細管障害を反映して、電解質・酸が排泄できなくなり、血中のカリウム・リンの増加がみられ、代謝性アシドーシスとなる。腎性急性腎不全が疑われる場合、原因疾患の確定と治療方針決定のために腎生検が必要なことがある。

治療 原因疾患の治療に加え、腎血流を安定化させることが必要である。また塩分、水、カリウム、窒素代謝産物などが体内に蓄積するのを防ぐために、こ

れらの摂取を制限する。腎前性急性腎不全であれば原因に対する治療として，補液を行う。

　①**輸液**　高カリウム血症は致死的な不整脈を引きおこすため，十分な尿量が得られるまではカリウムを含まない補液とする。多尿がみとめられる場合や，血液浄化療法を行っている患者では，血清カリウム濃度をみながら適宜補充を行う。出血している場合には輸血を行う。ショックに伴い腎血液量が減少している場合には，昇圧薬を使用する。また，腎毒性物質の中止も必要である。腎血流量の減少が補正された場合には，体液過剰にならないように輸液を調整する。

　②**泌尿器科的治療**　腎後性で尿路閉塞がある場合には，尿管ステント挿入，腎瘻造設などの泌尿器科的治療を行う。腎後性急性腎不全の尿路閉塞解除後や腎性急性腎不全の回復期に多尿をみとめる場合があり，体液量減少がみられる場合には補液が必要となる。水分の補給に加えて，電解質の調整も重要である。

　③**血液浄化療法**　緊急の血液浄化療法の適応に明確な基準はないが，肺うっ血，心不全などの体内の水分が過剰な状態，高度な高カリウム血症，高度の代謝性アシドーシス，尿毒症に伴う意識障害などがあれば適応となる。血圧が不安定な場合や，高度の高カリウム血症がある場合などには，施設によっては 24 時間連続して血液浄化療法を行う。また急性腎不全では，消化管出血のリスクが高くなり，感染に対する抵抗力も低下するため十分に注意をはらう必要がある。

❷ 慢性腎不全

　慢性腎疾患が徐々に進行したり，急性腎不全が長期になったりして，正常な腎機能である排泄と水電解質代謝調節に異常をきたした状態である。体内の環境を一定に保つことができなくなり，尿毒症症状や検査値の異常がみられる。ネフロン数減少による糸球体濾過値の低下（50 mL/分以下，血清クレアチニン値 2.0 mg/dL 以上）を通常はさす。急性腎不全と違い，低下した腎機能が回復することはない。

●**原因**　慢性腎不全の原因疾患として，IgA（免疫グロブリン A）腎症，膜性腎症，巣状分節性糸球体硬化症などの慢性糸球体腎炎があげられる。全身性疾患に伴う腎障害として糖尿病性腎症，ループス腎炎，高血圧性腎硬化症なども原因となる。また，先天性疾患である多発性嚢胞腎や尿路形成異常，感染症による腎障害である慢性腎盂腎炎，薬物による慢性尿細管間質性腎炎も慢性腎不全の原因疾患になりうる。

●**症状**　慢性腎不全は通常 4 期に分類され，症状は病期によって異なる（◯表 2-1）。残存ネフロン数とその代償能力の程度によって，臨床検査では異常をみとめるものの自覚症状はみとめないものから，尿毒症症状が出現するものまで

表 2-1 慢性腎不全の病期分類(セルジンによる)

	Ⅰ期 腎予備能低下	Ⅱ期 腎機能不全	Ⅲ期 非代償性腎不全	Ⅳ期 尿毒症
糸球体濾過量(mL/分/1.73 m^2)	50 以上	30〜50	10〜30	10 未満
血清クレアチニン(mg/dL)	正常範囲	2.0 未満	2.0〜8.0	8.0 以上
臨床症状および検査所見	無症状	夜間多尿,高窒素血症(軽度),貧血	倦怠感・脱力感,高血圧,高窒素血症(進展),貧血,代謝性アシドーシス,高リン・低カルシウム血症	尿毒症症状,肺水腫,高血圧

表 2-2 慢性腎不全の急性増悪因子

急性増悪因子	原因
1)循環血液量の低下	脱水(利尿薬の過量,過度の塩分・水分制限),心不全の悪化
2)血圧の変化	高血圧,降圧薬過量による低血圧
3)ストレス	感染症,外科的手術
4)腎毒性物質	非ステロイド性抗炎症薬,抗菌薬,造影剤,重金属,抗がん薬
5)腎血管性病変	腎動脈狭窄の進展,腎静脈血栓症
6)尿路閉塞	腎結石,水腎症

さまざまである。

　①**腎予備能低下**　ネフロンの約50%が障害を受けても,残存ネフロンの代償機能が保たれるため無症状である。

　②**腎機能不全**　おおよそ糸球体濾過値30〜50 mL/分,血清クレアチニン値2.0 mg/dL未満をさす。軽度の高窒素血症があり,濃縮力障害のため夜間多尿,軽度の貧血を呈する。また,さまざまな急性増悪因子により腎機能が悪化する可能性がある(表2-2)。急性憎悪の回復のためには,増悪因子の早期発見・治療が重要である。

　③**非代償性腎不全**　糸球体濾過値10〜30 mL/分,血清クレアチニン値2.0〜8.0 mg/dLをさす。倦怠感を生じ,電解質調節以上のため高カリウム血症,高リン血症,低カルシウム血症がみとめられ,水分貯留により血圧が上昇し,貧血も悪化する。

　④**尿毒症**　糸球体濾過値10 mL/分未満,血清クレアチニン値8.0 mg/dL以上をさす。食欲不振や呼吸困難をはじめ,全身の臓器にさまざまな症状があらわれる。意識障害,コントロールのつかない高カリウム血症,肺水腫がみとめられれば緊急透析の適応となる。

　腎機能を評価するには糸球体濾過値(GFR)を用いるが,血清クレアチニンは腎予備能低下時や尿毒症時にGFRを正確に反映しない(図2-3)。そのため,推算糸球体濾過量(eGFR)を用いる。

治療●　慢性腎不全では低下した腎機能が正常に回復することはない。そのため,残存する腎機能の維持や病気の進行を遅らせる治療が基本となる。具体的には糖尿病の血糖コントロール,腎炎などの原疾患の治療に加え,減量,禁煙,腎毒性物質の制限,定期的な外来受診などの指導が行われる。また,食事療

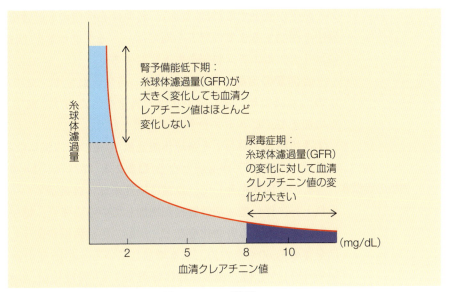

● 図 2-3　血清クレアチニン値と GFR の関係

法として食塩摂取制限，タンパク質摂取制限，カリウム摂取制限を行う。具体的には以下のような治療を行う。

①**水，食塩摂取量の管理**　慢性腎不全では，排泄能力の低下により体液が貯留して高血圧となりやすいため，水と食塩の摂取量を制限する。塩分は 6 g/日に制限し，浮腫がある場合には前日の尿量＋500 ml を目安に体重が増加しないように水分摂取量をコントロールする。浮腫が増悪する場合には利尿薬を使用する。

②**タンパク質摂取制限**　過剰なタンパク質の摂取は，腎機能の悪化を進行させるため，0.6〜0.8 g/kg/日のタンパク質摂取が推奨される。タンパク質制限を行う場合にはカロリー不足にならないよう，炭水化物と脂質で補うよう栄養士とともに摂取エネルギーの管理を行う。

③**リン摂取量の制限**　高リン血症に対してはリンの摂取を制限する。とくに肉類や乳製品の摂取の制限が有効である。食事療法によって改善がみとめられない場合には，リン吸着薬を投与する。

④**血圧の管理**　腎機能の低下に伴い血圧が上昇するため，血圧を下げることで慢性腎不全の進行を抑制し，心血管合併症のリスクを軽減する。降圧目標は診察室で 130/80 mmHg 以下である。糖尿病性腎症の場合やタンパク尿が多い場合には，アンギオテンシン変換酵素（ACE）阻害薬やアンギオテンシンⅡ受容体拮抗薬（ARB）といった降圧薬を積極的に使用する。腎機能の悪化が進行すると血圧コントロールが困難となり，多くの症例で降圧薬の多剤併用となる。

⑤**貧血の管理**　腎障害が進行すると，赤血球の産生を促すエリスロポエチ

ンの産生が低下する(腎性貧血)。貧血は心機能にも影響を与えるため,透析療法を開始するまでの腎不全期では,ヘモグロビンを 11 mg/dL に保つようにエリスロポエチン製剤を皮下注射する。

　⑥**骨病変の治療**　慢性腎不全は,高リン血症や,血中の活性型ビタミン D の低下により,骨や副甲状腺の異常をもたらす。血中リンのコントロールに加えて,ビタミン D 製剤の内服を行う。

　⑦**透析療法**　おおよそ糸球体濾過値 10 mL/分未満になると,透析療法(血液透析,腹膜透析)が必要となる(◯表 2-3,37 ページ「透析療法」)。

透析の実際　透析の原因疾患として,以前は慢性糸球体腎炎が多かったが,糖尿病の罹患数上昇に伴い糖尿病性腎症が増加している。また,糖尿病性腎症に加え,高血圧に起因する腎硬化症など,加齢,生活習慣が関与して透析となる割合は全体の約 60% を占め,年々増加している。2015 年の新規透析導入者は糖尿病性腎症 41.3%,慢性糸球体腎炎 28.1%,腎硬化症(高血圧)8.8% であり,そのほかには多発性囊胞腎,慢性腎盂腎炎などがあげられる。

　末期腎不全においては,血液透析療法と比較して,腹膜透析や腎移植は少なく,97% が血液透析で,腹膜透析は 3% 弱であり,腎移植は年間 1,500 件

◯**表 2-3　慢性腎不全透析療法基準**

Ⅰ．臨床症状 　1. 体液貯留(全身性浮腫・高度の低タンパク血症・肺水腫) 　2. 体液異常(管理不能の電解質・酸塩基平衡異常) 　3. 消化器症状(吐きけ・嘔吐,食思不振,下痢など) 　4. 循環器症状(重篤な高血圧・心不全・心包炎) 　5. 神経症状(中枢・末梢神経障害,精神障害) 　6. 血液異常(高度の貧血症状・出血傾向) 　7. 視力障害(尿毒症性網膜症・糖尿病網膜症) 　これら 1~7 小項目のうち 3 個以上のものを高度(30 点), 　2 個を中等度(20 点),1 個を軽度(10 点)とする。
Ⅱ．腎機能 　　血清クレアチニン(mg/dL) 　　(クレアチニンクリアランス mL/分)　　　　　点数 　　　　8 以上(10 未満)　　　　　　　　　　　　　30 　　　　5~8 未満(10~20 未満)　　　　　　　　　20 　　　　3~5 未満(20~30 未満)　　　　　　　　　10
Ⅲ．日常生活障害度 　　尿毒症状のため起床できないものを高度(30 点), 　　日常生活が著しく制限されるものを中等度(20 点), 　　通勤・通学あるいは家庭内労働が困難となった場合を軽度(10 点) 　Ⅰ．臨床症状 　Ⅱ．腎機能　　}60 点以上を透析導入とする 　Ⅲ．日常生活 　注:年少者(10 歳未満),高齢者(65 歳以上),全身性血管合併症の 　　あるものについては 10 点を加算

(厚生省科学研究・腎不全医療研究班,1991 による,一部改変)

程度である。

　①血液透析療法　血液透析はバスキュラーアクセスから血液を体外に取り出し，透析器（ダイアライザー）で老廃物・水分を除去して体内に戻す方法である。

　②腹膜透析　腹腔内にカテーテルを挿入し透析液を注入し，一定時間貯留して排出させ老廃物・水分を除去する治療法である（◆37 ページ，「透析療法」）。

腎移植●　わが国では，脳死からの移植を受ける機会が諸外国に比べて少なく，多くは血縁者や配偶者からの提供による生体腎移植である。移植後の 5 年生着率は 90% 以上期待でき，腎臓が生着すれば透析療法からの離脱が可能となり，社会復帰率が高く生命予後にすぐれている。免疫抑制薬の服用を継続する必要があるため，感染などの副作用に注意が必要である。

③ 慢性腎臓病

　慢性腎臓病 chronic kidney disease（CKD）とは，タンパク尿などの腎臓の障害もしくは，糸球体濾過量が 60 mL/分/1.73 m² 未満となる腎機能の低下が 3 か月以上持続する場合と定義される（◆表 2-4）。CKD は 1 つの病気の名前ではなく腎機能が慢性に低下した状態の総称であり，タンパク尿などの軽微な腎障害から慢性腎不全までを含む疾患概念である。

　推定では，全国で約 1330 万人が CKD に罹患していると考えられている。加齢に伴い罹患率は上昇しており，20〜60 歳代では 8 人に 1 人であったものが，60 歳代では 1 割から 2 割，70 歳代では 2 割から 3 割，80 歳以上では約 4 割にも及ぶと考えられている。

　CKD は腎機能悪化の要因となるだけでなく，心筋梗塞や脳卒中などの危険因子にもなることが知られている。CKD の罹患頻度は今後も上昇することが予想されており，早期診断と適切な治療が必要である。

診断●　通常，尿検査により判断され，尿タンパク質と尿潜血を尿試験紙で判定する。画像検査は腹部エコー検査などで行う。腎機能指標には，血液検査のクレアチニン値と性別，年齢から計算した推算糸球体濾過量（eGFR）が用いられる。

原因と分類●　CKD 発症あるいは腎障害進行の危険因子として，高血圧，糖尿病，脂質異常症などの生活習慣病があげられる。さらに肥満，喫煙，過度の食塩摂取

◆表 2-4　CKD の定義

①尿異常，画像診断，血液，病理で腎障害の存在が明らか
　―特に 0.15 g/gCr 以上のタンパク尿（30 mg/gCr 以上のアルブミン尿）の存在が重要―
② GFR＜60 mL/min/1.73 m²
①，②のいずれか，または両方が 3 か月以上持続する

（日本腎臓学会編著：CKD 診療ガイド 2012．p.1，東京医学社，2012 による）

などの生活習慣も深く関与する。また，わが国では出生時体重が減少しているが，低出生体重児（＜2,500 g）では将来，CKD を発症するリスクが高まることが知られており，今後低出生体重児に起因する CKD の増加が懸念されている。そのほか加齢，慢性糸球体腎炎，多発性嚢胞腎，急性腎不全から回復した症例なども CKD の背景として重要である。

CKD の重症度は eGFR とタンパク尿（アルブミン尿）の程度によって分類される（→表 2-5）。それは，タンパク尿の程度によっても，末期腎不全や心血管死亡発症のリスクが増大するためである。

治療 ● CKD の治療目的は腎機能悪化を抑制し，心血管合併症を予防することである。治療法にはおもに降圧療法と食事療法がある。糖尿病患者では 130/80 mmHg 未満を目標に ARB などの降圧薬を用いる。また，非糖尿病患者では 140/90 mmHg 未満を目標とし，タンパク尿 A2，A3 区分の場合は 130/80 未満を目標とする。食事療法は，タンパク質の制限と塩分制限が重要である。

表 2-5 CKD の重症度分類

原疾患	タンパク尿区分		A1	A2	A3
糖尿病	尿アルブミン定量 (mg/日)		正常	微量アルブミン尿	顕性アルブミン尿
	尿アルブミン/Cr 比 (mg/gCr)		30 未満	30～299	300 以上
高血圧 腎炎 多発性嚢胞腎 移植腎 不明 その他	尿タンパク定量 (g/日)		正常	軽度タンパク尿	高度タンパク尿
	尿タンパク/Cr 比 (g/gCr)		0.15 未満	0.15～0.49	0.50 以上
GFR 区分 (mL/min/1.73 m²)	G1	正常または高値	≧90		
	G2	正常または軽度低下	60～89		
	G3a	軽度～中等度低下	45～59		
	G3b	中等度～高度低下	30～44		
	G4	高度低下	15～29		
	G5	末期腎不全 (ESKD)	＜15		

重症度は原疾患・GFR 区分・タンパク尿区分を合わせたステージにより評価する。CKD の重症度は死亡，末期腎不全，心血管死亡発症のリスクを緑■のステージを基準に，黄■，オレンジ■，赤■の順にステージが上昇するほどリスクは上昇する。

＊KDIGO CKD guideline 2012 を日本人用に改変
（日本腎臓学会編：CKD 診療ガイド 2012．p.3，東京医学社，2012 による）

CKDの重症度分類がG1もしくはG2の場合は、CKDの原因疾患の精査が必要である。G3では腎臓病に関する教育を強化し、原疾患に対する治療を行う。G4では原疾患の治療に加え、腎不全による合併症の治療も必要となる。G5では透析もしくは腎移植を検討する。

4 糸球体腎炎

糸球体は血液を濾過し、糸球体濾液（原尿）をつくるはたらきをもつ。糸球体に炎症がおこると、本来濾過されないはずのアルブミンが尿中へ排出され、アルブミン尿・タンパク尿となる。糸球体腎炎には病態の発症の経過から、急性糸球体腎炎・慢性糸球体腎炎に分けられる。

糸球体の細胞には再生能力がなく、一度破壊されると回復できないため、糸球体腎炎の治療は、その機能維持のために重要である（◎図2-4）。

1 急性糸球体腎炎

急性糸球体腎炎は、細菌・ウイルスなどによる感染を契機（けいき）に、血尿、タンパク尿、浮腫、高血圧、腎臓機能障害などが急激に発症する疾患である。代表的なものが溶レン菌感染後急性糸球体腎炎である。

原因● おもにA群β溶血性レンサ球菌感染によるものが多いが、その他の細菌、ウイルス、真菌、原虫なども原因となる。先行感染に伴い、免疫反応が引きおこされ、潜伏期を経て発症する。扁桃炎発症後1〜3週、皮膚感染症発症後3〜6週後に発症するといわれる。5〜12歳の小児および60歳以上で多く

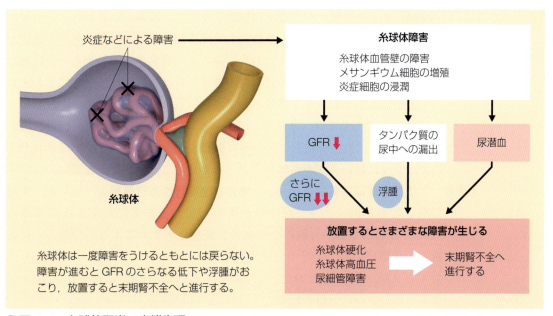

◎図2-4　糸球体腎炎の病態生理

みられる。

症状 臨床症状としては，血尿，浮腫，高血圧の3つが特徴となるが，無症状なものから尿量の減少，ネフローゼ症候群を呈するものまでさまざまである。尿検査異常や腎臓機能の低下を指摘されたことがなく，溶レン菌による先行感染とそれに引きつづいておこる臨床所見，尿検査異常をみたとき，急性糸球体腎炎を疑う。

検査・病理 検査所見として，尿タンパク質，尿潜血，円柱などの尿検査異常がみられる。咽頭培養により約20%の症例で溶レン菌が検出される。またほとんどの症例で，感染があったことを示す抗ストレプトリジンO抗体価（ASO価）の上昇がみられ，低補体血症がみられる。

溶レン菌感染後急性糸球体腎炎の場合，安静と食事療法により症状の改善および低補体血症の改善がみられるが，臨床症状の改善がみられない場合には，膜性増殖性糸球体腎炎やIgA腎症などが疑われるため，鑑別のために腎生検を行う。

治療 治療は保存的療法となる。水分過剰と心不全に留意し，塩分・水分制限を適宜行う。小児のほとんどは2週間以内に完全寛解することがほとんどだが，成人の場合は慢性化することがある。

抗菌薬は腎症そのものには効果は期待できないが，感染の持続や症状の再発の抑制のために用いることがある。また，副腎皮質ステロイド薬は感染を増悪させる可能性があるため安易には使用しないが，後述する急速進行性糸球体腎炎を呈し，腎臓機能が急激に悪化する場合には用いることがある。

❷ 急速進行性糸球体腎炎

血尿，タンパク尿，円柱などの尿所見を呈し，数週から数か月の短期間に急速に腎機能が低下するものを急速進行性糸球体腎炎という。感染を原因とする急性糸球体腎炎と異なり，おもに免疫系の異常を原因とする。急性糸球体腎炎は予後がよいが，急速進行性糸球体腎炎は放置すれば生命にもかかわり，治療にもかかわらず末期腎不全まで進行しうる疾患である。

腎臓の病理所見では，糸球体に半月体形成・血管壊死がみられる（→図2-5）。半月体は，炎症細胞と上皮細胞に血漿成分などが相まって形成されたもので，非常に強い炎症が糸球体におこっていることの指標となる。

原因 ①**抗好中球細胞質抗体（ANCA）関連急速進行性糸球体腎炎** 感染症，薬剤，粉塵などの原因により，好中球が所有している酵素に対する抗体であるANCAが誘導され，腎臓の小型血管に炎症を引きおこすものである。対応抗原の種類により，①好中球細胞質中のミエロペルオキシダーゼ（MPO）に対するANCAによるものと，②プロテイナーゼ3（PR3）に対するANCAによるものの2つに分類される。

②**抗糸球体基底膜（GBM）抗体型腎炎** 糸球体基底膜は血管内皮細胞と上

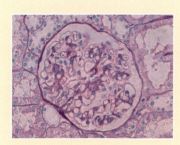
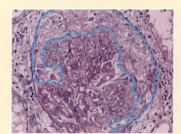
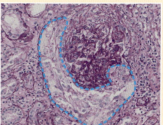

a. 正常　　　　　　　　b. 半月体形成性異常
点線で囲まれた領域が糸球体に形成された半月体である。

○ 図 2-5　半月体が形成された糸球体

皮細胞の間にあり，この基底膜がなんらかの感染症や吸入毒物，喫煙などにより障害されると，抗原性物質が露出し，それに対する抗 GBM 抗体が産生され，腎臓障害を引きおこす。

ANCA 関連急速進行性糸球体腎炎，抗 GBM 抗体型腎炎だけでなく，IgA 腎症，全身性エリテマトーデス(SLE)によるループス腎炎，感染後急性糸球体腎炎といった，あらゆる腎疾患において半月体形成性の糸球体腎炎が観察される可能性がある。

治療　無治療で放置すれば命にかかわる疾患であり，早期診断・早期治療が重要である。副腎皮質ステロイド薬と免疫抑制薬などを使用する。腎臓病理所見において半月体形成率が高い場合や，腎臓機能の低下が早い場合，また病勢が強い場合に，ステロイド大量療法や血液成分を交換する血漿交換療法を行うことがある。腎臓機能障害の進行をくいとめられないときは，血液透析療法を併用する。

❸ 慢性糸球体腎炎

2019 年末時点の慢性透析患者の原疾患で最も多いのは糖尿病成人症の 39.1% で，ついで慢性糸球体腎炎が 25.7% である。2019 年新規の透析導入患者で比較すると，第 1 位が糖尿病性腎症で 41.6%，第 2 位が腎硬化症で 16.4%，第 3 位が慢性糸球体腎炎で 14.9% である。慢性糸球体腎炎のなかでもとくに日本人に多く，代表的なものが **IgA 腎症** である。2014(平成 26)年，「難病の患者に対する医療等に関する法律」(難病法)のもと，IgA 腎症は新しく指定難病とされた。

原因　IgA 腎症は，遺伝的要因あるいは細菌やウイルスなどの感染によって異常な IgA が産生され，それに対する IgG(免疫グロブリン G)との免疫複合体が全身を循環して腎臓へと到達し，メサンギウム領域に沈着して免疫反応を引きおこすことで発症するといわれる。

診断　上気道感染に引きつづいての肉眼的血尿をきっかけに診断されることがあ

る。また，まったく無症状でも，健康診断などでタンパク尿や血尿などの尿検査異常を指摘されることで医療機関を受診し，腎生検によって診断されることがある。経過は一般的に緩徐であるが，病勢が進行するとタンパク尿が増加してくる。

検査・病理 約 50% の症例で，血清 IgA が 315 mg/dL と高値を示す。確定診断には腎生検が必要である。慢性糸球体腎炎の分類は，組織所見によって行われる。

治療 食事指導と生活指導を行い，アンギオテンシン変換酵素(ACE)阻害薬やアンギオテンシンⅡ受容体拮抗薬(ARB)による血圧管理を行う。また，腎臓の機能を示す糸球体濾過値(GFR)が 60 mL/分以上に保たれ，尿タンパク質が 1 g/日以上みられる症例では，副腎皮質ステロイド薬を服用させることがある。最近では，扁桃摘出術が有効とする報告がある。

予後 予後は病理学的に評価され，オックスフォード分類が用いられる。メサンギウム細胞増殖があるか，血管内細胞増殖があるか，硬化病変があるか，間質病変があるかを評価し，予後の推定がなされる。病理所見以外の本症の予後増悪因子は，高度タンパク尿，高血圧，診断時の腎臓機能，血尿の有無，男性などである。全症例の 30〜40% が末期腎不全へ進行するといわれている。末期腎不全へ進まぬよう，食事・生活指導，服薬指導などといった患者支援が重要である。

5 糖尿病性腎症

以前は，IgA 腎症などの慢性糸球体腎炎が末期腎不全の主要な原因疾患であったが，1998 年を境に，末期腎不全の原因疾患の第 1 位は糖尿病性腎症となっている。1 型糖尿病であっても 2 型糖尿病であっても糖尿病性腎症を発症しうる。多くを占める 2 型糖尿病において腎症の罹患率は約 40% といわれ，そのうち 60〜70% は末期腎不全へ進行すると言われる。糖尿病の患者が多いことを考えると，早期診断・早期治療介入が重要であるといえる。その他の糖尿病性腎症発症の危険因子は，家族歴，高血圧，喫煙，経口避妊薬，肥満，高齢などである。

原因 血糖のコントロールが不良なことによる高血糖状態が，炎症性サイトカイン，糖毒性物質 advanced glycation end products(AGEs)，および酸化ストレスを誘導し，腎臓障害を引きおこす。また，糸球体での過剰濾過を誘発することから腎症を引きおこす。

診断 糖尿病罹患後，検尿において微量アルブミン尿[1]をみとめたとき，糖尿病性腎症を発症したと判断する。顕微鏡的血尿は陰性であることが多い。糖尿病合併症のなかでは，神経症，網膜症に引きつづいて腎症が発症する。

治療 高血糖が糖尿病性腎症の重要な因子であるため，厳格な血糖コントロール

---

1) 尿中のアルブミン量が 30 mg/日をこえる場合は，微量アルブミン尿となる。

が微量アルブミン尿を改善させ，腎症の進行を抑制する。食事指導（カロリー，塩分制限），生活指導（運動など），薬剤による血糖コントロール，ACE 阻害薬や ARB を中心とする血圧コントロールなどを行い，危険因子を除去することが必要である。1 型糖尿病における糖尿病性腎症では，膵臓移植後に適正な血糖コントロールを行うことで，腎臓の組織学的障害が改善したとする報告もある。

6 ネフローゼ症候群

ネフローゼ症候群では，糸球体の血管壁の障害によりタンパク質が濾過液に漏出し，タンパク尿が出現する。重症のタンパク尿を呈し，24 時間尿タンパク質量 3.5 g/日以上，血清アルブミン 3.0 g/dL 以下のものをネフローゼ症候群と定義する。血清総タンパク量 6.0 g/dL 以下も参考となる。主要なタンパク尿の成分はアルブミンであるが，ほかにも凝固因子・線溶因子といった血漿成分や，トランスフェリン，ビタミン D 結合タンパク質などが尿中へ漏出する。

原因● 原因は多彩である。微小変化群，膜性腎症，巣状分節性糸球体硬化，膜性増殖性糸球体腎炎といった，原発性疾患により糸球体血管壁が障害されるもの（**原発性**または**一次性ネフローゼ症候群**）と，原因疾患が存在し，それに引きつづき発症するもの（**二次性ネフローゼ症候群**）とに分類される（●表 2-6）。

成人のネフローゼ症候群患者のうち，約 70% が原発性ネフローゼ症候群，約 30% が二次性ネフローゼ症候群（糖尿病性腎症，アミロイドーシス，膠原病などの原疾患をもつ）である。原発性ネフローゼ症候群の原因疾患は，微小変化群，膜性腎症がそれぞれ 40% 弱，巣状分節性糸球体硬化約 10%，膜性増殖性糸球体腎炎約 5% である。40 歳未満では微小変化群が 70% を占め，

●表 2-6 ネフローゼ症候群の原因疾患

1. 一次性ネフローゼ症候群
   1) 微小変化型ネフローゼ症候群
   2) 巣状分節性糸球体硬化症
   3) 膜性腎症
   4) メサンギウム増殖性糸球体腎炎（IgA 腎症を含む）
   5) 管内増殖性糸球体腎炎
   6) 膜性増殖性糸球体腎炎
   7) 半月体形成性糸球体腎炎
2. 二次性ネフローゼ症候群
   1) 代謝性疾患（糖尿病性腎症，アミロイドーシス，クリオグロブリン血症）
   2) 膠原病および血管炎（ループス腎炎・紫斑病性腎炎・多発性動脈炎）
   3) 悪性腫瘍（ホジキン病・多発性骨髄腫・固形がん）
   4) 薬物（金製剤・抗リウマチ薬・非ステロイド抗炎症薬・ヘロイン）
   5) 感染症（B 型および C 型肝炎ウイルス感染症・HIV 感染症・梅毒・結核・シャント腎炎・マラリア・日本住血吸虫症・フィラリア症）
   6) 先天性疾患（先天性ネフローゼ症候群・アルポート症候群）
   7) その他（妊娠中毒症・うっ血性心不全・鎌状赤血球症・ハチ刺症）

小児では多くが微小変化群である。逆に年齢が上がるほど，膜性腎症の比率が上昇する。確定診断のためには腎生検を行う必要がある。

病態生理 高度のタンパク尿が生じると，血中のタンパク質が減少する。すると，膠質浸透圧が減少し，血管内に水分を保持することができなくなるため，血管外へ体液が移動し，循環血漿量も低下する。その結果，心不全や肺水腫，四肢浮腫などの症状があらわれる（◎図 2-6）。有効循環血漿量が低下することで，急性腎前性腎不全が引きおこされることもある。

循環血漿量の減少を感知すると，それを増加させようと交感神経系・レニン-アンギオテンシン系・抗利尿ホルモンなどが誘導され，水・ナトリウムを保持する方向へはたらく。最終的に，循環血漿流量が減少しているか（under-filling theory），増加しているか（over-flow theory）はそれぞれの症例によって異なると考えられる。

症状 ①**脂質異常** ネフローゼ症候群では，血中のタンパク質の減少を代償するために，肝臓はタンパク質を合成する方向へとはたらく。結果，リポタンパク質などが合成され，脂質異常をおこす。

②**血栓症** 尿中に漏出するタンパク質には，アルブミン以外にも血中タンパク質である凝固因子と線溶因子も含まれる。ネフローゼ症候群の場合，凝固因子より線溶因子のほうが多く漏出するため，凝固因子の合成などにより血栓症をおこすことがある。とくに，下肢静脈血栓症や肺塞栓症などは，膜性腎症で頻度が高いといわれる。

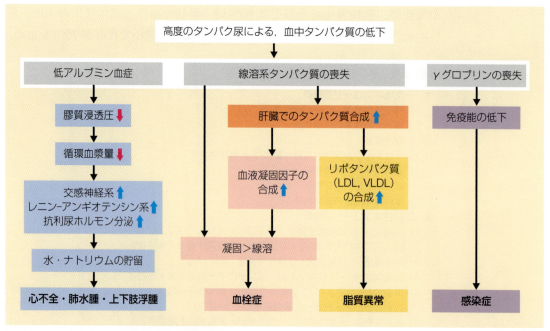

◎図 2-6　ネフローゼ症候群の病態生理

③**免疫機能の低下**　ネフローゼ症候群では免疫にかかわるγ(ガンマ)グロブリンが尿中へ排出され，低γグロブリン血症となる。このため，治療に用いる免疫抑制薬の作用と相まって免疫機能が抑制され，感染しやすくなる。

治療　降圧薬であるACE阻害薬やARBを用いる。降圧薬は全身血圧を下げるだけでなく，糸球体内圧も下げるためタンパク尿を減少させる。また，浮腫の軽減のため，塩分制限や利尿薬の内服を行う。原発性ネフローゼ症候群の治療には，腎臓病理像から診断を確定させ，副腎皮質ステロイド薬を中心とした免疫抑制薬を用いる。また，二次性のネフローゼ症候群の場合，原因疾患の治療を行う。

7 高血圧性腎硬化症

高血圧の持続により腎臓が組織学的に硬化・線維化したものを**高血圧性腎硬化症**という。末期腎不全の原因疾患として，糖尿病性腎症，IgA腎症についで3番目に多い。高血圧の合併症として，網膜症，左室肥大につづいてタンパク尿，あるいは腎臓機能障害が発症する。タンパク尿は1g/日未満であることが多い。

病理　細小動脈の内膜の肥厚・硬化(硝子化)，および糸球体の虚血性変化・虚脱がみられる。障害されていない糸球体は徐々に肥大し，腎機能を代償しようとするが，徐々に障害されていくことになる。障害された糸球体が増加していくと，糸球体につづいて尿細管周囲に炎症細胞の浸潤，線維化がおこり，全体として腎機能が低下していくことになる。腎臓機能障害の進行は比較的ゆるやかである。

治療　高血圧のコントロールが有効である。血圧を下げるだけでなく，腎保護作用をあわせもつACE阻害薬，あるいはARBを中心とした降圧療法が重要である。

8 腎盂腎炎

腎盂腎炎とは，おもに尿路の逆行性感染により引きおこされる尿路感染症である。腎臓そのものに炎症が生じ，また血流感染を合併しやすい。基礎疾患のない単純性腎盂腎炎と，前立腺肥大や尿路結石，尿路カテーテル留置などの基礎疾患のある複雑性腎盂腎炎に分類される。単純性腎盂腎炎では大腸菌による感染が約70％を占める。肛門やその周囲に付着している大腸菌が侵入することによって感染をおこすと想定されている。複雑性腎盂腎炎の起炎菌は多岐にわたる。

原因　急性単純性腎盂腎炎の多くは性的活動期の女性にみとめられる。女性は男性より尿道が短く，尿道口と肛門が接近しているために上行性感染による細菌感染がおこりやすい。そのため20〜40歳代では男女比は1対30と女性に圧倒的に多い疾患である。

複雑性腎盂腎炎は前立腺肥大や尿路結石，尿路カテーテルの留置，膀胱尿管逆流現象などで尿の流れが悪化するために生じる。また，糖尿病や，副腎皮質ステロイド薬，抗がん薬使用に伴う易感染状態によっても，腎盂腎炎を発症しやすくなる。

症状● 急性の症状としては頻尿や排尿痛，残尿感，尿混濁などの膀胱炎症状および発熱，吐きけ・嘔吐などの消化器症状，腰背部痛（叩打痛）などが生じる。慢性化した場合は微熱や食欲不振，倦怠感などが生じるが，自覚症状をみとめない場合もある。

診断● 検尿検査を行い，尿中の白血球や細菌を確認する。白血球が一定数以上ある場合には尿路感染症である可能性が高くなり，さらに発熱や腰背部痛など腎盂腎炎に特徴的な症状がある場合，腎盂腎炎と診断する。さらに尿の細菌培養検査を行い，原因菌の特定と薬剤感受性を調べる。血液検査では白血球増多，C反応性タンパク質（CRP）[1]上昇などの炎症所見が見られる。

治療● 腎排泄型の薬剤であるβ-ラクタム系抗菌薬・キノロン系抗菌薬を計14日程度使用する。近年，これらの抗菌薬の耐性菌が出現しており，薬剤選択の際には注意が必要である。

9 腎膿瘍と膿腎症

腎実質内に膿瘍ができる**腎膿瘍**，腎盂内が膿で満たされる**膿腎症**，腎周囲組織に感染が広がる**腎周囲炎**がある。いずれも強力な抗菌薬の投与と，必要ならばドレナージを行い，膿を体外に出す。

10 水腎症

原因● 尿の通過障害のため腎盂腎杯内に尿が停滞し，腎盂腎杯の拡張と腎実質の萎縮がおこり，腎機能が低下する。先天性のものと後天性のものがある。先天性のものとしては，腎盂尿管移行部狭窄症や異常血管，膀胱尿管逆流症，後部尿道弁などがある（●図2-7）。後天性のものは，尿管結石や腫瘍による閉塞が原因となる。

診断● 腎盂造影，CT，超音波検査などによって診断される。

治療● 狭窄部に尿管ステントカテーテルを挿入したり，結石などの原因があればそれに対する治療を行う。腎機能が低下したり感染が続くものは腎摘除術が行われる場合がある。

11 腎腫瘍

原因● 悪性腫瘍としては**腎がん**（腎細胞がん）と**ウィルムス腫瘍**（腎芽細胞腫）がある（●図2-8）。腎がんは40歳以上に多く，ウィルムス腫瘍は幼・小児に多い。

---

[1] 炎症を反映するマーカーとして用いられる。

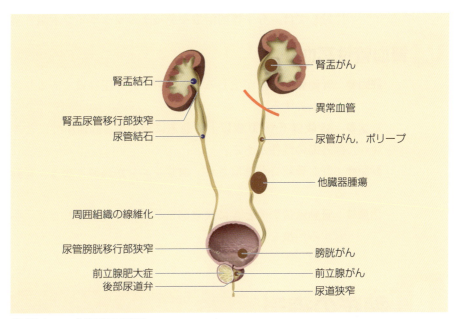

◯ 図 2-7　水腎症の原因

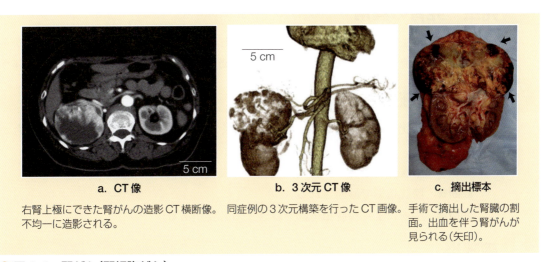

◯ 図 2-8　腎がん（腎細胞がん）

　このほか腎盂粘膜から腎盂がんが発生する。良性腫瘍では腎血管筋脂肪腫が多い。

症状●　腎がんでは血尿（しばしば無症候性），腎腫瘤，腎部疼痛が三大症状といわれるが，初期では無症状のことが多い。進行した腎がんでは肺や骨などに転移を伴う。

診断●　超音波検査，MRI，CT などによる。

治療●　腎がんでは腎臓の根治的摘除（腎盂がんならば尿管摘除も）を行う。がんが小さい場合は部分切除も行われる。進行して手術により根治できない腎がん

に対しては，分子標的治療や免疫チェックポイント阻害薬による治療を行う。

12 腎血管性高血圧

原因 腎動脈に狭窄が生じると，腎臓から昇圧物質であるレニンが分泌され，血圧が上昇する。

症状 35歳以下や50歳以上で急速に発生する高血圧で，ときに側腹部痛や側腹部外傷の既往がある。

診断 腎血管雑音が聴取され，血漿レニンが高値となる。腎動脈造影で診断される。

治療 腎動脈造影のときに狭窄部をバルーンで拡張したり，手術により狭窄部に対する治療を行う。

B 膀胱の疾患

1 発生・発育の異常

尿膜管開存 胎生期の膀胱は尿膜管で臍と交通している。これが閉鎖しないため臍から尿の流出がみられたり，臍と膀胱の間に囊腫がみられる。ときに感染を伴う。

2 外傷（膀胱破裂）

原因 膀胱に尿が充満しているときに強く圧迫されると，膀胱が破裂する場合がある。

症状 下腹部痛があり，腹膜内破裂では腹膜炎症状がみられる。

診断 膀胱造影で診断される。

治療 手術により膀胱損傷部を縫合（ほうごう）する必要がある。

3 膀胱炎

原因 急性膀胱炎は，細菌感染によって膀胱に炎症がおこるものであり，病原菌としては大腸菌が最も多い。感染経路は上行性（尿道から）で，思春期以降の女性に多い。膀胱内の異物や結石などが原因になることがある。

症状 頻尿，排尿痛（とくに排尿末期に），尿の混濁がみられる。

診断 尿検査によって白血球と病原菌が見いだされる。

治療 水分を多くとり，抗菌薬の投与を行う。原因があれば治療する。

4 膀胱腫瘍

ほとんどが悪性腫瘍（がん）で，乳頭状腫瘍と広基性腫瘍に分けられる。また，膀胱内側に突出する腫瘍をつくらない上皮内がん（CIS）もある。膀胱壁

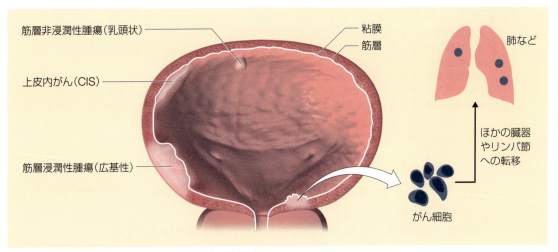

○図 2-9　筋層非浸潤性腫瘍と筋層浸潤性腫瘍

への浸潤度により，筋層非浸潤性腫瘍と筋層浸潤性腫瘍に区別される（○図 2-9）。進行するとリンパ節や他の臓器に転移がみられる。

症状●　血尿（しばしば無症候性）や排尿痛，頻尿，排尿困難がある。

診断●　膀胱鏡検査や膀胱造影，CT，超音波検査，MRI によって腫瘍をみとめる。尿の細胞診で腫瘍細胞がみられる場合がある。

治療●　非浸潤性腫瘍には**経尿道的切除**を行う。再発の予防のために弱毒化したウシ型結核菌（BCG）や抗がん薬の膀胱内注入が行われる。

　筋層まで浸潤した腫瘍には**膀胱全摘除術**が必要となる。膀胱全摘除術を行うときは，**尿路変向術**[1]（○42 ページ）もしなくてはならない。進行がんには，放射線療法や抗がん薬，免疫チェックポイント阻害薬などの投与が行われる。

5　膀胱の機能障害

1　尿失禁

　尿失禁にはさまざまなタイプがある（○表 2-7）。腹圧性尿失禁の治療には，骨盤底筋を強化する訓練を行い，失禁の程度が著しい場合には尿道をつり上げる手術を行う。

2　神経因性膀胱

原因●　膀胱を支配している神経（○8 ページ）の障害によっておこる。大脳から膀胱にいたる神経の経路のいずれかの神経障害で，さまざまな膀胱機能の異常

[1）膀胱摘出後に，生理的な経路以外の方法で尿を排出させる方法。腸管を利用して変向を行うことが多い。従来は導管型が主であったが，最近では自己導尿型や自然排尿型が普及してきている。

> 表 2-7　尿失禁のタイプ

真性尿失禁	つねに尿がもれつづける。
腹圧性尿失禁	くしゃみやジャンプなどでもれる。
切迫性尿失禁	尿意をがまんできずにもれる。
溢流性尿失禁	膀胱が尿で充満し，少しずつあふれる。
反射性尿失禁	膀胱が反射的に収縮し，尿がもれる。
機能性尿失禁	排尿機能は正常だが，運動障害などでトイレで排尿できない。

があらわれる。

症状　排尿困難，尿閉，あるいは尿失禁がある。さらに，尿路感染を合併することがある。

診断　残尿測定・膀胱内圧測定など，膀胱尿道機能検査による。

治療　排尿が困難な場合は，用手圧迫排尿（クレーデ），間欠的導尿，留置カテーテル，膀胱頸部切開などに加え，副交感神経刺激薬などの薬物療法も行う。尿路変向術が必要となる場合もある。

③ 膀胱尿管逆流

原因　排尿時に尿が膀胱より尿管に逆流するもので，先天的に膀胱壁内尿管が短いことが原因となるのもが多い。

症状　腎盂腎炎，水腎症などの症状がある。

診断　排尿時膀胱造影による。

治療　感染を繰り返したり腎機能が低下するようならば，膀胱尿管逆流防止手術を行う。

④ 過活動膀胱

症状　急に尿意ががまんできない感じ（尿意切迫感）が強くおこり，頻尿を伴うことが多い。また，切迫性尿失禁を伴うこともある。

診断　感染やがんなどの疾患がなく，尿意切迫感がある場合に，過活動膀胱と診断する。

治療　抗コリン薬やβアドレナリン刺激薬を投与する。

C 尿道の疾患

① 発生・発育の異常

①**尿道下裂**　外尿道口が陰茎亀頭に開口せず，陰茎下面（陰茎の中央部・陰茎根部・会陰部など）に開いているもので，尿道海綿体は索状になり，陰茎は下方に彎曲している。尿道形成術を行う。

②**尿道上裂** 外尿道口が陰茎背面に開いているもので，しばしば膀胱外反症（膀胱粘膜が腹壁より露出している状態）を合併する。

2 外傷

- **原因** 男性に多く，会陰部打撲による損傷が最も多い。陰茎の開放性損傷や尿道への異物挿入によるものもある。骨盤骨折に合併した場合は，後部尿道が損傷される。
- **症状** 尿道口からの出血，損傷部の疼痛と腫脹があり，皮下出血と，ときには尿浸潤を伴う。尿閉となる場合がある。
- **診断** 尿道造影で診断できる。
- **治療** 尿閉の場合は膀胱瘻を造設する。高度のものは尿道縫合術や尿道形成術が必要となる。

3 尿道炎

- **原因** ブドウ球菌・レンサ球菌・大腸菌などの細菌感染によるものもあるが，男性の淋菌やクラミジア感染によるものは性感染症としておこる。
- **症状** 尿道から膿排出，排尿痛（とくに排尿初期），尿道口の発赤がある。淋菌性尿道炎は感染後2～7日で症状があらわれる。
- **診断** 尿道分泌物の鏡検と菌の培養による。
- **治療** 薬物療法を行う。

4 尿道狭窄

- **原因** 先天性のものもあるが，多くは淋菌性尿道炎か，経尿道的手術やカテーテル挿入時の尿道損傷のあとでおこる。
- **症状** 排尿困難があり，ひどくなれば尿閉となる。
- **診断** 内視鏡および尿道造影による。
- **治療** 金属ブジーによって拡張する。ブジーによる拡張が不可能な場合は，尿道切開術や尿道形成術が行われる。

5 尿道腫瘍

- **特徴・症状** 良性腫瘍を含む原発性尿道腫瘍は，女性の方が多い。おもな症状に排尿障害や血尿などがある。
- **治療** 腫瘍切除や尿道全摘除，尿道膀胱全摘除などがある。

D 前立腺の疾患

1 前立腺炎

原因 急性症は尿道の炎症に続発する場合が多い。

症状 頻尿や排尿痛，排尿障害，射精痛，会陰部や肛門部の鈍痛や圧迫感があり，悪寒・発熱を伴う。

治療 抗菌薬の投与を行う。

2 前立腺肥大症

原因 前立腺の尿道周囲の移行域とよばれる部分が肥大し，尿道を圧迫して排尿障害をおこす（→図2-10）。多くは55歳以上でおこる。

症状 頻尿（とくに夜間に多い），尿の勢いが弱い，排尿に時間がかかる，残尿感などの症状がある。しだいに排尿後に残尿をみとめるようになる。また尿路感染や膀胱結石をおこしやすい。

　　　高度になると，膀胱が過度に拡張され尿が出なくなる（尿閉）。また，尿が少しずつ無意識に排出され，溢流性尿失禁となる場合もある。水腎症や腎機能障害となることもある。

診断 直腸診で前立腺の腫大を触知し，超音波検査でも前立腺の腫大が判定される。

治療 薬物療法を行うが，重度の症例には経尿道的前立腺切除術が行われる。最近はレーザーによる治療も行われている。

3 前立腺がん

原因 高齢者に多い悪性の腫瘍で，前立腺辺縁から発生することが多く，前立腺

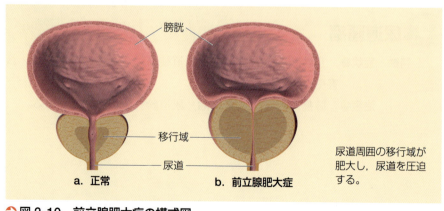

○図2-10 前立腺肥大症の模式図

内外に浸潤していく。リンパ節や骨に転移することがある。

症状　初期には無症状であるが，増大すると前立腺肥大症と同様の症状を示す。骨転移や骨盤内がん浸潤があると疼痛がおこる。

診断　直腸診で前立腺腫瘤を触知する。血清の**前立腺特異抗原（PSA）**の高値でみつかることが多い。前立腺生検でがん細胞がみとめられれば診断が確定する。

治療　前立腺内にとどまっている限局がんでは，前立腺全摘除術や放射線療法を行う。放射性物質の入った金属のカプセルを前立腺内に埋め込むこともある（小線源療法）。進行がんや転移がんには，抗男性ホルモン療法や抗がん薬による治療が行われる。

E 陰茎の疾患

1 包茎

包皮の口が狭く反転して亀頭が露出できない状態をいう（真性包茎）。単に包皮が長く亀頭にかぶさっていて，反転可能な場合は仮性包茎とよぶ。包茎の治療には，包皮の背面切開や環状切開を行う。

2 陰茎がん

亀頭や包皮内面，冠状溝の付近に発生し，鼠径リンパ節に転移をおこす。かたい花キャベツ状や潰瘍の形をなす。

陰茎切断術とリンパ節郭清を行うが，進展したものは全去勢術（陰茎全部と陰嚢を内容物とともに切除する）が必要となる。放射線療法や抗がん薬の投与も行われる。

F 陰嚢・精巣の疾患

1 精巣水瘤（陰嚢水瘤）

原因　精巣固有鞘膜内に液体が貯留したもので，先天性の場合と，精巣や精巣上体の炎症または腫瘍に合併する場合がある。精巣腫瘍との鑑別が必要である。

症状　陰嚢が腫大し，弾力性のある腫瘤を触れ，透光性がある。

診断　超音波検査により診断できる。

治療　根本的治療のためには鞘膜を切除する。

2 停留精巣

原因　生下時に精巣が陰囊内になく，腹部や鼠径部に停留している状態をいう。精巣の萎縮，不妊症，悪性腫瘍の発生などの原因にもなる。

治療　自然下降もあるが，精巣固定術を必要とする場合が多い。

3 精巣炎

原因　流行性耳下腺炎の原因であるムンプスウイルスによっておこることが多い。

症状　主症状は陰囊の疼痛，腫脹，発熱である。治療は対症的に行う。両側におこると男性不妊症の原因となる。

4 精巣上体炎

原因　尿道，前立腺の炎症に続いておこる場合が多い。慢性炎症は結核菌によるものもある。

症状　精巣上体の疼痛や腫脹，発熱がある。

治療　抗菌薬の投与を行う。

5 精巣腫瘍

精巣に発生する腫瘍の約 90% は悪性腫瘍で，ほとんどが胚細胞腫である（◯図 2-11）。

胚細胞腫はセミノーマ（精上皮腫）と非セミノーマに分類され，非セミノーマには胎児性がんや奇形腫，絨毛がんなどがある。進行すると後腹膜リンパ節・肺・肝臓などに転移をおこす。

症状　20〜40 歳代の若年者に多く，無痛性の精巣の腫大があらわれる。

治療　高位精巣摘除術を行い，進行がんには放射線療法や抗がん薬の投与を行う。転移があっても完治する例が多い。

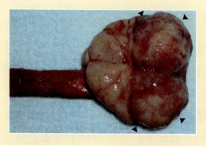

摘出精巣の割面写真。矢頭の部分に胚細胞腫（セミノーマ）がみられる。

◯図 2-11　精巣腫瘍の摘出標本

G 性分化異常

染色体の異常がある場合と，染色体は正常であるが，性腺や外性器の形成途中で異常が生じる場合がある。男性の場合，尿道下裂や停留精巣を伴う場合が多い。

クラインフェル●　両側の精巣の精細管が硝子化し，無精子症となる。しばしば女性化乳房がター症候群　　みられ，第二次性徴がみられない。2個以上のX染色体と1個以上のY染色体をもつ。

H 尿路・性器結核

結核菌が腎乳頭に病巣をつくり，腎臓全体に広がれば**結核性膿腎症**となる。結核菌が下行して膀胱にまで感染が及ぶと，難治性の膀胱炎をおこし，排尿痛と頻尿となる。尿は酸性の膿尿となる。尿中の結核菌の証明で診断が確定する。

男性性器の結核も，前立腺や精嚢に限局している間は発見しにくい。精巣上体結核をおこし，陰嚢内容の腫大や疼痛，膿瘍形成で気づくことが多い。

治療●　抗結核薬が投与される。抗結核薬で治癒しにくい場合は，腎摘除術が必要となる。精巣上体結核でも精巣上体摘出術を必要とする場合がある。**膀胱結核**の後遺症として膀胱が萎縮することがあり，腸管を使っての膀胱拡張術が行われる。

I 尿路結石症

1 上部尿路結石症

腎結石と尿管結石を上部尿路結石症とよぶ。成分としては，シュウ酸およびリン酸カルシウムが多く，ついでリン酸マグネシウムアンモニウム，尿酸，シスチンなどである。カルシウム代謝異常（原発性副甲状腺機能亢進症）や尿の停滞，感染でおこりやすい。

症状●　腎結石は無症状のことが多いが，尿管内に移行すると側腹部から背部に疼痛（しばしば疝痛発作）があり，下腹部や外陰部に放散する。しばしば，吐きけ・嘔吐などを伴う。肉眼的あるいは顕微鏡的血尿がある。

診断●　単純X線撮影やCTでは結石陰影を，腎盂造影では結石による造影剤の停滞などをみとめる。尿検査で血尿をみとめる。

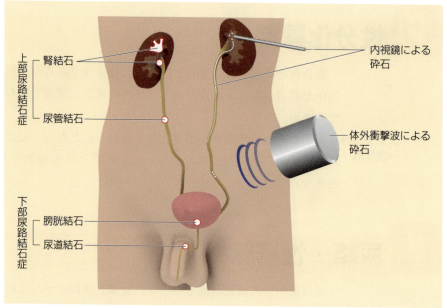

○図 2-12　尿路結石

治療● 5 mm 以下の小結石は自然排出を期待する。疝痛発作には鎮痛薬・鎮痙薬を与える。

　大きな結石や，小さくても自然排石しない場合には，**体外衝撃波**[1]や内視鏡による砕石を行う。尿酸結石やシスチン結石は，薬物の内服によって予防する（○図 2-12）。

2 下部尿路結石症

　膀胱結石と尿道結石を，下部尿路結石症という。上部尿路結石由来のものと，膀胱原発のものとがある。膀胱原発のものは，尿の排出障害や感染，異物が原因となる場合がある。

症状● 膀胱結石では，頻尿・排尿痛・血尿または血膿尿があり，特異的な症状として尿線の中絶がおこる。尿道結石では，しばしば尿閉となる。

診断● 膀胱鏡検査で膀胱結石の存在が確かめられる。膀胱部 X 線造影で結石陰影をみとめることができる。

治療● 小さい結石は異物用膀胱鏡で取り出せる。大きな結石は，内視鏡的に砕いて排出させる。これができない場合は，膀胱切開を行い，摘出する。

1）体外から結石に焦点をあてて，衝撃波によって石を砕く方法。現在では結石に対する外科的治療の第一選択となっている。

J 性感染症（STD/STI）

性感染症（STD または STI）については，「感染症患者の看護」（→326ページ）を参照。

まとめ

- 腎・泌尿器，男性生殖器の正常な構造と機能を理解して，正しい指導を行う。
- 慢性腎臓病はその数が多く，心臓血管障害や死亡のリスクにもなるが，早期発見と適切な処置により治療が可能である。
- 糸球体腎炎に対しては現在特効薬がないので，安静と食事療法が重要となる。最近では，腎保護のために早期からレニン-アンギオテンシン系抑制薬が使用される。
- 尿路感染症の起炎菌としては大腸菌が最も多い。尿路感染には薬物療法とともに，十分に水分をとって多量の尿を排出させるように努める。

復習問題

1 次の空欄を埋め，〔 〕内の正しい語を選びなさい。

●**腎不全**

▶腎不全は，短期間に腎機能が大きく低下する（① 　　）腎不全と，長期にわたり腎機能が徐々に低下する（② 　　）腎不全に分けられる。

▶（①）腎不全の原因は（③ 　　），腎性，（④ 　　）の3つに分けられる。（④）腎不全では水腎症がみられる。

▶（②）腎不全は病期によって（⑤ 　　）つに分類される。低下した腎機能は回復〔⑥ する・しない 〕。腎機能不全は（⑦ 　　）期からあらわれ，末期には（⑧ 　　）症がみられる。

●**糸球体腎炎**

▶急性糸球体腎炎は細菌やウイルスなどによる感染が原因となる。代表的なものは（⑨ 　　　　）への感染である。

▶急速進行性糸球体腎炎の原因はおもに（⑩ 　　）の異常であり，治療には副腎皮質ステロイド薬や（⑪ 　　）などを使用する。糸球体に非常に強い炎症がおこり，病理所見では（⑫ 　　）の形成がみられる。

▶慢性糸球体腎炎のなかで代表的なものは（⑬ 　　）腎症である。一般的に，〔⑭ 緩徐・急速 〕に経過する。

●**ネフローゼ症候群**

▶ネフローゼ症候群は，重症の（⑮ 　　　　）と低アルブミン血症により定義される。血中から（⑯ 　　　　）が漏出することで，血漿膠質浸透圧が下がり浮腫がおこる。また，脂質異常や血栓症，（⑰ 　　　　）も引きおこされる。

▶治療では，（⑮）減少のために（⑱ 　　　　）薬を用い，浮腫の軽減には（⑲ 　　　　）薬を用いる。

● 前立腺肥大症
▶前立腺肥大症の多くは(㉑　　)歳以上でおこる。〔㉒ 朝方・夜間〕の〔㉓ 頻尿・乏尿〕を特徴とし，残尿をみとめる。

● 尿路結石
▶尿路結石の成分は，リン酸カルシウムや(㉔　　　　　　　)が多い。結石の破砕には(㉕　　　　　)や内視鏡を用いる。

❷ 急性腎不全の分類と原因について，左右を正しく組み合わせなさい。
①腎前性・　　　・Ⓐ腫瘍，前立腺肥大
②腎性　　・　　・Ⓑ腎血流量の減少
③腎後性・　　　・Ⓒ腎毒性物質

❸ 慢性腎不全の原因となる疾患をⒶ〜Ⓓから2つ選びなさい。

| Ⓐ心不全 | Ⓑ慢性糸球体腎炎 |
| Ⓒ糖尿病性腎症 | Ⓓ溶血レンサ球菌感染 |

答(　　　　　　)

❹ 慢性腎不全でみられない症状はどれか。
①骨病変　②浮腫　③高リン血症
④エリスロポエチン産生の増加

❺ 膀胱腫瘍について正しいものはどれか。
①24時間蓄尿の検査を行う。
②膀胱全摘出後には尿路変向術を行う。
③他の臓器への転移はおこらない。
④排尿痛はあるが血尿はみられない。

第3章 患者の看護

A 共通する看護

1 疾患の経過と看護

1 腎疾患患者の看護

腎疾患をもつ患者は,原因疾患により腎組織・機能が障害され,経過が慢性化することが少なくない。また,適切な治療や管理が行われない状態が続いた場合,腎機能が低下し腎不全にいたる。このため,患者自身が治療とともに日常生活の自己管理を継続できるように支援していくことが重要である。

■急性期

一刻も早く急激に悪化した機能を回復させ,患者を生命の危機から救うことが重要である。透析などの処置が緊急に必要となることもあるため,医療チームが連携し,情報共有と迅速な対処を行い,症状の悪化を防止する。

①**症状の特徴** 尿量の減少,浮腫,高カリウム血症などの症状があらわれる。腎不全が進行すると尿毒症がおこり,肺水腫や心不全,代謝性アシドーシスなどを呈する。意識混濁,感染症も引きおこされ,生命が危険な状態となる。

②**観察の重要性** 尿量の増減やバイタルサインの変化,浮腫の有無,水分の出納バランス,電解質の変化に注意し,症状の変化を早期発見できるように努める。検査データやバイタルサインの基準値などの知識をもつことが必要である。

③**苦痛の緩和** 急性期の患者には,腎機能の悪化に伴うさまざまな身体症状があらわれるため,苦痛が生じている。たとえば,尿毒症により吐きけが生じている場合には,呼吸困難や全身の浮腫,倦怠感によって身体が思うように動かないことや,身のおきどころがないことにより苦痛を感じる。また,治療に伴う制限がストレスとなることもあるため,マットの選択や体位のあ

て物などで苦痛を軽減するよう工夫する。せん妄を生じた場合には、患者が自身の行動を制御できないことがあるため、転倒や転落などの予防対策を行う必要もある。

■回復期

　患者が社会生活に復帰できるよう、生活環境の再調整を行う。また患者自身が治療とともに日常生活を管理できるように指導を行うことが重要となる。

　①**患者の自立とその支援**　急性期と比べて食事や飲水の制限は緩和されるが、腎予備能が低下している場合は、食事や服薬の管理が必要となる。患者が自己判断で管理を中断してしまうことや、管理方法を誤ることがないよう、家族や周囲の支援者の協力を得ながら指導を行っていく。

　②**新しい知識・技術の習得**　患者が身体の変化や管理の必要性を理解できるように、疾患の知識や必要な検査、技術の習得について指導を行う。たとえば、腹膜透析を患者自身で行うことになった場合には、器具の取り扱いや手順、清潔操作などを指導する。また、血液透析を導入する場合には、週2，3回の通院が必要であるため、生活習慣や行動をかえる必要もあることを説明する。また、食事や血圧に応じて服薬が必要となることもあるため、患者が薬効や服用方法を理解して正しく服用できるように指導する。

■慢性期

　腎予備能が低下するため、病状の悪化や急変を防ぐために適切な管理継続が求められる時期である。病状がゆっくりと進行するため、患者自身が気づかないことや、治療の中断がおこりやすい。患者がセルフケアを習慣化して、病状や機能を維持できるように支援していく。

　①**生活習慣の見直し**　腎疾患の治療や療養においては、食事や水分制限などの管理や、病状コントロールが重要である。血液透析の場合は通院により日常生活に制限が生じるため、患者は社会的役割の変更を余儀なくされることもある。医師、栄養士や薬剤師、ソーシャルワーカーなどの他職種と協働して、患者の理解力や疾患、病期、合併症の有無、仕事や家族の協力程度といったさまざまな状況に応じて、患者がライフスタイルに合わせて管理できる方法を一緒に考え、見いだせるように支援する。

　②**ストレスへの対処**　治療を継続しているにもかかわらず改善がみられない場合や、再燃や増悪を繰り返す場合には、患者は無力感や挫折感をいだきやすい。また日常生活に制限があることや社会役割の変化も、強いストレスにつながる。看護師は患者の思いや考えを傾聴し、つらさを理解しながら患者がストレスをやわらげられるようにかかわる。

2 泌尿器疾患患者の看護

　泌尿器疾患には，尿路結石や前立腺肥大症のように長期経過や再発を繰り返すもの，腎盂腎炎や前立腺炎，精巣上体炎などのなんらかの感染に起因するもの，腫瘍によるものなどがあり，病態や経過のたどりかたはさまざまである。それぞれの病態や看護の特徴をとらえ，援助していくことが必要である。

■急性期

　尿路結石による疝痛発作や前立腺肥大による尿閉，感染に起因した発熱やショック症状など，急激な症状の出現，悪化をみとめることがある。早期に治療が開始され，適切な処置が行われるようにしなければならない。また，患者の苦痛の軽減とともに，急激な状況の変化や処置に対する不安の軽減に努めることが大切である。

　泌尿器科の診察や処置には羞恥心を伴うことが多いため，十分に説明を行い，患者が納得したうえで治療が受けられるようにすることも必要である。その際には十分にプライバシーの保護を行い，不要な露出を避けることや，異性の医療者が処置を行う場合は，患者と同性の医療者が立ち会うなどの配慮が必要である。とくに急性期は患者だけでなく，家族の不安も強いため，家族の不安を軽減するための援助も必要である。

■回復期

　病状が安定・回復していくなかで，患者が退院後の生活をイメージし，セルフケア能力を高め，早期に社会復帰できるように援助することが必要である。泌尿器科疾患では，排尿障害や性機能障害が残る場合があり，治療によってはストーマの増設やカテーテルの挿入など，ボディイメージや機能の変化を余儀なくされることもある。患者が変化を受け入れ，管理していくための手技を獲得し，できるだけスムーズに社会生活に戻っていけるための調整，支援をしていくことが必要である。

■慢性期

　感染症や結石が繰り返されないよう，生活習慣に関連した予防対策や，治療を継続することが重要である。患者が正しく行動できるよう，生活習慣や療養環境，患者の特性に合った具体的な指導を行うことが必要である。

　泌尿器疾患をもつ患者は高齢者が多く，自己管理を継続するためには家族の継続的な支援が必要である。家族の負担が大きくなるため，看護師は家族の状況も把握し，負担軽減の方法などをともに考えていく必要がある。

3 終末期の看護

　腎疾患の場合，増悪と寛解を繰り返しながら徐々に腎機能が低下し，腎不全，尿毒症，さらに全身状態が悪化して終末期にいたることが多い。泌尿器疾患の場合は悪性腫瘍の再発，浸潤，転移などにより全身状態が悪化して終末期を迎えることが多い。

　①**終末期の特徴**　尿毒症による吐きけや浮腫，呼吸困難，全身倦怠感や睡眠障害など，全身状態の悪化によるさまざまな症状が出現する。悪性腫瘍の場合は疼痛や，転移・浸潤による障害が出現する場合も多い。患者は死への不安をいだきつつ，まだ回復できるのではないか，ほかに治療があるのではないか，といった期待や希望をもちつづけながら葛藤している。

　②**症状の緩和**　緩和ケアチームやそれぞれの症状に応じた医師や薬剤師，認定看護師や専門看護師と協働して，コントロールが困難な症状に取り組んでいく。身体的な症状の緩和とともに，不安や恐怖，家族への思い，孤独感，人生への後悔など心理的や霊的，社会的な苦痛を理解しながら援助を行っていく。

　③**意思決定の支援**　患者や家族にとって良好な生活の質（QOL）が得られるように支援していく。QOL は患者の症状や，患者と家族のそれぞれの思想や役割，環境など，さまざまな視点によって異なってくるため，画一的に支援することはできない。また，症状緩和や希望の実現のために行う処置やケアも，方法によっては死期を早める場合もあるため，患者や家族がむずかしい選択を迫られることもある。医療者がよいと思う方法以外の処置についても，メリット・デメリットを丁寧に説明し，患者や家族の思いや状況にどの方法がより適切なのか，意思決定の支援を行う。

　④**家族への支援**　家族は患者の最も近くにいる支援者である。死に行く患者の QOL を左右するのは家族であると言っても過言ではない。そのため，患者の状況をまず家族が理解し，家族が意思決定でき，そして患者を支えることができるように，丁寧に納得できるまで説明することが大切である。また，家族は患者の状況を理解し覚悟していても，変化する患者の状況に一喜一憂することがある。看護師には，家族の気持ちのゆらぎを理解したうえでかかわることが求められる。残された時間をどのように過ごしたいか，どこで死を迎えたいかなど，患者や家族の意志を確かめ，実現できるように支援し，患者が悔いなく生をまっとうすることと同時に，残される家族が後悔なく生きていけるように支援することも重要である。

2 継続看護

　病院での治療後は，外来通院あるいは地域医療，在宅看護へと移行し，継続して医療を受ける。入院中に指導された管理方法やケアが，在宅において

適切に継続できているか，退院後に問題が生じていないか，患者の生活にあっているのかなどについて観察，評価し，問題に対して援助が得られるようにする。

腎疾患の患者は，腎機能の悪化や合併症予防のため，生活習慣の改善や体調の自己管理が必要となる。血液透析を導入した患者は，透析療法のための外来通院，および食事療法や体重管理といった自己管理が生涯必要となる。

泌尿器疾患の患者は，カテーテルの管理やストーマの医療処置，排尿の管理が必要となる。悪性腫瘍の場合は，再発や合併症の早期発見のため，根治治療後も数年間は経過を観察する必要がある。そのため，病院と地域医療，訪問看護サービスなどが連携した継続看護が大切となる。

1 介護力の低下

近年社会問題となっているように，わが国では高齢化率が高まり，認知症高齢者や高齢者世帯の数が増加している。また，医療制度の変化により入院期間が短縮され，退院後の在宅療養の必要性が増している。こうした環境において家族だけで患者を支援していくことはむずかしい。家族や支援者の介護力も査定しながら，地域医療や介護サービスと連携した対応をとることが求められている。

2 退院調整支援

病院には医療ソーシャルワーカーやケアマネジャー，退院調整を専門とする看護師などで組織された部署がある。外来や病棟のスタッフだけでなく，こうした部署とも連携しながら，地域医療とともに在宅療養を支援していく必要性が増してきている。看護師は患者の外来時あるいは入院早期の段階で，療養環境調整の必要性について評価を行い，患者が継続して医療や看護を得られるよう調整していく必要がある。また介護制度や，地域医療機関，訪問看護サービス，薬局の利用などについて検討し，患者や家族に合った支援が受けられるように調整する。

B 症状に対する看護

1 尿に異常のある患者の看護

尿の異常には，尿量の異常（多尿・乏尿・無尿）と，尿性状の異常（タンパク尿・血尿・糖尿）がある。尿には，腎・泌尿器系のはたらきや状態を予測するうえで，多くの情報が含まれている。観察・測定・記録を正確に行い，患者が主体的に観察できるように指導することが大切である。

尿量の異常 尿量は，身体に入る水分量と，出る水分量により変化するが，通常1日1〜2Lである。この範囲を大きくこえる場合が，尿量異常である。尿量異常は，持続すると電解質バランスの乱れにつながり，身体に変化をおこす。水分の出納バランスがとれているかを，1日の尿量，1回の排尿量から把握する（→89ページ）。

尿の性状の異常 (1) 混濁尿（血尿・膿尿・乳び尿）があるときには注意を要する。血液のかたまりにより，排尿困難を生じていないかを観察する。安静・保温・制限がなければ水分摂取を促し，尿路感染の予防に努める。

(2) タンパク質の尿中排泄量が，1日150mg以上は異常である。経過を観察して，一過性か持続性かを判別する。

(3) 尿の比重は，健康人で1.010付近が正常である。尿量が多いときには比重は低下し，少ないときには上昇する。

(4) 正常尿は弱酸性で，pH 6.0前後（4.7〜8.0で変動する）である。食品による影響を受け，植物性食品を多くとるとアルカリ性に，動物性食品を多くとると酸性に傾く。

❷ 排尿障害のある患者の看護

正常な排尿状態とは，腎臓で生成された尿が一定量膀胱にたまると尿意をもよおし，連続的に苦痛を生じることなく排尿できる状態をいう。排尿障害とは，これらのどこかで異常をきたしている状態で，尿排出困難や尿閉，尿失禁，頻尿，尿意切迫などのさまざまな症状を引きおこす。

尿排出困難・尿閉 尿の生成過程で問題はなく，膀胱にたまった尿を出すことに問題や障害がある場合に，尿排出困難となる。排出できない状態が長く続くと膀胱内圧が上昇して，腎機能が進行性に障害される，尿路感染を誘発する，など重篤な状況に陥ることがある。尿道留置カテーテルの挿入，導尿（→37ページ），膀胱穿刺，膀胱瘻造設などで対処する。また，排尿筋の収縮を促す薬物や尿道括約筋を弛緩させる薬物の投与，自己導尿も行われる。

頻尿 排尿回数は，水分摂取量や気温などにより個人差があるが，排尿回数が多い状態を頻尿という。原因として，残尿がある場合，加齢に伴う変化，膀胱許容量が少ない場合，心理的な問題がある場合，膀胱壁が過敏になっている場合などが考えられる。

(1) 残尿がある場合は，膀胱内にすぐに一定量の尿がたまるため，排尿間隔が短くなり，結果として頻尿となる。

(2) 加齢に伴う身体的変化の場合，膀胱組織がかたくなり膀胱の柔軟性が低下する。夜間，抗利尿ホルモン（バソプレシン）の分泌が低下するため，排尿回数が自然と増加する。生理的現象であるが，飲水や点滴量の調節を工夫する。

(3) 心理的に緊張状態にあると，大脳辺縁系の影響により頻尿となる。緊張

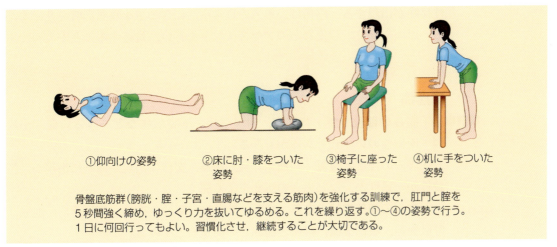

○図3-1　骨盤底筋訓練の一例

　　　　　　　　　　　の緩和をはかる。
　　　　　（4）膀胱炎などの炎症があるときには，炎症により膀胱が過敏に反応して収縮するため頻尿となる。発熱や尿の性状を観察し，感染徴候に注意する。
　　　　　（5）頻尿や尿意切迫による苦痛やセルフケアに支障がある場合，尿器や安楽尿器，コンドーム型収尿器を使用し，排尿方法を工夫する。
　　　　　（6）個人により膀胱許容量には差がある。長期のカテーテル留置や尿意切迫感がある場合には許容量は減少してしまうので，**膀胱訓練**[1]が必要である。

尿失禁●　本人の意思とは無関係に，不随意に尿もれが生じている現象をいう。薬物の副作用などによって一過性に生じる場合と，排尿機能・排尿神経系の障害，下部尿路の障害などによって永久的に生じる場合とがある。薬物療法，手術療法，電気刺激法，バイオフィードバック療法などが行われる。
　　　女性に多い，軽度から中等度の腹圧性尿失禁には，尿道括約筋を含む骨盤底筋群をきたえる運動訓練が効果的である（○図3-1）。

3 疼痛・発熱のある患者の看護

　　　疼痛・発熱は，腎・泌尿器疾患に出現しやすい症状である。疼痛では，とくに排尿痛と側腹部・背部（腎部）の痛みが代表的で，排尿痛は，膀胱や尿道に炎症があるときに生じやすい。腎部の痛みは，腎および尿管の通過障害により腎盂内圧の上昇によっておこる。痛みには疝痛と鈍痛がある。
　　　また，尿路・前立腺悪性腫瘍の進行により骨転移をきたした場合は，がん

1）一定の時間間隔で尿を排出する習慣をつけ，少しずつ時間をあけて3～4時間の尿排出間隔を目標に訓練する方法。

性疼痛が出現する。疼痛は，患者の日常生活にさまざまな悪影響を及ぼすため，原因や部位，程度などのアセスメントを行い，対処することが大切である。

■**疼痛**

観察　①**痛みの部位**　腰・背部痛，側腹部痛・下腹部痛などをみる。痛みが片側・両側性のいずれであるかもみる。
　　②**痛みの程度と性質**　疝痛発作様，鈍痛，突然に出現か徐々に出現か，持続性か一過性か，など患者の訴えをよく聞く。
　　③**痛みの随伴症状の有無**　発熱，吐きけ・嘔吐，冷感，顔面蒼白，血尿，呼吸促迫，腹部膨満，排尿と痛みとの関連などをみる。

看護のポイント　①**苦痛の緩和**　患者が好む，らくな体位をあてものなどで工夫する。
　　②**不安の軽減**　患者に付き添い，状況の説明をわかりやすく行う。
　　③**薬物療法**　医師の指示による鎮痛薬を正確に投与する。
　　④**その他**　リラクゼーションやマッサージを行う。

■**発熱**

観察　①**体温**　熱型をみる。体温を正確に測定するには，腋窩の発汗を清拭してから行う。
　　②**発熱の随伴症状**　悪寒戦慄（おかんせんりつ），脈拍，呼吸数，全身倦怠感，食欲不振，吐きけ・嘔吐などをみる。
　　③**尿所見**　尿量・色調・比重・混濁の有無・浮遊物・臭気などをみる。
　　④**血液検査データ**　白血球数・C反応性タンパク質（CRP）・血液培養などをみる。

看護のポイント　①**安静・保温・罨法**　悪寒があるときには，湯たんぽや毛布を用いて保温に努める。高熱でからだが熱いときは冷罨法を行う。
　　②**保清**　多量の発汗後は清拭し，寝衣交換する。外陰部の清潔に努める。
　　③**適切なカテーテル類の管理**　清潔操作を徹底する。
　　④**薬物療法**　医師の指示による解熱薬や抗菌薬を正確に与薬する。

❹ 浮腫のある患者の看護

浮腫とは，細胞外液のうち，組織間液の量が病的に増加することで，皮下組織に体液が異常に貯留した状態をいう（◯9ページ）。浮腫が進むと胸水や腹水を伴い，心不全をおこすことがある。浮腫による苦痛の軽減と全身状態の観察により，合併症の予防・早期発見を行うことが大切である。

観察　①**浮腫の部位と程度**　顔面，とくに眼瞼（まぶた），上・下肢，全身を観察する。足背や脛骨前面を押すとへこみ（圧痕（あっこん））ができ，浮腫が強いほど戻らない。

②**水分出納バランス**　1日の尿量と水分量を測定し，記録する。下痢や嘔吐，多量の発汗も排泄水分量として測定する。

③**体重**　早朝空腹時の排尿後に，毎日同じ時刻に同じような服装で同じ体重計で測定する。水分出納バランスと体重との関係や変化をみる。

④**腹囲**　早朝空腹時に臥床した状態で，脚をまっすぐにのばして測定する。測定部位は臍上か最大部位かを決めておき，呼息と吸息の間に測定する。

⑤**皮膚の状態**　浮腫が進行すると，皮膚が伸展し，薄く傷つきやすくなる。全身の皮膚および口腔内・眼結膜・陰部の粘膜に，発赤・びらん・水疱が発生していないか観察する。

⑥**合併症の有無と程度**　バイタルサイン，胸部X線所見，呼吸音，心胸郭比，血液データ(電解質・尿素窒素・クレアチニン)，尿タンパク質量，随伴症状(倦怠感・頭痛・食欲不振・腹部膨満感・便通異常・呼吸困難・動悸・不整脈)を観察する。

看護のポイント●　①**安静・保温・日常生活援助**　安静により腎血流量が増し，水・ナトリウムの排泄が促されることが，浮腫の軽減につながる。浮腫があると末梢の血行がわるくなり，冷感があるため保温に留意する。苦痛が強かったり，安静の制限があったりする場合は，床上排泄の援助を行う。必要に応じて弾性ストッキングを使用し，浮腫を軽減する。

②**体位の工夫**　一般に浮腫のある部位を枕などで挙上するが，患者にとってらくな体位がとれるようにする。胸水による呼吸困難のある場合は，横隔膜を下げて肺の呼吸面積を広げるような体位(起座位・ファウラー位)がよい。腹水による腹部膨満感がある場合は側臥位をとる。医師の指示により下肢浮腫に対して弾性包帯やストッキングなどを着用する場合は，着用した部位よりも上方(陰部や大腿部など)の浮腫の増悪や循環動態の変化，着用による皮膚の損傷がないか注意し，患者に苦痛が生じていないか確認しながら行う。

③**薬物療法**　医師の指示による利尿薬などを正確に与薬する。

④**食事療法**　浮腫の程度と腎機能に応じて，水分量・食塩量が制限される。調理や食べ方の工夫を指導・支援する。

⑤**感染予防**　皮膚や粘膜のバリア機能低下により，感染しやすい状態であるため，清潔を保つ。患者の状態に合わせてシャワー浴や全身清拭，陰部洗浄，手浴，足浴などを行う。浮腫によって皮膚が伸展していると，少しの接触などで皮膚に亀裂(きれつ)がおこり破綻(はたん)しやすくなるため，ワセリンや保湿クリームなどを塗布して保湿に努める。清拭時は強くこすらないようにする。歯みがきはやわらかい歯ブラシを使用し，口腔内を傷つけないよう注意する。

⑥**褥瘡予防**　自力で体動困難な場合は，1〜2時間ごとに体位変換を行い，褥瘡予防に努める。衣類は，吸湿性がよく皮膚に刺激が少なく，ゴムなどがきつくないものを選択する。シーツのしわはしっかりのばす。皮膚の保護のためワセリンなどの保湿剤を塗布する。

5 高血圧のある患者の看護

腎疾患では，血圧調節の役割を果たす昇圧物質や降圧物質の分泌作用に障害がおこることや，体液量が増えることによって高血圧が生じやすい。高血圧は腎機能の悪化をまねき，動脈硬化，脳や心血管障害などの合併症もおこすため，適正なコントロールが必要である。

観察 (1) 血圧・脈拍：測定時間，条件を一定にして測定し，変化をみる。
(2) 随伴症状の有無と程度：頭重感，頭痛，肩こり，吐きけ・嘔吐，眩暈（めまい），動悸，耳鳴り，不眠，視力障害，意識障害などをみる。
(3) 食事摂取状況・食習慣などをみる。
(4) 水分出納バランスについて，浮腫の部位と程度をみる。
(5) 使用薬物の種類と用量，副作用の有無を確認する。
(6) 心電図，心胸郭比，ナトリウムイオン，塩化物イオン，腎機能，尿検査などの検査データをみる。

看護のポイント ①**安静保持と環境の調整** 自覚症状を伴う高血圧の場合は，活動やストレスによってさらに血圧を上昇させてしまうため，心身の安静が必要である。自覚症状がなければ，軽い運動や散歩は有効である。また急激な室温変化は血圧に影響を及ぼす。とくに入浴時や外出時などは血圧変動に注意する。

②**食事療法** ナトリウムの過剰摂取は血圧上昇に大きく影響するため，ナトリウム摂取制限が行われる。また肥満があれば，総エネルギー量の制限も行われる（◯89ページ，「食事療法を受ける患者の看護」）。

③**薬物療法** 医師の指示による降圧薬や利尿薬を正確に与薬する。重症の場合は持続点滴によるコントロールをするため，モニタリングが必要である。患者に自覚症状が乏しい場合には，患者がみずからの判断で薬を中止したり，変更したりすることも多い。必要性をていねいに説明し，指導する。

6 性・生殖機能に障害のある患者の看護

泌尿器疾患の手術操作やホルモン療法などに伴い，性欲の低下や勃起障害をきたすことが多い。これは男性不妊の原因になる。性に関する訴えにはさまざまな原因があり，器質的なものと精神的なものに大別されるが，最近，生活習慣病（糖尿病・高血圧・虚血性心疾患など）による血管障害が原因となっていることも注目されている。

年齢とともに罹患率が高くなるが，性機能障害に対して，高齢者は診察を受けたいと思っても，性を話題にすることをためらい，不快な検査などを想像し，受診や相談を控える人も少なくない。まずは，看護師が高齢者や性行為に対する偏見や固定観念をいだかずに，プライバシーが確保できる場所で，適切な情報提供をすることが大切である。

C 検査を受ける患者の看護

　検査には，採血・蓄尿・点滴をはじめ，さまざまなものがある。羞恥心を伴う体位で行う検査も多く，不必要な露出を避け，つねにプライバシーに配慮する。また検査は，患者の負担の少ないものから苦痛を伴うものまで，あるいは短時間で終わるものから長時間にわたるものまで，その内容も一様ではない。看護師は，患者の年齢，理解力，背景などをしっかり把握して説明する必要がある。

　説明に際しては，口頭でのみならず，検査時間や方法が記述された，パンフレットなどの指導ツールを利用するなど，工夫をはかっていく。

　患者が高齢者の場合には，検査に対する理解や受けとめ方など，患者の反応を把握する必要があり，またほかの疾患をあわせもっていることも多いので，とくに十分な配慮が必要である。

　検査後は，症状の変化に対する観察が大切である。

●一般的留意事項
(1) 検査の内容については，あらかじめ医師から正確に指示を受けておく。
(2) 上記(1)に基づき，検査の概略を事前に患者に説明する。
(3) 患者が指示通り，正確に実行できるように指導する。

●おもな検査とその看護
①24時間蓄尿検査　24時間正確に蓄尿する必要がある。開始時間と終了時間を伝え，24時間内のすべての尿を採尿することを患者に説明する。検査は膀胱内を空にしてから開始するため，開始時間の排尿は破棄する。終了時間にも必ず排尿し採尿する(破棄しない)。検体を採取する際は，尿をよくまぜて必要量をスポイトなどで採尿する。

②尿流動態検査(ウロダイナミックス)　排尿に関連した特殊な検査であり，いくつかの種類がある。尿流量検査(ウロフローメトリ)の場合は1回の排尿の速度を機械を用いて自動的に記録する。膀胱内に尿が十分に貯留してから検査を行う。膀胱内圧測定(シストメトリ)の場合は膀胱内にカテーテルを留置し，滅菌水などを注入して膀胱内圧の変化を記録する。羞恥心を伴う姿勢で行うものもあるため，あらかじめ患者へ検査方法を説明し，プライバシーに配慮する。

③膀胱鏡　上行性尿路感染を誘発することのないよう，無菌操作で行う。羞恥心を伴う体位で行うため，不安やプライバシーを配慮する。検査前に排尿をすませ，膀胱を空にするように説明する。内視鏡挿入時に腹圧がかからないように軽く口呼吸を促す。検査中は声かけを行い，不安や疼痛軽減に努める。検査台からの転落を防ぐため患者に動かないように説明し，看護師は転倒予防に努める。検査後は尿路感染を予防するため，水分を摂取し，排尿を促すように指導する。尿路感染の徴候である，発熱や血尿，排尿時痛の増強，排尿困難などの症状があらわれた場合には，外来を受診するように説明

する。

　④**造影検査**　使用される造影剤によりアレルギー反応やショックをおこすことがあるため，あらかじめヨウ素アレルギーの有無を毎回確認し，アナフィラキシーショック時の対応ができる準備をする。

（1）静脈性尿路造影：腸内ガスや糞便の貯留により画像が不鮮明になりやすい。腎機能が低下している患者では検査により急性腎不全となる可能性があるため行わない。

（2）逆行性腎盂造影：膀胱鏡下でカテーテルを挿入し，直接造影剤を注入する。造影剤注入の際に，腰部重圧感や腎部の疼痛が出現した場合にはすぐに知らせるように説明する。検査後に尿管浮腫による通過障害を誘発することがあるため，腎部の発熱や疼痛，尿量減少の観察をする。

　⑤**生検法**　生検は，診断の確定や疾患の原因究明，病態の正確な把握などの目的のために行われる。出血や合併症をおこす可能性があるため，患者に十分に説明したうえで検査を行う必要がある。また，検査前には患者の検査に対する理解の程度を確認し，安全に検査が行えるように援助する。検査後は全身状態やバイタルサインの観察を行い，合併症の早期発見に努めることが重要である。

（1）腎生検：経皮的に生検針で組織を採取する方法が一般的である。腎臓は血管に富んだ組織であるため，腎出血や血尿などをおこす可能性がある。全身状態の把握と検査後の安静制限をまもれるように援助することが大切である。

（2）膀胱：おもに膀胱鏡下で膀胱病変の組織を採取する。「経尿道的膀胱腫瘍摘除術を受ける患者の看護（◯98ページ）」に準ずる。

（3）前立腺：会陰部や直腸から生検針で組織を採取する。検査後は肛門からの出血や血尿，排尿障害，感染による発熱などがおこる可能性があるため，バイタルサインや全身状態を把握して，合併症の早期発見・対処につなげることが重要である。

D　治療・処置を受ける患者の看護

　腎疾患は薬物療法・食事療法・透析療法・腎臓移植が代表的な治療法で，泌尿器疾患では，手術療法・化学療法・放射線療法・免疫療法・ホルモン療法が代表的である。

1 腎疾患の代表的な治療法

❶ 薬物療法を受ける患者の看護

　腎疾患をもつ患者は，薬物を長期間にわたり服用する必要があり，服薬の継続には困難が伴う。自己判断で服薬を中止したり，変更したりする場合もあり，患者が薬物とその副作用について正確な知識をもち，継続して服薬できるよう指導・支援する。また腎機能が低下している場合には，体内に薬物が蓄積されやすいため，薬物中毒や副作用の出現には注意を必要とする。

　①**副腎皮質ステロイド薬**　抗炎症作用や免疫抑制作用があり，ネフローゼ症候群などの腎疾患で用いられる。しかし副作用（感染症や糖尿病，満月様顔貌，消化性潰瘍，精神症状，骨粗鬆症，高血圧など）が多く，突然の服用中断により，重篤化することがあるため，確実な服用と，とくに感染予防・消化性潰瘍予防に心がける。また，満月様顔貌による外観変化や，精神症状がおこりやすいため，精神的な支援も大切である。

　②**免疫抑制薬**　副腎皮質ステロイド薬が無効な場合や，副作用が強い場合に使用される。副作用として，骨髄機能の抑制や肝機能障害，消化機能障害，脱毛，出血性膀胱炎，性腺機能低下などがあるので注意して観察する。感染予防に努め，脱毛に対しては頭部保護のため帽子やスカーフなどの着用をすすめる。

　③**降圧薬**　降圧利尿薬・カルシウム拮抗薬・アンギオテンシン変換酵素（ACE）阻害薬・アンギオテンシンⅡ受容体拮抗薬（ARB）・β遮断薬が代表的である。低血圧・徐脈の副作用に注意する。薬で血圧が下がりすぎる場合には，腎機能低下をまねくため医師に相談する。

　④**利尿薬**　浮腫，高血圧，急性・慢性腎不全の乏尿時，心不全，透析患者の利尿目的に使用される。多量の尿排出は，電解質バランスの異常（低ナトリウム血症・低塩素血症・低カリウム血症）をきたしやすい。水分の出納バランスの観察が大切である。

　また，服用時間によっては患者の睡眠を妨げることがある。薬物の効果が出現する時間と患者の日常生活を十分考慮して，服用時間を決める。

　⑤**抗凝固薬・抗血小板薬・線溶薬**　凝固系の異常から血栓症をきたしやすい場合に用いられる。副作用として出血傾向や消化管出血，脳内出血に注意する。

❷ 食事療法を受ける患者の看護

　腎疾患において，食事療法は治療の基本であり重要である。浮腫，高血圧，脱水，高・低カリウム血症，高リン血症などは，いずれも食事療法により改善される場合が多い。しかし，長期にわたり継続した食事療法が必要である

ため，実行可能な方法を患者とともに見いだし，動機づけを高めることが大切である。以下に腎疾患に代表的な食事摂取の注意点について述べる。

①**水分摂取**　浮腫の程度や体重の増減，尿量を観察して飲水量を調節する。1日尿量に約500 mLを加えた量が，1日の飲水量の目安となる。

②**食塩摂取**　ナトリウムの排泄障害があるときは，食塩が制限される。しかし塩分の制限は，ふだんの食事と味つけが異なり，患者は食欲低下や不満をもちやすい。また，最近は食塩（塩化ナトリウム）を50％程度カットしているが，塩味は，ほぼ通常のものとかわらない低ナトリウム塩が開発されている。じょうずに取り入れることをすすめる。ただし，この塩分代替品は，塩化ナトリウムを塩化カリウムにおきかえたものであり，カリウム制限がある場合は医師・栄養士と相談する。

③**タンパク質の摂取**　疾患や病状により，タンパク質の摂取量が調節される。

④**カリウムの摂取**　腎機能の低下によって高カリウム血症になることがある。豆類・野菜類・果物類はカリウム含有量が多いため注意する。豆類・野菜類はゆでこぼしてから調理するとよい。また，生の果物より缶づめのほうがカリウム含有量が少ない。

⑤**リンの摂取**　タンパク質やカルシウムが多く含まれる食品（乳製品・豆類・加工食品）は，リンも多いためとりすぎに注意する。リンは調理法では減らせないので，量で調整する。

⑥**制限されたなかでの食事・調理法の工夫**　患者の生活習慣を考慮し，具体的なメニューや外食のとり方，食べ方，調理の仕方を栄養士や家族・患者とともに考え，指導・支援する。以下にその工夫の例を示す。

(1) 香辛料（コショウ・カレー粉・からし・わさび）や酢，レモン汁，だし汁の使用。
(2) 複数の料理のうち，1つだけは，はっきりとした味をつける。
(3) 香味野菜（ミツバ・ショウガ・ウド・パセリなど）を取り入れ，味にアクセントをつける。
(4) 油を使って調理する。
(5) 口渇があるときには，「熱いお茶を一口」「冷水でのうがい」などの工夫で口渇をしのぐ。
(6) 見た目の満足感を得るために，水分摂取時には，大きめのカップより小さめのカップを使用する。
(7) 飲水制限のある場合には，服薬時にも少量の水で飲めるように工夫する。薬物をオブラートで包んだり，服薬前に口腔内をしめらせておくのもよい。

患者はさまざまな制限によりエネルギー不足に陥りやすいため，必要なエネルギーがとれているかの確認が必要である。

3 透析療法を受ける患者の看護

透析療法は、慢性・進行性に腎不全に陥った腎臓のはたらきを代替する方法であり、血液透析と腹膜透析がある。患者は、透析をしなければ生きていけないことを知ると衝撃を受け困惑する。看護師は、患者が衝撃や不安などの心理状態を表現できるようにはたらきかけ、患者の話をよく聞く。透析導入前には患者の受け入れを確認しながら、ていねいにオリエンテーションを行い、透析のイメージができるよう準備を整える。

血液透析 週に2～3回実施し、1回に要する時間は4～5時間である。透析施設に通う必要があり、日常生活は制限を受ける。透析開始前に排尿・排便をすませて体重測定を行い、透析中は合併症の出現の有無やバイタルサインの変化、機器のトラブルがないかを経時的に観察し、記録する。またシャントの閉塞を防ぐため、採血や血圧測定はシャント側ではない上肢で行う。とくに、透析導入時には不均衡症候群（頭痛、吐きけ・嘔吐、血圧低下、意識障害など）がおこりやすいため、患者にも説明して観察する。症状出現時は、医師に報告して対処する。

透析終了後は、症状の有無、シャントがある場合はシャント部の止血を確認し、シャント音を聴診器で聴取して、異常がないかを確認する。透析を続けていくうちに身体は徐々に透析に慣れていき、社会復帰も可能である。しかし、長期の透析では、心不全や感染症、高カリウム血症、透析アミロイドーシス、貧血、かゆみなどの合併症の出現の可能性もあり、早期発見と対処が必要となる。

腹膜透析 在宅でできる透析療法である。腹腔内に4～8時間貯留させておいた、1～2Lの透析液を1日に3～4回、自分で交換する。1回の交換時間は30分ほどである。定期通院は月に1～2回ですみ、血液透析に比べると食事制限もゆるやかなため生活の自由度は高い。

しかし、在宅での透析であるため、患者・家族が腹膜透析の知識や、感染症・腹膜炎を予防するための自己管理、バッグ交換方法（排液・注液）、異常事態への対処の技術を十分に修得することが不可欠である。そのため、看護師は患者の生活に合った指導を段階的かつていねいに行い、長期に継続できるように支援する必要がある。

透析への取り組み 血液透析、腹膜透析ともに、患者自身による取り組みが重要である。しかし、日常生活のなかに透析という治療法を組み込んでいくことは、患者のこれまでの生活行動の変更を余儀なくされ、身体的・精神的・社会的に多くの困難が伴う。看護師は、透析チームの一員として患者が透析療法を引き受けていく過程を理解し、支援していく。

以下に透析療法を行う患者の日常生活における注意点について示す。

①**体重のコントロール** 以下を行う。

(1) 透析期間中の体重増加は，目標体重の3～5%とし，1日の水分量を調節する。
(2) 1日の水分量を記録して，数値を患者自身が把握できるようにする。
(3) 体重測定は毎日行うが，正確に測定するために測定時の条件を同じにする。便秘や下痢，発熱など，体重に影響を及ぼす身体的な変化については記録しておく。

②**血圧のコントロール**　血圧測定を毎日行い記録する。降圧薬の服用を確実に行えるようにする。

③**食事の工夫**　水分・塩分は適量を摂取し，タンパク質，カリウム，リンの必要量を理解して摂取できるように指導する。

④**シャントの管理**　シャントの止血方法，シャント音・血流の確認方法，シャント部の感染徴候（シャント部の発赤・腫脹・疼痛）の観察，シャント閉塞を予防するための注意点（シャント側で重いものを持たない，血圧測定，採血，点滴，腕を長時間曲げることを避ける），出血予防と対処方法について指導する。

⑤**服薬管理**　処方されている薬物が確実に服用できるよう支援する。便秘になりやすいため，緩下薬を併用しながら排便コントロールをできるようにする。

⑥**検査値の把握**　血中の尿素窒素・カリウム・クレアチニン・血清タンパク質・リン・カルシウム・ヘマトクリットなどの検査値の見方を指導する。

⑦**社会資源の活用**　透析患者は，身体障害者福祉法により，申請することによって身体障害者手帳が交付され，医療費助成や公共交通機関の運賃割引，所得税・住民税などといった税金の減免サービスが受けられる。腹膜透析では，日常生活用具の給付として加温器の給付の利用ができる。また，障害基礎年金・障害厚生年金として，年金を受給できる制度もある。

これらの社会福祉制度は，改定があったり，地域による違いがあるため，ケースワーカーなどの専門家とよく相談し，申請・受給もれがないよう情報提供をする。

❹ 腎移植を受ける患者の看護

腎不全の根治療法が腎移植である。移植には，家族からの生体腎移植と，心臓死あるいは脳死からの献腎移植がある。わが国では生体腎移植が多い。

腎移植術は心臓や肝臓の移植術と違い，すぐに移植しなければ生命が危機に陥るという状況は少ない。透析療法が確立しているため，生きていくことは可能であり，病態による移植適応という決定的な条件があるわけではない。

一般的には，腎移植のほうが，透析に比べて生理的かつ効果的な腎機能が得られ，透析による諸症状の緩和や身体的拘束からの解放が期待できる。し

かし移植後は，移植腎に対する拒絶反応を予防するため免疫抑制薬を飲みつづける必要があり，つねに感染症予防と治療に留意する必要がある。合併症を呈した際には期待や希望とのギャップ（相違）により，移植したことに対して後悔することもある。一方，ドナーも片腎になるため，健康に対する不安や臓器提供することへの葛藤を生じる。

そのため看護師は，医師や移植コーディネーターと協力して，患者とドナーが納得して治療を選択できるよう，移植前から社会復帰にいたるまで，継続的に支援することが大切である。

2 泌尿器疾患の代表的な治療法

① 手術を受ける患者の看護

ここでは，泌尿器疾患の手術を受ける患者の一般的な看護および，代表的疾患である前立腺肥大症，前立腺がん，膀胱腫瘍，腎腫瘍の手術を受ける患者の看護についてそれぞれ要点を述べる。

■泌尿器の手術を受ける患者の一般的な看護

手術前の看護● 患者は手術を前に，恐怖心や絶望感など心理的な不安・苦痛をかかえていることが多い。また，泌尿器系の手術は生殖や排泄に関係する臓器を対象としており，羞恥心や機能喪失感が強い場合は，その気持ちを表出しにくいことがあるため，その点を留意して患者とかかわることが大切である。

①**不安を軽減するための援助** 不安の程度や反応には個人差があるが，看護師は，患者が身体的にも精神的にも手術に向けての準備が整えられるよう，患者の必要とする情報提供を行い，不安や心配ごとへの相談にのる。手術に納得できているか，手術後のイメージができているかを確認する。手術後の合併症として排尿障害や性機能障害を生じる可能性があるため，十分にオリエンテーションを行うことが必要である。

②**手術前日までの準備**
(1) 心肺機能や腎機能などの検査が行われ，麻酔や手術および術後の侵襲を患者の身体に加えても危険がないかを判断する。検査や処置の目的を患者にわかりやすく説明し，検査結果を把握する。
(2) 術後合併症予防のために，深呼吸練習，痰の喀出練習，含嗽練習などを行う。また，喫煙は気管や気管支の分泌量を増加させるため，喫煙者には禁煙指導が不可欠である。術後に尿失禁が予測される場合には，骨盤底筋体操の方法を指導し，尿パッドやおむつの着用についても事前に説明する。
(3) 身体の清潔を保つために，可能な限り入浴またはシャワー浴を行う。

③**手術当日の準備**

(1) バイタルサインを測定・観察する。
(2) 早朝起床時に浣腸が行われることが多い。浣腸による強制排便のために，迷走神経反射が生じて失神し，転倒することがあるため，患者にその可能性を指導し，十分注意する。
(3) 義歯や指輪，眼鏡，コンタクトレンズ，マニキュア，化粧など，患者が身につけているものを除去し，その保管に注意する。

手術後の看護 術後，全覚醒して状態が安定するまでは，バイタルサインを経時的に観察する。出血の有無と，尿量を観察する。

①**水分・尿量の観察** 術後は，体液のバランスがくずれやすいため，尿量，尿比重，輸液量，水分摂取量を正確に測定して記録する。

②**カテーテルの管理** 尿の流出状態・性状，腹部膨満感，膀胱刺激症状などを観察する。尿量減少や凝血の有無，血尿などの状態によっては膀胱内洗浄[1]を行い，尿の流出を促進する。カテーテルが抜けないように確実にテープで固定する。

③**ドレーンの管理** 創部のドレーンを清潔に保ち，ドレーンからの排液が多い場合にはガーゼ交換を行い，排液の量・性状を観察する。

④**苦痛の緩和** 急性疼痛に対しては，医師の指示に基づき適切に鎮痛薬を使用し，患者にとって安楽な体位を工夫する。

⑤**早期離床の促進** 手術当日は麻酔の影響が残っているため安静が必要であるが，ほとんどの手術では，翌朝から安静度の制限はなくなるため，合併症予防のために早期離床を促していく。

看護のポイント 術後の合併症の予防と早期発見がポイントとなる。腎・泌尿器系手術でおこりやすい合併症として以下のものがあげられる。

①**尿路出血** 腎・前立腺・尿道の術後は強い血尿をみることがある。バイタルサインや尿量，尿の性状などを観察することが必要である。医師の指示に基づき，留置されているカテーテルを牽引して止血をはかったり，膀胱洗浄を行い凝血を予防することもある。

②**尿の漏出** 尿路の手術では，術後の縫合不全による吻合部からの尿の漏出を予測して，創部にドレーンが挿入される。ドレーンからの滲出液の量や性状，臭気に注意する。

③**尿路感染** 尿路からの感染で，男性生殖器の術後は急性腎盂腎炎や急性精巣上体炎，急性前立腺炎をおこしやすいため，とくに尿道留置カテーテル挿入中は陰部を清潔に保つ必要がある。

④**その他** 無気肺やイレウス，深部静脈血栓症，術創感染などをおこすこ

---

1) 生理食塩水や洗浄液を，カテーテルを用いて膀胱内に注入して洗浄すること。凝血塊による尿閉予防のために行われる。上行性感染のリスクがあるため，術後の処置・治療として医師の指示に基づき，必要な場合にのみ行う。

とがあり，合併症や二次感染の予防と早期発見が重要である。

■経尿道的前立腺切除術を受ける患者の看護

観察 ①**術後合併症の有無と程度**　以下のポイントを観察する。
(1) 血尿の程度：血尿の度合いは患者の状態や手術内容により異なるため，あらかじめ医師に報告の目安を確認する。
(2) 経尿道的切除術（TUR）による低ナトリウム血症：吐きけ・嘔吐，頭痛，意識障害，血圧低下などの症状をみとめる。
(3) 尿量：尿量は循環動態の把握およびカテーテル閉塞の早期発見などにつながる重要なデータである。輸血量や輸液量に対する尿量と性状，血尿の有無と程度，尿道留置カテーテルからのもれ，出血の有無，腹部膨満の有無を確認する。
(4) 腰椎麻酔の副作用：吐きけ・嘔吐，頭痛
(5) 感染徴候：発熱，疼痛（腰背部，精巣上体部），尿混濁
(6) 排尿障害：尿失禁，尿閉，頻尿

②**術後の苦痛の有無と程度**　尿道違和感，体動制限に伴う苦痛，術中の体位による腰痛を観察する。

③**精神症状の有無と程度**　術後の安静，環境不適応や低ナトリウム血症による術後せん妄をおこすことがあるため，言動を観察する。

■1 手術後

看護のポイント ①**血尿管理**　持続膀胱洗浄用生理食塩水の滴下管理を的確に行う。注入量・排液量を測定し，尿量を確認する。尿の流出が緩慢な場合は，適宜ミルキングを行う。

②**TUR症候群に対する予防**　術中の灌流液が体内に吸収されて，低ナトリウム血症などの電解質異常をおこす現象であり，経尿道的前立腺切除術ではおこりやすいと言われている。初期症状を早期発見して，医師に報告する。ナトリウム・利尿薬・昇圧薬の投与などの処置を医師の指示に従って行う。

③**出血予防**　出血を予防するため，以下を行う。
(1) 前立腺は血管に富んだ臓器であり，手術時に出血しやすい。ショック徴候を発見したら，すみやかに医師に報告する。指示による輸液と輸血，昇圧薬の使用により循環動態の安定をはかる。ショック体位の保持，酸素療法の開始などに備える。
(2) カテーテルは止血目的で牽引固定されていることが多い。カテーテルの屈曲や捻転・閉塞がないか，尿の流出に問題はないか，正しく牽引されているかをつねに確認する。
(3) 出血防止のため，翌朝まで安静が必要である。ベッド上での体動範囲を

具体的に説明する。
(4) 膀胱刺激症状に対して，いきんでがまんすることによって出血が助長されるので，早めに鎮痛薬を使用する。

④**苦痛の緩和** 痛みをやわらげるため，以下を行う。
(1) 疼痛や，尿道留置カテーテルによる刺激症状に対して，適切な薬物を投与する。尿の流出状態を確認し，尿閉がないことを確認して使用する。
(2) カテーテルの違和感が引きがねとなって不穏状態に陥ることがある。根気よく必要性を説明し，早めに薬剤を投与するなどの対処を行う。

⑤**感染症の予防**
(1) 十分な水分摂取が必要である。飲水量は補液量を考慮し，指導する。
(2) 尿道口周囲および陰部の清潔保持に努める。

⑥**排尿障害に対する看護**
(1) 時間ごとの排尿や骨盤底筋訓練などの膀胱訓練を行う。
(2) 尿閉時には導尿を行う。尿失禁時は残尿測定をすることがある。尿失禁に対するケアは，必要に応じて皮膚・排泄ケア認定看護師と情報交換しながら行う。

2 退院に向けて

看護のポイント ①**患者自身による尿の異常の早期発見** 尿の性状・量は患者自身あるいは家族などが把握し，管理できるように，また異常な状態（尿閉・再出血）がわかるよう排尿日誌をつけ，排尿量，状態の推移を観察することを指導する（◯図 3-2）。

月 日	時間	尿意	1回尿量(mL)/合計	尿もれ(g)/合計
8/23	9：30	×	0	50
	11：00	△	50/50	40/90
	12：15	△	75/125	0/90
	︙	︙	︙	︙
	20：10	△	100/400	90/330
	21：30	○	150/550	5/335
	23：00	○	80/630	0/335
8/24	1：00	○	200	0
	5：30	△	150/350	35/35

尿意：尿意をはっきり感じた ⇒ ○
　　　なんとなく尿意を感じた，曖昧 ⇒ △
　　　尿意を感じなかった，分からなかった ⇒ ×

◯ 図 3-2 排尿日誌の例

②**尿路感染予防** 1日水分摂取量は1,500〜2,000 mLを目ざす。陰部の清潔を保つ。

③**後出血予防** 術後2週間ぐらいから，前立腺床の壊死した部分や凝血がはがれることにより，再出血をおこす可能性があるので次の点を指導する。①排便時に努責(どせき)しないこと，②熱い温度での長時間の入浴を避けること，③自動車・バイク・自転車の運転や座位などによる長時間の前立腺圧迫を避けること，④医師の指示があるまで性交を禁止すること，⑤アルコール類・香辛料は尿閉の原因となるため控えること，⑥ゴルフを含む激しいスポーツは控えること。

④**不安の軽減** 患者が不安を表現できるよう話を聞く姿勢で，ていねいに対応する。情報が不十分なために不安をいだいている場合は，患者が求めている情報を提供する。また，退院後に排尿障害や性に関する悩みを感じることも多いため，外来で支援できる体制を整えることが大切である。

■腹腔鏡下前立腺摘除術，ロボット支援腹腔鏡下前立腺摘除術を受ける患者の看護

観察● ①**術後合併症の有無と程度** 以下のポイントを観察する。
(1) 術後出血（血尿の程度）：血尿の程度，尿量
(2) 直腸損傷，膀胱損傷，尿道吻合部の縫合不全：腹痛，発熱，腹膜刺激症状の有無
(3) 腹腔鏡手術に特有の合併症：皮下気腫，空気塞栓，高炭酸血症
(4) 全身麻酔の副作用：頭痛，吐きけ，めまい，嗄声(させい)など
(5) 感染徴候：発熱，ドレーンの性状，疼痛（腰背部，精巣上体部，腹部），創感染の有無
(6) 排尿障害：尿失禁，尿閉，頻尿
(7) 性機能障害

②**術後の苦痛の有無と程度** 尿道留置カテーテルの牽引による痛み，尿道違和感，体動制限に伴う苦痛，創痛，ドレーン挿入部の痛みを観察する。

③**精神症状の有無と程度** 術後の安静，環境不適応による術後せん妄をおこすことがあるため，言動を観察する。

1 手術後

看護のポイント● ①**術後合併症の早期発見** さまざまな合併症を早期に発見し，対処するために，バイタルサインや尿量，血尿の程度，ドレーンの量や性状などを観察することが重要である。また，無気肺や深部静脈血栓症，腸管運動不全などの予防のために早期離床を促していくことも大切である。

②**腹腔鏡手術に特有の合併症の有無と程度** 腹腔鏡手術では炭酸ガスを注入しておなかの中をふくらませるため，皮下気腫・空気塞栓・高炭酸ガス血

症などを発症する可能性がある。全身状態をよく観察する。また炭酸ガスの刺激で術後，肩のあたりが痛むことがあるため，苦痛の軽減に努める。

③**出血予防** 「経尿道的前立腺切除術を受ける患者の看護(◯95ページ)」の項を参照されたい。

④**苦痛の緩和** 「経尿道的前立腺切除術を受ける患者の看護(◯96ページ)」の項を参照されたい。

⑤**感染症の予防** 「経尿道的前立腺切除術を受ける患者の看護(◯96ページ)」の項を参照されたい。

⑥**排尿障害に対する看護**
(1) 尿失禁に対するケアは，必要に応じて皮膚・排泄ケア認定看護師と情報交換しながら行う。骨盤底筋体操などの排尿訓練を行う。
(2) 尿閉時には導尿を行うが，尿道膀胱吻合部を損傷することがあるため，慎重に行うことが必要である。

2 退院に向けて

看護のポイント● ①**尿失禁に対する援助** 前立腺全摘除に伴う尿失禁は大きな合併症であり，身体的・精神的苦痛となるため，十分な介入が必要である。骨盤底筋体操の継続や適切な水分摂取，こまめな尿失禁パッドの交換，陰部の清潔保持などを指導する。

②**性機能障害に対する援助** 勃起に関わる神経血管束の損傷により，勃起がおこらなくなることがある。また，術後に射精はおこらなくなる。男性機能の喪失による精神的な苦痛に寄り添い，対応していくことが必要である。

■経尿道的膀胱腫瘍摘除術を受ける患者の看護

観察● 手術後の観察ポイントは術後合併症の有無と程度である。これらは，尿道留置カテーテル抜去後に生じやすい。

①**膀胱壁穿孔による症状** 腹痛・腰痛・腹膜刺激症状・発熱・尿量減少などを観察する。

②**徴候** 発熱，膀胱刺激症状，尿混濁を観察する。

③**尿量・血尿の程度** 尿の流出状態，水分出納バランス，血尿，凝血塊，腹部膨満などを観察する。

④**膀胱容量減少による症状** 頻回の尿意と尿もれ，残尿感，不眠を観察する。

看護のポイント● ①**苦痛の緩和** 第1章「前立腺の手術(◯43ページ)」の項を参照されたい。

②**感染症の予防** 第1章「前立腺の手術(◯43ページ)」の項を参照されたい。

③**出血予防** 血尿増強時には医師に報告する。適宜，膀胱洗浄の介助を行う。

④**排尿障害(頻尿)に対する看護**

(1) 術前から，術後は膀胱容量が減少することと，頻尿となる可能性について十分に説明をする。
(2) 夜間の安眠を少しでもはかれるよう，尿器などの使用を検討する。
(3) 尿意をがまんせず，定期的な排尿を心がけるように指導する。

　表在性の膀胱がんに対しては，経尿道的膀胱腫瘍摘除術が行われる。浸潤性の場合や広範な腫瘍の場合は，根治的膀胱全摘除術を行い，尿路変向術(腎瘻・膀胱瘻・尿管皮膚瘻・ストーマ造設)が行われる。

　尿路変向は排泄経路の変更であり，患者の身体像(ボディイメージ)の変化を余儀なくされたり，性機能障害をみとめたりすることもある。そのため，患者の心理・社会的な生活に大きな影響を与える。術前にイメージが十分にできていない場合などは，尿路のストーマを受け入れることがむずかしいこともある。患者が不安やとまどい，イメージのズレを表現できるよう環境を整え，支援していくことが大切である。

■腎臓の手術を受ける患者の看護

観察●　手術後の観察ポイントは以下のとおりである。

　①**後出血の早期発見**　以下のポイントを観察する。
(1) バイタルサイン，ショック症状の有無
(2) ドレーンや尿道留置カテーテルからの排液の量と性状
(3) 創部の状態(腫脹・痛み・滲出液)
(4) 尿の性状・血尿の程度

　②**疼痛の部位と程度**　部位・程度によっては医師の指示に基づき鎮痛薬を用いる。

　③**感染徴候の有無**　発熱や創部の状態(発赤や排液の性状，離開の有無)，ドレーンの性状などを観察する。

看護のポイント●　①**苦痛の緩和**　第3章 D-2-①「手術療法を受ける患者の看護(→93ページ)」の項を参照されたい。

　②**合併症の予防**　可能な範囲で活動を促し，無気肺やイレウス，深部静脈血栓予防に努める。

■退院に向けて

看護のポイント●　腎機能を維持するために，適度な水分摂取を心がける。また，腎機能の検査のために，定期的に外来を受診するよう指導する。

❷ 化学療法を受ける患者の看護

　悪性腫瘍の治療の1つに抗がん薬による化学療法があり，手術の前に腫瘍を縮小することを目的とした術前化学療法や，再発予防を目的とした術後化学療法がある。化学療法は進行がんによる全身状態の改善，延命目的のため

にも行われる。

　抗がん薬による副作用（吐きけ・嘔吐や下痢などの消化器症状，口内炎，咽頭痛，手足のしびれ，関節痛，骨髄抑制による感染徴候，貧血・出血傾向，静脈炎，脱毛など）を注意深く観察し，それらによる合併症の予防・早期発見，苦痛の緩和に努める。抗がん薬の点滴中には，与薬の部位や与薬速度，治療の繰り返しによる血管の脆弱性や患者の既往症についてアセスメントし，血管外漏出の予防に努める。

　また脱毛で生じるボディイメージの変化も予測し，事前に，かつら・帽子などを準備するなどといった対処法を計画する。

　腎臓がんの治療に用いられる分子標的薬には，手足症候群を生じるものや，間質性肺炎，口内炎，高血圧などを生じやすいものがある。薬剤の特徴に合わせて，皮膚ケアや定期的な血圧測定といったセルフケアを日常生活に取り入れられるよう，患者とともに検討する。

❸ 放射線療法を受ける患者の看護

　放射線療法は，悪性腫瘍の手術療法・化学療法と併用して行われる。精巣腫瘍や前立腺がんなどで行われることが多い。また，がんの骨転移による疼痛のコントロールを目的として行われることもある。外来通院しながら照射を行うこともあり，放射線照射に伴う副作用の早期発見と予防が看護のポイントとなる（詳しくは『新看護学 12「放射線診療と看護」』を参照のこと）。

　❶**外照射療法を受ける患者の看護**
（1）放射線の目的，照射部位，回数，方法について説明する。
（2）皮膚の状態を観察し，乾燥のために軟膏などを塗布する場合には，必ず医師の診察と処方によるケアを行う。自己判断で市販薬を使用しないよう指導する。塗布した軟膏は照射前には清拭して除去する。
（3）放射線照射の際は，周囲への放射線量が最小限となるようマークをつけ，毎日少量ずつ照射される。マーキングが消えないよう入浴やシャワーなどでこすらないよう指導する。もし消えてしまった場合には放射線科師に報告，診察のうえ，放射線科師により再度マーキングが行われる。

　❷**組織内照射療法を受ける患者の看護**　前立腺がんの場合には，前立腺内に小線源（微量の放射線を放射する）を永久的に埋め込む組織内密封小線源療法が行われる。
（1）術後は小線源の脱落がないか，下痢や血便，血尿がないか観察する。
（2）放射線に曝露された尿を扱う際には，医療者や環境が曝露されないよう扱いに注意が必要である。
（3）術後1年間は患者カードをつねに携帯するように指導する。線源脱落時には直接触れずにスプーンなどで拾い上げて密封容器に入れて，すみやかに担当医に届け出ること，定期的に外来を受診し，放射線障害の有無

④ 免疫療法・ホルモン療法を受ける患者の看護

　　　　　　　前立腺肥大症や前立腺がんの治療に対して，男性ホルモンを抑制するホルモン療法（精巣摘除術・薬物療法）が行われる。ホルモン投与により副作用（ほてり感，女性化乳房，血栓性静脈炎，脳血管障害，性欲低下，勃起障害など）が生じる可能性があり，異常の早期発見と苦痛の緩和が看護のポイントである。

E 腎疾患患者の看護

1 糸球体腎炎患者の看護

① 急性糸球体腎炎患者の看護

　　　　　　　急性糸球体腎炎では，咽頭炎や喉頭炎の上気道感染から1～2週間の潜伏期間を経て，血尿・タンパク尿・浮腫・血圧亢進などの症状が急激にあらわれるものである。多くは発病後，数週間以内に症状は消失する。まれに，うっ血性心不全や高血圧性脳症を併発し，急性腎不全に進行したり，慢性化したりすることもある。

観察　①**自覚症状**　全身倦怠感，食欲不振，微熱，腰痛，頭痛，浮腫，動悸などの有無がある。

　　　　②**尿の異常**　尿量，尿の性状，排尿回数，比重・色調の変化がある。

　　　　③**浮腫の程度**　初期には，顔面とくに眼瞼に出現する。体位により下肢，体幹全体にあらわれ，高度になると胸水・腹水が貯留する。

　　　　④**血圧亢進の程度**　初期には著明なことが多い。まれに高血圧性脳症，高血圧性心不全による動悸・息ぎれ，吐きけ・嘔吐，視力障害などを伴うことがある。

　　　　⑤**腎機能検査結果**　血中尿素窒素（BUN），血清クレアチニン，電解質（ナトリウム，カリウム，カルシウム，リン）の異常，尿酸，糸球体濾過量（GFR）などのほか，赤沈の亢進や低タンパク血症，心胸郭比の増大などがある。

看護のポイント　①**安静・保温**　初期には，腎臓への血流をよくして腎臓への負担を軽くするために，安静臥床が最も重要である。浮腫の強い場合は，末梢の血液循環がわるくなり手足が冷えやすく，また寒冷は血管が収縮して腎臓への血流も減少させるため，室温や寝具により保温に配慮する。安静に応じて排泄，身

②**食事療法**　浮腫・高血圧・乏尿のあるときには，水分とナトリウムが，高窒素血症があるときには，タンパク質の摂取が制限される。詳細は「食事療法を受ける患者の看護（●89ページ）」を参照されたい。また，水分出納バランスを把握することも大切である。患者が自分に必要な1日の水分量を知ったうえで摂取できるよう，日々の体重，飲水時間と1回摂取水分量などの記録ができるよう指導する。

　③**薬物療法**　利尿薬，降圧薬，抗菌薬が用いられる。

　④**感染予防・再発防止**　患者は，浮腫による皮膚のバリア機能の低下や低タンパク血症による免疫能の低下により，感染しやすい状態にある。再感染は，病変の進行や慢性化へとつながる可能性があるので注意する。浮腫に対するケアは「浮腫のある患者の看護」（●84ページ）を参照。

　上気道感染を予防するために，手洗いとうがいを促し，かぜ症状のある者との面会は避ける。半年から1年は過労や活発な運動，妊娠は避け，定期的に経過を観察する。

❷ 慢性糸球体腎炎患者の看護

　慢性糸球体腎炎は，タンパク尿や血尿が長期間続く（通常は1年以上），原発性の糸球体疾患をいう。軽症でまったく症状がないものから腎機能障害に陥っているものまであり，症状は幅広く，個人差が大きい。完全に治癒することはないが，急性増悪を予防し，腎機能を保てるようにすることがポイントとなる。そのために患者が日常生活のなかで食事療法・薬物療法を継続していけるよう支援することが大切である。

観察　①**尿の異常**　尿量，尿の性状，タンパク尿・血尿の有無，排尿回数，夜間の排尿回数の増加を観察する。

　②**血圧亢進の程度**　血圧亢進と随伴症状の有無と程度を観察する。

　③**浮腫**　部位・程度，体重，水分の出納バランスを観察する。

　④**貧血・感染症状**　顔色，倦怠感，発熱の有無を観察する。

　⑤**尿毒症症状**　全身倦怠感，食欲不振，吐きけ・嘔吐，便秘・下痢，意識障害，痙攣，知覚異常，不整脈，皮膚瘙痒感などを観察する。

看護のポイント　①**安静・保温**　腎機能の程度に応じて安静と活動範囲を検討する。

　②**食事療法**　病型・病期により，ナトリウム・水分・タンパク質・カリウムが制限される。詳細は「食事療法を受ける患者の看護（●89ページ）」を参照されたい。

　③**薬物療法**　病態に応じて，降圧薬・副腎皮質ステロイド薬・抗凝固薬・抗血小板薬が用いられる。詳細は「薬物療法を受ける患者の看護（●89ページ）」を参照されたい。

　④**日常生活上の注意**　寒さやストレス，過労，激しい運動は避け，規則正

しい生活，食事療法を行うこと，正しい服薬と副作用の理解，手洗い・うがいを行い，人混みを避けるなど感染予防に注意すること，浮腫や尿の異常などの自覚症状を把握すること，などの日常生活の注意点を患者の状況に合わせてていねいに説明する。

患者自身が病気と向き合い，主体的にコントロールできるように支援していく。病状が進行した末期の場合は，慢性腎不全に準じて透析療法の準備が必要となる。

2 ネフローゼ症候群患者の看護

ネフローゼ症候群は，糸球体障害により高度なタンパク尿，低タンパク血症，高コレステロール血症，浮腫をきたす疾患群の総称である。病期および腎機能の程度により，日常生活の制限は異なる。寛解・再燃を繰り返し，経過が長期にわたることが多い。患者が疾患の理解を深め，自己管理が継続して行えるよう心理的支援も含めて行うことが大切である。

観察 ①**尿の異常** 尿量，尿の性状，タンパク尿・血尿の有無，排尿回数を観察する。

②**血圧亢進の程度** 血圧亢進と随伴症状の有無と程度を観察する。

③**浮腫** 部位・程度，体重，水分の出納バランス，皮膚の状態を観察する。

④**自覚症状の有無と程度** 全身倦怠感，脱力感，食欲不振，吐きけ・嘔吐，下痢，腹部膨満感，呼吸困難，末梢冷感などを観察する。

⑤**検査データ** 尿中・血清中の，タンパク質，総コレステロール，アルブミン，尿素窒素(BUN)，クレアチニン，電解質(ナトリウム，カリウム，カルシウム，リン)，糸球体濾過値(GFR)，出血時間，血液凝固因子，心電図，胸部X線像，心胸郭比などを観察する。

⑥**合併症の有無** 血栓ができやすい状態であるため，肺梗塞・心筋梗塞・脳梗塞のリスクがある。胸痛や呼吸困難，意識障害の有無を観察し，異常の早期発見に努める。

看護のポイント ①**安静・保温** 腎機能の程度に応じて安静と活動範囲を検討する。

②**浮腫の軽減** 「浮腫のある患者の看護(◯84ページ)」を参照のこと。

③**食事療法** 腎機能に合わせ，タンパク質は1日0.8～1.1 g/kg体重，カロリーは35 kcal/kg体重程度とする。浮腫があるときはナトリウム・水分制限も行われる。

④**薬物療法** 副腎皮質ステロイド薬，免疫抑制薬，利尿薬，抗凝固薬，抗血小板薬が用いられる。

⑤**日常生活上の注意** 「慢性糸球体腎炎患者の看護」の「看護のポイント④」(◯102ページ)を参照のこと。

3 腎不全患者の看護

腎不全は，高度の腎障害のため生体の内部環境（細胞外液）の恒常性が維持できなくなった状態をいう。急激に発症する急性腎不全と，腎機能が徐々に低下して病状が進行した慢性腎不全とに分けられる。いずれも末期は尿毒症に陥る。尿毒症への進展や進行を遅らせる治療・看護が必要である。

1 急性腎不全患者の看護

急性腎不全は，急速に進行する腎機能の低下によって，短期日のうちに高窒素血症や電解質異常，尿毒症症状を呈する症候群である。急性腎不全は，腎臓に対してどの部位で障害がおこったかによって，①腎前性腎不全，②腎性腎不全，③腎後性腎不全に分けられる。

観察 ①**尿の異常** 尿量，尿の性状，タンパク尿の有無，尿比重，乏尿・無尿を観察する。

②**血圧** 血圧亢進と随伴症状の有無と程度を観察する。

③**浮腫** 部位・程度，体重，水分の出納バランス，皮膚の状態を観察する。

④**自覚症状の有無と程度** 全身倦怠感，脱力感，食欲不振，吐きけ・嘔吐，下痢，腹部膨満感，呼吸困難，喘鳴，痙攣，末梢冷感などを観察する。

⑤**検査データ** 尿中・血清中の，タンパク，血中尿素窒素(BUN)，クレアチニン，電解質(ナトリウム，カリウム，カルシウム，リン・マグネシウム)，糸球体濾過値(GFR)，ヘモグロビン，凝固因子，出血時間，心電図，胸部X線像，心胸郭比などを観察する。

看護のポイント ①**薬物療法** 利尿薬，カリウムイオン交換樹脂(カリメート®，ケイキサレート®など)，降圧薬が用いられる。

②**水分・電解質のバランスの保持と食事療法** 水分の出納バランスを把握し，経時的に記録する。乏尿期は，水分・ナトリウム・カリウム・リン・タンパク質が制限され，利尿期には喪失分を補う。

③**尿毒症症状に対する看護** 急性尿毒症による全身倦怠感，胸部圧迫感などの苦痛に対して，患者にとってらくな体位を工夫する。また，吐きけ・嘔吐がある場合は膿盆を用意し，口腔内の清潔をはかるため含嗽の準備もしておく。痙攣をおこす危険性もあり，ベッド周囲の環境整備を行い，転落予防に努める。

④**透析療法** 薬物療法と食事療法で急性腎不全の管理が困難な場合は，透析療法が開始される。循環動態が不安定な患者には，持続血液濾過法(CHF)や血液吸着法が適応される。突然のことに患者や家族は動揺することが多いため，目的や必要性について十分な説明が必要である。

⑤**カテーテルの管理** 腎後性腎不全の場合，原因である尿路の閉塞や狭窄を解除するために，尿道にカテーテルを留置する。カテーテル刺入部の消毒，

清潔を保持し，永久的に必要となる場合には，患者が退院後も自己管理ができるように生活指導を行う。

　⑥回復期の日常生活上の注意　回復期に入ると利尿が始まり，電解質のバランスがくずれやすくなるので，体重減少や皮膚の弾力低下，血圧下降などに注意する。また，腎機能が安定した状態になるまでは，安静と食事療法の継続および感染予防が必要である。

❷ 慢性腎不全患者の看護

　慢性腎不全には，長い治療経過を経たあとに腎不全に陥る場合と，無症状のまま経過し，発見されたときには腎不全に陥っている場合とがある。多くが不可逆性で，回復は期待できず，年月の単位で腎機能が低下していく。慢性腎不全が末期になると透析療法の対象となる。

　腎機能の障害の程度に応じた食事療法や薬物療法，透析療法によって，残されている腎機能を維持することが基本となる。治療・看護の目標は，腎機能の低下を抑える生活習慣を患者自身が実践できるよう支援することである。病期の分類を⇨表 3-1 に示す。

観察　観察のポイントについては，急性腎不全に準ずる。

看護のポイント　**①苦痛の緩和**　食欲不振，吐きけ・嘔吐に対するケアを行う。呼吸困難時は安楽な体位を工夫する。皮膚のかゆみに対しては清潔保持と乾燥予防，ローション塗布などを行う。皮膚の毛細血管の拡張，温熱刺激によってもかゆみは誘発される。冷罨法（れいあん）により軽減することがある。睡眠中にかいてしまう場合は，手袋着用も検討する。

　②浮腫や高血圧に対する看護　「浮腫のある患者の看護（⇨84 ページ）」，「高血圧のある患者の看護（⇨86 ページ）」参照のこと。

　③食事療法　病状に応じて，水分・ナトリウム・カリウム・リン・タンパク質の制限が行われる。「食事療法を受ける患者の看護（⇨89 ページ）」の項を参照のこと。

⇨表 3-1　慢性腎不全の病期分類

病期	腎機能	臨床所見
Ⅰ期：腎予備力低下	糸球体濾過値（GFR）の低下は正常の 50% まで	内分泌環境の恒常性は代償されている。血中尿素窒素は正常値内。
Ⅱ期：腎機能不全	GFR は 50〜30% まで低下	高窒素血症（軽度），貧血（軽度），夜間尿の出現。脱水・感染・手術などのストレスで容易に悪化。
Ⅲ期：非代償性腎不全	GFR は 30〜10% まで低下	高窒素血症（進展），貧血。高リン血症，低カルシウム血症，アシドーシスなどの電解質異常が出現。
Ⅳ期：尿毒症	GFR は 10% 未満まで低下	上記に加え，消化器系・神経系・心血管系の異常も出現。尿毒症症状があらわれる。

④**薬物療法** 利尿薬，降圧薬，高リン血症治療薬，カリウムイオン交換樹脂，活性炭，エリスロポエチンなど，腎不全によって生じる症状を緩和させるための薬物が投与される。
⑤**生活指導** 活動量は腎機能の程度に応じて決められる。
⑥**透析療法** 「透析療法を受ける患者の看護（⮕91ページ）」参照のこと。
⑦**腎臓移植** 「腎移植を受ける患者の看護（⮕92ページ）」参照のこと。

3 慢性腎臓病患者の看護

　高血圧や脂質異常症，糖尿病などの生活習慣病が原因でおこる慢性腎臓病（CKD）が，最近，急激に増加している（⮕55ページ）。CKDは自覚症状のないまま腎機能が低下し，気づいたときには腎不全となり透析にいたることがある。CKDは腎臓だけでなく，脳・心臓血管などにも悪影響を及ぼす。看護においては，CKDのリスクをアセスメントし，早期に生活習慣の改善に向けた予防教育を行うことが求められる。

F 泌尿器・生殖器疾患患者の看護

1 尿路・生殖器感染症患者の看護

1 腎盂腎炎患者の看護

　腎盂腎炎は，大腸菌などによる細菌感染症であるが，多くは尿道→膀胱→尿管→腎盂と進展する上行性感染である。急性と慢性に分けられる。

観察
①**自覚症状の有無と程度** 発熱，悪寒戦慄，腰痛，側腹部痛，吐きけ・嘔吐，倦怠感，排尿時痛，残尿感を観察する。
②**尿の異常** 尿量，尿の性状，血尿，排尿回数，尿培養所見を観察する。
③**検査データ** 白血球，CRP，赤血球沈降速度を観察する。

看護のポイント
①**安静・保温** 保温，心身の安静，睡眠を十分にとる。
②**苦痛の緩和** 患者にとってらくな体位をとる。「疼痛・発熱のある患者の看護（⮕83ページ）」を参照。
③**水分摂取** 1日2～3Lの水分摂取を心がける。
④**薬物療法** 起因菌に対する抗菌薬，体力消耗を最小限とするために解熱・鎮痛薬を用いる。
⑤**日常生活上の注意** 指示された薬物の服用，尿路結石予防のために水分摂取の励行，排尿をがまんしない，過労を避けるといった点を指導する。

❷ 膀胱炎患者の看護

膀胱炎の多くは大腸菌などの細菌感染によりおこり，とくに女性は尿道が短いためおこりやすい。なんらかの原因で残尿がある場合には，膀胱内で細菌が繁殖しやすく，再発を繰り返すことがある。急性と慢性に分けられる。

観察 ①**自覚症状の有無と程度** 頻尿，排尿時痛，下腹部不快感，残尿感を観察する。

②**尿の異常** 尿量，尿の性状，血尿，膿尿，排尿回数，尿培養の所見を観察する。

看護のポイント ①**安静・保温** 急性期は保温に努め安静にする。

②**食事療法** 尿路の自浄作用を高めるため，水分を多く摂取する。アルコール類や刺激性のある食品の摂取は避ける。

③**薬物療法** 起因菌に対する抗菌薬を用いる。

④**日常生活上の注意** 水分摂取を促し，排尿をがまんしないこと，性交後の排尿，排泄時の陰部清潔保持の方法について指導する。また，残尿が多い場合は，用手排尿や間欠的自己導尿を指導する。

❸ 前立腺炎患者の看護

尿路感染症に引きつづいて，上行性に尿道から前立腺に感染をおこしたものが多い。急性と慢性に分けられる。

観察 ①**自覚症状の有無と程度** 発熱，悪寒戦慄，全身倦怠感，排尿時痛，排尿困難，尿閉，頻尿，残尿感，射精時の疼痛などを観察する。

②**尿の異常** 尿量，尿の性状，膿尿，排尿回数，尿培養の所見を観察する。

看護のポイント 「腎盂腎炎患者の看護（●106ページ）」を参照のこと。

❹ 精巣上体炎患者の看護

精巣上体の炎症は，多くは尿路から精管を通じた感染に続いておこる。とくに前立腺炎を合併している場合や前立腺の手術後，あるいは尿道カテーテル留置中におこしやすい。治療は抗菌薬の投与を行う。

観察 (1) 陰嚢の腫脹（急速で2倍にはれる）
(2) 疼痛（精管に沿った放散痛，患側鼠径部の圧痛など）
(3) 発熱

看護のポイント 発熱時は冷罨法を行い，陰嚢はサポータを用いて挙上位に保つ。高熱で悪寒がある場合は温罨法を行う。

❷ 前立腺肥大症患者の看護

前立腺肥大症は，排尿障害を主訴とする代表的な良性疾患である。前立腺は，女性でいえば子宮に相当する男性の副性器で，男性の尿道は，一部この

前立腺の中を貫いている。そのため前立腺の肥大により，徐々に尿道が閉塞されると排尿障害がおこる。高齢者に多くみられる疾患で，尿の出がわるい，すっきりしない，などの症状で始まる。

しかし，「年のせいだろう」「人に話すのはみっともない」と考えている人も多く，治療に積極的でない場合が多い。治療後も排尿障害や勃起障害を残すことがあるため，治療前にていねいに説明することが大切である。

観察 (1) 自覚症状：夜間頻尿，遅延性排尿，尿放出力の低下，尿線細小，尿線途絶，排尿困難，尿意切迫，残尿感，尿失禁の有無と程度など。国際前立腺症状スコア（IPSS）（◯15ページ）を用いて評価する。
(2) 尿路感染症症状の有無を観察する。
(3) 不眠・疲労感の有無を観察する。

看護のポイント ①**薬物療法** 抗アンドロゲン薬，α受容体遮断薬（タムスロシン塩酸塩）などが用いられる。

②**手術療法** 「経尿道的前立腺切除術を受ける患者の看護（◯95ページ）」を参照のこと。

3 尿路結石症患者の看護

腎臓結石や膀胱結石，尿道結石など，尿の通り道にできる結石を総称して腎・尿路結石という。結石の成分からみるとカルシウム結石が最も多い。この結石の形成を促進する因子として，尿流の停滞，尿路感染，長期臥床，食事や薬物などがあり，日常の生活指導による予防が大切である。

観察 (1) 疼痛発作の部位，程度，放散性，背部叩打痛，膀胱刺激症状を観察する。
(2) 結石の大きさ・部位を観察する。
(3) 随伴症状の有無と程度（吐きけ・嘔吐，冷感，顔面蒼白，呼吸促迫，血圧上昇など）を観察する。
(4) 尿検査では，顕微鏡的血尿，肉眼的血尿を観察する。

看護のポイント ①**疝痛発作・随伴症状の緩和** 平滑筋弛緩作用のあるものや，モルヒネなどの鎮痛・鎮痙薬の適切な使用。患者のらくな体位を支持する。

②**水・電解質のバランスの把握と維持** 吐きけ・嘔吐が強いときには補液管理を行う。

③**安静・保温** 肉眼的血尿をみとめた場合は安静を保つ。

④**結石の排泄促進** 以下によって結石の排出を促す。
(1) 水分摂取：1日2〜3Lの摂取を促す。
(2) 適度な運動：階段昇降などの軽度の運動は，結石が尿管口や膀胱に近づいているときに有効である。
(3) 自然排石の確認：結石の排出を確認するため，蓄尿びんの口にガーゼをあてる。

⑤**薬物療法** 抗菌薬や結石の種類に応じた薬物が用いられる。

⑥**砕石治療** 体外衝撃波結石破砕術(ESWL)，経尿道的結石破砕術(TUL)，経皮的腎結石破砕術(PNL)が行われる。

⑦**再発予防** 尿路結石の再発率は高い。治療後も尿量を増加させて希釈尿を排泄するよう努める。そのため，水分は1日2L以上摂取することや，結石の種類に応じて再発予防のための食事指導をする。たとえば，尿酸結石では肉類などのプリン含有量の多い食品を避ける。シュウ酸カルシウム結石では，シュウ酸を多量に含む，紅茶・緑茶・タケノコ・ホウレンソウの過剰摂取を避け，シュウ酸の吸収を防ぐカルシウム・クエン酸の摂取を心がける。

⑧**不安の軽減** 患者は，いつ再び激しい痛みにおそわれるかという不安をいだいている。また，苦しむ患者の姿を見ている家族の不安も大きい。発作時の処置(内服または坐薬)を指導し，医師に連絡するよう説明する。

4 尿路・性器の腫瘍患者の看護

1 腎腫瘍患者の看護

腎腫瘍の多くは悪性であり，腎細胞がんとウィルムス腫瘍(小児に好発)が代表的である。血尿，腎部腫瘤，腎部疼痛などがみられ，手術が可能な場合には腎摘出術や部分摘出術(腹腔鏡下で行うこともある)が行われる。

転移があったり，身体状況から手術が不可能な場合は，放射線療法・化学療法・免疫療法などが行われる(●100ページ，「放射線療法を受ける患者の看護」，93ページ，「手術療法を受ける患者の看護」)。

2 膀胱腫瘍患者の看護

膀胱がんは，尿路腫瘍のなかで最も多く，悪性で高齢者の男性に多い。無症候性血尿，頻尿，排尿痛，凝血塊による排泄困難などがおもな症状である。腫瘍の悪性度は，細胞の分化度と腫瘍の浸潤具合(TNM分類)により分類されており，それに応じて手術方法も選択される。

表在性のがんの場合は，経尿道的膀胱腫瘍切除術，浸潤性がんの場合は，膀胱部分切除術・膀胱全摘除術が行われる。膀胱全摘出後には，尿路変向術も行われる。また，放射線療法，化学療法，膀胱内にBCG・マイトマイシンCをカテーテルで入れる膀胱内注入療法が併用される(●100ページ，「放射線療法を受ける患者の看護」，99ページ，「化学療法を受ける患者の看護」，93ページ，「手術療法を受ける患者の看護」)。

3 前立腺がん患者の看護

前立腺がんは，早期には無症状なことが多いが，進行するにつれて排尿障害が生じてくる。治療は病期や年齢に応じて，ホルモン療法・手術療法・放射線療法・化学療法が，単独あるいは組み合わせて行われる。

早期に発見されれば比較的予後は良好である。しかし，転移がある場合は，5年生存率は45〜50%といわれる（→101ページ，「ホルモン療法を受ける患者の看護」，99ページ，「化学療法を受ける患者の看護」，100ページ，「放射線療法を受ける患者の看護」）。

4 精巣腫瘍患者の看護

精巣腫瘍は比較的まれな腫瘍であるが，精巣腫瘍のほとんどは悪性であり，青年期に好発するのが特徴である。放置すると早期に転移をおこすので，患側の精巣（睾丸）の摘出を行い，次に腫瘍組織の結果に応じた根治的治療が講じられる。転移のみられるものには化学療法および放射線療法が行われる。

観察と看護のポイント 放射線治療を受ける患者に対しては，全身および局所の放射線照射の影響による副作用（疲労感，食欲不振，吐きけ・嘔吐，下痢，皮膚のびらん，水疱，発赤など）を観察し，症状に応じた対応を行う。照射範囲の皮膚は清潔に保つことが重要である（→100ページ，「放射線療法を受ける患者の看護」）。

抗がん薬による食欲不振，吐きけ，脱毛，皮膚炎，手足のしびれなどの副作用を観察する。転移，治療，症状に対する不安，比較的長い入院期間などによる心身の苦痛を理解して対応することが求められる（→99ページ，「化学療法を受ける患者の看護」）。

G 生活習慣病に起因する腎疾患患者の看護

近年，高血圧などのさまざまな疾患と，内臓脂肪症候群（メタボリックシンドローム）[1]との関連が注目されている。腎・泌尿器領域では，慢性腎臓病（CKD，→55ページ）や，糖尿病による糖尿病性腎症が問題となる。

内臓脂肪症候群や糖尿病に対しては，食生活の改善や運動に努めて肥満解消をはかるなど，生活習慣の見直しが必要となる。しかし，診断を受けながらも治療をせずに放置し，合併症などによって生活に支障が出てからはじめて治療を開始する人が少なくない。

とくに糖尿病は，初期の段階ではほとんど自覚症状がないため，血糖値が高くても「たいしたことはない」と軽く考えがちであり，気づいたときには脳梗塞や心筋梗塞，失明をおこしたり，糖尿病性腎症のために人工透析が必要となるなど，合併症によってQOLが著しくそこなわれる場合が多い。

合併症を避けるためには，初期の段階から病状が進行しないように努めることが重要である。看護職者は，患者の食事や運動などについて生活習慣を改善するように指導することが重要である。また，糖尿病については，患者

---

1) メタボリックシンドロームの詳細については，「新看護学10 成人看護2」を参照のこと。

自身が糖尿病を正しく理解し，病気を治す意欲を引きおこすよう指導を行う。

観察 (1) 身長・体重・肥満度・BMI・腹囲・血圧
(2) 検査データ：尿中および血清中のタンパク質，血中尿素窒素，クレアチニン糸球体濾過値，脂質(TG・HDL・LDL)，空腹時血糖値
(3) 患者の生活スタイル・食事・運動習慣と，認識・病気への向き合い方や価値観

看護のポイント ①**動機づけの支援** データと生活習慣の関連を理解しやすい言葉で説明し，合併症のリスクを伝える。必要に応じて学習教材を活用するとよい。患者が生活習慣改善の必要性を認識し，行動目標をみずから設定できるように支援する。支援には継続したかかわりが必要であり，患者との信頼関係を築くことが基盤となる。

②**生活指導** 以下の生活指導を行う。

(1) 食事療法では，油分を控えめにして，和食を中心に3食をバランスよくとる。腎臓の負担を減らし，血圧を下げるために減塩をすすめる。血液データに応じてタンパク質制限，カリウム制限も必要となる。また，対象者の食習慣に合わせた具体的な内容を提案できるとよい。清涼飲料水やスナック菓子などの習慣的な摂取を予防するには，子どものころからの指導が必要である。

(2) 運動療法は，食事療法と合わせて行うことが大切である。運動を日常生活のなかに取り入れ，消費エネルギーを増やす工夫ができるように支援する。運動は有酸素運動が効果的であるが，種類と強度は医師に相談する。

(3) 喫煙は動脈硬化を促進し，メタボリックシンドロームを悪化させるため，禁煙は不可欠である。禁煙治療は保険適用され，支援体制が整ってきているため，情報提供や相談にのる。

③**糖尿病初期の段階の支援** 糖尿病性腎症などの糖尿病が引きおこす合併症を予防するために，血糖コントロールはきわめて重要である。上記の生活指導に加えて，血糖値の確認を確実に行えるよう支援する。初期の段階は生活習慣を見直すチャンスととらえて，励ましながら指導する。

●**参考文献**
・村井勝ほか：腎・泌尿器（系統看護学講座），第14版．医学書院，2015．
・筧善行編：術式別泌尿器科看護の知識と実際(臨床ナースのためのbasic & stardard)．メディカ出版，2010．
・金山博臣監修：泌尿器ケア(2011年夏季増刊)．メディカ出版，2011．
・中井康友・野々村祝夫：前立腺癌の疫学．臨床泌尿器科68(4)：21-26, 2014．
・野々村祝夫監修：泌尿器ケア(2014年夏季増刊)．メディカ出版，2014．

まとめ

- 排尿障害，性機能障害などの問題は，羞恥心・偏見をもちやすく，話題にしにくいので，プライバシーを配慮し，さりげなく情報を提供したり，明るく開放的な態度で接して，悩みや相談にのることが大切である。
- 急性糸球体腎炎は治療しやすい病気であるが，発病初期の治療が不適切だと慢性糸球体腎炎に移行する。早期に病気の性質，症状観察，治療について理解させ，患者の教育・指導を実践することが重要である。
- 慢性糸球体腎炎は病状の進行がゆるやかで，発見しにくく，完治することは困難である。症状に応じて安静をまもり，食事療法，保温，環境整備などを説明し，患者自身が実践できる内容，方法について指導することが重要である。

復習問題

次の空欄を埋め，〔 〕内の正しい語を選びなさい。

●浮腫がある患者の看護

▶患者に浮腫がある場合，食事療法として（①　　）分や（②　　）分の摂取を制限する。また，自力で体動が困難な場合は褥瘡予防のため（③　　　）を行う。

▶（④　　　　）量が増加することで水・ナトリウムイオンの排泄が促され，浮腫の軽減につながる。そのため，患者に〔⑤ 安静を保つ・運動をする 〕ように説明する。

●透析導入患者の看護

▶血液透析の導入時には，吐きけや頭痛，血圧低下といった（⑥　　　）症候群がおこりやすいことを説明する。長期の透析では合併症の出現に注意する。

▶血液透析開始前の採血や血圧測定は，〔⑦ シャント側・シャント側でない 〕上肢で行う。

▶血液透析療法を受ける患者は社会復帰が〔⑧ 可能・困難 〕である。

▶腹膜透析は〔⑨ 在宅・病院 〕で行う透析である。血液透析に比べると生活の自由度が〔⑩ 低く・高く 〕，長期継続のためには，患者の自己管理を支援することが重要となる。

●経尿道的前立腺切除術後の患者の看護

▶術後には血尿や低ナトリウム血症，排尿障害といった，（⑪　　　　　）の観察が重要となる。また，尿失禁に対しては（⑫　　　　　）などの排尿訓練を行う。

▶退院後は後出血予防のために，長時間の〔⑬ 立位・座位 〕は避けるよう説明する。

●急性腎不全患者の看護

▶急性腎不全では，数日のうちに高窒素血症や電解質異常，吐きけ，倦怠感，浮腫，高血圧，意識障害などの（⑭　　　）症状がおこる。看護においては症状の早期発見が重要となる。

▶薬物療法としては利尿薬や〔⑮ 降圧薬・昇圧薬 〕などが用いられる。

▶食事療法では〔⑯ 低・高 〕エネルギーで〔⑰ 低・高 〕タンパク質の食事をとる。また，電解質のバランスを保持するため，水分やリン，（⑱　　　　）や（⑲　　　　）の摂取を制限するように指導する。

女性生殖器疾患患者の看護

看護の役割	114
第1章● 基礎知識	**116**
A．女性生殖器のしくみとはたらき	116
B．症状とその病態生理	123
C．診察および検査	125
D．治療および処置	135
第2章● おもな疾患	**139**
A．月経の異常	139
B．外陰・腟の疾患	142
C．発生・発育の異常	145
D．子宮の疾患	146
E．付属器の疾患	158
F．骨盤内の疾患	162
G．不妊症・不育症	164
H．更年期障害	167
I．乳房の疾患	169
J．性感染症（STD/STI）	172
第3章● 患者の看護	**174**
A．共通する看護	174
B．症状に対する看護	177
C．診察・検査を受ける患者の介助	182
D．治療・処置を受ける患者の看護	188
E．女性生殖器疾患患者の看護	198

看護の役割

1 患者の特徴

身体的特徴　女性生殖器疾患患者の年代は新生児期から老年期にわたり，時期による疾患の特徴がある。新生児期から幼児期は奇形に関する疾患，学童期から青年期では生殖機能の発達に関する疾患，また成熟期では妊孕性に関する疾患，高齢・老年期では加齢によるものや悪性疾患などの病態が中心となる。

　また，治療の内容も，疾患の病態と年齢，ライフサイクルに合わせて選択される場合がある。たとえば，子宮筋腫は，妊娠を強く望む年代では，妊孕性に配慮し，薬物療法や筋腫核出術などが行われる。一方，高齢期で妊娠を望まない年代では，子宮全摘出などの手術療法となる場合が多い。また，女性生殖器疾患は，循環器系や脳神経系疾患のように症状が出現してからただちに生命的危機に陥る病態でない場合も多く，羞恥心などから受診行動が遅れ，ある程度疾患が進行してから発見される場合も少なくない。

心理・社会的特徴　近年，女性の社会的役割が多様化している。高学歴化が進み，結婚年齢も高くなっている（◯図）。不妊症患者の増加は，その社会的背景の変化をよく

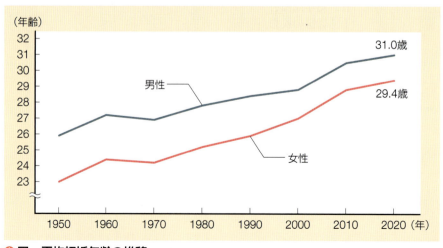

◯図　平均初婚年齢の推移

あらわしている。高齢期になっても子どもがまだ小さいことで，年代とライフサイクルのズレもおこってきている。

女性は母親・配偶者・勤労者・介護者などさまざまな役割をもつ場合が多く，年代とライフサイクルのズレにより，母親・配偶者・勤労者・介護者といったさまざまな役割が一度に多重にのしかかることも増えている。そのために心理的な負担も強くなっている場合が多い。

2 看護師の役割

身体的問題への援助　患者は疾患そのものによるもの，検査・処置に伴うものなど，さまざまな身体的苦痛を感じることが多い。苦痛の緩和をはかることと同時に，治療が効果的に行われるための援助が重要となってくる。

(1) 女性生殖器疾患の病態を理解し，疾患のもたらす苦痛やその内容・程度を正確に把握する。症状に合った適切な援助を行う。
(2) 検査・処置の内容を理解し，それに伴う疼痛の有無や程度を理解する。検査が短時間で終了するように，必要な物品や患者の身体的準備を整えるとともに，手ぎわのよい介助技術を提供する。
(3) 薬物療法は，その薬理効果を理解して，正確に行う。
(4) 身体的苦痛時に，安静を保つことができるような環境を整える。
(5) 手術療法を受ける場合は，手術そのものの苦痛に対する援助を行うとともに，手術前の身体機能を早期に回復するための支援をしていく。
(6) ホルモン療法・化学療法・放射線療法などでは，治療が長期かつ副作用を伴うものが多い。副作用について説明し，緩和援助を行うことで，治療を中断することなく受けられるように支援していく。

心理的問題への援助　診察や検査・治療では，羞恥心の強い体位が必要であり，性に関することなどプライバシー性の高いことを聞く機会が多い。患者の心理状態をその言動や表情などから把握して，援助していく。

(1) 患者が不安や疑問点を表出しやすいような環境を整えるとともに，傾聴的・受容的態度で接していくことが大切である。
(2) 患者の心理状態は，その人の社会的役割とも関連する。したがって，患者のおかれている社会的役割を把握することが重要である。

社会的問題への援助　患者のもつ社会的役割を多方面から把握し，おこりうる問題を患者とともに考えていく。

(1) 社会的役割の変化に対する患者の精神的負担は，患者のもつ責任感や使命感が強いほど重くなる傾向にあり，そのことが疾患の治療に対して影響を及ぼすことがある。患者の社会的役割を理解しながら，疾患の治療とのバランスがとれるように支援していく。
(2) 家族や周囲の人々にも疾患や治療に対する理解が得られるようにし，患者の社会的役割を軽減できるように支援していく。

第1章 基礎知識

A 女性生殖器のしくみとはたらき

女性生殖器には大きく分けて外性器・内性器・乳房がある。

1 外性器，内性器，乳房

① 外性器（外陰）

性器のうち，体外から見える部分を外性器（外陰^{がいいん}）とよぶ（●図 1-1）。

●恥丘^{ちきゅう}　恥骨結合前方の膨隆^{ぼうりゅう}した部分をさす。思春期になると陰毛がはえはじめる。

●大陰唇^{だいいんしん}　恥丘から会陰^{えいん}までの間にある弓状の皮膚の隆起部分である。皮下脂肪が多く，色素，皮脂腺，汗腺に富む。男性の陰囊^{いんのう}に相当する。

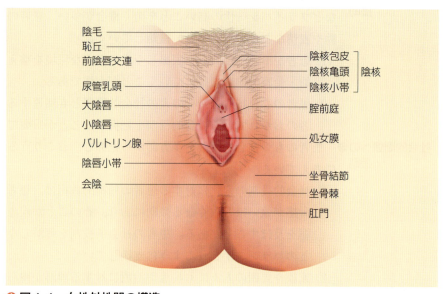

●図 1-1　女性外性器の構造

小陰唇● 左右の大陰唇の内側にある薄い弁状のひだで，皮下脂肪は少なく，陰毛はみられない。前方では左右が合わさり，陰核を包む陰核包皮を形成する。

腟前庭● 左右小陰唇の間の浅いくぼみの部分をいい，外尿道口および腟口が開口する。

バルトリン腺● 腟前庭の後側方に左右1個ずつ存在し，腟口に開口する分泌腺である。性的興奮によって透明な粘液を分泌し，腟口を潤滑にする。開口部が閉鎖されると膿瘍(バルトリン腺膿瘍)や囊胞(バルトリン腺囊胞)の病変が形成される。

陰核● 陰核は海綿体からなり，血管や神経終末に富み，感覚がきわめて鋭敏な円柱状の小体である。男性の陰茎に相当する。

処女膜● 腟口にある薄い膜状のひだで，腟前庭と腟の境を形成する。

会陰● 陰唇と肛門の間をさし，分娩時には強く伸展される。

2 内性器

性器のうちで骨盤内に存在し，外から見えない部分をいい，腟，子宮，卵管，卵巣をさす(◯図1-2)。

腟● 腟口から，子宮頸にいたる管状器官である。拡張性があるが，平時は前後壁が接触しており，前後に扁平な形状をしている。最も深い部分を腟円蓋といい，中央に子宮頸部の下端である**子宮腟部**が突出している。腟内の常在菌である乳酸桿菌 *Lactobacillus* はデーデルライン桿菌ともよばれ，グリコーゲンを分解し，乳酸を生成することにより腟内を酸性に保ち，ほかの細菌の繁

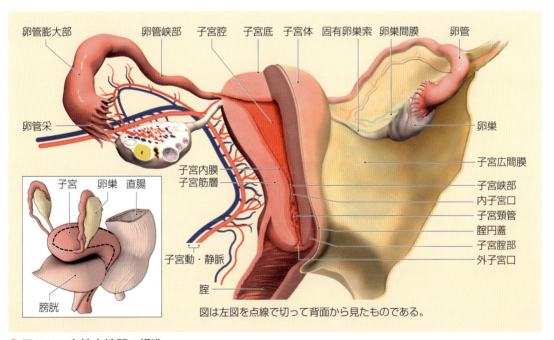

◯ 図1-2 女性内性器の構造

殖を防いでいる。

子宮● 子宮は，洋ナシを逆さにしたような形状の鶏卵大の臓器であり，膀胱と直腸の間に位置する。上方約 2/3 を**子宮体部**，下方約 1/3 を**子宮頸部**という。体部の上縁の広い部分が**子宮底**であり，両端から卵管に連続している。子宮前方と膀胱との間の腹膜腔を膀胱子宮窩，子宮後方と直腸との間の腹膜腔を**直腸子宮窩（ダグラス窩）**という（⯈図 1-3-a）。

子宮体部は**子宮内膜，子宮筋層**，漿膜の 3 層からなる。子宮内膜は受精卵が着床・発育する場であり，卵巣からのホルモン分泌に反応して肥厚などの周期的変化をおこす（⯈122 ページ，図 1-6）。

子宮頸部の内側部分を**子宮頸管**といい，子宮頸管が子宮体部の内腔に移行する部分を**内子宮口**，腟腔側に開く部分を**外子宮口**という（⯈図 1-2）。子宮頸管内は，外子宮口まで円柱上皮の頸管粘膜でおおわれており，外子宮口部分で扁平上皮となる。この，円柱上皮と扁平上皮の接合する境界部分（**扁平円柱上皮境界：SCJ**）が，子宮頸がんの好発部位である（⯈152 ページ，図 2-6）。

子宮は，前方の子宮円索（円靱帯），膀胱子宮靱帯，側方の基靱帯，骨盤漏斗靱帯（卵巣提索），後方の仙骨子宮靱帯など，さまざまな支持組織によって，骨盤腔の中央に保たれている。子宮広間膜（広靱帯）は，子宮の両端から骨盤までをおおう広い腹膜のひだで，上縁では卵管を包み，前方では膀胱子宮窩，後方では直腸子宮窩を形成する（⯈図 1-2）。

卵管● 子宮底の両端から側方にのびる左右一対の管で，長さは約 10 cm である。卵管の子宮側の端は子宮腔に，もう一方の端は腹腔に開いており，子宮に近いほうから，卵管間質部，細い**卵管峡部**，広い**卵管膨大部**，房状の**卵管采**に区分される（⯈図 1-2）。内腔は線毛のある円柱上皮でおおわれ，外側に向

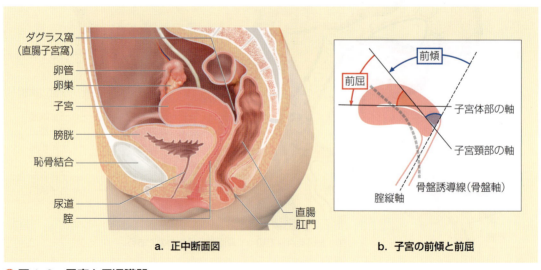

⯈図 1-3 子宮と周辺臓器

a. 正中断面図   b. 子宮の前傾と前屈

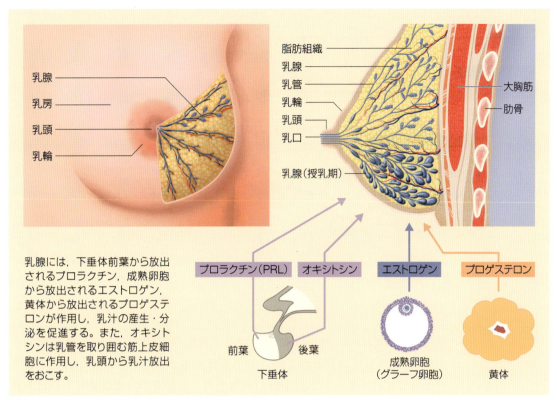

○図1-4　乳房の正面および断面図　乳腺にかかわるホルモン

かって筋層，広間膜におおわれている。卵巣から排卵された卵子は卵管采から卵管に入り，卵管膨大部で精子と**受精**し，受精卵は線毛の運動と卵管筋層の蠕動運動により，細胞分裂（卵割）を繰り返しながら子宮へと運ばれる。

卵巣●　性成熟期の卵巣は母指頭大で，卵子を貯蔵・排卵し，性ホルモンを分泌する器官である。卵子を含む**卵胞**は皮質に存在し，卵細胞とそれを取り巻く顆粒膜細胞と莢膜細胞からなり，原始卵胞が発育して**成熟卵胞**（グラーフ卵胞）となり排卵にいたる（○図1-5）。

③ 乳房

乳房は胸壁にある一対の半球状の隆起である。乳房は乳汁の分泌をつかさどる**乳腺**と，乳汁を排出するための**乳管**および脂肪組織からなっている（○図1-4）。

② 女性生殖器の機能

① 卵巣機能の調節

卵巣の機能は，**卵胞刺激ホルモン** follicle stimulating hormone（FSH）と**黄体化**

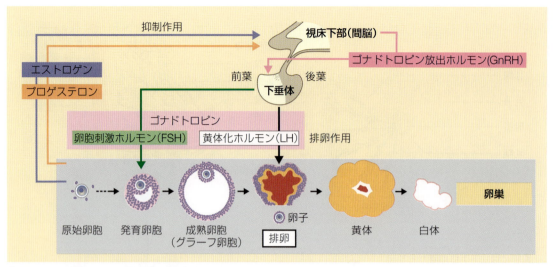

◯図1-5　視床下部-下垂体-卵巣系

ホルモン luteinizing hormone(LH)という2種類のゴナドトロピン(性腺刺激ホルモン)によって調整されている。下垂体前葉から分泌されるこれらのゴナドトロピンは，さらに上位中枢の視床下部から分泌される**ゴナドトロピン放出ホルモン** gonadotropin-releasing hormone(GnRH)の支配を受けている。このように，女性の性周期は，視床下部-下垂体-卵巣系という一連のホルモン調節機能によって営まれている(◯図1-5)。

❷ 卵巣の周期性変化

新生児には50万〜100万個ほどの原始卵胞が存在しているが，成長とともに変性・減少し，成熟女性の卵胞数は1万個前後といわれている。下垂体前葉からのゴナドトロピンの分泌は7〜8歳ごろから増えはじめ，思春期には著しく増加し，卵巣はその刺激を受けて卵胞形成→卵子形成→排卵→黄体形成→黄体退縮という一連の変化をおこす。同時に，卵胞からはエストロゲン，黄体からはプロゲステロンが分泌される(◯図1-5)。

エストロゲンの作用　性周期を調節する作用のほかに，子宮内膜の増殖や，乳腺を発達させる，といった作用があり，その作用は全身に及ぶ。骨のカルシウム代謝にも関係するため，閉経でエストロゲンが減少すると骨粗鬆症になりやすくなる。

プロゲステロンの作用　排卵後，卵巣黄体からプロゲステロンが分泌される。プロゲステロンはエストロゲンにより増殖した子宮内膜に作用して，内膜腺の分泌機能をつくり出し，受精卵が着床しやすい環境をつくる。妊娠時には子宮内膜の脱落膜への変化や，子宮筋の緊張抑制に作用する。また，エストロゲンと協調して乳腺の発達を促すとともに，体温上昇作用もあり，排卵後の基礎体温を上昇させる。

第二次性徴　思春期になり性ホルモンの作用によって生じる男女それぞれの特徴を**第二次性徴**という。女子の場合，乳房発育，陰毛発育，身長増加，初経の順におこる。

更年期　更年期とは閉経の前後合わせて 10 年程度をさす。この期間にみとめる症状のなかで器質的変化に起因しない症状を**更年期症状**とよび，日常生活に支障をきたす病態を**更年期障害**とよぶ。

3 排卵

排卵の機序　卵胞は，卵胞刺激ホルモン（FSH）の作用で発育して**成熟卵胞（グラーフ卵胞）**となり，卵巣表面に膨隆してくる。それに伴い，卵細胞周囲の顆粒膜細胞からのエストロゲン産生が増加する。さらに，視床下部からのゴナドトロピン放出ホルモン（GnRH）が下垂体に作用して，下垂体から急速に大量の黄体化ホルモン（LH）が分泌される（●図 1-6-c）。これを **LH サージ**といい，その約 36 時間後に卵胞壁が破れ，卵子は顆粒膜細胞に包まれたまま腹腔内に排出される。この現象を**排卵**という。排卵前の成熟卵胞の直径は約 2 cm ほどである。

　排卵後は，残った顆粒膜・莢膜細胞が黄体化ホルモンの作用で卵巣**黄体**となり，プロゲステロンを産生する。黄体は妊娠が成立しなかった場合，10～14 日間持続したあと急速に退化・萎縮して白体となる（●図 1-5）。

排卵の時期　排卵は次回予定月経から逆算して 12～16 日前におこる。排卵から次の月経開始までの日数は，月経周期の長短にかかわらず一定であるため，月経周期の長短は卵胞期の長短による。

4 子宮の周期性変化

　子宮内膜は，月経周期に応じて一定の周期的変化を繰り返す。月経周期の前半の**増殖期**は，卵胞から分泌されるエストロゲンの作用によって内膜腺や間質が増殖し，子宮内膜はしだいに肥厚していく（●図 1-6-a）。

　排卵後の**分泌期**には，黄体から分泌されるエストロゲンとプロゲステロンの作用により，子宮内膜はさらに肥厚する。内膜腺は曲がりながら走行し，腺腔は拡大して，腺細胞の分泌現象がみられるようになる。

　排卵から約 2 週間後，黄体の退行に伴いエストロゲンとプロゲステロンの作用が消退すると，子宮内膜に分布しているラセン動脈が収縮する。これにより血液不足となり壊死した子宮内膜は脱落し，月経として子宮腔より排泄される。この時期を**月経期**という。表層の機能層がはがれ落ちたあとは，子宮筋層に接した基底層から粘膜上皮が新生され，再び増殖期へと移行していく。

月経　月経の持続日数はおよそ 3～7 日で，通常 25～38 日周期で繰り返される。月経血量は通常 20～140 mL とされている。月経時は骨盤内が著しく充血し，下腹部痛・下腹部膨満感，全身不快感などさまざまな自覚症状があらわれる。

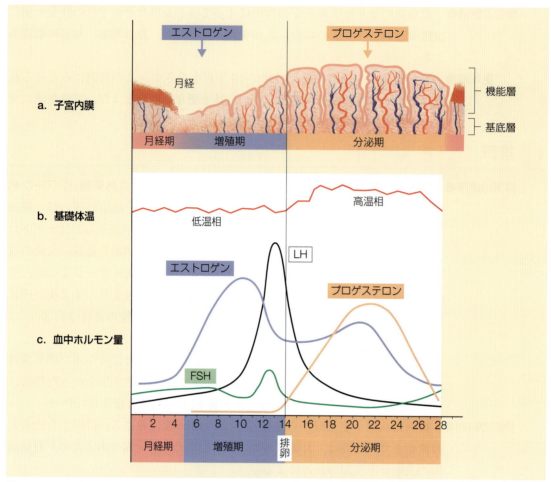

○ 図1-6 月経周期における血中ホルモンの変動と基礎体温曲線（28日周期）

5 頸管粘液の変化

　排卵期のエストロゲンの増加により，子宮の頸管腺からの，透明で粘稠度が低い頸管粘液の分泌量が増える。この頸管粘液の牽糸性（糸を引く性質）が高まると，精子の通過性がよくなる。また，頸管粘液をガラス板に塗抹乾燥させて顕微鏡で観察したとき，シダの葉のような形状の羊歯状結晶構造がみられると，排卵前の状態として良好である。

6 基礎体温の変化

　睡眠からさめ，心身の運動が最小の状態であるときに，婦人体温計で舌下の温度をはかったものが基礎体温（BBT）である。毎日の測定結果を記録したグラフの曲線を，**基礎体温曲線**という（○図1-6-b）。健康成熟女性の基礎体温曲線は，排卵を境にして**低温相**から**高温相**に移行する二相性を示す。

排卵後の分泌期に高温となった体温は，月経期に0.3〜0.5℃ほど低下し，増殖期には低温となる。高温期は通常12〜16日続くが，高温相にならないとき（一相性）は排卵がないことを示し，高温相が3週間以上続く場合は妊娠が考えられる。このように，基礎体温からは排卵の有無や時期，卵巣機能などを知ることができる。

7 妊娠の成立

排卵によって卵巣から排出された成熟卵子は，卵管の線毛の動きによって卵管内に取り込まれる。次に卵管膨大部において，腟・子宮内腔から卵管に進入してきた精子と受精し，約1週間かけて卵割を繰り返しながら子宮内腔に運ばれる。そして子宮内膜に接着・侵入（**着床**）することにより妊娠が成立する。

妊娠の診断 着床が成立すると，受精卵から形成される絨毛から，ヒト絨毛性ゴナドトロピン（hCG）が分泌される。このhCGを尿中または血中で検出することで，妊娠が診断される。また，hCGは黄体の萎縮を防ぐため，基礎体温の高温相が持続する。そのため，高温相が3週間以上持続する場合は妊娠の可能性がある。

経腟超音波検査では，妊娠5週で胎嚢を，6週で胎芽の心拍が観察できることが多い。分娩予定日の算定は，月経周期が28日型（排卵が14日目）の場合で，最終月経初日より40週0日目とする。排卵日の詳細は基礎体温を記録していないとわからないので，胎芽の頭殿長を測定し，平均値と比較して分娩予定日を決定する。

B 症状とその病態生理

1 不正性器出血

月経以外の性器出血を不正性器出血といい，①臓器や組織の病変によりおこる器質性出血と，②ホルモン失調などの機能的な異常によっておこる機能性出血とがある。性器出血は婦人科受診時の症状のうち，最も多いものの1つである。

1 器質性出血

出血の原因として腫瘍や炎症，外傷などがあげられる。

腫瘍 子宮頸管ポリープ，子宮筋腫，子宮内膜増殖症，子宮頸がん，子宮体がん，腟がん，外陰がんなどが原因となる。子宮筋腫では過多（過長）月経がみられることも多い。

炎症 ● 頸管炎を伴う腟部びらんは，接触出血をおこしやすい。また，外陰炎や腟炎によっても性器出血がおきる。例えば萎縮性（老人性）腟炎では点状出血，トリコモナス腟炎では粘液状の悪臭を伴う出血がみられる。

外傷・異物 ● 無理な性交により，処女膜から腟下部の裂傷・腟円蓋の裂傷がおきることがある。異物の挿入による直接的外傷，異物の遺残による炎症や，転倒・打撲による外陰・腟の外傷も出血の原因となる。

妊娠の異常 ● 流・早産，異所性妊娠，胞状奇胎などによる出血にも注意が必要である。

❷ 機能性出血

器質性病変のみとめられない子宮内膜からの出血をさす。多くが視床下部-下垂体-卵巣系の機能異常による，卵巣での性ホルモンの分泌異常によっておこる。長期にわたる多量の出血をおこすこともあり，ときに強度の貧血に陥る。まれに血友病や血小板減少症，白血病などの血液疾患が原因となる。

❷ 帯下

腟外に流出した性器分泌物を帯下（たいげ）という。帯下には生理的帯下と病的帯下がある。生理的帯下は排卵期，妊娠時，性的興奮時などに増加するものである。病的帯下は，①腟トリコモナス症（淡黄膿性），②腟カンジダ症（ヨーグルトまたは酒かす状），③子宮腟部びらん，頸管炎（黄色膿性または血性），④細菌性腟炎（白色，黄白色，淡黄色などの膿性），⑤進行した子宮頸がん，子宮体がん（血性，膿性，肉汁様で悪臭を伴う），⑥萎縮性腟炎（膿性ときに血性），⑦腟内異物（汚物状で悪臭を伴う）などを原因とする。

❸ 外陰部瘙痒感

外陰にあらわれる強いかゆみである。糖尿病，肝臓・腎臓の疾患，アレルギー性疾患などの全身的な疾患や，心因性疾患の局所症状である場合と，局所的病変による場合がある。性成熟期におきる外陰部瘙痒（そうよう）感は腟炎によるものが多く，とくにトリコモナス腟炎およびカンジダ症では瘙痒感が強い。

❹ 下腹部膨満感

下腹部膨満感の原因としては，妊娠，肥満，便秘による腸内ガスの貯留，腹水貯留，卵巣腫瘍，子宮筋腫などがあげられる。膀胱の圧迫により頻尿や排尿困難をきたすこともある。

❺ 下腹部痛

下腹部痛を訴える患者は多く，そのおこり方（急性〜慢性），程度（鈍痛〜激痛），部位（中央なのか，片側なのか）はさまざまである。また，骨盤内には腸管や尿管などの疼痛の原因となりやすい臓器が存在するため，患者の痛

みが婦人科疾患によるものかどうかの鑑別が必要である。

腹膜刺激症状[1]を伴うものとしては，感染による急性付属器炎や骨盤腹膜炎，卵巣腫瘍の茎捻転（けいねんてん），チョコレート囊胞の破裂，異所性妊娠による腹腔内出血，卵巣出血などがある。月経時に一致した疼痛は月経痛であり，子宮内膜症，子宮腺筋症や子宮筋腫が原因となることもあるが，疼痛の程度および性状は多様である。

C 診察および検査

1 診察室の特徴

婦人科の診察では，問診・外診・内診などが行われる。婦人科の問診では，月経の状態や性経験，妊娠歴など，他科と比べてプライベートな情報を聞くことが多い。患者が安心して話ができるように配慮することが必要である。そのためには，診察と治療を円滑に行なうことや，外部に会話や診察の様子がもれないような工夫，室温・換気・照明などの環境を十分に整えることが大切である。

2 診察

1 問診

実際の問診に入る前の待ち時間に，患者に問診表を記載してもらうようにする。主訴や現病歴，月経歴，妊娠歴，既往歴，家族歴などを回答してもらうことで，来院目的を効率よく把握することができる。問診により的確に情報を得ることで，ある程度の診断を予測することができる。

2 外診

症状に応じて，視診や触診，聴診が行われる。体格，肥満度，眼瞼（がんけん）結膜での貧血，頸部での甲状腺やリンパ節の腫脹，乳房の発育や乳汁の分泌，腹部の膨満・腫瘤（しゅりゅう）・腹水・圧痛・緊張度，陰毛の発育状態，下肢の浮腫，鼠径（そけい）リンパ節の腫脹などに留意して行われる。

3 内診

婦人科の内診は，双合診をさすことが多い。双合診（そうごうしん）とは，手袋を装着し，

1）病変部付近の腹壁の筋肉が緊張し，かたくなる症状。腹壁の触診時に徐々に圧迫し，急に手を離すと強い痛みを感じる。

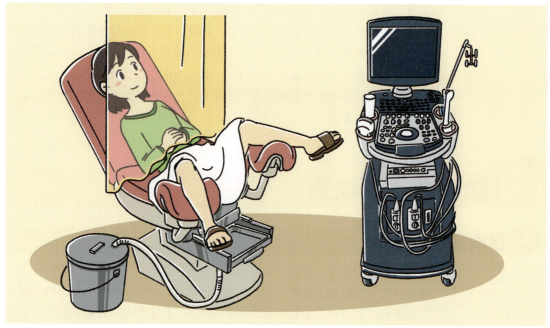

◯図1-7　内診台

　一方の手の第2指(示指)または第2・3指を腟内に挿入し，他方の手の指を腹壁上にあてて，子宮や付属器の位置や大きさ，形，かたさ，表面の状態，移動性，圧痛などを触診するものである。子宮傍(結合)組織や直腸子宮窩の硬結，圧痛なども重要な所見となる。内診は内診台で行われる(◯図1-7)。

❹ 腟鏡診

　患者に内診台上で截石位(砕石位)をとってもらい，腟内に腟鏡を挿入し，帯下の量・性状，腟壁，子宮腟部，外子宮口の状態，頸管分泌物などを調べる。必要に応じて細胞診や組織診などが行われる。

❺ 直腸診

　第2指を直腸内に入れ，直腸壁・子宮後面・骨盤結合組織・直腸子宮窩の状態をみる診察法である。子宮頸がん，子宮体がんの浸潤の程度などを診断する際に役だつ。患者に性経験がなく，内診が困難な場合に，子宮や付属器の状態を把握するために行われることもある。

❸ 内診室に必要な器具

　腟鏡，鑷子，子宮腟部を牽引するための単鉤・双鉤鉗子，子宮腔の大きさや状態を知るための消息子，試験搔爬用鈍匙(キュレット)，胎盤鉗子，生検用切除器，剪刀，注射器などのほか，帯下をふくための清拭綿，止血用のガーゼ，タンポンなどを常備しておく(◯図1-8)。

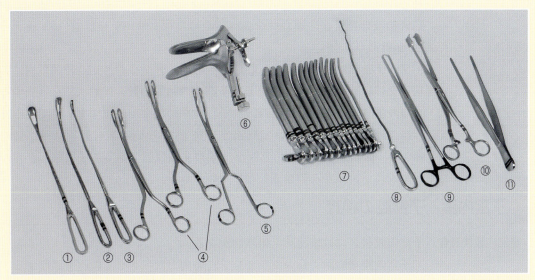

①鈍匙(大)　②鈍匙(小)　③鋭匙　④胎盤鉗子(大)　⑤胎盤鉗子(小)　⑥櫻井腟鏡　⑦ヘガール子宮頸管拡張器
⑧子宮消息子　⑨単鉤鉗子　⑩塚原鉗子　⑪鑷子

◯ 図 1-8　内診室に必要な器具の例

4 おもな検査

1 腟・頸管の検査

腟分泌物検査　腟内容物をスライドガラスに塗抹し,生理食塩水を滴下してそのまま顕微鏡で検査する方法と,乾燥・染色したあとで検査する方法がある。腟トリコモナスや,カンジダ属の真菌,細菌の感染症の検査で行われる。

細胞診・組織診　①**細胞診**　通常,子宮頸がん・子宮体がんの一次スクリーニング検査として行われる。また,放射線治療の効果や性ホルモンの機能などを判定するためにも用いられる。生理食塩水に浸した綿棒,ポリエチレン製のへら(スクレーパー),サイトピックなどの採取器具を用いて,子宮腟部表面や頸管内,病巣の表面をこすって細胞を採取し,染色したあと顕微鏡で観察する。

　②**組織診**　組織の一部を切除して確定診断を得るための検査で,①肉眼的に異常のあるとき,②細胞診で異常細胞がみられるとき,③コルポスコープで観察して異常所見のあるときなどに行う。切除鉗子を用いて必要部位を切除する。

頸管粘液検査　頸管粘液を検査することで,卵胞の発育やおおよその排卵時期を推定することができる。たとえば,エストロゲンの増加により,頸管粘液量の増加,牽糸性の増加,粘性の低下,結晶化の促進,それに伴う精子貫通性の上昇がもたらされる。また,プロゲステロンが増加すると,頸管粘液の分泌が抑制

される。

頸管粘液と精子との適合性を調べるためには，フーナー試験（ヒューナー試験）が行われる。

①**フーナー試験（ヒューナー試験）**　排卵期，性交後約3〜10時間以内に頸管粘液を採取して顕微鏡で観察し，粘液中の精子の数，運動状態を検査する。

②**コルポスコピー（腟拡大鏡診）**　子宮腟部に集中的に照明をあてて明るくし，コルポスコープを用いて観察する方法である。コルポスコープは，6〜40倍に拡大して双眼で子宮腟部を観察する装置である。子宮腟部びらんや異形成，子宮頸がんの検査などに用いられる。

❷ 子宮内膜・子宮腔の検査

子宮内膜検査　子宮内膜検査には細胞診・組織診がある。

①**子宮内膜細胞診**　細いブラシを子宮腔内で回転させて細胞を採取する擦過法と，ポリエチレンチューブを子宮腔内に挿入し，これに接続した注射筒で内膜細胞を吸引して採取する吸引法とが行われている（◯図1-9）。子宮体がんのスクリーニング検査の1つである。

②**子宮内膜組織診**　子宮内膜を採取して検査することで，子宮内膜の周期性変化をみて不妊症の日付け診や不正子宮出血の診断・治療に利用したり，

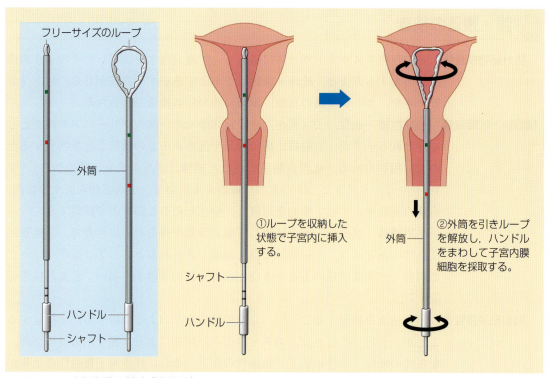

◯図1-9　子宮内膜の検査（擦過法）

子宮体がんや炎症，異所性妊娠，流産などの診断を行う。まず，単鉤鉗子で子宮腟部前唇を把持し，消毒したあとに，ゾンデを用いて子宮腔の方向，長さを確認する。細いキュレットを内腔に挿入して内膜壁を搔爬し，組織片を採取後，ホルマリン固定する。子宮体がんでは，病巣が小さい場合，1か所の搔爬では見落としがあるため，0時，3時，6時，9時の四方向の搔爬を行う。細胞診と組織診の結果が一致しない際には，静脈麻酔下において全面搔爬を行う。

ソノヒステログラフィーバルーンカテーテルやネラトンカテーテルを子宮腔内に挿入し，そこから子宮内に生理食塩水などの液体を注入したあと，超音波断層検査を行う。内腔のポリープ，筋腫などが内膜から隆起したかたちで鮮明に識別できる。

❸ 妊娠の補助診断法（免疫学的妊娠反応）

妊娠すると，絨毛細胞から多量のヒト絨毛性ゴナドトロピン（hCG）が産生される。免疫学的妊娠反応は，母体の血中・尿中に出現してくる hCG を検出して妊娠を診断する方法である。あらかじめ作製しておいた hCG に対する抗体と，尿中の hCG（抗原）を反応させ（抗原抗体反応），尿中の hCG を検出する。手技が簡単かつ短時間（1〜2分）で判定でき，妊娠の初期でも（妊娠4週以降）診断が可能である。

❹ 超音波断層検査

超音波は侵襲がほぼなく，安全性が高いため，腫瘍や妊娠経過の観察などによく用いられる。

経腹法 腹壁上のプローブから超音波走査を行う方法である。腹部腫瘤の位置，大きさ，形，性状（囊胞性・充実性，単房性・多房性）を知ることができ，臓器の同定（卵巣・卵管・子宮・腹水），良性・悪性の鑑別などに利用される。産科領域では胎位，胎向，多胎妊娠，胎盤付着部位，胎児の血流評価などに用いられる。

経腟法 超音波断層検査では，超音波の発信源と観察しようとするものの距離が近いほど鮮明な画像が得られる。たとえば，産科においては，経腟法は妊娠の初期診断や異常妊娠の診断，子宮頸管長の測定，さらには不妊症に際しての卵胞発育や子宮内膜の厚さの観察などに適している。また婦人科での，骨盤内に位置する腫瘤の観察などにおいても，腟内から走査する経腟法のほうがよりわかりやすい。（◯ 図 1-10-a）

経直腸法 性交経験のない人など，腟内にプローブを挿入することが困難な場合は，肛門からプローブを挿入する。経腟法と同様な画像が得られる（◯ 図 1-10-b）。

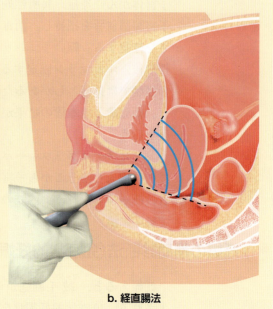

a. 経腟法　　　　　　　　　　　　b. 経直腸法

○図1-10　超音波断層検査

5 CT（コンピュータ断層撮影）

　　生体にX線をあてて生体の断面画像を観察・診断する。CTは次項のMRIに比べ，①スキャン時間が短く広い範囲の検索が可能である，②小さな病変，播種[1]，リンパ節の腫脹などの検出にすぐれているという利点を有している。ただし，X線の被曝を受けるため，妊娠時にはほかの検査法を選択することが多い。

6 MRI（磁気共鳴画像）

　　強力な磁気を用いて生体を画像化する方法である。長所としては，①コントラストがよく，組織の状態を推測しやすい，②血液や脂肪を特定することができ，成熟嚢胞性奇形腫，内膜症性嚢胞，子宮腺筋症の診断が可能である，③多断面の像を撮影することができ解剖学的に理解しやすい，④X線を使わないため放射線被曝がない，などがある。短所としては，①費用が高い，②スキャン時間が長く，体動などにより画像の質がわるくなる，③強い磁場がつくられるためペースメーカー保持者には絶対禁忌であり，体内に金属を埋没している場合も適応は制限される，などがあげられる。
　　MRI検査は子宮良性病変の診断，骨盤腫瘤の鑑別，子宮悪性腫瘍の病期

１）悪性腫瘍が全身に広がり，新たにつくられた病巣

判定などに用いられ，とくに良性卵巣腫瘍と卵巣がんとの鑑別には有用である。

7 腫瘍マーカー

ある特定の腫瘍によって産生されるタンパク質やホルモンのことを腫瘍マーカーとよぶ。腫瘍マーカーは血液や尿から検出され，腫瘍の種類の判定や，良性か悪性かの鑑別に役だつ（◯表 1-1）。悪性腫瘍の治療効果の判断および治療後再発の早期発見などにも有用で，臨床上欠くことのできない検査法となっている。

8 ホルモン検査

血中のホルモンを測定し，視床下部や下垂体，卵巣，副腎皮質などの機能を判定する検査である。月経異常や不正性器出血，不妊症，更年期障害などの治療に際して行われる。

ゴナドトロピン（FSH・LH） ゴナドトロピン（性腺刺激ホルモン）である卵胞刺激ホルモン（FSH）や黄体化ホルモン（LH）の分泌は，視床下部や卵巣からのホルモン分泌に大きく影響を受ける。FSH・LHともに低値の場合は，視床下部機能障害や汎下垂体機能低下を示し，ともに高値の場合は，卵巣機能低下や閉経，性腺形成異常などが考えられる。LHのみ高値の場合は，多嚢胞性卵巣症候群（PCOS）の疑いがある。

プロラクチン（PRL） プロラクチン（PRL）は下垂体前葉から分泌され，夜間に増加する。血中PRLが高値の場合は，乳汁漏出や排卵障害による無月経，月経異常が疑われる。視床下部障害や，下垂体腫瘍，原発性甲状腺機能低下症，薬物の影響などが，高PRL血症の原因となる。

◯表 1-1 腫瘍マーカーの選択基準

腫瘍	組織選択性マーカー	
子宮頸がん 外陰・腟がん	扁平上皮がん	SCC抗原
	腺がん	CA125
子宮体がん	腺がん	CA125, CA19-9
子宮肉腫		CA125
卵管がん		CA125
卵巣がん	表層上皮性 ・間質性	CA125 CA72-4, CA54/61
	胚細胞	AFP, hCG SCC抗原
	性索間質性	エストロゲン
乳がん		CA15-3, CA72-4
絨毛がん		hCG, SP-1

腫瘍マーカーのうち，特定の腫瘍で出現するものを組織選択性マーカー，多様な腫瘍で出現するものを汎用マーカーという。

エストロゲン● エストロゲンにはエストロン(E_1),エストラジオール(E_2),エストリオール(E_3)の3種類があり,E_2が最も作用が強い。血中E_2値は,エストロゲン産生腫瘍で高値,卵巣機能低下で低値を示す。この血中E_2値の変化を追うことにより,卵胞がどの程度に発育しているかを推定できる。

プロゲステロン● プロゲステロンは,排卵後の黄体から分泌される。排卵の有無,黄体機能不全の診断(10 ng/mL 以下)に用いられる。

アンドロゲン● アンドロゲンは,性腺(卵巣・精巣)や副腎皮質で合成・分泌される。月経異常や多毛症など男性化徴候のあるときに測定する。多嚢胞性卵巣症候群では軽度上昇することがある。中等度以上の上昇は,卵巣や副腎の男性ホルモン産生腫瘍でみられる。

甲状腺ホルモン● 甲状腺ホルモンは,さまざまな臓器において多くの生理作用があり,女性の生殖機能にも深く関連している。甲状腺機能の低下は卵巣機能の低下をもたらすため,無月経や流産,発育不全症などの原因となることがある。

⑨ プロゲステロン負荷試験

プロゲステロン負荷試験とは,無月経の原因を調べることを目的とした検査である。

無月経患者にプロゲステロンのみを投与し,消退出血(◯141ページ,脚注)がみられたとする。プロゲステロンは,エストロゲンが作用しているときに子宮内膜に作用するため,この場合はエストロゲンを産生している卵胞が存在していることとなる。したがって,無月経の原因は,視床下部の機能障害による軽度の排卵障害と判断され,これを第1度無月経とよぶ。

また,エストロゲンとプロゲステロンをともに投与したときにのみ消退出血がみられる場合は,子宮は正常の反応性を有しているが,視床下部と下垂体のどちらかまたは両方の障害による FSH・LH の分泌不全,または卵巣のゴナドトロピンに対する感受性の低下が無月経の原因と診断できる(第2度無月経)。

子宮腔癒着や子宮結核の続発変化などのように子宮に原因がある際には,プロゲステロン投与による消退出血はみられない。

⑩ 卵管疎通性検査

卵管疎通性検査は,卵管の通過性や,不妊症の原因にもなる卵管障害の程度を調べるものである。ただし,出血があるときや,妊娠の可能性があるとき,骨盤内に炎症があるときなどには禁忌となる。

子宮卵管造影法● 月経終了後の卵胞期に,外子宮口から子宮腔内に造影剤を注入し,小骨盤腔をX線撮影する方法である。残像撮影も診断に重要な情報となるため,水溶性造影剤では注入5〜10分後,油性造影剤では24時間後に行う。卵管の疎通性,閉鎖部位,走行状態,卵管腔の状態,造影剤の腹腔内拡散像など

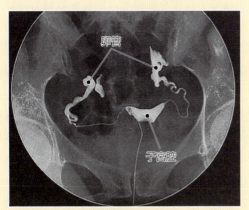
卵管
子宮腔
子宮腔と，両側卵管が造影されている。

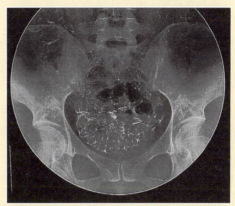
翌日の残像では，造影剤が骨盤内に均等に分布し，卵管の疎通性は良好である。

a. 正常卵管

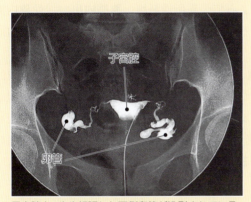
子宮腔
卵管
子宮腔と，やや怒張した両側卵管が造影されている。

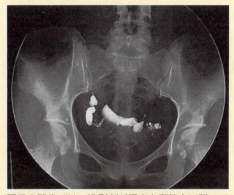
翌日の残像では，造影剤が子宮と卵管内に残っており，卵管閉鎖が診断される。

b. 卵管閉鎖

（写真提供：宮本尚彦氏）

○ **図1-11 子宮卵管造影法**

から，留水症，留膿症，周囲癒着，采部癒着などの診断ができる。子宮については，子宮腔の形態，筋層内への造影剤侵入像などから子宮筋腫や子宮腺筋症，子宮奇形，子宮腔癒着症などが診断できる（○図1-11）。

⓫ 内視鏡検査

腹腔鏡検査（ラパロスコープ） 画像診断に対して，肉眼またはモニタを通して観察する検査方法である。目で見ることにより腹腔内の状態を確認する方法である。腹腔内に二酸化炭素を注入して空間をつくり，ビデオカメラを装着した5～10 mm径の腹腔鏡を挿入してモニタを通じ観察する。不妊症の検査・治療や，卵巣腫瘍，子宮筋腫，急性腹症の診断・治療など，多方面の疾患の診断ならびに治療に応用される。

子宮鏡検査● 生理食塩水や二酸化炭素を使って子宮腔を拡張し、病変を観察し、診断する方法である。細径のファイバースコープは、麻酔を使わずに外来で行うことができ、患者の負担は少ない。内膜ポリープや粘膜下筋腫などの良性腫瘍や、子宮中隔、子宮腔癒着症などの診断・治療、子宮体がんの進展度の判断などに用いられる。

膀胱鏡● 子宮頸がんおよび子宮体がんの膀胱内への浸潤を調べることができる。また、色素の排泄を観察することによって、腎機能の判定にも用いられる。

⓬ その他の検査

ダグラス窩穿刺● 直腸子宮窩(ダグラス窩)は子宮の後方、骨盤腔の最深部にあり(◯118ページ、図1-3)、腹腔内の体液が貯留しやすい場所である。腟を通じて針を穿刺することで、貯留した体液を吸引・採取できる(◯図1-12)。血液や膿、腹水など、採取した体液の性状によって、異所性妊娠、腹腔内出血、骨盤内膿瘍、感染症などの診断が可能になる。また、採取した体液は細菌培養や細胞診などにも利用する。

陽電子放射断層撮影(PET)● 新たな画像検査として陽電子放射断層撮影(PET)が開発され、比較的早期の小さながんの発見に役だつようになった。がん細胞には正常の細胞よりもエネルギー源として使うグルコース(ブドウ糖)が多く取り込まれるため、アイソトープ(放射性同位元素)で標識したグルコースを注射して、腫瘍の存在や、転移の有無などを調べる方法である。

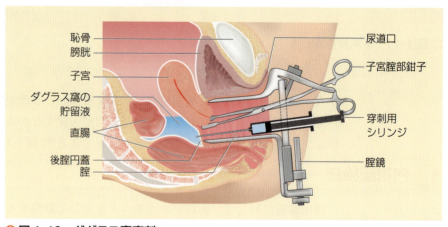

◯図1-12 ダグラス窩穿刺

D 治療および処置

1 診察室でできる処置

① 腟洗浄

　腟内は常在している乳酸桿菌により，ほかの細菌の増殖が防がれている（→117ページ）。しかし，それが破綻するなどして病的帯下があまりに多くなり，強い不快感をおぼえる場合や，異物・悪性腫瘍などに伴って汚物状帯下が生じる場合は腟洗浄を行うことがある。また，手術前の消毒を目的として腟洗浄が行われることもある。

　洗浄液にはあたたかい生理食塩水を用い，手術前であれば腟洗浄後にポビドンヨード液で腟内を消毒する。

② 腟タンポン

　腟内に薬物を散布したときや腟坐薬を用いたときに，薬物の脱出を防ぐためにタンポンを挿入することがある。また，子宮腟部や腟壁から出血がみられるときや，生検後に出血がある場合，タンポンを挿入して圧迫止血を行うことがある。

③ 導尿

　膀胱にたまっている尿を，尿道から挿入したカテーテルにより排泄する処置を導尿という。処置にあたっては外陰部の消毒を十分に行い，尿路感染を防ぐ。長時間にわたって自力での排尿が困難な患者には，持続的に留置できるバルーンカテーテルを用いる。バルーンカテーテルは脱出を防ぐために先端がふくらむので，先端がきちんと膀胱内に入っていないと，尿道を圧迫して損傷をまねく。そのため，挿入時には尿の逆流により，先端が膀胱まで届いていることを確認する。

④ 穿刺・切開

　バルトリン腺膿胞（→142ページ）や，乳腺炎（→171ページ）などにより膿の貯留がみられるときには，16～18ゲージ程度の太めの針を用いて穿刺排膿を行う。改善が見られない場合には，切開排膿を行う。

2 手術療法

　女性生殖器に対する手術療法を行う際には，妊娠する能力（妊孕能）を残すかどうかを考慮する必要があり，残す場合を妊孕能温存手術という。残すこ

◎表1-2　内視鏡下手術の種類

分類	種類
腹腔鏡下手術	子宮全摘術，子宮筋腫核出術，付属器摘出術，子宮付属器癒着剝離術，卵巣部分切除術，子宮内膜症病巣除去術，異所性妊娠手術，卵管避妊手術，卵管開口術，広汎子宮全摘術，広汎子宮頸部摘出術，リンパ郭清術
子宮鏡下手術	粘膜下筋腫切除術，子宮内膜ポリープ切除術，子宮中隔切除術，子宮内腔癒着剝離術，子宮内膜焼灼術

とが困難な場合には，摘出手術が行われる。術式は，病変の状態，年齢，挙児希望の有無などを考慮して選択する。

　摘出手術では，子宮全摘出，付属器摘出を基本とする。悪性腫瘍が存在する場合は進行状態を考慮したうえで，広汎子宮全摘出（子宮傍〈結合〉組織ならびに腟の一部の切除を加える），骨盤リンパ節郭清，傍大動脈リンパ節郭清などを行う。

　妊孕能温存手術は，術後の妊孕性を維持するために正常な部分をできるだけ残す術式であり，筋腫や卵巣腫瘍といった病変部のみの摘出（筋腫核出，囊腫摘出）を行う。たとえば，子宮頸がん（◯151ページ）の上皮内がんやⅠA1期であれば，円錐切除で病変のみを摘出することで妊娠の可能性が維持できる。また，まだ一般的ではないものの，ⅠB1期において子宮頸部のみを広汎に摘出し，子宮体部を温存する広汎子宮頸部摘出術も試みられている。

　近年では内視鏡下手術が盛んに行われるようになり，多くの婦人科手術で用いられるようになってきた。内視鏡下手術には，おもに腹腔鏡下手術と子宮鏡下手術がある。どちらも順調に経過すれば傷が小さく痛みが少ないなど侵襲が少なく，入院期間が短いといった利点がある。しかし，これまで行われてきた開腹手術と比べると，機械の挿入位置が限定される，モニタを見ながらの手術なので遠近感が得にくい，手で触るような感覚が得られないといった困難な点もあるため，適応を慎重に検討する必要がある（◯表1-2）。

3 薬物療法

1 ホルモン療法

　次のような婦人科疾患では，ホルモン製剤を用いた治療が行われる。ホルモン製剤使用時には，薬物の血中濃度が減少したときに消退出血（◯141ページ，脚注）がおこることを事前に説明しておくことが重要である。

　①**機能性出血**　エストロゲンとプロゲステロンそれぞれの単剤または合剤を用いる。

　②**子宮内膜症**　低用量ピル，ジエノゲストおよび各種GnRHアゴニストなどが用いられる。

　　　　③**排卵障害**　内服薬のクロミフェンクエン酸塩が用いられる。また、性腺刺激ホルモンの注射による排卵誘発療法も行われる。
　　　　④**更年期障害**　エストロゲン・プロゲステロンの合剤を用いる。子宮摘出後の患者の場合は、エストロゲン単剤を投与する（ホルモン補充療法）。漢方療法も用いられる。
　　　　⑤**骨粗鬆症**　ホルモン補充療法、ビスホスホネート薬、選択的エストロゲン受容体モジュレーター（SERM）、活性型ビタミン D_3 製剤などを用いる。

2 感染症に対する抗菌薬療法

　　細菌性腟炎、クラミジア感染症（頸管炎・卵管炎）、急性付属器炎、骨盤腹膜炎などに対しては、それぞれの起炎菌が感受性をもつ抗菌薬を使用する。腹痛や発熱などの症状が強いときには、点滴静注が有効である。抗菌薬使用時にはカンジダ感染症にかかりやすくなるため注意する。

3 悪性腫瘍に対する化学療法

　　手術療法のみでの根治が困難な、進行した子宮頸がん、子宮体がんや卵巣がんでは、抗がん薬による化学療法を併用する。抗がん薬を投与するときは数種類の薬物を組み合わせる多剤併用療法を用いるのが一般的である。

4 放射線療法

　　がんの進行度、合併症、全身状態などを考慮して、手術が困難な場合に行われる。また、術後の追加治療としても行われる。体外から行う外照射と経腟的に行う内照射の2つの方法がある。

5 避妊

　　望まれない妊娠により中絶手術を行うと、精神的・肉体的な障害につながる。そのため、避妊に対しては十分配慮されることが望まれる。避妊法には次のように多くの種類がある。

コンドーム法　陰茎にゴム製のカバーをつけ精液がもれることを防ぐ避妊方法である。ゴム内に精子を殺すゼリーが入っているものもある。はずれたり、もれたりしないという保障がないので確実とはいえないが、副作用がなく、性感染症の予防の効果もある。

腟ペッサリー法　腟に避妊具のペッサリーを入れ、精液の子宮への進入を防ぐ方法である。

殺精子薬法　腟内に薬物を入れることで、精子の活動を妨げる方法である。

経口避妊薬法　排卵を抑制する薬物を内服することで妊娠を防ぐ方法である。エストロゲンとプロゲストーゲン（黄体ホルモンの作用をもつ物質）の合剤を服用すると、排卵した場合と同じホルモン環境がつくられる。これにより排卵刺激ホルモンの分泌が抑制され、排卵が抑制される。

子宮内避妊装置● 　子宮内にリングなどの器具を挿入し，受精卵の着床を予防する方法である。
　　　（IUD）法
　　緊急避妊法（EC）● 　妊娠を望まない女性が，避妊法を実施できないままに性交を行ったあと，避妊を行う方法である。レボノルゲストレル（LNG）の単回投与法が，避妊効果が高く副作用も少ないため推奨されている。
　　　基礎体温法● 　基礎体温を継続してはかり，高温となった3日目以降に性交を行うことで妊娠を回避する方法。排卵が終わると，黄体ホルモンの影響によって基礎体温が上昇する。卵子の受精能力は排卵後2日以内といわれているので，高温後3日たてば妊娠の可能性が少なくなることを利用する。ただし，排卵以外の原因で体温が上がることもあるので，確実性が低い。

まとめ

- 女性生殖器は外部にあらわれている外陰（外性器）と，体内にある内性器に分けられる。
- 女性の性機能の中心は卵巣である。成熟期の女性の生理的活動の周期性は，卵巣から分泌されるホルモンにより支配され，妊娠成立の準備がおこなわれる。
- 思春期から更年期までにあたる成熟期には，排卵・月経が正しい規則性を持って繰り返される。これは視床下部−下垂体−卵巣系のはたらきによるもので，主役となるホルモンはLH・FSH・エストロゲン・プロゲステロンである。
- 女性生殖器疾患のおもな症状としては，月経異常，性器出血，帯下，外陰部瘙痒感，下腹部腫瘤感・膨満感，下腹部痛・腰痛，排尿・排便障害などがあげられる。

復習問題

❶ 次の空欄を埋めなさい。

▶腟には常在菌である乳酸桿菌が存在し，内部を（①　　）性に保っている

▶子宮の上方2/3を（②　　　　），下方1/3を（③　　　　）という。（②）は内側から（④　　　），（⑤　　　），漿膜の層からなる。

❷ 女性の性周期を調節するホルモンについて，次の空欄を埋めなさい。

▶視床下部から（①　　　　　）放出ホルモンが分泌され，下垂体前葉に作用する。

▶下垂体前葉からは（②　　　　）ホルモンと黄体化ホルモンという2種類の性腺刺激ホルモンが放出される。

▶（②）ホルモンの作用によって卵巣の卵胞が成熟し，（③　　　　　）が分泌される。

▶（①）放出ホルモンの作用によって大量に黄体化ホルモンが分泌されると，約36時間後に排卵がおこり，排卵後に形成された黄体から（④　　　　　）が産生される。（③）と（④）のはたらきによって子宮内膜は肥厚する。（③）と（④）が減少すると（⑤　　　　）がおこる。

第2章 おもな疾患

A 月経の異常

　月経とは，子宮内膜に卵巣ホルモンが作用することで自発的におこる，周期的出血である。月経の周期は25〜38日，変動は6日以内，持続日数は3〜7日が正常範囲とされている（⇒図2-1-a）。また，はじめての月経である**初経**は10〜14歳，月経が停止した状態となる**閉経**は45〜54歳ごろにおこる。

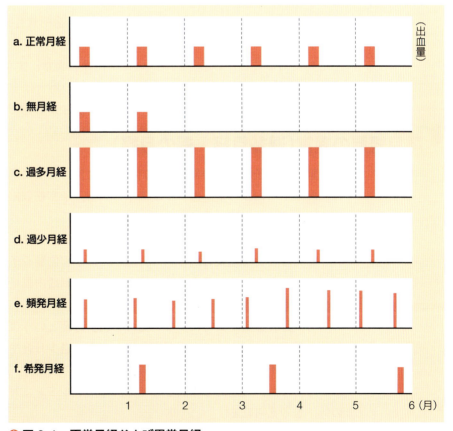

⇒図2-1　正常月経および異常月経

1 発来時期の異常（早発月経・遅発月経）

　　　　初経が10歳未満で発来することを**早発月経**という。脳腫瘍や髄膜炎，脳炎などによりゴナドトロピンの分泌亢進がおこることや，卵巣の顆粒膜細胞腫や莢(きょう)膜細胞腫がエストロゲンを産生することで子宮出血をおこすことがある。

　　　　一方，15歳以降になって初経が発来したものを**遅発月経**という。体質的なものが10〜20%あるが，原発性無月経との鑑別を要する。

2 早発卵巣不全（早発閉経）

　　　　40歳未満でおこる閉経を**早発卵巣不全**（早発閉経）とよぶ。早発卵巣不全の頻度は約1%である。自己免疫疾患あるいは遺伝的疾患などによる卵胞の破壊や，早期閉鎖が引きおこされることが原因と考えられている。

3 無月経

　　　　満18歳になっても初経のおこらないものを**原発性無月経**，これまであった月経が3か月以上停止したものを**続発性無月経**とよぶ（◯図2-1-b）。また，性成熟期において，生理的無月経（初経以前・閉経以後・妊娠，産褥，授乳期）以外の原因によって月経が停止することを，病的無月経とよぶ。

　　　　原発性無月経の原因は，染色体異常によるターナー症候群，アンドロゲン不応症であることがおおく，つづいて中枢性の異常，すなわち視床下部−下垂体−卵巣系の機能不全が多い。続発性無月経の場合は中枢性の機能不全が原因であることがほとんどであり，ホルモン療法が有効である。

4 月経量の異常（過多月経・過少月経）

　　　　月経時には子宮内膜の機能層が剝離(はくり)し，血液とともに排出される。その量は，剝離する内膜の量，血管や凝固系の異常，子宮筋収縮状態といった，さまざまな要因の影響を受ける。

　　　　月経血量が異常に多い場合を**過多月経**という（◯図2-1-c）。持続日数が8日をこえる場合を**過長月経**という。たとえば子宮筋腫や子宮腺筋症，子宮内膜ポリープなどでは，子宮内腔の拡大によって剝離内膜量が増加し，過多月経や過長月経となる。

　　　　一方，月経血量が異常に少ない場合を**過少月経**という（◯図2-1-d）。また，持続日数が2日以内の場合を**過短月経**という。過少月経や過短月経の原因には子宮発育不全，搔爬(そうは)や放射線照射による内膜の萎縮(いしゅく)，子宮腔癒着(ゆちゃく)症などがある。また，機能的な原因としては，卵巣ホルモンに対する内膜の感受性の低下も考えられる。

5 月経周期の異常（頻発月経・希発月経）

月経周期が異常に短くなり，おおよそ 24 日以内となるものを**頻発月経**という（→図 2-1-e）。また，月経周期が 39 日以上となるのものを**希発月経**という（→図 2-1-f）。希発月経はほとんどの場合，卵胞の発育・成熟の遅延によって卵胞期が延長することでおこる。

6 無排卵性月経

排卵を伴わない月経を**無排卵性月経**という。

排卵が障害されている場合でも，卵胞の成熟は正常の月経周期同様に進行するため，増殖期では血中エストロゲンが増加し，子宮内膜が肥厚する。その後，排卵されなかった成熟卵胞がそのまま退縮するため，血中エストロゲンが急激に減少する。このエストロゲンの減少に肥厚した子宮内膜が反応することで消退出血[1]がおこり，性器から出血がみられる。無排卵性月経では月経周期が不順となることが多く，不妊の原因となる。

治療● 排卵障害の原因に合わせた適切な治療を行う。

7 月経困難症

月経期間中に月経に随伴しておこる病的症状を**月経困難症**という。下腹痛，腰痛，腹部膨満感，吐きけ，頭痛，疲労・脱力感，食欲不振，いらいらなどがみられる。器質性月経困難症と機能性月経困難症に分類される。

原因● 器質性月経困難症の原因には，子宮発育不全，子宮後屈，子宮頸管の狭窄や内性器の慢性炎症，子宮筋腫，子宮内膜症，子宮腺筋症などがある。また，内診，超音波検査，末梢血，C 反応性タンパク質（CRP）検査，細菌培養，クラミジア抗原検査，画像検査などで異常がない場合は，機能性月経困難症と診断する。

治療● 器質性月経困難症の場合は，症状の原因を取り除く治療を行う。疼痛に対しては，プロスタグランジン合成阻害薬でもある非ステロイド性抗炎症薬（NSAIDs）や，低用量エストロゲン・プロゲステロン配合剤が有効である。

8 月経前症候群（PMS）

月経前（黄体期）の 3～10 日間に出現し，月経開始後に消退する心身の不快症状を月経前症候群（PMS）といい，全身倦怠感や集中力散漫，浮腫といったさまざまな症状が月経に伴って変動する（→表 2-1）。黄体期における複雑

---

[1] 血液中に比較的高いレベルで存在していたエストロゲンやプロゲステロンが急激に減少すると，子宮内膜から出血がおこる。この現象を消退出血という。正常な月経も，黄体機能の低下によりエストロゲンとプロゲステロンのレベルが低下することによりおこる消退出血である。

表 2-1 月経前症候群の症状

	症状	内容
身体症状	自律神経	吐きけ・嘔吐，めまい，頭痛・腰背部痛
	水分貯留	疲労感，むくみ，腹部膨満感，だるさ，乳房緊満感
	食欲関連	体重増加
精神症状	精神不安定	情緒不安定，入眠困難，臥床傾向，抑うつ，怒りの爆発
	認知機能	集中力低下，判断力低下，つねに眠け
	不安・緊張	緊張増加，不安，睡眠の障害

な内分泌機構の変調が関与するといわれる。また，強い精神症状を主体とするものはPMSの最重症型として分類され，月経前不快気分障害（PMDD）とよばれる。

治療● 治療には，ホルモン動態を調節するエストロゲンやプロゲステロンなどの卵胞ホルモン製剤を用いる方法や，卵巣機能を抑制するGnRH作動薬を用いる方法がある。また各症状については，水分貯留に対する利尿薬，疼痛に対する鎮痛薬，精神症状に対する向精神薬などが用いられる。

B 外陰・腟の疾患

1 外陰および腟の感染症

外陰と腟の感染症は，産婦人科外来患者のなかでも多くの割合を占める重要な疾患である。外陰と腟は解剖学的に連続しているので，多くの病原体は外陰と腟に感染する。

1 毛嚢炎

症状● 外陰部の陰毛がはえている局所に疼痛を訴える。毛嚢炎は黄色ブドウ球菌による炎症で，毛嚢に一致して紅い丘疹がみられる。

治療● 感受性のある抗菌薬含有軟膏や経口薬を用いる。

2 バルトリン腺炎

原因・症状● 腟口に開口しているバルトリン腺（●116ページ，●図1-1）の排泄管がつまり，バルトリン腺に液がたまった状態をバルトリン腺嚢胞という。バルトリン腺嚢胞に細菌が感染し，開口部におこった炎症が，排泄管と腺部にまで波及した状態がバルトリン腺炎である。症状として腟口側下部の腫脹，発赤がみられ，強い圧痛を訴える。

治療● 適切な抗菌薬を使用する。膿瘍に対しては切開排膿する。

❸ 性器ヘルペス

性器ヘルペスは単純ヘルペスウイルス1型または2型の感染によって引きおこされる，ウイルス性の性感染症である。大・小陰唇に好発する。ウイルス感染数日後に多数の水疱を形成し，これが破れると浅い潰瘍をつくり，激しい疼痛を訴える。診断は病原体の診断が基本となり，血清抗体による診断はむずかしい。

治療● 治療はアシクロビルまたはバラシクロビル塩酸塩の内服で行う。

❹ 尖圭コンジローマ

原因・症状● 性感染症の1つで，ヒトパピローマウイルス(HPV)6型および11型によって発症する。

疣状の腫瘤が外陰や肛門周囲，腟，子宮腟部などに多発し，ときには肥大した腫瘤がニワトリのとさか状になる。まったく自覚的症状を呈しないものから，分泌物が増加して灼熱感，瘙痒感，異物感をきたし，疼痛を伴うものまである。腫瘤を放置した場合，しだいに進展，増大する。

治療● 局所の薬物療法と外科的療法がある。薬物療法としては5%イミキモドクリームの局所塗付が用いられる。外科的治療としては切除，凍結療法，レーザー蒸散が用いられる。

❺ 細菌性腟症

原因● 細菌性腟症は，腟の感染症のなかで最も頻度が多い疾患である。乳酸桿菌を主体とした腟内の正常細菌叢にかわって，ガードネレラ・バギナリス，バクテロイデス属，モビルンカス属などが過剰増殖することでおこる。

治療● メトロニダゾール，クリンダマイシンリン酸エステルが有効である。

❻ カンジダ腟炎

原因・症状● 真菌の一種であるカンジダ属の感染によっておこる。妊婦の高エストロゲン状態，抗菌薬や副腎皮質ステロイド薬の使用，糖尿病などにより腟の環境が変化したり全身状態が変調したりすると，腟の常在菌であるカンジダが異常に増殖することで炎症がおこる。

症状としては外陰部の激しい瘙痒感があげられる。また，帯下はヨーグルトまたは酒粕状となり，腟壁には偽膜様の白苔があらわれる。

治療● 抗真菌薬の腟錠，軟膏を用いる。難治性の場合は内服薬を用いる。

❼ トリコモナス腟炎

原因・症状● 性交などで，原虫であるトリコモナスに感染して発症する腟炎である。瘙痒感，灼熱感，疼痛などを訴え，帯下が黄色く，膿泡沫状となる。ときに血

性の帯下となる場合もある。また，外陰部や腟粘膜には発赤や充血がみとめられる。

診断には腟から採取した新鮮標本を用いる。標本に生理食塩水を滴下して顕微鏡で観察すると，西洋ナシ形をした，鞭毛（べんもう）を有して活発に運動するトリコモナスを確認できる。

治療　メトロニダゾールの内服薬を用いる。トリコモナスは腟内だけでなく尿路への感染の可能性もある。また，女性だけでなく男性の膀胱，生殖器にも感染していることがあるので，配偶者やパートナーも同時に治療する必要がある。

8 細菌性腟炎

原因・症状　ヘモフィルス属，大腸菌，レンサ球菌属，ブドウ球菌属などの細菌によっておこる腟炎である。タンポンの使用や過度の性交などの機械的刺激によって腟粘膜が損傷したり，頸管炎，内分泌異常により腟自浄作用が低下したりすることが細菌性腟炎の誘因となる。急性期には腟の粘膜が充血・腫脹し，熱感と痛みを訴える。また，嫌気性菌との混合感染をおこすと帯下が灰色均一性となり，悪臭を呈する。

治療　腟洗浄を行い，抗菌薬を含有する腟錠を用いる。

9 萎縮性腟炎（老人性腟炎）

原因・症状　高齢期になるとエストロゲンの分泌が低下し，腟上皮が萎縮する。また，腟粘膜上皮細胞のグリコーゲン含有量が減少し，乳酸の産生が低下するためpHが上昇し，常在菌である乳酸桿菌が減少する。萎縮性腟炎とは，乳酸桿菌の減少により腟自浄作用が低下し，腸内細菌を主とした混合感染によって引きおこされる腟炎である。症状としては，帯下が膿性または血性となることや，外陰の瘙痒感，腟腔の狭小化などがあげられる。

治療　エストロゲンを含有する腟錠または内服薬を用いる。

2 外陰白斑症

原因・症状　おもに外陰の発育異常や栄養障害によっておこる病変である。はじめに外陰に白斑（はくはん）を生じ，これが進行すると瘙痒感や熱感，疼痛などを伴う著しい萎縮をおこして，外陰が扁平（へんぺい）となる。さらに症状が進行すると，性交や排尿，歩行などに障害をきたす。これらの病変はときに外陰がんの原因となることもあるので，注意深い経過観察が必要となる。

3 外陰がん

外陰がんの好発箇所は大陰唇や小陰唇，陰核であり，女性性器がんの1～2％を占める。好発年齢は60～70歳代である。がんの組織型としては扁平

上皮がんがほとんどであり，腺がんはきわめて少ない。

症状● はじめは軽度の疼痛や瘙痒感を訴え，ときに軽度の硬結や腫瘤をみとめる程度であるが，進行すると組織が潰瘍状となり，しだいに拡大してカリフラワー状に増殖し，出血および悪臭を伴う分泌物が流出しはじめる。さらに進行すると周囲の組織に連続性に広がり，リンパ行性転移や血行性転移もおこしやすくなる。

4 腟がん

女性に発症するがんのなかではまれな疾患であるが，診断時の進行度がⅡ期以上である症例が 75% を占める。50 歳以上の高齢の女性にみられ，多くの場合で扁平上皮がんである。

症状● 月経以外の出血や帯下がある場合が多い。診断は細胞診と組織診によって行う。

治療● 主として放射線治療を行う。初期で全身状態が良好であれば，手術療法を行う。

C 発生・発育の異常

1 性分化疾患

❶ ターナー症候群

症状● 低身長，性腺機能不全および外表奇形（翼状頸，外反肘 など）を 3 主徴とする女子の先天異常である。2 本の X 染色体のうち 1 本の全欠失または短腕の欠失がある。

❷ アンドロゲン不応症（AIS）

原因・症状● 精巣を有するが，内性器および外性器が女性型を示す症候群である。原因はアンドロゲン標的臓器におけるアンドロゲン受容体不応によるアンドロゲン作用の欠如とされている。

❸ 副腎性器症候群

原因・症状● 副腎皮質由来の性ステロイドホルモンの分泌過剰によって，性器の形態や性機能などに異常をきたす症候群である。先天性副腎皮質過形成と後天性のアンドロゲン産生副腎腫瘍がある。副腎性器症候群は原発性無月経の原因の 2% を占めるとされる。

2 性器の形態異常

1 腟閉鎖症

　先天性または後天性に腟の一部に閉鎖をみとめるもので，鎖陰ともよばれる。先天性のものには処女膜閉鎖や，腟横中隔による腟閉鎖があり，後天性のものには，分娩後，または老人性の子宮口（頸管）閉鎖や，小児期の感染症が原因となる腟炎，腟潰瘍によるものなどがある。
　腟が閉鎖されるため見かけ上は無月経であるが，月経血は生成されるため，閉鎖部より上部に貯留した月経血が腟留血腫や子宮留血腫，卵管留血腫を形成する。これにより，月経モリミナとよばれる毎月周期的に繰り返す激しい下腹部痛がおこる。

治療●　閉鎖部の切開，開放により治療する。

2 腟欠損症

　胎生初期にミュラー管と泌尿生殖洞の分化・発育が障害されることで，先天的に腟の一部またはすべてが形成されなかったものをいう。子宮の発育不全や欠損を伴うことが多い。腟欠損症の特徴として，月経はないが卵巣・卵管・外性器などの生殖器や，身体および陰毛の発育は正常なことが多い。性染色体や尿路系，骨格系の検査を行う。性交を可能にし，不具感を除くためには人工造腟術を行う。

D 子宮の疾患

1 子宮の奇形

　子宮および腟は，発生学上，両側のミュラー管の下部が癒着して管腔を生じることで大部分が形成される。また，ミュラー管の上部がそれぞれ左右の卵管となる。ミュラー管の癒合が適切に行われないことで子宮と腟にはさまざまな奇形が生じる（◯図 2-2）。

症状●　月経異常がおもな症状である。無月経や希発月経，過少月経，過短月経，月経困難症などがおこる。また，子宮奇形は不妊症，流・早産の原因ともなり，さらに分娩時にも，胎位異常（骨盤位・横位），微弱陣痛，弛緩出血，癒着胎盤などをきたしやすい。

診断●　内診所見や子宮消息子診，子宮卵管造影法，超音波断層法，子宮鏡，MRI，腹腔鏡などの組み合わせにより診断される。子宮奇形をみとめるときには尿路系異常が合併していることが多い。

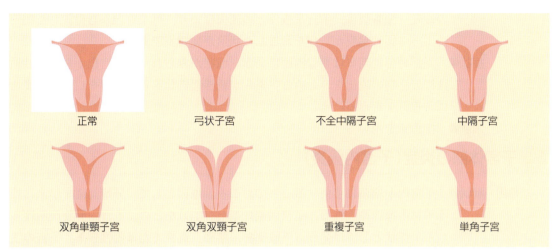

◯ 図 2-2　子宮奇形の分類

2 子宮位置異常

① 子宮下垂・子宮脱

　　　　子宮下垂とは正常な位置より子宮が下がり，腟内まで下降している状態をさす。また，子宮脱とは子宮の一部または全部が腟外に出た場合と定義される。

症状● 外陰部の不快感や圧迫感，頻尿，尿失禁，排尿困難などの障害をきたす。

治療● 根治的治療のためには手術を行う。ペッサリーというリングを腟内に挿入して下垂をおさえる方法も用いられる。

② 子宮内反症

原因・症状● 子宮内反症とは，裏返しになった子宮底が子宮腔内に入り込んだ状態のことである。まれに子宮底が腟外に脱出することもある。分娩直後の胎盤用手剝離（はくり）や，無理な臍帯牽引（さいたいけんいん）などの際におこり，大出血と強い下腹部痛をきたし，ショック状態となることもある。

治療● 静脈麻酔または全身麻酔下で用手整復を行う。整復できないときには開腹して整復する。

3 子宮の炎症

① 子宮頸部の炎症（頸管炎）

　　　　通常，頸管内は頸管粘液で満たされているため，外子宮口からの細菌侵入は防がれている。しかし，性交や分娩，流・早産，子宮内操作，子宮内膜炎

の波及，頸管裂傷，子宮下垂などの誘因により，外子宮口から侵入した細菌によって頸管粘膜が炎症をおこした状態が頸管炎である。

症状● 炎症の急性期には頸管内膜に発赤や腫脹がみられ，外子宮口からは膿性粘液性分泌物の流出をみとめる。炎症が続き慢性化すると頑固な白色帯下または黄色帯下をみる。

治療● 抗菌薬を用いる。

❷ 子宮体部の炎症（子宮内膜炎）

原因・症状● 子宮内が細菌に感染することでおこる。原因として，分娩，流・早産に伴う子宮内操作や，性交，子宮内避妊器具（IUD）などの，子宮内異物があげられる。症状としては発熱，下腹部痛，腰痛，血性または膿性帯下，子宮の圧痛，白血球増加などがみられる。

治療● 炎症の原因菌を頸管分泌物の培養，細菌感受性検査によってを同定し，有効な抗菌薬を用いる。

4 子宮の腫瘍

❶ 子宮筋腫

子宮筋腫は子宮平滑筋から発生する良性の腫瘍である。婦人科の腫瘍性疾患のなかではもっとも高頻度なものであり，30歳以上の女性の約20～30％にみられる。顕微鏡的なものを含めると約75％にみられるとされている。

子宮筋腫細胞はエストロゲンおよびプロゲステロンの受容体を発現し，細胞増殖にはこれらのホルモンが関与している。子宮筋腫は発育部位によって次の3つに分類される（◆図2-3）。

①**筋層内筋腫**　子宮筋層内に発生，発育するもの
②**粘膜下筋腫**　子宮内膜の直下に発生し，子宮腔内に向けて発育するもの
③**漿膜下筋腫**　子宮漿膜直下に発生，発育するもの

症状● おもな症状として月経の異常，不正性器出血，貧血，および腫大した筋腫による圧迫症状があげられるが，筋腫結節の大きさ，部位などにより症状はさまざまである。

①**月経異常**　子宮筋腫は月経困難症や過多月経，頻発月経などの原因となる。また，不正性器出血の原因にもなる。月経異常の症状は，漿膜下筋腫では軽いが，筋腫結節が子宮内膜に近いほど強くなる。そのため，粘膜下筋腫の場合は小さな筋腫でも月経異常の症状が強くなる。また，筋腫分娩の場合は持続性の出血や膿性帯下もおこる。

②**貧血**　子宮筋腫によって過多月経や頻発月経，不正性器出血が続くと，血液を失うことによってしだいに慢性の鉄欠乏性貧血となる。高度な貧血になると動悸やめまい，全身倦怠感などの症状が出現し，ときには心臓の機能

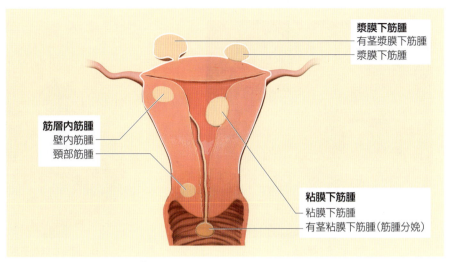

○図 2-3 子宮筋腫の分類

障害をきたすこともある。

③**圧迫症状** 筋腫が大きくなると，周囲にある臓器を圧迫して下腹部腫瘤感，下腹部・腰部の圧迫感，下腹部痛，腰痛，排尿・排便障害といったさまざまな症状を引きおこす。

④**不妊** 筋腫によって子宮内腔が変形すると，不妊の原因となることがある。また，子宮内腔が変形することで，妊娠しても流・早産や，胎児の位置異常（骨盤位・横位）がおこることが多い。

診断● 子宮の大きさ，筋腫結節の大きさ・部位・硬度を内診によって触知し，診断する。より確実な診断には，超音波断層法や CT，MRI を用いる（○図 2-4）。また，粘膜下筋腫の場合は子宮鏡による検査で診断し，治療法を検討するとよい。

子宮筋腫の診断にあたっては，卵巣腫瘍や妊娠子宮，子宮体がん，子宮腺筋症，双角子宮などとの鑑別が必要である。

治療● 筋腫が小さく，また無症状である場合は治療を行う必要はない。重い貧血を引きおこすものや，強い圧迫症状があらわれるもの，不妊症や月経困難症によって苦痛を感じるものに対しては治療を行う。

①**薬物療法** 対症的な止血薬の使用やホルモン療法を行う。また，エストロゲンを低下させる GnRH 作動薬も用いられる。

②**手術療法** 症状を薬物療法だけでコントロールできないときは，手術療法が必要となる。手術には，筋腫だけを取り子宮を残す筋腫核出術と，筋腫を含めて子宮を摘出する子宮全摘出術がある。術式には開腹して行う腹式，腟から術操作を行う腟式，腹腔鏡下に行う方式があり，筋腫の部位や大きさによって選択される。また，粘膜下筋腫に対しては子宮鏡下に切除する侵

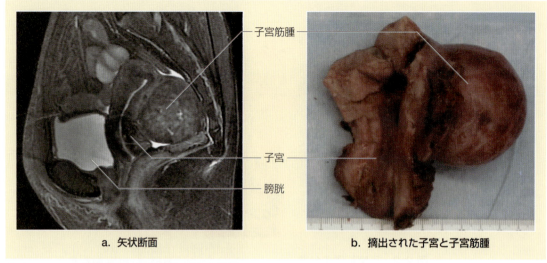

a. 矢状断面　　　b. 摘出された子宮と子宮筋腫

◯ 図 2-4　子宮筋腫の MRI 画像と摘出臓器

襲の少ない術式もある。患者の希望・病態を考慮したうえでインフォームドコンセントをとり，術式を決定する。

③**子宮動脈塞栓療法（UAE）**　子宮動脈を塞栓物質によって閉塞することで筋腫への血流を減らし，壊死させて縮小させることで症状の改善をはかる方法である。手術は血管カテーテルを大腿動脈から挿入して行う。

❷ 子宮腺筋症

子宮筋層内に子宮内膜類似組織が侵入し，増殖する疾患である。筋層内で出血がおこるため，子宮はしだいに腫大する。

症状●　強い月経困難症があらわれる。過多月経や不正性器出血などをきたし，下腹部痛，腰痛，不妊などの症状を呈する。

診断●　症状や内診所見などから診断を推定し，超音波断層検査や MRI による画像診断を行う。子宮筋層内における出血を思わせる画像から診断される（◯図 2-5）。また，腫瘍マーカーの 1 つである CA125 が高値を示すことも多い。

治療●　子宮内膜症に準じたホルモン療法による治療を行う。子宮全摘術は疼痛に対する根治的治療として行われる。

❸ 子宮頸部腫瘍

■ 尖圭コンジローマ

「外陰および腟の感染症」（◯142 ページ）を参照のこと。

■ 子宮頸部異形成，子宮頸部上皮内腫瘍（CIN）

診断●　子宮頸部異形成は，ヒトパピローマウイルス（HPV）への感染により発症する。異形成細胞は正常細胞と比べて，核／細胞質（N/C）比が高く，核形不

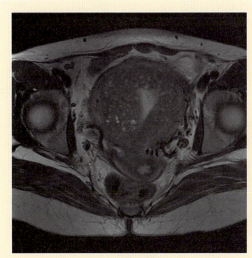
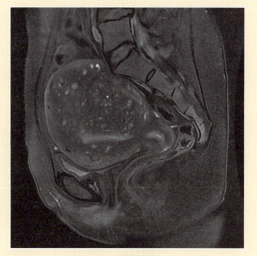

a. 水平断面　　　　　　　　　　　　b. 矢状断面
子宮全体が大きく肥大している。

⏵ 図 2-5　子宮腺筋症の MRI 画像

整やクロマチンの増量がみられる。表層型細胞にのみ異型性細胞が存在する場合は軽度異形成，表層～中層型細胞に存在する場合は中等度異形成，傍基底型細胞にまで異型性細胞が存在する場合は高度異形成と診断される。

3 上皮内がん

上皮内がんと高度異形成の区別は困難な場合があるが，上皮内がんでは核の緊満が強い。

4 子宮頸がん

子宮頸部に発生するがんで，女性生殖器におけるがんの約 50% を占める。好発年齢は 30～60 歳であり，30 歳代後半に発症のピークがみられる。好発部位は，円柱上皮と扁平上皮の接合する扁平円柱上皮境界(SCJ)である(⏵図 2-6)。組織学的に約 80% は扁平上皮がん，約 15% は腺がんである。危険因子として低年齢での初性交，多数の性的パートナー，多数にわたる妊娠・出産などがあげられている。

原因●　ヒトパピローマウイルス(HPV)の感染が子宮頸がん発生に関与している。150 種類以上ある HPV のうち，15 種類が発がんに関与するハイリスクタイプに分類されている。HPV の感染は性交渉によっておこるが，感染自体はまれではなく，多くの場合は症状がでる前に HPV が排除されると考えられている。

近年では子宮頸がんおよびその前がん病変に対して高い予防効果をもつとされる HPV ワクチンが開発され，接種が行われている。しかし，①すべて

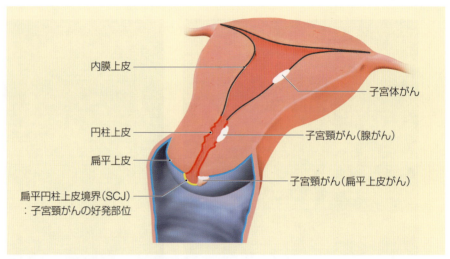

◯図 2-6　子宮頸がんの好発部位

のハイリスクタイプの HPV 感染を予防することはできない，②接種時にすでに感染している HPV は排除できない，③すでに発症している病変の進行の予防はできない，④ワクチン接種が定期的な子宮頸がん検診のかわりになるものではない，などについては認識しておく必要がある。

症状● 　上皮内がんや微小浸潤がんといった，初期のがんはほとんど無症状である。症状としてはまず不正性器出血と帯下の増量があらわれ，末期になると疼痛，排尿・排便異常などが出現する。

　①**不正性器出血**　通常，疼痛は伴わず，接触出血（性交時の出血）で検査に訪れることが多い。排便時に出血することもあり，病態が進行すると特別な刺激がなくても出血し，量もしだいに増加して貧血に陥ることがある。

　②**帯下**　病態が進行し，病変部が肉眼でわかる時期になると，粘液性・血性帯下が出現し，さらにがんの進行とともに，特有の悪臭を伴う膿性・肉汁様帯下も増加してくる。

　③**尿路障害**　膀胱炎や腎盂腎炎をおこしやすくなる。また，がん組織により尿管が圧迫される水腎症をひきおこし，腰痛の原因となる。尿瘻を生じることもある。

　④**直腸障害**　便秘や血便，瘻孔を生じる。

　⑤**疼痛**　末期状態になるとがんが骨盤内神経まで浸潤し，耐えがたい疼痛を訴える。

　⑥**全身衰弱**　進行したがんが骨盤内臓器や組織に広がり，さらに肝臓や腎臓，肺，脾臓，骨などといった遠隔臓器に転移すると，転移部位に応じた症状があらわれ，徐々に栄養状態が悪化する。

診断● 　①**子宮頸がんの診断**　子宮頸がんのスクリーニングを目的として，子宮頸

がん検診が行われている。子宮頸がん検診の実施は非常に有効で，進行がんを防ぎ，死亡率を減少させることが証明されている。また，検診では子宮頸部異形成や上皮内がんといった無徴候の前がん病変が発見されることが多い。検診時の子宮頸部細胞診において異常細胞がみとめられると精密検査を行う。精密検査では，コルポスコープによって子宮頸部を観察し，異常所見がみとめられる部位から生検(ねらい組織診)を行う。進行がんの場合は肉眼的に判断することもできる。

②**病巣の広がりと進行度についての診断** 内診によって，原発巣の部位と大きさ，腟壁浸潤の有無と程度，子宮の大きさ，可動性などをみる。直腸診では子宮傍(結合)組織への浸潤の程度を確認する。また，外診では腹水，肝臓・腎臓の腫大，下肢の浮腫，鼠径リンパ節の腫大などを検査する。とくに，鎖骨の上方にあるウィルヒョウリンパ節とよばれるリンパ節の腫大は，遠隔転移の指標として重要である。ほかにも，静脈性腎盂尿管撮影や膀胱鏡検査，CT，MRI，胸部X線撮影，PET，シンチグラム検査などは，病巣の広がりと転移の有無を知るうえで重要な検査である。

臨床進行期分類● 子宮頸がんの進行期はⅠ期からⅣ期までに分類され，治療法の決定や予後の推定，治療成績の評価における最も基本的な指標となる。進行期については手術前の内診所見により決定し，その後は変更しない(◎図2-7)。

また，臨床進行期分類とは別に，病変の進行度を原発腫瘍の進展度(T)，所属リンパ節転移の有無(N)，遠隔転移の有無(M)に基づいて記載する**TNM分類**や，術後に，手術所見や治療を目的として切除した病変部から得られた情報で補足修正した**pTNM分類**も使われる。

治療● 基本となる治療法は手術療法・放射線療法と化学療法である。治療法は臨床進行期や年齢，合併症，全身状態などを考慮して選択する。

①**手術療法** 臨床進行期に適応する術式を行う。

(1) 円錐切除術は，子宮頸部を円錐状に切除する方法である。おもにがんの進行度の確認のために行う。上皮内がんの場合，治療にもなりうる。
(2) 単純子宮全摘術は，ⅠA1期までの頸がんに対して行われる。
(3) 準広汎子宮全摘術は，ⅠA2期に対して行われる。子宮からやや離れた部分まで切除する方法である。
(4) 広汎子宮全摘術はⅠB期からⅡ期までに対して行われる。子宮のみならず，子宮の頸部を支える靱帯や腟の上部，さらに所属リンパ節を含めて広汎に分離・切除する方法である。術後の合併症として排尿・排便障害，リンパ浮腫，リンパ嚢腫，骨盤死腔炎，性交障害などをおこすこともあるので，術前には十分にインフォームドコンセントをとっておく。

②**放射線療法** 原則として外部照射と腔内照射を併用する。近年では放射線療法とプラチナ製剤を併用した，同時化学放射線療法(CCRT)が行われている。CCRTでは，副作用はやや増えるが，治療成績は単独療法より改善

I期	癌が子宮頸部に限局するもの（体部浸潤の有無は考慮しない）	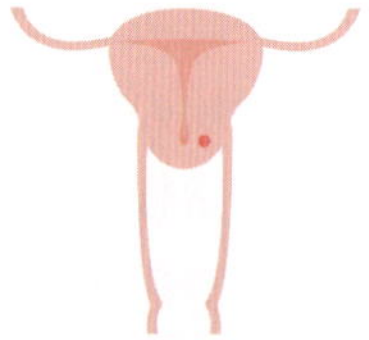	IA期	組織学的にのみ診断できる浸潤癌 IA1期：間質浸潤の深さが3mm以内で，広がりが7mmをこえないもの。 IA2期：間質浸潤の深さが3mmをこえるが5mm以内で，広がりが7mmをこえないもの。
		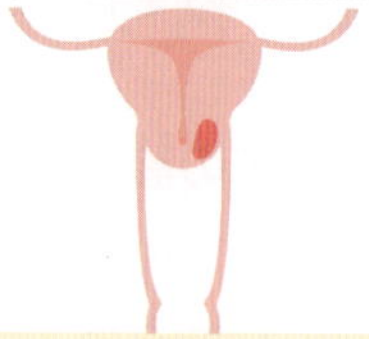	IB期	臨床的に明らかな病巣が子宮頸部に限局するもの，または臨床的に明らかではないがIA期をこえるもの IB1期：病巣が4cm以下のもの IB2期：病巣が4cmをこえるもの
II期	癌が子宮頸部をこえて広がっているが，骨盤壁または腟壁下方1/3に達していないもの	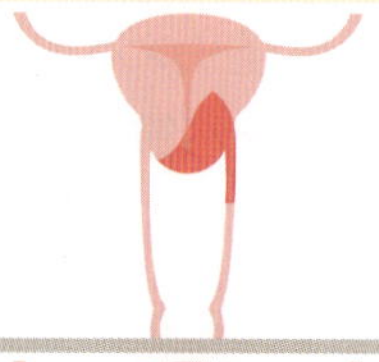	IIA期	腟壁浸潤が認められるが，子宮傍組織浸潤は認められないもの IIA1期：病巣が4cm以下のもの IIA2期：病巣が4cmをこえるもの
		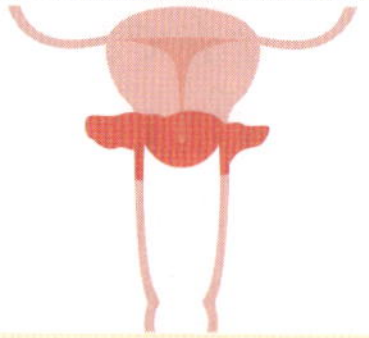	IIB期	子宮傍組織浸潤の認められるもの
III期	癌浸潤が骨盤壁にまで達するもので，腫瘍塊と骨盤壁の間にcancer free spaceを残さない，または腟壁浸潤が下1/3に達するもの	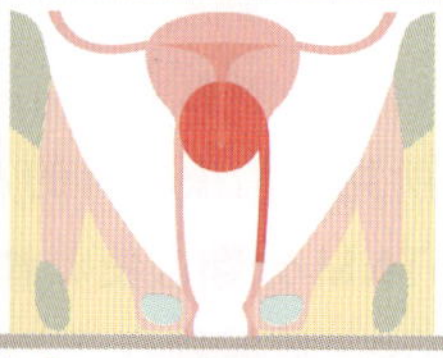	IIIA期	腟壁浸潤は下1/3に達するが，子宮傍組織浸潤は骨盤壁にまで達していないもの
		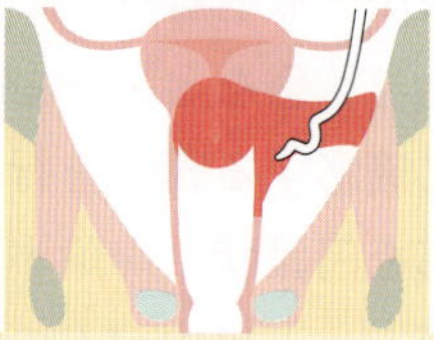	IIIB期	子宮傍組織浸潤が骨盤壁にまで達しているもの，または明らかな水腎症や無機能腎を認めるもの
IV期	癌が小骨盤腔をこえて広がるか，膀胱，直腸粘膜を侵すもの	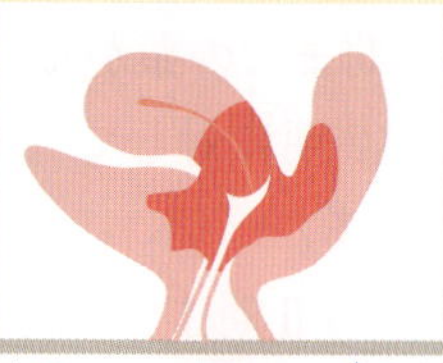	IVA期	膀胱，直腸粘膜への浸潤があるもの
		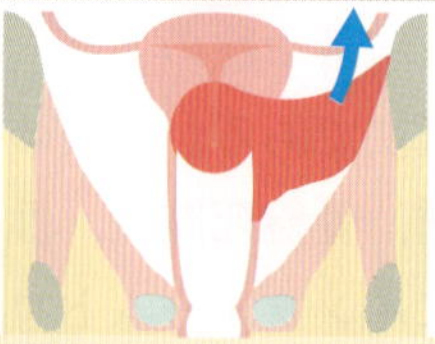	IVB期	小骨盤腔をこえて広がるもの

（日本産科婦人科学会・日本病理学会編：子宮頸癌取扱い規約　病理編. p.10, 金原出版, 2017をもとに作成）

図 2-7　子宮頸がんの臨床進行期分類（日産婦 2011，FIGO2008）

するという報告も増えてきている。放射線療法によって，初期は白血球減少，放射線宿酔[1]，下痢，脱水，膀胱・皮膚障害といった障害がおこる。また，晩期障害としては膀胱出血，消化管出血，下肢の浮腫などがみられる。

③化学療法　子宮頸がんに対し最初に行われる治療は，手術療法か放射線療法であるが，再発や遠隔転移をおこしても全身状態が良好で，臓器機能が保たれている場合には，全身化学療法が推奨されている。

予後●　臨床上，治療開始後5か年を経過しても再発徴候のないものを5年治癒という。また，最近の統計では治療患者数と生存者数との比であらわした5年生存率が用いられる。予後改善の一番のポイントは早期発見である。近年では各種治療技術の進歩によって生存率の向上がみられるが，予後は治療法，がんの進行期，リンパ節転移，脈管侵襲，組織型，年齢，合併症など，さまざまな因子に左右される。

5 子宮肉腫

子宮体部に発生するまれな腫瘍である。全子宮体部悪性腫瘍のなかでおよそ3〜8%を占める。子宮肉腫のほとんどは，がん肉腫，平滑筋肉腫，子宮内膜間質肉腫，未分化肉腫である。なかでも最も多くみられるのはがん肉腫であり，子宮肉腫の半数近くを占める。続いて多いのが平滑筋肉腫と子宮内膜間質肉腫である。

診断●　術前の確定診断はむずかしく，摘出標本によって術後に確定診断される。子宮筋腫が急速に増大したときは肉腫を疑う必要がある。腫瘍は血流が豊富なため，MRI画像が診断に有用である。

治療●　手術の基本は腹式単純子宮全摘術，両側付属器摘出術である。また，がん肉腫や子宮内膜間質肉腫では骨盤・傍大動脈リンパ節郭清（生検）も考慮される。術後治療としては化学療法が推奨されており，放射線治療は有用性が確立されてない。子宮肉腫は血行性転移をおこす場合も多く，予後は一般的に子宮体がんよりもわるい。

6 子宮体がん

子宮体部から発生するがんで，近年罹患数が増加している。好発年齢は50歳代から60歳代である。組織学的には95%以上が腺がんで，そのなかでも類内膜腺がんが90%程度を占める。危険因子は，不妊や遅い閉経年齢，未産，無排卵，肥満，糖尿病，高血圧などがあげられている。

症状●　不正性器出血がほとんどの患者にみられる。病変が進行すると，血性・肉汁様・膿性帯下が増加する。また，内子宮口ががん性変化によって狭窄す

---

[1] 放射線に被曝すると吐きけ，食欲不振，倦怠感，めまいなどがあらわれることがある。このような全身症状を放射線宿酔とよぶ。

ると，子宮腔内に分泌物が貯留することで子宮留膿腫が形成され，これを排出する際に陣痛のような痛みをおこすことがある。

診断● 前子宮内膜細胞診や組織診を行う。また，子宮鏡検査により，微小がん病巣，がんの占拠部位，頸管浸潤の有無を判定する。病巣の広がりについては子宮頸がんに準じた検査を行う。

分類● 子宮体がんには原則的に術後進行期分類が用いられ，進行度によってⅠ期～Ⅳ期に分類される。また，組織学的分化度として，充実性増殖の割合と核異型の程度により，高分化型(GradeⅠ)，中分化型(GradeⅡ)，低分化型(GradeⅢ)に分類される。重要な予後因子である筋層浸潤の深さとリンパ節転移は術後に判明する。

治療● 第一選択は手術療法である。ほかに放射線療法，化学療法，ホルモン療法も行われる。

　①**手術療法**　Ⅰ期では単純子宮全摘術および両側付属器切除術が行われる。深い筋層浸潤やⅡ期・Ⅲ期が予想されたときは，広汎子宮全摘術，両側付属器切除，骨盤リンパ節郭清を追加して行う。また，近年では傍大動脈リンパ節転移が予後に与える影響の大きさが指摘されており，肉眼的に付属器転移がみられたり，リンパ節の腫脹がみられるときには，傍大動脈リンパ節郭清が行われることも多い。

　②**化学療法**　子宮外にまで病変が浸潤している場合や，進行がんにおいて遠隔転移がみとめられた場合に行われる。また，術後に再発のリスクのある症例に対して行われることもある。

　③**放射線療法**　内科的合併症などにより手術療法を行うことができない患者や，高齢の患者，高度な脈管侵襲がみられる患者に対しては放射線治療を行うが，一般に治療成績は手術療法を下まわる。手術進行期，筋層浸潤，リンパ節転移，脈管侵襲といった，再発のリスク因子が複数みとめられる症例では，手術後に放射線照射を行うこともある。

　④**ホルモン療法**　子宮体がんが初期で，挙児希望が強い場合は，黄体ホルモン療法が行われることがある。

7 絨毛性疾患

妊娠後，胎盤の絨毛におこる疾患であり，胞状奇胎，侵入胞状奇胎，絨毛がん，胎盤部トロホブラスト腫瘍(PSTT)，類上皮性トロホブラスト腫瘍(ETT)，存続絨毛症の6つの疾患の総称である。どの疾患の腫瘍組織も遺伝学的に正常妊娠とは異なった絨毛細胞を有し，ヒト絨毛性ゴナドトロピン(hCG)を分泌するという特徴をもつ。

　①**胞状奇胎**　肉眼的に絨毛が嚢胞化し，水腫状に腫大したものが胞状奇胎で，全胞状奇胎と部分胞状奇胎とに分けられる。

　②**侵入胞状奇胎**　肉眼的あるいは組織学的に胞状奇胎絨毛が子宮筋層内ま

で侵入してくるものをさす。

③**絨毛がん** 絨毛細胞からなる悪性腫瘍であり，急速に進行する。腫瘍細胞によってつくられた，増殖性・破壊性の病巣からなり，絨毛形態がみとめられないものをいう。病理診断のための組織検体を得ることが困難な場合が多く，その場合，絨毛がん診断スコアに基づいて診断する。胞状奇胎娩出後に続発することが多いが，流産や正期産に続発することもある。

④**胎盤部トロホブラスト腫瘍（PSTT）** 妊娠後の胎盤着床部位において，中間型栄養膜細胞に類似した腫瘍細胞が増殖することで子宮に腫瘍がつくられる，きわめてまれな疾患である。

⑤**類上皮性トロホブラスト（ETT）** 妊娠後の絨毛膜において，中間型栄養膜細胞に類似する腫瘍細胞が増殖することで子宮に腫瘍がつくられる疾患である。PSTT 同様に発症はきわめてまれである。

⑥**存続絨毛症** 存続絨毛症は，臨床的に転移性胞状奇胎，侵入胞状奇胎，絨毛がんなどが疑われるものの，病巣の組織所見が得られないか，得られてもその所見が不明確なために診断を確定しえないものをいう。

原因 全胞状奇胎はすべて父方（精子）由来の染色体で構成されている。このことは，受精後に，精子の核だけが卵子の細胞内で分割を繰り返して発生したものであることを示している。すなわち，胞状奇胎とは，染色体異常を伴った，病的妊卵であるといえる。

絨毛がんは，妊娠に関連した絨毛細胞ががん化したものと，胚細胞腫瘍として発生した非妊娠性の奇形腫性絨毛がん，あるいはほかのがんが絨毛がん様に変化したものとに分けられる。

症状 不正子宮出血や病巣での出血症状があらわれる。症状が最も好発する部位は肺であり，咳や喀血などをきたす。

診断 超音波検査を行ったときに子宮内胎囊内に胎児像がなく，また小囊胞パターンとよばれるエコー像をみとめるときに，胞状奇胎を疑う。また，胞状奇胎の場合は尿中や血中の hCG 値が高値を示す。

絨毛がんの診断は，尿中のヒト絨毛性ゴナドトロピンが陽性にもかかわらず妊娠が否定されたときに，まず疑われる。視診によって外陰や腟，皮膚などの転移病巣を発見できるが，その他の全身的な病巣の検査には，超音波やCT，MRI，胸部 X 線撮影などを実施する。

治療 胞状奇胎は診断後，すみやかに子宮内容除去術を行う。奇胎娩出後は術後の管理が重要である（◯表 2-2）。また，侵入胞状奇胎の場合は子宮摘出術または化学療法を行う。

絨毛がんは化学療法の効果が最も期待される疾患の 1 つである。メトトレキサート，アクチノマイシン D，エトポシドなどが有効である。必要に応じて手術，放射線治療などを組み合わせる。

> **表 2-2 胞状奇胎の手術後の管理項目**
>
> 1. 尿中・血中ヒト絨毛性ゴナドトロピン（hCG）の定量
> 2. 基礎体温の測定
> 3. 胸部 X 線撮影
> 4. 骨盤動脈造影
> 5. 子宮内膜組織診
> 6. 子宮卵管造影
> 7. CT
> 8. 超音波断層検査
> 9. 臨床症状（出血，子宮の腫大）の観察
> 10. MRI

E 付属器の疾患

子宮に付属する卵巣や卵管，卵管間膜を総称して付属器とよぶ。付属器におこる疾患を次に示す。

1 付属器炎

卵管は子宮を通じて外部と交通している。そのため，腟→子宮→卵管という経路で細菌などの感染をおこしやすい（上行性感染）。また，付属器におこる炎症は卵管だけでなく，卵巣やその周囲にあるほかの臓器にまで及ぶので，臨床的には付属器炎または骨盤内炎症性疾患とよばれる。付属器炎は不妊の原因の 1 つともなる。

原因● 流産，分娩時の子宮内操作，子宮内避妊器具，子宮卵管造影，人工授精，不潔な性行為などによっておこる上行性感染と，腹腔内臓器（虫垂・腹膜など）の炎症から血管，リンパ管を経ておこる下行性感染とがある。起炎菌にはレンサ球菌属，ブドウ球菌属，大腸菌，淋菌，クラミジア-トラコマチス，結核菌などがある。最近，クラミジア-トラコマチスによる卵管炎の増加が注目されている。

症状● 急性期には強い下腹部痛があらわれ，発熱や帯下，出血を伴うこともある。吐きけ・嘔吐などの腹膜刺激症状を伴うことも多い。内診では，子宮および子宮腟部の移動によって強い疼痛を訴える。炎症がさらに進むと骨盤腹膜炎になり，ダグラス窩膿瘍を生じたり，敗血症となることもある。炎症が卵管全体に波及すると，卵管粘膜の破壊が強くおこり，卵管は閉鎖してしまう。この内部に卵管分泌液が貯留した状態を卵管留水症，感染をおこして膿が貯留した状態を卵管留膿症という。

慢性期には下腹部の鈍痛があり，内診時に付属器の軽度圧痛や太い線のようなしこりがみられる。

クラミジア-トラコマチスによる付属器炎では肝周囲に炎症が波及するこ

とがあり(フィッツ-ヒュー-カーチス症候群)，右季肋部に痛みを訴える。

診断● 血液検査では白血球数増加，C反応性タンパク質(CRP)の上昇がみられる。急性期の付属器炎は，虫垂炎，異所性妊娠，卵巣囊腫の茎捻転（けいねんてん）などと鑑別しなければならない。また，超音波検査によりダグラス窩に腹水貯留像や膿瘍像が明らかにされることがある。起炎菌は，腟内帯下や頸管内，子宮腔内，ダグラス窩穿刺液などから分離，同定する。

治療● 起炎菌に対して有効な抗菌薬を使用する。また，卵管の機能を温存させるために，できるだけ早く治療を開始する必要もある。抗菌薬による治療で症状が改善しない場合は，手術療法が必要となる。手術療法では，癒着した卵管留水症，卵管留膿症を切除し，洗浄やドレナージを行う。また，ダグラス窩膿瘍がみられる場合は，後腟円蓋を切開して排膿することもある。

2 卵巣腫瘍

卵巣には，腫瘍化する発生母組織が多彩に存在するため，多種多様な腫瘍が発生する。卵巣の表層は胎生期の体腔上皮を起源とする表層上皮がおおっており，皮質内には胚細胞(卵細胞)が存在している。胚細胞は周囲を顆粒膜細胞と卵胞膜(莢膜（きょうまく）)細胞に取り囲まれ，卵胞が形成されている(●図2-8)。

卵巣腫瘍となる発生母組織には①表層上皮，②性索間質（せいさく）(顆粒膜細胞・莢膜細胞)，③胚細胞(卵細胞)，④間質(結合織)がある。また，腫瘍を臨床的に分類すると，①良性群，②中間群，③悪性群に分けられ，割面の肉眼的所見からは，①囊胞性，②充実性とに大別される。

通常，囊胞性のものはほとんどが良性であり，悪性となるものは充実性または一部に充実性部分を有していることが多い。囊胞性発育を示すが非腫瘍性の貯留囊胞には，多囊胞性卵巣，卵胞囊胞，黄体囊胞，子宮内膜症による卵巣チョコレート囊胞などがある。

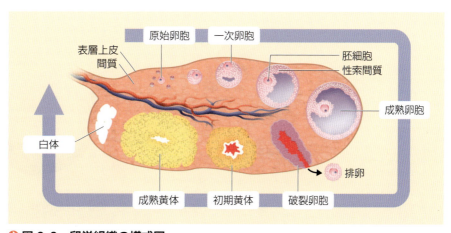

● 図2-8　卵巣組織の模式図

1 良性腫瘍

良性腫瘍は，臨床病理学的に分類されている（→表 2-3）。

症状 卵巣腫瘍による自覚症状は少なく，卵巣がかなりの大きさに腫大するまであらわれないことが多い。腫大によって腹部が膨隆するほどになっても，単に肥満しただけとしか感じないこともあり，ほかの目的で受診したときに偶然腫瘍が発見されることも多い。あらわれる自覚症状としては，腹部膨隆，腫瘤の触知，膀胱や直腸の圧迫による排尿・排便障害や腹痛・腰痛・生理痛などがある。また，卵巣が茎捻転をおこすこともある（→図 2-9）。すると，突発的な耐えがたい激痛に加え，吐きけ・嘔吐などの腹膜刺激症状を伴う。ホルモン産生腫瘍では，腫瘍が産生するホルモンの作用による症状もあらわれる。

診断 触診と内診によって，腫瘤の移動性，表面の性状，硬度，反発性などを感知する。また，超音波検査によって腫瘤の大きさ，単房性か多房性か，充実性部分の有無，内容の性状などがある程度把握できる。正確な診断のためにはCT，MRIならびに腫瘍マーカーの検索を行う。

→表 2-3 良性腫瘍の分類

種類	特徴
漿液性嚢胞腺腫	平滑な表面をもつ球形の嚢腫である。黄色透明の漿液性内容液を含む。
粘液性嚢胞腺腫	粘稠性で白色～黄色～褐色のムチン様内溶液をもつ。発育はゆっくりである。
成熟嚢胞性奇形腫（皮様嚢腫）	腫瘍内部が粥状の皮脂で満たされている。胎生期の内・中・外胚葉由来の腫瘍であるため，毛髪や歯牙，骨片，軟骨組織，神経組織などもみられる。茎捻転をおこすことがある。
線維腫	良性充実性腫瘍として見つかる大部分は線維腫である。卵巣の結合組織から発生し，非常にかたい。
ブレンナー腫瘍	外観と硬度は線維腫に似ており，きわめてかたい。予後は良好である。

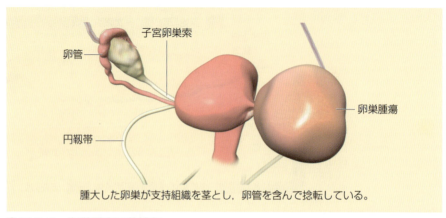

腫大した卵巣が支持組織を茎とし，卵管を含んで捻転している。

→図 2-9 卵巣腫瘍の茎捻転

治療● 直径6cm以下の大きさで自覚症状がなく，悪性所見もみとめられないものは，3か月ごとに検査を行いながら経過観察を行ってもよい。経過観察によって①腫瘍の縮小がみられない，②茎捻転の可能性が高い，③悪性化の危険があると判断された場合には手術を行う。手術を行う場合は，年齢，挙児希望の有無，腫瘍の大きさ，卵管損傷の程度，悪性化の危険性などを考慮して，卵巣の機能を温存する囊腫摘出術か，卵巣・卵管を全部摘出する患側付属器摘出術を選択する。

❷ 卵巣がん

おもに閉経期前後の女性に多い。また，胚細胞から発生するものは若年女性にもおこる。初期には自覚症状が乏しく，また卵巣は腹腔内臓器であるため，発見されるときにはすでに腹腔内に広がった状態であることが多い。また，腹腔内播種とリンパ行性転移をおこすことも多い。

分類● ①**原発性卵巣がん** 鶏卵大から小児頭大，不整球形でややかたい。おもに片方の卵巣にのみ発生する。多くは充実性であるが，囊胞性のものもみられる。被膜が破れると周囲の腹膜や子宮などに浸潤・転移する。血性または水様の腹水を伴うこともある。

②**転移性卵巣腫瘍** 胃，腸，胆囊などの消化器がんなどから転移したものである。最も多いのは胃がんからの転移である（クルケンベルグ腫瘍）。ほとんどが両側の卵巣で発生し，大きさは手拳大〜小児頭大に達する。表面は凹凸があり，かたく，割面は黄白色・充実性で，寒天状・水腫状・粘液状の部分が混在する。

症状● 卵巣がんはサイレントキラーともよばれるように，初期にはほとんど無症状である。病変が進行すると，良性卵巣腫瘍と同様の自覚症状があらわれる。

診断● 診断上，超音波やCT，MRIなどによる検査がきわめて有益である。腫瘍が良性か悪性かについては，大きさ，充実性か囊胞性か，単房性か多房性か，壁あるいは中隔部の厚さ，平滑であるか凸凹があるか，などを参考に判断する。悪性が疑われる場合は，開腹手術を行い，病理診断を行う。また，腫瘍マーカーをいくつか組み合わせることにより，より正確な診断につながる。腫瘍マーカーはまた，治療の有効性を判断する指標としても用いられる。

臨床進行期分類● 卵巣がんでは，臨床進行期の決定が最も重要な予後因子となる。臨床進行期の決定には，まず病期決定開腹 staging laparotomy を行い，続く病理診断によって確定する。治療方針は進行期に応じて決定される。

治療● 抗がん薬に対する感受性を示すことが多いため，手術療法と抗がん薬による化学療法を組み合わせた集学的治療が行われる。また，初回手術の時点でⅢ期・Ⅳ期の進行がんになっており，腫瘍の摘出が不可能な場合でも，可能な限り残存腫瘍を小さくし，術後に抗がん薬を用いることで予後の改善につながる。

手術療法は，子宮全摘術，両側付属器摘出術，大網切除術，後腹膜リンパ節および大動脈リンパ節郭清術を行う。腫瘍が腹腔内に広がり，完全摘出が困難な場合には，できる限りの腫瘍を減量する手術を行うこともある。妊孕性の温存を希望する患者に対しては，病側付属器切除にとどめ，反対側の卵巣と子宮を温存させる妊孕能温存手術も行われるが，高分化型のⅠA期においてのみ許容されている。

化学療法は，タキサン製剤（パクリタキセル）と白金製剤（シスプラチン・カルボプラチン）を併用する方法が現在の標準的な治療法である。イリノテカン塩酸塩水和物やゲムシタビン塩酸塩などの新しい抗がん薬が登場し，組み合わせることで治療成績の向上が期待されている。

F 骨盤内の疾患

1 骨盤腹膜炎

原因● 婦人科手術時の感染，流産や分娩，付属器炎や虫垂炎からの炎症の波及によって引きおこされる。

症状● 付属器炎と同様，急性期には悪寒戦慄，発熱や下腹部の激痛・圧痛，吐きけ・嘔吐などの腹膜刺激症状がおこる。また，便秘または下痢，頻繁な尿意などの膀胱や直腸の刺激症状を伴う。慢性期になると下腹部痛や腰痛，性交痛，便秘，排尿障害，不妊などをきたす。ダグラス窩に膿が貯留し，膿瘍を形成することもある（ダグラス窩膿瘍）。

診断● 内診によって，子宮の後方および側方にびまん性の抵抗を触れ，強い圧痛および子宮腟部の移動痛がある。急性期を過ぎるとダグラス窩に強い抵抗を触れるようになる。血液検査では白血球の増加がみられる。

治療● 抗菌薬を用いるなど，付属器炎に準じた治療を行う。ダグラス窩膿瘍が形成されている場合は経腟的に切開，排膿することもある。

2 子宮内膜症

子宮内膜もしくはその類似組織が，子宮内膜以外の骨盤内臓器で増殖する疾患である。発生は性成熟期におこり，増殖は卵巣ホルモン，とくにエストロゲンによって進行する。おもな発生場所は卵巣や卵管，ダグラス窩，子宮漿膜，子宮支持靱帯，直腸，S状結腸，直腸腟中隔，膀胱である（●図2-10）。ほかにも，臍や外陰，鼠径部，帝王切開時の手術瘢痕などにも発生する。月経時には増殖した内膜症組織から出血がおこり，周囲と強く癒着することで硬結が形成される。子宮内膜症の症状のおもな原因はこの出血と癒着によるものである。子宮内膜症は20～40歳代に多く，その発生は増加の傾向に

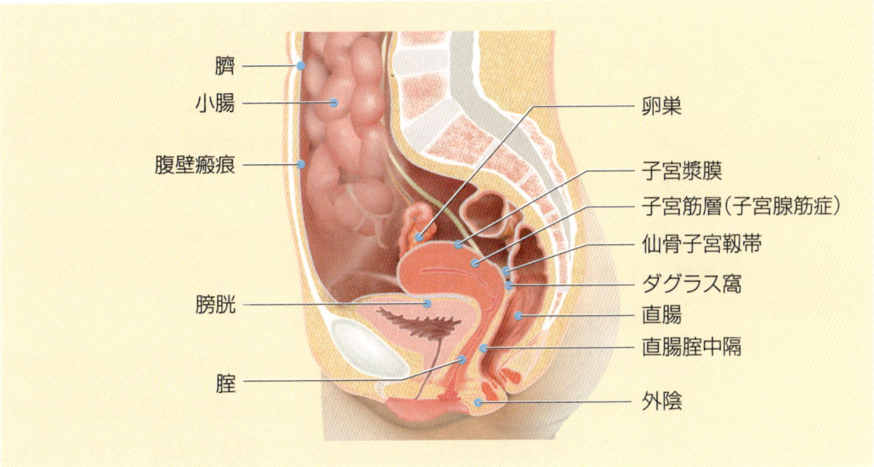

図 2-10 子宮内膜症の好発部位

ある。

　卵巣における子宮内膜症については，病巣が表面にあるものを卵巣子宮内膜症，囊胞を形成して腫大したものを卵巣チョコレート囊胞とよぶ。近年では卵巣がんと内膜症性囊胞の関係が指摘されており，4 cm をこえる卵巣チョコレート囊胞は，悪性変化のおそれがあるので慎重な経過観察が必要とされる。

　子宮内膜症は発生原因が解明されておらず，また術前診断も困難であることから，進行度と治療方針，その予後を関連づけた臨床進行度分類は確立されていない。現在最も用いられるのは，内診所見から進行度を分類したビーチャムの分類と，アメリカ不妊学会の提唱した腹腔鏡を用いた分類（r-ASRM の分類）である。

原因●　子宮内膜症は広範囲に発生し，また，病態が複雑であるために，発生の原因を一元的に説明することは困難である。これまで多くの説が発表されてきたが，現在最も有力な説は，月経ではがれた子宮内膜細胞が卵管を逆流して腹腔内に入り，骨盤臓器漿膜面に移植することによって子宮内膜症が発生する，という子宮内膜移植説である。

症状●　おもな自覚症状は疼痛であり，月経痛や下腹部痛，腰痛，性交痛，排便痛などが，およそ 90％ の患者にみとめられる。症状は続発性であり，病状が進行すると，月経時以外にも慢性的な疼痛を訴える。また，年齢とともに症状は増悪していくことが多い。子宮内膜症患者の 40％ 程度は不妊症を合併し，また不妊患者の 50％ 以上に子宮内膜症がみられる。まれに急性腹症の 1 つとして，卵巣チョコレート囊胞の破裂による下腹部の激痛をきたすことがある。

診断●　特徴的な内診所見として，癒着によって可動性が制限された後屈子宮や，

子宮後面およびダグラス窩の硬結，圧痛，可動性の少ない卵巣チョコレート囊胞の触知などがある。また，超音波検査画像では，卵巣チョコレート囊胞の特徴である辺縁不整やびまん性で均一なすりガラス状の像がみられ，周囲組織との境界も不明瞭となる。MRIでは，漿液性囊胞腺種や類皮（皮様）囊胞腫との鑑別を行うことが可能である。軽症の子宮内膜症の場合は，腹腔鏡検査による直視下の観察によってのみ診断される。

● **治療** 薬物療法と手術療法があり，年齢や挙児希望の有無，これまでに行われた治療の内容などを考慮して選択する。

①**薬物療法** 月経痛に対する対症的治療には消炎鎮痛薬が使われる。内膜症組織に対する治療では，GnRH作動薬，低用量ピル，ジエノゲストなどのホルモン療法が行われる。さらに2014年には月経困難症および過多月経に対してミレーナ®が保険適応となり，疼痛を伴う子宮内膜症に対しても効果が得られている。しかし，根治はむずかしく，症状の再発が問題となる。低用量ピルは月経痛の軽減に有用で，長期間の与薬が可能である。

②**手術療法** 挙児希望をもつ患者の場合は，妊孕性保存のため，腹腔鏡下手術による病巣部の焼灼，癒着剝離，卵巣チョコレート囊胞の摘出などが行われる。症状が強く，薬物療法が無効で，挙児希望がない場合は，子宮および両側卵巣摘出を含めた根治手術も考慮する。

子宮内膜症は再発率が高いため，治療は患者の年齢や挙児希望の有無，ライフスタイルに合わせて，長期的な視野で行う必要がある。

G 不妊症・不育症

1 不妊症

不妊症とは，生殖年齢の男女が妊娠を希望し，避妊をせずに1年間の性生活を送っているにもかかわらず，妊娠の成立をみない状態である。不妊症のうち，1回も妊娠しないものを**原発不妊**，1回以上妊娠したあと不妊となったものを**続発不妊**とよぶ。また，不妊の原因を明確に診断できるものを**器質性不妊**，原因が不明なものを**機能性不妊**（原因不明不妊）とよぶ。不妊の原因が男性にあるものが**男性不妊**，女性側にあるものが**女性不妊**である。不妊の原因は女性因子ばかりでなく，半分は男性因子によるものとされ，また原因が複合して存在することも少なくない。

● **原因** 不妊の原因には多くの因子が関与している。女性不妊のおもな原因として，排卵因子や卵管因子，子宮因子があげられるが，同時に複数の因子が影響していることも多い。そのため，一連の検査をすべて行い原因をはっきりさせることが大切である（○表2-4）。

表2-4 不妊の原因の分類

1. 排卵因子
   1) 視床下部-下垂体性
   2) 卵巣性
   3) その他の内分泌腺性(甲状腺・副腎)
2. 卵管因子
   1) 卵管通過障害(クラミジア・淋菌)
   2) 卵管周囲癒着(虫垂炎・内膜症・クラミジア)
   3) 卵管留水症
3. 子宮因子
   1) 子宮奇形
   2) 子宮腫瘍(子宮筋腫・腺筋症)
   3) 子宮内膜ポリープ
   4) 子宮内膜の増殖不全
4. 頸管因子
   1) 頸管狭窄・頸管炎
   2) 頸管粘液分泌不全
   3) 抗精子抗体
5. 外陰・腟因子
   1) 腟閉鎖・腟欠損
   2) 高度の腟炎
6. 男性因子
   1) 造精機能障害
   2) 精路通過障害
   3) 性交障害

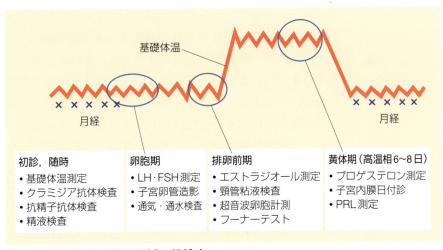

図2-11 月経周期と不妊一般検査

検査 不妊の検査は,多岐にわたる不妊の各因子を,ひと通り確認するためのスクリーニング検査(必須検査)と,そこで異常が見つかったときに行う特殊検査に分けることができる。また,検査の多くは月経周期の特定の時期に行う必要がある(図2-11)。そのため,基礎体温表と月経周期および検査の関係について患者によく理解してもらう必要がある。

治療 不妊の原因が確定したら,それに対応した治療を行う。

①**排卵障害** 視床下部から放出されるゴナドトロピン放出ホルモン(GnRH)は,下垂体に作用し,卵胞刺激ホルモン(FSH)と黄体化ホルモン(LH)を放出する。FSHは卵巣に作用して卵胞の発育を促し,LHは成熟卵の排卵と排卵後の黄体ホルモン産生を促進する。したがって,FSHとLHの放出に関係する,視床下部と下垂体および卵巣のいずれかに機能的障害が

ある場合，排卵障害がおこりうる。また，ほかの内分泌臓器の機能異常が原因となって無排卵を引きおこすこともある。排卵障害の治療では，これらを念頭におきながら原因の検査と排卵誘発法の選択を行うことが大切である。

　無排卵周期症と第1度無月経では，クロミフェンクエン酸塩内服による排卵誘発療法が行われる。また，内因性のゴナドトロピン分泌が低下している視床下部-下垂体性の無排卵には，注射によるヒト閉経期ゴナドトロピン-ヒト絨毛性ゴナドトロピン療法（hMG-hCG療法）が行われる。高プロラクチン血症を原因とする無排卵症には，カルベゴリンなどの内服による治療が行われる。

　多囊胞性卵巣症候群に対しては，外科的に卵巣の一部を切除する楔状切開術や，腹腔鏡を用いた卵胞の焼灼，蒸散が有効である。

　②**卵管障害**　卵管周囲癒着に対しては癒着剝離術を行う。卵管間質部閉塞に対しては，卵管鏡下にカテーテル（FTカテーテルなど）を用いた疎通術や，顕微鏡下の卵管形成術などが行われる。

　③**子宮性不妊**　子宮性不妊の原因となる子宮内膜炎は淋菌やクラミジア-トラコマチス，結核菌などにより引きおこされるため，起炎菌に対する抗菌薬治療を行う。また，不妊を引きおこす粘膜下筋腫や内膜ポリープ，子宮腔内癒着，中隔子宮，弓状子宮といった子宮の形態異常に対しては，子宮鏡下で病変部を切除する手術療法が有効である。

　④**生殖補助技術（ART）**　人工的に配偶子（卵子・精子）を操作することで行う不妊治療の技術である。たとえば造精機能障害や，なんらかの原因によって，卵管膨大部まで到達する精子数の減少が不妊の原因になっているときには，子宮腔内に直接精子を注入する人工授精が行われる。人工授精には，夫の精子を用いる配偶者間人工授精（AIH）と，夫以外の提供者の精子を用いる非配偶者間人工授精（AID）がある。

　また，両側卵管の欠損・閉鎖や，人工授精をはじめとしたさまざまな治療にもかかわらず妊娠できない人には，体外受精-胚移植（IVF-ET）法が行われる。これは，卵巣刺激後に採取した卵子と夫の精子を生体外で受精させて培養し，細胞分裂を開始した胚を腟から子宮内に移植する方法である（◯図2-12）。ほかにも，顕微鏡下で直接観察しながら精子を卵子の細胞質内や囲

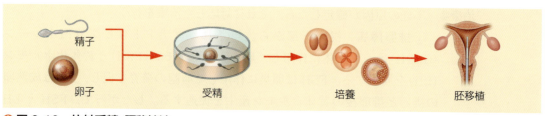

◯図2-12　体外受精-胚移植法

卵腔内に注入する顕微授精などが行われている。

2 不育症

　妊娠は成立するが，流・早産や死産を繰り返しおこし，生児が得られない状態を不育症という。流産が3回以上繰り返された状態は，習慣流産と定義されている。1回の流産でも患者の心身に与えるダメージは大きく，2回繰り返された場合には原因の検査を希望する者が多い。

　不育症の原因には検査しても不明なものもあるが，おもなものとして染色体異常や血液型異常，子宮の形態の異常，免疫学的異常，内分泌異常などがあげられる。妊娠した受精卵の成長が停止することは，妊娠の初期にはある程度の確率でおこりうる。

原因　①**染色体異常**　染色体の一部がちぎれるなどの異常で流・早産になることがある。

　②**血液型異常**　血液型不適合も原因となる。分娩後に免疫グロブリンで母体への感作を予防する。妊娠中は妊婦血漿交換療法や胎児輸血，新生児交換輸血が必要になることもある。

　③**子宮形態異常**　子宮内腔の形態に異常があらわれ，胎児の成長が阻害される。

　④**免疫学的異常**　抗核抗体・抗リン脂質抗体などの各種の自己抗体の存在が，流・早産につながる。血栓の生成予防として，低用量アスピリンなどが使用される。

　⑤**内分泌異常**　プロゲステロンの分泌が少ないことで黄体機能不全がおこり，胎児の成長が阻害される。治療にはプロゲステロンやhCGの補充を行う。また，甲状腺ホルモンの機能亢進や低下がおこっている場合は，それぞれ補充療法を行う。

H 更年期障害

　更年期とは，成熟期から老年期への移行期をさす。具体的には45～55歳のころであり，閉経を中心とした前後合わせて約10年程度の期間である。

　更年期では，エストロゲンの分泌減退やゴナドトロピンの分泌増加，また，エストロゲンとプロゲステロンの不均衡や，副腎皮質ホルモンの代償作用といった，内分泌環境の変化がおこる。こうした内分泌環境の変化は，視床下部にある自律神経中枢に影響を与えるため，自律神経失調症状をまねく。さらに，加齢によって外性器の萎縮や尿路系の異常，骨・皮膚の変化，代謝系の変動なども生じるため，身体の老化に対する危惧や人間関係での葛藤も加わる。

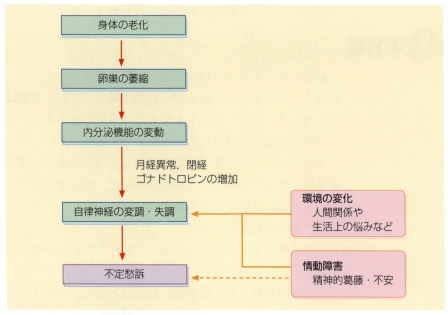

○図 2-13　更年期障害の発生と病態

　これらの要因により心理的にも不安定な状態となるため**不定愁訴**が増加する。この愁訴が増大し，日常生活に支障をきたし，ついには受診しなければならなくなった状態が更年期障害とされる（○図 2-13）。更年期障害はその成因により，自律神経性更年期障害と心因性更年期障害とに分けて考えることができる。

症状　エストロゲンの減少に伴う血管運動神経症状（ほてり・発汗・動悸・めまいなど）や，精神神経症状（抑うつ・不眠・不安感など），運動器官症状（肩こり・腰痛など）などの多様な症状がある。

診断　更年期障害の診断は，①患者が 45～55 歳の更年期にあること，②不定愁訴があること，③不定愁訴の原因となる明らかな疾患（高血圧や低血圧，貧血，甲状腺機能異常など）がみられないこと，から診断される。また，治療の過程で患者と長時間接触するなかで，愁訴の原因となる心因が明らかになることもある。

治療　ホルモン補充療法（HRT）が行われる。ホルモン補充療法では，更年期により変動したホルモン状態の補正や，自律神経の調整作用を目的として，エストロゲン製剤や，プロゲストーゲン製剤などが用いられる。エストロゲンの長期単独与薬は子宮内膜がんの原因となることも考えられるため，子宮のある女性に対しては，エストロゲン製剤とプロゲストーゲン製剤の両者を同時に服用させる方法が一般的である。ホルモン補充療法は，とくに血管運動神経障害に有効である。また，精神神経系症状に対しては，自律神経調整薬，抗不安薬，抗うつ薬などを用いる。漢方薬も治療薬として用いられている。

I 乳房の疾患

1 乳腺腫瘍

1 良性腫瘍

線維腺腫が良性腫瘍のうちで最も多く，20～30歳代に好発する。腫瘍は境界がわかりやすく，かたく，表面が平滑で，よく動くのが特徴である。非常に大きくなるものもある。

治療 取り残しのないように完全に摘出することが重要である。

2 乳腺症

ホルモンの影響によっておこる乳腺の変化をすべて乳腺症という。乳腺の中に腫瘤をつくるが真の腫瘍ではない。30歳代後半から閉経期までにみられる。

この状態からがんができやすいかどうかに関しては，いまだ明確にされていない。乳腺疾患としては最も多いとされていたが，最近では疾患としてみとめられない方向にある。

症状 境界のはっきりしない腫瘤であり，多くは両側性で外側上方部に多い。月経が近づくと腫瘤は少し大きくなり，痛みが強くなるが，月経が到来するとその痛みは消失する。腫瘤は指でつまんでみるとはっきりするが，手掌で表面を押さえてみるとはっきりしなくなるのが特徴である。

治療 月経開始で腫瘤がなくなるものに対しては，治療は不要である。痛みが強いものには，まれにホルモン療法を行う場合がある。がんとの鑑別が必要なときには，穿刺細胞診や試験的に腫瘤を切除しての組織検査を行う。

3 乳がん

乳がんは近年増加の傾向にあり，女性のがん罹患率の第1位となっている。40歳代後半が好発年齢である。乳頭を中心に乳房を4分割すると，外側上方部にいちばん多く発生し，ついで内側上方部，外側下方部，内側下方部の順である（●196ページ，図3-1）。

女性ホルモンとの関係が深く，未出産婦の乳がんにかかる率は経産婦よりも高い。また初産年齢が高い者ほど，子どもの数が少ない者ほどかかる率は高くなる。

診断 40歳以上で乳腺の中にかたい腫瘤を触れたら，まず乳がんを疑う。腫瘤は通常かなりかたく，表面がでこぼこし，痛みがなく，まわりの組織との境界がはっきりしない。腫瘤が大きくなってくると，腫瘤上の皮膚がくぼみ，

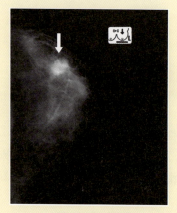

a. 乳がんのX線像
乳房の上方に小さな石灰化を伴った腫瘤像がみとめられる(矢印)。

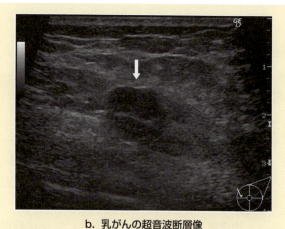

b. 乳がんの超音波断層像
乳房の内側上方に辺縁不整な腫瘤像がみとめられる(矢印)。

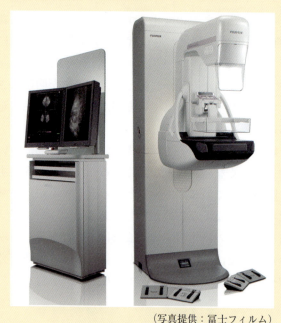

(写真提供:富士フイルム)
c. マンモグラフィ装置

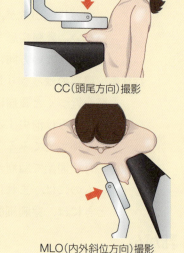

CC(頭尾方向)撮影

MLO(内外斜位方向)撮影

d. マンモグラフィ装置の撮影方法

◯図2-14 乳がんの検査

　乳頭の引きつれや陥没,乳房の変形がおこってくる。さらに,がんが皮膚に広がると皮膚に潰瘍ができたり,出血したりするようになる。また,腋窩リンパ節に転移しやすく,かたく触れることがある。
　画像による診断では,乳房のX線写真(マンモグラフィ,◯図2-14-a, c, d),超音波断層検査(◯図2-14-b),MRマンモグラフィ,穿刺細胞診検査などが有用な方法である。通常の乳がん検査では,撮影フィルムの中に乳房全

治療● 乳がんに対する治療の中心は手術療法であり，腫瘍を残さずに取り除くことが原則である。胸筋を温存する術式が主流であるが，最近では，腫瘍が小さくリンパ節に転移がないと思われる場合には，**乳房温存術**(腫瘍から少し離して乳房を部分的に切除)が行われている。なお，切除した断端にがんが残っていることが疑われる場合などは，術後に放射線療法を併用することがある。

進行している乳がんや再発の場合には，ホルモン療法や化学療法が行われる。ホルモン療法には，卵巣および副腎を摘出する外科的ホルモン療法と，抗ホルモン薬などの使用による内科的ホルモン療法があり，ホルモン感受性のある乳がんには非常に有効なことがある。化学療法では抗がん薬が使用されており，いろいろな種類が開発され効果をあげるようになってきた。

予後は，腫瘍の大きいものほど，また，リンパ節転移の多いものほどわるいが，5年生存率は約90%であり，ほかのがんに比べると比較的良好である。

乳がんの● 乳がん患者の90%以上は自分でしこり(腫瘍や結節，硬結など)を発見するため，自己検診は重要である(●196ページ，図3-1)。

2 急性乳腺炎

乳腺に細菌感染がおこった状態であり，多くは初産婦の授乳初期におこる。

1 うっ滞性乳腺炎

授乳に不慣れな初産婦では，乳汁の排出がうまくいかないため，乳汁が部分的にうっ滞しやすく，乳房の一部にかたいしこりがあらわれる。これをうっ滞性乳腺炎という。放置しておくと急性化膿性乳腺炎に移行していく。出産後すぐにおこるのが特徴である。

2 急性化膿性乳腺炎

乳頭およびその周辺から感染をおこしたもので，乳管に沿って広がる場合とリンパ管に沿って広がる場合がある。乳房がはれて，痛みが強く，体温が上がり，腋窩リンパ節もはれるようになる。さらに化膿が進むと，皮膚が赤くなったり，膿瘍を形成するようになる膿がたまる場所はいろいろである(●図2-15)。

予防・治療● 乳頭部を清潔に保ち，乳汁のうっ滞を避けるようにするなどの予防が大切である。安静にして湿布で冷やし，化学療法を行う。授乳は禁止する。膿瘍を形成している場合は，切開排膿または18ゲージ針による穿刺排膿を行う。

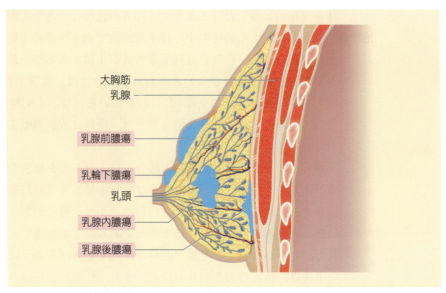

○ 図 2-15　急性乳腺炎の膿のたまる部位

J 性感染症（STD/STI）

性感染症（STD/STI）については，「感染症患者の看護」（○ 326 ページ）を参照のこと。

まとめ

- 月経異常は内性器の器質的異常とホルモンの異常がそれぞれ単独に，または組み合わさっておこる。非常に複雑であるが，女性生殖器疾患として最も重要なものの 1 つで，診断・治療には，とくにホルモンの知識が必要である。
- 子宮の腫瘍の代表的なものは子宮筋腫と子宮頸がん，子宮体がんである。卵巣では囊胞性腫瘍が多いが，がんも重要である。子宮内膜症は腫瘍ではないが，比較的多い疾患である。
- 性器がんには，卵巣がんを除けば早期診断がしやすく，治療が徹底的に行えるという特徴がある。そのため，他の臓器・組織のがんよりも治療成績がよい。いろいろな早期診断法があり，手術療法ばかりでなく，放射線療法や化学療法も用いられている。
- 乳がんは表面から触れることのできる数少ないがんの 1 つである。早期発見をすれば手術成績はよい。また，乳がんは性ホルモンによって発育が左右されることが多い。

復習問題

❶ 次の空欄を埋め、〔 〕内の正しい語を選びなさい。

▶これまであった月経が3か月以上停止したものを（①　　　　　）とよぶ。

▶子宮筋腫は（②　　　　　）筋から発生する腫瘍である。〔③ 過多・過少 〕月経や不正性器出血、不妊症の原因となる。

▶子宮頸がんは子宮頸部の（④　　　　　）境界に好発する。発症には（⑤　　　　　）ウイルスの感染が関与している。予後改善には（⑥　　　　　）が重要であり、スクリーニングとして（⑦　　　　　）が行われる。

▶子宮体がんの罹患者数は〔⑧ 増加・減少 〕しており、（⑨　）歳代から（⑩　）歳代に好発する。治療の第一選択は（⑪　　　　　）療法である。

▶絨毛性疾患は、どの疾患の腫瘍組織も（⑫　　　　　）を分泌するという特徴をもつ。絨毛がんには（⑬　　　　　）療法による治療効果が期待できる。

▶子宮内膜症によって卵巣に形成された嚢胞は（⑭　　　　　）とよばれる。

▶不妊症で、女性因子に原因がある場合は〔⑮ 約50%・約90% 〕である。また、不妊症の原因となる因子は複合することが〔⑯ 多い・少ない 〕。

▶更年期には、エストロゲンの分泌が〔⑰ 増加・減退 〕し、ゴナドトロピンの分泌が〔⑱ 増加・減退 〕するなど、内分泌環境の変化がおこる。また、心理的にも不安定な状態となり（⑲　　　　　）が増加する。更年期障害の治療としては（⑳　　　　　）が行われる。

❷ 乳がんについて正しいものはどれか。

①腫瘤は硬く、表面がでこぼこしている。
②縦隔のリンパ節に転移しやすい。
③初産年齢が高くなると罹患率は下がる。
④乳頭を中心に乳房を4分割した外側下方部に発生する頻度が高い。

第3章 患者の看護

A 共通する看護

1 経過別の看護

　疾患の経過は，急性期・回復期・慢性期・終末期に分けられる。それぞれの病期の特徴をとらえ，身体的・心理的・社会的側面から問題を適切に把握して，医療・看護を提供することが必要となる。ここでは，経過のなかで，重要となる医療・看護の視点を述べる。

❶ 急性期の看護

　急性期とは，疾患の急激な病態変化がある時期や手術直後など，身体的症状や検査所見の変化の著しい時期をさす。女性生殖器疾患では，卵巣囊腫（のうしゅ）の茎捻転（けいねんてん）や異所性（いしょ）妊娠による卵管破裂など，健康体で病気の予兆がない状態から突然の大出血を伴う病態を発症し，激しい下腹部痛や大量出血によるショック症状など，患者の生命に危機的な状況となることも少なくない。患者の身体的苦痛はもちろんのこと，状況に対する恐怖にも似た不安は非常に強いものである。

　このような病期の特徴から，急性期は，身体的苦痛の緩和と異常の早期発見，早期介入，精神的不安の緩和が重要な看護の視点となる。正確な観察やアセスメントを行う知識，また，医師の指示や看護ケアを的確に実施できる技術とともに，患者の病態や治療に対する不安が軽減できるような精神的ケアも看護師には求められる。

❷ 回復期の看護

　回復期とは，急性期を脱し，症状が快方に向かっていく時期をいう。女性生殖器疾患では，手術直後の身体的侵襲の強い時期を離脱し，日常生活に支障がない程度に身体機能が回復する退院時までをさすことが多い。合併症を防止し，日常生活動作（ADL）が疾患の発症以前の状態に戻るための支援を

行う。

　また，この時期は，身体的苦痛が緩和してくるとともに，手術の内容によっては，二次的に心理的不安が強まる時期でもある。たとえば，子宮や卵巣摘出術による女性性の喪失感や，乳房手術によるボディイメージの変化，また妊娠を望む年代では，妊孕性に関する不安などがあげられる。患者のもつ心理的・社会的背景を把握して，不安の緩和ができるように支援していくことも大切である。

③ 慢性期の看護

　慢性期とは，疾患が長い経過をたどり，症状が比較的安定した時期で，寛解・増悪を繰り返す時期をいう。卵巣がん，子宮頸がん・子宮体がん，乳がんなどの悪性腫瘍に対して，化学療法や放射線療法を受けている患者がこれにあたる。また，子宮筋腫や子宮内膜症，更年期障害のホルモン療法を受けている患者も慢性期にあたるといえる。

　慢性期の患者は，長期化した疾患の経過のなかで，治療や疾患の進行により，身体的機能が低下し，心理的に不安定な状態となることも少なくない。看護師は，慢性期の患者の特徴を把握して援助していく。

④ 終末期の看護

　終末期とは，考えられる限りの現代の医療技術をもってしても治癒することができないという医学的な判断がなされ，死を避けることができないであろうと予測されてから，死を迎えるまでの時期をいう。女性生殖器疾患においては，悪性腫瘍が終末期にいたるおもな原因となる。

　現代医学の考え方は，その人がみずからの人生の終焉にあたって，さまざまなことがらを自己決定することができるように，そのときどきの疾患の病態を患者に正しく伝えることを主流としている。そのため，患者自身も終末期を自覚している場合が多い。

　看護師は，身体的苦痛に対する緩和援助を行うと同時に，療養環境においても，在宅，緩和ケア病棟への転院など，できる限り患者・家族の希望どおりとなり，少しでも満足感のある時間を過ごすことのできるように援助する。

２ 場面ごとの看護

① 外来の看護

　外来で診療を受ける患者は，入院が予定されている患者や，退院後に通院を必要としている患者，はじめて来院する患者や，長期間通院している患者など，疾患の病期や診療目的により，さまざまな背景をもっている。そして，いずれの場合も，診療の内容に不安と緊張をもって，外来での待ち時間を過

ごしている。待ち時間中の不安や緊張を緩和するために、音楽を流したり、観葉植物を置いたりするなどして、リラックスする空間を整えるようにする。最近では、予約制をとり、患者の待ち時間が長くならないように配慮している施設も多い。

　また、婦人科外来は産科外来と併設されていることが多い。婦人科外来には不妊症の患者もいるため、産科と待合室が同じであると、心理的負担も強くなる。待合エリアを分けたり、診察の時間帯をずらしたりするなど、できる限り産科外来者と婦人科患者が同席とならないように配慮する。診療待ち時間中にも体調がわるくなっている患者がいないか注意をはらう。

❷ 入院中の看護

　入院のおもな目的には、手術・検査、化学療法・放射線療法などの治療があげられる。患者の入院目的を把握し、入院生活への適応ができるように支援する。そのために入院時のオリエンテーションで病院の施設・設備、入院中の治療・処置・看護のスケジュール、入院生活中の注意事項などを説明する。

　近年では、医療の進歩に伴い、身体的侵襲をできるだけ低減させるさまざまな技術が導入され、入院を必要としない医療内容も増えてきている。また、患者の生活の質（QOL）を担保するためにも、入院生活は短期間となってきている。一方で、女性生殖器疾患の患者は、生殖機能に関することや家庭での役割変化に伴うことなど、心理的な問題をかかえている場合が多い。このような患者の特徴を理解したうえで、短い入院期間のなかでも、患者の心理的支援ができるようにはたらきかけていくことが大切となる。

❸ 退院時の看護

　退院時は、病態に応じて、少しずつ日常生活に身体を慣らしていけるように食事・清潔・睡眠・動静などの生活指導を行う。しかし、早く家庭での役割を担おうとして、無理をしてしまう患者もいる。退院後の生活には、家族の理解も必要であるので、生活指導は患者・家族同席のもと行うとよい。

❹ 継続・在宅看護

　継続・在宅看護の対象患者は、慢性期・終末期であることが多い。女性生殖器疾患では悪性腫瘍の化学療法・放射線療法を受けている患者が主となる。長期化する治療のなかで、患者の身体機能は少しずつ低下し、日常生活も介助が必要となってくる。

　このような変化は患者のみならず、それを支援する家族にも経済的・心理的負担をかけることがあり、家族自身も社会的役割の変化を余儀なくされてしまう場合もある。それがさらに患者自身に心理的な負担となる。このよう

な負のサイクルに陥らないように，患者・家族に適した社会資源が受けられるよう，情報の提供や関係各所の調整を行うことが重要となる。そして，患者が最後まで，その人らしい人生を送ることができるように援助していくことが大切である。

3 精神的援助

　疾患の病態や治療内容・予後などに関して，患者は不安をもっている。女性生殖器は，生殖に直接かかわる臓器なので，妊娠を望む患者にとっては妊孕性への影響が心配される。臓器の摘出を必要とする疾患では，女性性の喪失感や性生活に関する不安も出てくる。また，卵巣はホルモン産生臓器なので，両側卵巣摘出では，ホルモンバランスの失調による身体的影響もある。

　疾患の病態や治療方針を把握することに加えて，心理・社会的背景の情報も正確にとらえ，患者のもつ不安を明らかにして精神的な支援をしていくことが重要である。

B 症状に対する看護

1 ショック状態にある患者の看護

　ショックとは，急性の循環不全状態をいい，生命維持に必要十分な血流を保てなくなった状態をいう。女性生殖器疾患では，異所性妊娠による卵管の破裂，卵巣出血，機能性子宮出血などによる多量出血によるものがある。

(1) バイタルサインの変化(血圧低下・呼吸数の増加・頻脈・徐脈)と，意識混濁，顔面蒼白，冷汗，吐きけ・嘔吐などの観察を行う。また，出血量・尿量の測定も正確に行う。観察した情報は，医師に正確かつ迅速に報告する。

(2) 輸血・輸液を行うための血管を確保し，医師の指示による与薬を正確に行う。輸血を行う場合は，異型輸血防止のために患者氏名，血液型，血液交差試験の結果，血液番号などを十分に確認して行う。

(3) 指示された検査・処置に関する必要物品を準備し，診療介助を手ぎわよく行う。手術が必要な場合には，術前処置をすみやかに行い，検査室・手術室などの関連部署へ連絡し，スムーズな連携をはかり，手術が迅速かつ安全に行えるようにする。

(4) ショック体位(下肢挙上・トレンデレンブルグ体位)を保持し，頭部への循環血液量の確保ができるようにする。

(5) 酸素吸入は，少ない血液量で全身に酸素が効果的に供給できるように指示される。医師に指示された吸入量・吸入方法をまもって正確に行う。

(6) 全身の血液循環が保たれるのを補助する目的で，安静と保温が行われる。患者が安静を保てるように安楽な体位の工夫や，環境温度・音・光の調整を行う。また，保温は体温や患者の手足などの末梢冷感などを観察しながら，電気毛布・掛け物などを用いて行う。

(7) 患者は，検査・処置・身体的苦痛などで不安を強く感じている。患者の表情や言動を観察し，できるだけそばに付き添い，励ましの言葉をかけたり，不安の内容を傾聴したりして，不安が緩和できるようにする。また，同様に家族の不安も強い。患者の状態や行われている治療などの説明を医師とともに行い，不安の軽減をはかる。

2 不正性器出血のある患者の看護

月経期以外の性器出血を不正性器出血という。性器出血は，患者の自覚する症状のなかで，最も不安を強く感じさせるものである。その量によっては，ショックに移行する場合もあるので，患者の観察を迅速かつ正確に行う。
(◯177 ページ，「ショック状態にある患者の看護」)

少量出血の場合
(1) 出血量・性状を観察するとともに，出血の生じたきっかけ(性交後の接触出血など)，持続期間などの情報を得る。
(2) 少量の出血でも持続期間が長いと，めまい・立ちくらみ・倦怠感・動悸などの貧血症状があらわれる。これらの随伴症状の観察も行う。
(3) 出血の原因を特定するため，検査・処置が行われるので，その介助を行う。患者には検査の目的・内容を説明し，不安の軽減をはかる。
(4) 医師の指示による与薬を行う場合には，指示量・用法をまもって，正確に行う。使用される薬物としては，止血薬やホルモン製剤，貧血を改善するための鉄剤などがあり，与薬方法も内服・腟錠・外用などさまざまである。患者が自己管理する場合は，薬物の形態に合わせた使用方法について指導する。
(5) 少量の性器出血が持続する場合は，外陰部の清潔も保ちにくい。患者には，トイレごとのナプキン交換や外陰部の清拭，また医師の許可があればシャワー浴・入浴などをして，外陰部の清潔が保たれるように指導する。

多量出血の場合
(1) 多量出血では，ショックに移行する場合がある。バイタルサインの変化や出血量・尿量の測定，吐きけ・嘔吐，意識レベルなどの観察を「ショック状態の患者の看護」に準じて行う。
(2) 循環動態を保つための輸血・輸液を，医師の指示どおりに正確に行う。
(3) 止血処置の介助を行う。腹腔内出血の場合は，出血源の直接止血のための手術が行われる。術前準備と処置が円滑に行われるために，関連部署との連携をはかる。子宮からの外出血で腟内強圧タンポンの挿入が行われる場合には，その介助を行う。

腟内強圧タンポン挿入は，ヨードホルムガーゼやつなぎガーゼ（ガーゼの対角どうしを結んでつなげたもの）が使用されることが多い。挿入時の注意としては，①滅菌操作で行う，②つなぎガーゼを使用する場合は枚数を確実に確認する，③緊急時の対応であるため正確かつ敏速に行動する，などがあげられる。

また，子宮や腟腔内にガーゼが残存すると，再出血や感染を引きおこすことがあるため，ガーゼ抜去時は挿入した枚数を確認し，子宮や腟腔内にガーゼが残存しないように注意する。

(4) 頭部への循環血液量を確保するために，ショック体位をとるように援助する。

(5) 循環不全の改善をはかるために，安静と保温に注意する。

3 帯下のある患者の看護

腟外に流出した性器分泌物や滲出液を帯下という。帯下は，成熟期の女性では，生理的にもあるもので，正常のものは粘稠性のある透明で無臭のものである。病的な帯下は，感染や炎症・腫瘍などが原因でおこり，色調は黄色や血性で，においも腐敗臭や強い酸臭を伴う。帯下が増量すると，患者は不快感や瘙痒感をおぼえる。

(1) 帯下の量・性状・臭気，外陰部の発赤・びらんなどの状態，および不快感や瘙痒感の有無と程度を観察する。

(2) 病的帯下による周辺部位への感染防止や不快感の軽減のために，外陰部の清潔を保つようにする。排泄時の温水洗浄便座の使用や，シャワー浴・入浴によって外陰部のよごれを除去するように指導する。また最近では，帯下用のシートなどもあるので，不快感の緩和のためにそれらの使用をすすめるのもよい。下着は，通気性のよい素材（綿性がよい）のものを使用し，毎日交換するように指導する。

(3) 医師の指示によって薬物が与薬される場合には，用量・用法について患者に説明し，正確に使用できるように援助する。腟錠や外用薬を使用する場合は，粘膜を傷つけないように爪を短く切り，使用前後の手洗いを流水下で十分に行うように指導する。また外用薬の塗布後は，べたつきによる不快感を緩和するためにナプキンなどをあてるとよい。

(4) 性感染症（STD/STI）の場合には，パートナーの治療も同時に行わないと再感染をおこすので，パートナーにも治療の必要性を説明し，治療への協力が得られるようにする。

4 外陰部瘙痒感のある患者の看護

強い瘙痒感をおこす疾患として，カンジダ腟炎・トリコモナス腟炎がある。また，帯下が増量するそのほかの疾患でも帯下刺激による瘙痒感を伴う場合

がある。原因疾患への治療が適切に受けられるようにすることと，瘙痒感緩和への援助を行う。（⊕179ページ，「帯下のある者の看護」）

(1) 瘙痒感の程度や持続期間，外陰部の発赤・腫脹・びらんなどの症状，帯下の状態などを観察する。
(2) 外陰部の清潔が保てるように指導する。
(3) 瘙痒感を引きおこしている疾患の治療として，内服薬・腟錠・外用薬などの薬物が与薬される。
(4) 無意識に外陰部をかいて傷をつけたりしないように，爪は短く切っておくように指導する。

5 下腹部腫瘤感・膨満感のある患者の看護

患者が下腹部腫瘤感・膨満感を自覚する疾患には，子宮筋腫や卵巣腫瘍などがある。腹腔内は，これらによってその容量が狭められても，ある程度までは許容してしまうため，患者が下腹部腫瘤感・膨満感を自覚する場合は，腫瘍が大きくなっている場合が多い。

(1) 下腹部腫瘤感・膨満感の程度やその出現時期，期間，また排泄障害や疼痛・発熱・出血などの随伴症状の有無と程度を観察する。
(2) 検査や処置のための援助を行う。手術が行われる場合には，手術が安全に行われるための心身の準備を行う（⊕188ページ，「女性生殖器疾患の手術を受ける患者の看護」）。
(3) 薬物療法が行われる場合には，その援助を行う。子宮筋腫や卵巣腫瘍に対する薬物療法にはホルモン療法や化学療法があるが，ともに長期にわたるので，患者には必要性を十分に説明し，自己中断しないように指導する。
(4) 便秘は下腹部腫瘤感・膨満感を増強させるので，食事や排便習慣，生活リズムを整えるように日常生活の指導を行う。

6 疼痛（下腹部痛・腰痛）のある患者の看護

疼痛は，患者の感じる身体的苦痛のなかでも最もつらいものである。疼痛の程度は患者の主観に左右されるので，必ずしも病態の重症度と一致しない場合もある。しかし，患者が疼痛を感じていることにかわりはないので，その緩和をはかるための援助が求められる。

(1) 疼痛の部位・程度・持続時間，バイタルサイン，吐きけ・嘔吐・不正性器出血などの随伴症状を観察する。また，月経周期との関連性や妊娠の有無なども把握する。
(2) 疼痛の原因を診断するための検査の介助を行う。患者の苦痛を最小限にするために，検査が短時間で終了できるように必要物品の準備を整えるとともに，手ぎわよく介助する。

(3) 疼痛を緩和するために医師の指示による鎮痛薬が与薬される場合には，用法・用量をまもって正確に行う。鎮痛薬の与薬後は，その効果を観察する。
(4) 疼痛が緩和される体位を工夫する。腹部の緊張が緩和されるシムス位やセミファウラー位などが好まれる。服装もからだを締めつけないようにゆったりとしたものにする。また，安静や保温が保たれるように室温・音・光などの環境や掛け物などの調整をする。

7 排尿・排便障害のある患者の看護

排尿・排便障害のおこりやすい原因には，①加齢による膀胱や骨盤底筋群の筋力低下による尿失禁，②子宮筋腫・卵巣腫瘍などによる膀胱・直腸の圧迫，③広汎子宮全摘出術後の膀胱・直腸の神経障害によるものなどがある。

(1) 排尿障害・排便障害の内容と程度を把握する。加齢によるものや子宮筋腫・卵巣腫瘍などの圧迫によるものは，頻尿や尿失禁，圧迫によって直腸に便が移動できないことによる便秘などであり，尿意や便意は感じることができる。一方，広汎子宮全摘出術後の障害は神経障害なので，尿意・便意を感じることができない場合が多い。病態によって援助内容が異なるため，その把握が重要である。
(2) 頻尿や尿失禁がある場合は，日常生活が消極的になってしまう患者も多い。最近では，尿もれパッドなどもよいものがあるため，その利用をすすめるなどして，尿失禁・尿もれに対する不快感や不安感を緩和できるようにし，患者の生活の質（QOL）が低下しないように援助する。
(3) 便秘には，繊維質の多い食事をとるようにすすめ，排便の習慣がつくように日常生活を規則正しく過ごすように指導する。
(4) 手術後の排尿障害には，自己導尿の指導が行われるので，患者が理解できるようにわかりやすい言葉で説明する。なお，パンフレットなどを活用するのもよい。
(5) 医師の指示によって緩下薬の内服や浣腸が行われる場合には，用法・用量をまもって，正確に行われるように患者に指導する。

8 発熱のある患者の看護

発熱は，からだのどこかに炎症性疾患があるという重要な指標の1つである。発熱を伴う疾患には，子宮内膜炎・付属器炎・骨盤腹膜炎などがある。
(1) 発熱の程度・熱型，疼痛や吐きけ・嘔吐などの随伴症状の有無と程度を観察する。
(2) 原因を特定するための検査の介助を行う。
(3) 医師の指示によって与薬される場合には，用法・用量を正確にまもって行う。解熱薬や抗菌薬などを投与されることが多い。とくに抗菌薬では，

アレルギー症状の出現に注意する。
(4) 発熱に伴う不快感緩和への援助を行う。悪寒戦慄のある時期には，冷罨法は好まれないことが多いので，保温に注意して，安静が保たれるようにする。体温が上がりきって悪寒戦慄がおさまった時点で，頭部などの冷罨法を行うとよい。解熱時には発汗も多くみられるので，寝衣は吸湿性・通気性のよい綿製のものがよい。また発汗時には，清拭や寝衣交換をするなどして患者の不快感を緩和する。

9 自律神経症状・不定愁訴のある患者の看護

自律神経は，ホルモンと一緒に生体内の恒常性の維持（ホメオスタシス）をつかさどっているため，ホルモンバランスがくずれると自律神経のバランスもくずれて，自律神経失調症状が出現しやすい。卵巣はホルモンを産生しているため，疾患や治療によってホルモンバランスがくずれることが多く，自律神経失調症状を訴える患者が多い。

(1) 自律神経失調症状の内容と程度を観察する。
(2) 医師の指示によって身体的症状の緩和のために与薬が行われる。使用する薬物は，ホルモン製剤や漢方薬などが多い。これらの薬物は顕著な効果があらわれるというよりは，長期にわたって使用することによって，おだやかな効果をもたらすことが多い。患者には，薬物の薬理効果について説明して自己中断しないように指導する。
(3) 患者は，さまざまにおこってくる症状に対するいらだちや不安から，同じ訴えを繰り返す場合も多い。自律神経失調症状の特徴を理解して，患者の訴えを根気強く傾聴し，患者の心理的援助をしていくことが必要である。
(4) 食事や睡眠などの生活のリズムを整えることは，ホルモンバランスを整えるのに役だつ。また，熱中できる趣味をもつことで，症状に意識が集中することを緩和し，間接的に症状緩和に効果がある場合もある。そのため，興味があることがあればそれをすすめるのもよい。患者の生活習慣を考慮して，日常生活を快適に過ごすことのできるような支援をしていくことが求められる。

C 診察・検査を受ける患者の介助

女性生殖器の診察は，日常生活では人の目にふれることのない性器の診察であるため強い羞恥心をいだくものである。また，診察と同時に行われる検査は苦痛を伴うことも多い。羞恥心や緊張・不安は，診察や検査への患者の協力を得られにくくし，円滑な診療の妨げになることもある。

プライバシーがまもられる診療環境を整え，羞恥心をやわらげるとともに，患者には診察や検査の目的・内容，おこりうる苦痛などについてわかりやすく説明して，緊張と不安の緩和ができるように援助する。

1 診察の介助

① 問診

身体的な診察を行う前に，患者が婦人科を受診するにいたった経緯や月経に関すること，また結婚・妊娠・出産に関する情報をあらかじめ記述してもらったり，聞き取りをしたりする。これを問診という。問診をすることによって，診察や検査における焦点をしぼることができる。月経や結婚・出産に関する情報は，疾患の原因や疾患に関連して発生する問題点を予測するのに役だつ。

(1) 問診で得る情報は，プライバシーにふみ込んだ内容が多いので，患者が答えやすいように質問内容を配慮する。面談で直接情報を得る場合は，会話の内容が他者にもれることのないように環境を整える（問診室などの個室の確保など）ようにする。また，問診では，性に関することを質問する場合が多い。患者にとっては，医療従事者以外に聞かれたくない内容の場合も多いので，知りえた情報については，たとえパートナー（夫）であっても患者の許可なしには，伝えてはならない。

(2) 問診をするときは，わかりやすく，ていねいな言葉づかいをこころがける。また，患者の答える内容に対しては，感情的な反応はしないように気をつける。

(3) 問診は患者がゆっくりと落ち着いて答えることのできるように，時間的に余裕をもって行う。

② 外診

問診の次に外診が行われる。婦人科で行われる外診は，乳房や下腹部・腰部などが主で，触診・聴診・打診が行われる。

(1) 外診の目的・内容と，診察が円滑に行われるように衣類の着脱の準備や診察の体位について説明をする。

(2) 外診は，仰臥位で行われることが多い。下腹部の診察時には，腹部の緊張が緩和され，診察がしやすくなるように両膝を立てて，軽く口を開けて口呼吸をするように指導する。また，不必要な露出を避けるためと保温をはかるために，バスタオルなどで診察部以外をおおうようにする。

(3) 診察者の手が冷たいと患者は不快に感じたり，驚いたりすることがある。手が冷たい場合，直前に湯で手を洗いあたためるなどの配慮をする。

3 内診

　内診は，婦人科の診察の基本で必要不可欠なものである。しかし，性器を露出する羞恥心の強い体位をとらなければならないので，精神的な苦痛を伴うものである。とくにはじめて婦人科の診察を受ける患者や，思春期・未婚の患者は羞恥心が強い。内診の必要性や同時に行われる検査について説明し，不安と緊張を緩和するように援助する。また，医師（とくに男性医師）が行う内診には，必ず女性の看護師が立会い，患者が診療に対する不信などをいだかないように配慮する。

(1) 診察が正確に行われるためと，患者の苦痛を軽減するために，内診前に排尿・排便などの排泄をすませておくように説明する[1]。

(2) 内診時の体位は，截石位（砕石位）をとる。殿部の下に清潔な防水シートを敷き，消毒液や洗浄液などで衣類が汚染しないように，着用している衣類は腰の上まで十分にまくっておく。そのように準備したうえで，羞恥心の緩和と保温のため，不必要な露出を避けるためにバスタオルなどで腹部から大腿部をおおう。また，内診台の上に長時間待たせることのないようにする。内診台に誘導するときには，転倒・転落に注意する。

(3) 内診時には軽く口を開き，ゆっくりと呼吸して下腹部の緊張をゆるませるように説明する。そうすることで診療をしやすくし，内診手技に伴う苦痛の緩和がはかれる。

(4) 内診とは，一般的に双合診（内診指を腟内に挿入し，他方の手を腹壁にあてて触診しながら診察をすること）のことをいう。内診時には，同時に腟鏡診による腟・子宮腟部の視診や直腸診などもよく行われる。腟鏡は，直接腟に触れるので，患者の不快感を軽減するために人肌程度にあたためておく。患者によって使用される腟鏡のサイズも異なるので医師に確認し，適切なサイズを準備する。また直腸診を行う場合は，挿入時の苦痛を緩和するために潤滑剤を使用する。

(5) 使用される洗浄液は，不快感を緩和するために37℃程度にあたためておく。最近では，内診ユニットに内蔵された洗浄液が自動で流出されるものが多い。洗浄液を使用する際は，熱傷や不快感を防止するために温度を手で確かめてから使用する。

(6) 使用される診療器材は，感染を防止するために消毒・滅菌したものを使用する。また診察器材の取り扱いも清潔操作を行うように注意する。内診介助の前後には，流水下で手洗いを十分に行う。

(7) 検査で採取された検体は，取り違えることのないように注意する。

---

[1] 超音波検査（腹部・経腟）が行われる場合，膀胱と内性器の位置関係を確認するために膀胱に尿をためておく場合もあるので，医師に確認してから排尿を促す。

(8) 検査や処置で消毒薬や腟錠を使用したり，またタンポンを挿入したりした場合には，患者にその説明をする。とくにタンポンを挿入した場合には，除去する時間や方法について十分に説明する。
(9) 外来で行われる検査では，その内容により，当日の帰宅後に日常生活上で注意することがある。当日の動静についてわかりやすく説明する。

2 おもな処置の介助

1 腟洗浄

腟洗浄は病的帯下による不快感の緩和や，腟分泌物を除去して，診察・検査をしやすくするために行われる。
(1) 患者の体位は，内診時と同様にする。
(2) 患者に合ったサイズの腟鏡・長鑷子（かんし）・綿球・洗浄液（内診ユニットに洗浄液が内蔵されている場合が多い）・ティッシュペーパーを準備する。
(3) 洗浄中は腰を持ち上げてしまうと洗浄液が背中にまわってしまうので，腰を内診台から浮かさないように指導する。
(4) 終了後は外陰部の水分をティッシュペーパーでふき取り，衣類を整える。

2 腟タンポン

腟タンポンは，子宮体部の組織診検査で出血があった場合の止血や，腟錠挿入後にとけた薬物が腟外に流出するのを防止するなどの目的で使用される。
(1) 患者に腟タンポンを挿入していることを伝え，タンポンの抜去時間や方法について説明する。使用の目的に応じて，抜去時間は指示されるが，3〜8時間後に抜去するように指示されることが多い。長時間入れたままにしておくと感染の原因となるので，必ず抜去する必要があることを説明する。
(2) タンポンが抜去できるように，ついている糸が腟口から2〜3cm出ていることを確認する。
(3) タンポンは通常1個挿入する。状態によって複数挿入したときは，患者自身では抜去することが困難な場合が多い。とくに外来で行われた処置の場合には，患者をしばらく休ませタンポンを抜去（ばっきょ）後に帰宅させるか，タンポン抜去のために来院するように指導する。
(4) タンポンを自己抜去できなかった場合には，看護師に知らせるように指導する。また患者が若年者や高齢者で自己管理できない場合には，保護者・介護者に指導する。

3 おもな検査の介助

1 腟・頸管分泌物の検査

　感染症の原因菌を特定する場合や，排卵時期を知るために頸管粘液の状態を調べる目的で行われる。

(1) 患者の体位は，内診時と同様とする。
(2) 分泌物を検査するので検体採取前には，消毒や洗浄は行わないように注意する。
(3) 採取した検体は，患者氏名・採取日・採取内容を明記し，取り違えをしないように注意する。
(4) 検体採取後は，必要に応じて腟洗浄や消毒，与薬などが行われるので介助する。

2 子宮頸部・子宮内膜の検査

　子宮頸がん・子宮体がんの検査のために行う。細胞診と組織診とがある。細胞診は，子宮頸部の粘膜表面を綿棒やブラシなどによって擦過して採取する方法なので強い疼痛を伴うことは少ない。組織診は，子宮内腔の組織の一部を採取するので疼痛を伴うことが多い。

　患者には，検査の目的・方法・おこりえる苦痛について説明し，不安や緊張の緩和をはかり，検査に対する協力が得られるようにする。

(1) 患者の体位は，内診時と同様にする。
(2) 採取した検体は，取り違えないように注意する。細胞診では，検体採取前にスライドガラスに患者氏名・採取日を記入し，スライドに採取した細胞を塗抹したのち，ただちに固定液(95%エタノール)につける。組織診では，採取した組織をただちに患者名前・採取日を記載したホルマリンの入った標本びんに入れる。
(3) 細胞診では，採取後に少量出血する場合があることを説明する。その後は通常の日常生活でよいことを説明する。組織診では採取後に出血があるので，止血のために腟タンポンが挿入される。患者には，腟タンポンが挿入されていることを説明し，必ず抜去するように指導する。なお，外来患者の場合には，1時間程度病院内で休んでから帰宅し，当日の入浴や性交渉は避けるように指導する。
(4) 組織を採取したのちは，当日の入浴・性交渉は禁止し，できるだけ安静が保たれるように指導する。また，感染防止のために抗菌薬の与薬が行われるので，服薬指導を行う。
(5) 出血の持続や増加，下腹部痛の持続，気分不快などが生じた場合は，看護師に報告するよう指導する。外来患者には，ただちに受診するように

指導する。

❸ 卵管疎通性検査

不妊症の検査で，卵管の疎通性を調べるために行われる。描写式卵管通気法(ルビンテスト)・卵管通水法・子宮卵管造影法などがある。検査は，月経終了後から排卵までの卵胞期(妊娠していないことが確実な時期)に行う。描写式卵管通気・通水による検査は内診診察室で行われ，子宮卵管造影は放射線科造影室で行われる。なお，これらの検査は外来診療で行われる。

描写式卵管通気法・卵管通水法
(1) 排泄後，内診と同様に截石位(砕石位)をとってもらう。
(2) 腟洗浄・消毒の介助を行う。
(3) バルーンカテーテル(8Fr)の子宮腔挿入を介助する。子宮腔内の操作なので，清潔操作に注意する。挿入後に滅菌蒸留水1〜2mL程度をバルーン内に注入して固定する。カテーテル挿入時やバルーンをふくらますときには下腹部痛・違和感があることを説明する。
(4) バルーンカテーテルから，通気法では二酸化炭素を，通水法では滅菌生理食塩水を注入する。二酸化炭素は，描写式卵管通気機器にカテーテルの先端を接続して注入する。通水法では，医師がカテーテルの先端から注射器で滅菌生理食塩水を注入する。注入時は，下腹部痛を感じることがあることを説明する。とくに卵管の閉塞(へいそく)や狭窄(きょうさく)がある場合は下腹部痛が強いので，患者の訴えや表情の観察を行う。
(5) 通気法では，機器の描写するグラフや聴診器で聴取される下腹部の泡沫(ほうまつ)音で卵管疎通性の状態が評価される。通水法では，生理食塩水注入時の注射シリンジの抵抗感で評価される。
(6) 終了後は，再度腟消毒の介助を行う。バルーンカテーテル挿入時に，子宮頸管から軽度の出血をみとめることがある。止血目的で腟タンポンが挿入される場合には，抜去時間・方法について指導する。
(7) 終了後は1時間程度安静をとらせ，異常がないことを確認してから帰宅させる。子宮腔内操作のために抗菌薬の内服が指示されるので，服薬指導を行う。当日は入浴や性交渉は禁止し，できるだけ安静を保つように指導する。また通気法の場合は，卵管の疎通性が保たれていると，二酸化炭素が腹腔内に注入され，横隔膜下に二酸化炭素がたまることによって神経を刺激して肩甲痛(右側が多い)が起こる場合もあるが，自然に軽快するので心配のないことを説明する。

子宮卵管造影法
基本的な手技は，通気法・通水法と同様である。バルーンカテーテルから造影剤を注入して，子宮や卵管の状態を撮影する。
(1) 衣類が造影剤で汚染されないよう，検査着に着がえる。体位は仰臥位として，両膝を立て，膝を開く。
(2) 造影剤を使用するので，造影剤に対するアレルギーの有無を聴取する。

アレルギーの既往がない場合でも，発疹(ほっしん)・呼吸苦などのアレルギー症状の出現に注意する。また，造影剤の影響として下腹部痛・発熱などがおこる場合があることを説明する。
(3) 翌日に，造影剤の拡散状態の撮影があるので来院するように説明する。
(4) 帰宅後の指導は，通気法・通水法と同様に行う。

D 治療・処置を受ける患者の看護

最近では，外来と病棟との連携強化を促進し，術前検査や術後処置をできる限り外来で行い，入院期間の短縮化をはかる施設が増えている。短期化する入院期間のなかで，患者が安全に手術を受け，術後回復を促進できるように適切なケアを提供する高度な知識・技術が看護師には求められる。

1 女性生殖器疾患の手術を受ける患者の看護

子宮や卵巣は，生殖機能にかかわる臓器であるため，手術に対する不安はもちろんのこと，女性性の喪失感や妊孕性の可否などについての不安も生じてくる。身体的なケアとともに，患者の心理的な援助も必要となる。

1 手術前の看護

手術が安全に受けられるための身体的準備をするとともに，患者の不安の緩和をはかる。

(1) 疾患の病態，予定手術方式，手術後に行われる後療法（化学療法・放射線療法）の有無と内容，疾患や手術に対する患者や家族の理解度を把握する。
(2) 患者の主訴（疼痛・出血・帯下・腹部膨満感・めまい），バイタルサイン，排泄の状態，身長・体重などを観察する。
(3) 合併症の有無と内容，および検査データを把握する。
(4) 術前オリエンテーションを行う。手術前後に行われる検査や処置，術後経過，必要物品などについて説明する。
(5) 手術後の深呼吸の方法や，自発的呼吸訓練器の使用による呼吸訓練の方法などを指導する。
(6) 手術前日に，次の処置を行う。

①手術部位の消毒を完全にし，感染を防止する目的で手術範囲の剃毛(ていもう)・除毛を行う。剃毛・除毛の範囲は術式によって異なるので，術式を確認して行う。最近では，かみそりによって生じる小さな傷が創部の感染原因になるとして，剃毛よりも，除毛クリームや医療用シェーバーを使用して除毛をする施設が増えてきている。

②入浴・シャワー浴によって全身の清潔をはかる。入浴・シャワー浴ができないときは，清拭や洗髪の介助をする。マニキュア・ペディキュアは除去し，爪は短く切る。

③医師の指示によって就寝前に浣腸を行う。実施後は排便の有無を確認する。

④夕食までは通常どおりの食事でよい。夕食後は間食をしないように説明し，消灯後は安眠をとるために水分を制限する。

⑤十分な睡眠を促すために，睡眠薬・精神安定薬が処方されている場合は，医師により指示された用量・用法をまもり正確に与薬する。

(7) 手術の痛みや術後経過・予後など，患者はさまざまな不安をもっている。患者が不安を表出しやすいような環境とプライバシーに配慮し，不安の軽減をはかる。

(8) 手術前後に関する処置や検査などのスケジュールをパンフレットにして説明すると患者は理解しやすく，不安の軽減に役だつ。

❷ 手術当日の看護

手術直前の身体的準備を整える。

(1) バイタルサイン・体重などを観察する。
(2) 禁飲食がまもられていることを確認する。
(3) 浣腸の指示が出ることが多いため，実施後に排便の有無を確認する。
(4) 前投薬・術前点滴の指示がある場合は，正確に行う。
(5) 義歯・眼鏡・コンタクトレンズや，指輪・ネックレスなど[1]は外して，紛失しないように保管する。
(6) 手術室に持参する必要物品の確認と，手術後の病室の準備を行う。

❸ 手術後の看護

■手術直後の看護

出血などの異常もおこりやすいので，十分な観察をすることが必要である。また，身体的苦痛が最も強いときであるので，その緩和をはかる援助をする。

(1) 手術後の全身状態の観察を行う。バイタルサイン，麻酔の覚醒状態，創部出血・性器出血の有無と程度，尿量，創部痛の程度，吐きけ・嘔吐，腸蠕動運動の状態などを観察する。異常時にはただちに医師に報告する。
(2) 創部痛や体動制限による腰痛などの疼痛緩和に対する援助を行う。医師の指示による鎮痛薬の投与や体位の工夫，体位の変換，腰部のマッサー

---

1) 金属類を身につけていると，手術中に用いる電気メスによって，金属の接触部位の皮膚に熱傷を負うことがある。

ジなどを行う。
(3) 医師の指示による輸液・輸血の管理を行う。
(4) 医師の指示による酸素吸入や深呼吸の指導を行う。
(5) ドレーン類が挿入されている場合には，排液の量・性状などの観察を行い，異常時は医師に報告する。
(6) 吐きけ・嘔吐がある場合は，誤嚥しないように顔を横にする。また嘔吐後は，麻酔から全覚醒していれば，含嗽などの介助をする。医師の指示による制吐薬などの薬物が投与される場合には，正確に行う。
(7) 患者や家族に手術が無事に終了したことを伝えて安心を促す。医師から手術の説明を家族に行うときには，できる限り同席し，家族の反応を確認しながら，わからないことがあれば表出できるように援助する。

■手術後1日目の看護

「手術直後の看護」に準じて看護を行う。
(1) 腸蠕動運動の状態の観察と排ガスの有無を確認する。
(2) 創部のガーゼ交換を行う。交換時に創部出血の有無などを観察する。
(3) セルフケア不足への援助を行う。口腔・身体・外陰部などの清潔保持のための，含嗽・歯みがき・清拭・外陰部洗浄などの援助を行う。
(4) 起座位やセミファウラー位まで体動が許可されるので，創部痛に配慮しながら介助する。
(5) 飲水は，手術後1日目の朝から開始されることが多い。少量の白湯から開始し，吐きけ・嘔吐，腸蠕動運動の状態を観察しながら進める。異常がなければ，食事は昼食から流動食が開始される。

■手術後2日目から退院までの看護

全身状態の観察は手術当日に準じて行う。
(1) 手術後の検査データを把握する。貧血や低タンパク血症の有無，感染徴候などに注意する。
(2) 手術後2日目には，膀胱留置カテーテルが抜去されるため，トイレまでの自力歩行を介助する。初回歩行時は，めまい・ふらつきに注意して転倒しないように必ず付き添う。
(3) 創部のガーゼ交換は，汚染がなければ2～3日ごとに行われる。抜糸は，手術後7日目に行われることが多い。なお，最近では創部の開放が感染につながるとの考えから，創部に創傷保護のドレッシング材を貼付し，抜糸まで創部を開放しない施設も増えている。
(4) 日常生活は少しずつ拡大され，それに伴ってセルフケア不足も解消される。セルフケア不足の状態を観察しながら援助をしていく。
(5) 広汎子宮全摘出術などでは，排尿障害・排便障害が残る場合がある。こ

れらは少しずつ回復するが，その回復過程では，自己導尿や肛門刺激，緩下剤（かんげ），浣腸などによる排泄管理が必要となる。

(6) 身体的苦痛が緩和してくると，患者は臓器喪失感や女性性の喪失感などの精神的苦痛が強くなる場合が多い。患者の訴えをつねに受容的・傾聴的態度で受けとめることが大切である。

■退院指導

退院後の日常生活上での注意事項について説明する。退院時の指導は，患者や家族が自宅でも確認できるように，パンフレットにしておくとよい。

(1) 退院後1週間程度は，入院中と同程度の動静で安静が保てるように指導する。自転車の運転，入浴なども控える。その後は体調を考慮しながら少しずつ動静を拡大し，手術後1か月を目安に手術前の生活に戻れるようにする。

(2) 性生活は退院後の検診で異常がないことを確認し，医師の許可を得てから行うように説明する。

(3) 退院後の検診は，術後経過に問題がないかを確認するうえで重要であるため，必ず受診するように指導する。なお，検診日でなくとも発熱や強い下腹部痛，多量の性器出血，創部の異常などがあれば，すぐに診察を受けるように指導する。

2 乳房の手術を受ける患者の看護

乳房の手術の対象疾患は，ほとんどが乳がんである。乳がんの手術方式は，疾患の進行度にもよるが，手術後の後障害の大きい胸筋合併乳房切除術から胸筋温存乳房切除術や乳房部分切除術が主流となってきている。このような術式の変化により，手術後の患側上肢の機能障害や乳房の形態変化も以前と比すると軽減している。しかし，軽微な変化であっても女性のシンボルである乳房の形態変化は，患者のボディイメージを混乱させ，精神的につらいものである。

また，悪性腫瘍に対する生命予後への不安も強い。身体的なケアとともに，精神的な支援も重要である。

以下に乳房手術を受ける患者の看護を示すが，一般的な看護については「女性生殖器疾患の手術を受ける患者の看護（◯188ページ）」を参照のこと。

1 手術前の看護

乳房手術では身体的侵襲の大きい術前検査はほとんどないので，外来で検査が行われ，手術前日の入院となることが多い。外来との連携を密にし，患者のもつ問題を継続的にケアできるようにする。

(1) 手術当日から術後合併症の予防やドレーンからの排液を促すために，ま

た患側上肢の苦痛緩和のために体位変換が行われる。手術前から必要性について説明し，体位変換の練習を指導する。その他，深呼吸などの呼吸訓練なども行う。
(2) 乳がんが手術によって根治できるのか，その後の治療はどのように行われるのか，生命予後への危機はどの程度なのかなど，患者の不安はさまざまである。看護師は傾聴的・受容的態度で接し，患者の不安が表出しやすい環境を整え，不安の軽減をはかる。
(3) 患者が希望する場合は，乳房切除後の乳房再建術や乳房補正用品について説明する。

❷ 手術当日の看護

　手術当日の看護は「女性生殖器疾患の手術を受ける患者の看護（●188ページ）」を参照のこと。

❸ 手術後の看護

■手術直後の看護
　異常の早期発見をするための観察を十分に行い，手術直後の身体的苦痛の緩和をはかる。
(1) 手術後の全身状態の観察を行う。
(2) 大胸筋前面部や腋窩にドレーンが挿入されるので，排液の量・性状を観察する。ドレーンがねじれたり，折れ曲がったりしないように注意する。ドレーンからの排液量が1時間に100 mL以上の場合は，医師に報告する。また，ドレーンは低圧持続吸引バッグに接続されている。バッグがすぐにふくらんでしまうときには，空気が吸い込まれている場合があるので，ただちに医師に報告する。
(3) 創部痛，患側上肢のしびれ・疼痛などの緩和に対する援助を行う。医師の指示による鎮痛薬の投与や体位の工夫を行う。患側上肢の肩から肘にかけて枕などを入れて腋窩の緊張が緩和できる体位をとると，苦痛が緩和されやすい。
(4) 胸部の手術であるため，創部痛や創部止血のための圧迫包帯などで呼吸が抑制されやすい。定期的に深呼吸をするように促す。また，医師の指示による酸素吸入を行う。

■手術後1日目の看護
　手術直後に引きつづき，異常の早期発見のための観察をするとともに，術後合併症予防のための早期離床を促し，身体機能の回復をはかる。
(1) 観察およびドレーン・輸液の管理は，手術当日と同様に行う。

(2) 創部痛は手術後当日よりいくぶん緩和する。患側上肢のリハビリテーションが開始されるため，創部痛によってリハビリテーションの開始が遅れることのないよう，鎮痛薬などを使用して疼痛コントロールを行う。
(3) 膀胱留置カテーテルは抜去され，歩行が開始となる。初回歩行時は，めまい・ふらつきに注意し，必ず付き添う。また歩行時に，創痛が強くなるようであれば，三角巾（さんかくきん）で患側上肢を固定する場合もある。
(4) 乳房の手術は開腹手術ではないため，昼食より食事は常食となる。全身麻酔の影響で腸管の蠕動運動が弱まっている場合もあるので，腸蠕動音や排ガス，吐きけ・嘔吐などを観察しながら食事をすすめる。
(5) 創部に汚染がある場合は，消毒とガーゼ交換を行う。ガーゼ交換時は清潔操作に注意する。とくに汚染がなければ，初回のガーゼ交換は手術後3日目ごろに行う。
(6) 患側上肢の自由がきかないため，清潔保持や食事などでセルフケア不足がおこりやすい。患者の自立を促しながら，清拭・洗面介助などの援助を行う。

■手術後2日目から退院までの看護

　手術直後の身体的苦痛が緩和し，身体機能が回復する時期である。それとともに，ボディイメージの変化に対する精神的不安の強まる時期でもある。身体的変化の受容が円滑に行われるように支援していく。
(1) 全身状態の観察は手術当日に準じて行う。
(2) 術後の検査データの把握を行う。貧血や低タンパク血症の有無と程度，感染徴候などに注意する。
(3) 患側上肢の浮腫・しびれ・疼痛の状態を観察する。これらの症状の悪化がみられるときは，創部内の出血，ドレーンからの排液物の貯留，感染などの可能性があるので注意する。患側上肢は循環をよくするために，できるだけ挙上しておくように指導する。
(4) 大胸筋前面部のドレーンは，手術後3〜4日目に抜去される。また，腋窩ドレーンは排液量が20 mL/日以下となったら抜去される（手術後7日目ごろ）。ドレーンが挿入されている間は，排液の量・性状，低圧持続吸引バッグの陰圧状態の保持を観察する。また，体動時にドレーンが抜けてしまうのを防止するためにドレーンの保護についての指導も行う。
(5) 創部の汚染がなければ，手術後3日目ごろに初回の創部ガーゼ交換を行う。その後は，毎日回診時にガーゼ交換を行い，創部の観察を行う。抜糸は，手術後1週間以降に縫合部の緊張状態をみながら行う（退院後に外来で行うこともある）。
(6) 身体の清潔保持，食事・排泄などのセルフケア不足がある場合は，その援助を行う。とくに患側がきき腕の場合は，セルフケア不足がおこりや

すい。
(7) 患者は片腕で動くことが多いので，ベッド周囲に危険なものを置かないようにする。また，病院内を歩行する場合は，ゆっくりとした動作を心がけ，転倒に注意するように指導する。
(8) 患側上肢のリハビリテーションについて指導する。リハビリテーションは長期にわたって行われるので，日常生活行動のなかに取り入れていくようにする。また，無理をして行うと症状が悪化する場合もあるので，段階を追って計画的に行うことの必要性を説明する。リハビリテーションのスケジュールの例を 表3-1 に示す。
(9) 手術後のボディイメージの変化を受容するための援助を行う。不安や疑問な点については，患者がその内容を言葉に出しやすいような環境を整えたり，傾聴的な態度で接する。ボディイメージの変化に対する受容は患者が手術創部を見ることから始まるが，無理にすすめることはせずに患者の自発性を尊重する。

■ 退院指導

退院後の日常生活上の注意事項を説明する。
(1) 退院後1週間程度は入院中の生活とほぼ同じようにし，自宅で安静が保てるようにする。日常生活における動作では，とくに患側上肢への過重な負担がかからないようにすることが大切である。重い荷物を患側上肢で長時間持つこと，急な上肢の挙上，腋窩の過伸展などは，上肢の脱力感や疼痛などを引きおこしやすいので注意する。
(2) 性生活は手術前と同様に行える。しかし，患者は手術による体調の変化，乳房の喪失感，あるいは創部痕などで消極的になってしまうことも多い。デリケートな問題であり，患者からは質問しにくいため，退院指導項目に入れておく。妊娠に関しては，妊娠そのものが疾患の悪化につながったり，その後の治療計画に影響したりするので，医師が許可をするまでは避妊するように指導する。
(3) 退院後の検診は，必ず受診するように指導する。医師の指示された検診日以前にも，創部の出血，痛みの増強，発熱などの異常があればすぐに受診するように指導する。
(4) リンパ節郭清を行っている患側上肢は，非常に感染に弱くなっているため，切り傷・擦過傷・虫刺皮膚炎・日焼けなどの外的皮膚刺激に注意する。外来での血圧測定・採血・注射は，患側からは行わないようにする。患者本人にもこのような注意事項を説明し，みずから安全をまもるための申し出ができるように指導する。なお，リンパ浮腫の予防の観点から，就寝時は患側上肢を上にして休むように指導する。
(5) 再発防止のために，定期検診は必ず受診するように指導する。乳がん患

表 3-1　上肢機能訓練のリハビリテーション

段階	時間	運動の内容	日常生活動作の目安
第 1 段階 手もとの運動	手術後 1 日目 (手術後から傷をおおうガーゼやテープを外すまで)	・じゃんけんの繰り返し(20 回程度) ・ゴムボール握り ・肘の曲げのばし 　ポイント：肩関節は，医師の指示による可能範囲で動かすようにする。	・座って食事ができる。 ・トイレまで歩くことができる。 ・新聞・雑誌など軽いものを支える。
第 2 段階 肩関節の軽い運動	手術後 2〜3 日目 (ガーゼやテープを外したあと)	・前方への腕の引き上げ 　ポイント：肘は曲げない。 ・ゴムボールつぶし 　胸の前でボールを押しつぶす。 　ポイント：患側の手でも十分に押す。	・寝巻きを着がえる。 ・洗面・歯みがきをする。 ・タオルをしぼる。
第 3 段階 積極的に肩関節を動かす	手術後 4〜5 日目	・壁のぼり 　壁に向かって立ち，肩の位置に両手を置いて，ゆっくりと指先を壁に沿って上にのばし，その後，ゆっくり肩の高さまで下ろす。 　ポイント：1 日ごとに手の届く高さを上げる。 ・振り子運動 　腰をかがめて両腕を左右に振る。 　ポイント：肘は曲げない。 ・羽ばたき運動 　両手を首の後ろに持っていき，息を吸いながら，両肘を開き，息を吐きながら両肘を閉じる。 　注意：肩関節の側方挙上と水平外転運動は行わないようにする。	・台の上をふく。 ・ベッドのほこりを払う。 ・寝具を整える。 ・カーテンの開閉をする。
第 4 段階	手術後 6 日以降	・壁はい運動 　壁の横に立ち，患側の手を壁に沿って上下と前後に手をはわせる。 　ポイント：背筋はのばす。腕を上下・前後にのばすときは，肘をしっかりのばす。 ・肩まわし 　患側の腕の肘を曲げて円を描くように肩をまわす。 　ポイント：少しずつ肘の高さを上げていく。 ・風車運動 　両手を水平にのばし，手のひらを下向きにする。息を吸いながら手のひらを上向きにし，息を吐きながらもとに戻す。 　ポイント：肘は曲げない。	・丸首シャツを着脱する。 ・髪をとかす。
第 5 段階	退院後	・旋回運動 　ドアの取っ手にひもを結び，端を患側の手を持ち，円を描く。少しずつ円を大きくしていく。 　ポイント：肘は曲げない。手首を使ってまわさない。 ・つるべ運動 　カーテンレールなどにひもをかけ，両端を両手で持ち，健側の手を引き下げ，患側の手をまっすぐ引き上げる。 　ポイント：肘は曲げない。 ・背中まわし 　背中側で，指先を首の後ろや腰部で合わせる。	・物干し竿をふく。 ・洗濯物を干す。 ・エプロンのひもを後ろで結ぶ。 ・雑巾をかける。 ・窓をふく。

者 100 人のうち 2〜3 人は，反対側の乳房にもがんができることがある。乳がんの自己検診法などを指導する（ 図 3-1）。異常があればすぐに受診するように説明する。

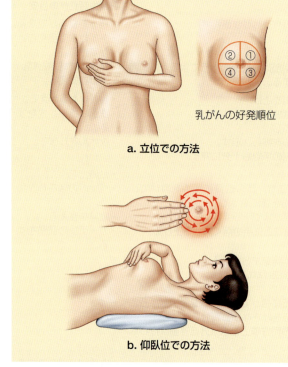

○図3-1　乳がんの自己検診法

3 薬物療法を受ける患者の看護

女性生殖器の薬物療法には，おもにホルモン療法と化学療法とがある。

1 ホルモン療法を受ける患者の看護

　ホルモン療法の対象となる疾患には，月経異常・子宮筋腫・子宮内膜症・卵巣腫瘍・更年期障害などがあり，治療を受ける患者の年齢層も幅が広い（○表3-2）。

(1) ホルモン療法は，長期治療となることが多い。また効果が緩慢な傾向にあるので，患者は治療への不安や不満をもったりすることがある。治療の目的・方法・効果・期間・おこりうる副作用について理解しやすいように説明する。

(2) ホルモン製剤の副作用は，投与直後におこりやすい。使用する薬物によって副作用は異なるが，胃腸障害・頭痛・倦怠感・めまいなどの不定愁訴が多い。副作用は投与期間が経過するにつれてからだが順応し，軽減することが多いので，そのことを説明する。副作用が強い場合は，対症療法が行われる。

(3) 体内の恒常性を保つことは，ホルモン療法の効果を高め，その副作用を

表 3-2 女性生殖器疾患に用いられるおもなホルモン製剤

	種類	適応症	副作用
性ステロイドホルモン	エストロゲン（卵胞ホルモン）	ホルモン補充療法（更年期障害、両側卵巣切除後のホルモン補充） 原発性・続発性無月経 機能性子宮出血など	胃腸障害、頭痛、倦怠感、抑うつ、不安、めまい、乳房緊満、乳房痛、浮腫、体重増加など
	プロゲステロン（黄体ホルモン）	機能性子宮出血 子宮内膜症 ホルモン補充療法（黄体機能不全）	胃腸障害、頭痛・めまい、月経周期不順、微量の不正性器出血、浮腫・体重増加、体温上昇など
	アンドロゲン（男性ホルモン）	機能性子宮出血 月経困難症	男性化傾向（体毛の増加・声帯機能の変化）、浮腫、体重増加
ゴナドトロピン（性腺刺激ホルモン）	ヒト閉経期尿性ゴナドトロピン（hMG）	不妊症（排卵誘発）	卵巣過剰刺激症候群（卵巣腫大・卵巣出血・腹水貯留）、多胎妊娠
	ヒト絨毛性ゴナドトロピン（hCG）	不妊症（排卵誘発） ※hMGと併用して使用することが多い。	卵巣過剰刺激症候群（卵巣腫大・卵巣出血・腹水貯留）、多胎妊娠

軽減することに役だつ。そのために十分な睡眠とバランスのとれた食事、そして規則正しい生活を心がけるよう指導する。

❷ 化学療法を受ける患者の看護

　化学療法とは、抗がん薬を経口的あるいは経静脈的に投与するがんの全身療法である。化学療法は手術前後の補助療法として、あるいは進行がんや再発がんなどで手術適応とならない場合に行われる。

（1）抗がん薬は、がん細胞に作用するだけでなく、骨髄細胞や消化管の粘膜細胞・毛根細胞など、増殖の盛んな正常細胞にも影響を与え、副作用が出現する。

　　骨髄細胞への影響として白血球・血小板の減少などがおこる。それによって、易感染状態となったり出血傾向が出現したりする。感染徴候や出血傾向の観察をするとともに、感染防止のために面会制限や採血時の止血の確認、日常生活での転倒防止などを指導する。

　　吐きけ・嘔吐は、副作用で最もつらいものである。嘔吐が激しいときは、腹部を締めつけない体位をとらせ、安静が保てるような環境を整える。嘔吐後は含嗽を行って口腔内の不快感を軽減するように援助する。医師の指示によって制吐薬が投与される場合には、用法・用量などに注意して正確に行う。

　　脱毛は、化学療法開始後2週間ぐらいから始まることが多い。脱毛は予測していても実際におこると精神的につらいものである。脱毛は一過性の現象であり、治療完了後は2〜3か月で回復することを説明する。その間はナイトキャップ・かつら・スカーフなどを使用するのもよい。

また，リネン類は清潔に保つよう適宜交換し，落髪(らくはつ)による不快感を軽減する。
(2) 抗がん薬の種類によっては，腎機能に障害を与える。尿検査データ，浮腫，血圧上昇，頭痛，全身倦怠感，めまい，食欲不振などの観察を行う。
(3) 抗がん薬が血管外に漏出すると周辺組織の壊死をおこすので，投与中は点滴刺入部位の観察を行う。患者にも疼痛などがあればすぐに知らせるように説明する。
(4) 化学療法は1回で終了することはなく，何クールも行われることが多い。患者は，副作用の強さから治療に消極的になることも多い。治療に対する不安や疑問が表出しやすいような傾聴的・受容的態度で接し，治療が中断されることなく行われるように援助する。

4 放射線療法を受ける患者の看護

　放射線療法とは，病巣部に放射線を照射する治療法である。単独で行われることは少なく，手術療法や化学療法と併用して行われることが多い。
(1) 放射線療法は少量の放射線を15〜30回照射する長期の治療(6週間前後継続して行われることが多い)となるため，患者には目的・方法・おこりうる副作用をわかりやすく説明する。
(2) 放射線照射に伴う急性反応として，全身症状や局所症状が出現する。全身症状には，放射線宿酔(しゅくすい)(吐きけ・嘔吐，全身倦怠感，疲労感)がある。局所症状としては，放射線照射部位の皮膚の発赤・潰瘍(かいよう)・びらん・瘙痒感や，隣接臓器への刺激症状として腸炎による下痢・血便，膀胱刺激による頻尿・血尿がある。これらの症状を観察するとともに，それぞれの症状に対する対症療法を援助する。
(3) 照射部位には，照射の正確性を保つためにマーキングが行われるので，入浴・シャワー浴の際にこすって消さないように指導する。万一，消えてしまった場合には，放射線科医師の診察を受け，照射部位を確認のうえ，再度マーキングをしてもらう。
(4) 疾患の予後や治療・副作用など，患者はさまざまな不安をもっている。また，長期の治療や身体機能の低下によって社会的役割が果たせなくなる場合もある。患者の不安が表出されやすいように援助し，また活用できる社会資源があれば情報を提供する。

E 女性生殖器疾患患者の看護

　女性生殖器疾患患者は受診行動が遅れる傾向にあり，疾患の病態が進行してから受診することが多い。理由として，生殖器は直接生命にかかわる臓器

ではないこと，女性のライフサイクルによっては，家族の中心的役割を果たしている状況で多忙により自分のために時間がとれないこと，あるいは強い羞恥心などがあげられる。さらに，生殖器は生殖機能にかかわる部分であるため，発症の時期が妊娠・出産可能期である場合には，妊孕性（にんよう）にも影響する。加えて，性生活に関することや女性性の喪失感につながるなど心理的な問題も生じる。

　看護師は，疾患の病態はもちろんのこと，患者の心理・社会的な背景も十分に把握して，多肢にわたる問題を支援していく。また，このような問題は，本人のみならず家族にも心理的影響を及ぼすため，家族に対する心理的支援も必要となる。

1 月経異常患者の看護

　月経異常には，子宮性のものと卵巣性のもの，あるいは全身性の疾患からくるものなど原因はさまざまである。診断・治療が正確かつ効果的に行われるように援助していく。

(1) 月経異常の内容を把握する。月経発来に関することか，周期の異常か，月経時の異常かなど，疾患の病態によって検査や治療内容が異なる。病態を正確に把握することで，適切な援助の方向性を導き出す。

(2) 周期や，月経期の異常の場合には，医師から基礎体温の測定を指示されることが多い。患者には，正しい基礎体温の測定方法を説明する。

(3) 与薬される場合には，医師の指示した用量・用法が正確に行われるように指導する。薬物は，ホルモン製剤・鎮痛薬が多い。とくにホルモン製剤は長期にわたって与薬が必要となる場合が多いので，薬物使用の目的・効果・与薬方法，おこりうる副作用などについて患者の理解が得られるように説明し，自己中断をすることのないように援助する。

(4) 月経異常は，日常生活の乱れが影響することも多い。不規則な生活はホルモンのバランスを乱し，月経に影響を与える。患者には，食事・睡眠・運動のバランスのとれた規則正しい生活ができるように指導する。とくに若い女性は，美容のための無理なダイエットによって月経異常をおこしている場合も少なくない。将来の生殖機能に影響を与えることを説明し，生活指導をわかりやすく行うことが必要である。

2 外陰部疾患患者の看護

　外陰部疾患は，感染性のものと腫瘍性のものとに大きく分けられる。瘙痒感や疼痛などの苦痛を伴っている場合も多いので緩和の援助を行う。

(1) 与薬される場合には，正しい使用方法を説明する。外用薬が処方されることが多いので，使用時は手洗いを十分にして清潔な手で行うように指導する。また，爪をのばしていると外陰部を傷つける可能性があり，十

分な手洗いができないので，爪は短く切っておくようにする。
(2) 外陰部の清潔が保たれるように指導する。排泄後の清潔ケア指導（温水洗浄器の使用）や入浴・シャワー浴をすすめる。また，下着も通気性のよいものを選び，毎日交換するように指導する。
(3) 疾患によっては，他者に感染することもあるので，パートナーがいる場合には，一緒に治療を受けるように指導する。

3 腟疾患患者の看護

　腟疾患には，感染性と腫瘍性，加齢によるものがあるが，多くは感染性のものである。帯下の増量や，瘙痒感などの不快症状が強いため，その緩和をはかる。
(1) 帯下が多い場合には，刺激による瘙痒感や二次感染をおこす場合もある。その緩和・防止のために，外陰部を清潔に保つように，排泄後のケアや入浴・シャワー浴をすすめる。最近では，帯下を吸収するシートも市販されているので，活用するとよい。
(2) 薬物が投与される場合には，正しく使用されるように指導する。使用される薬物は，内服薬・腟錠・外用薬などと多様である。薬物の内容を把握して，使用方法を説明する。とくに腟錠は，挿入時に腟粘膜を傷つけないように注意する（●図3-2）。患者が若年者や高齢者でセルフケアが困難な場合には，保護者・介護者に指導する（●179ページ，「帯下のある患者の看護」，「外陰部瘙痒感のある患者の看護」）。

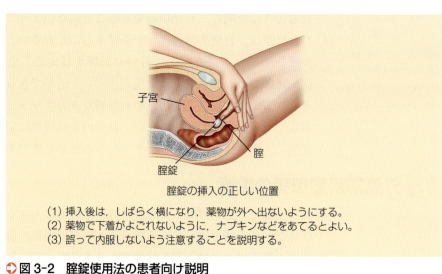

腟錠の挿入の正しい位置
(1) 挿入後は，しばらく横になり，薬物が外へ出ないようにする。
(2) 薬物で下着がよごれないように，ナプキンなどをあてるとよい。
(3) 誤って内服しないよう注意することを説明する。

● 図 3-2　腟錠使用法の患者向け説明

4 子宮疾患患者の看護

1 炎症のある患者の看護

　炎症性疾患は，発熱や下腹部痛・腰痛などを伴う。治療には，抗菌薬が用いられる。医師の指示による用量・用法をまもって，正確に与薬する。患者にも治療が効果的に行われるための正しい服薬方法を指導する。また，アレルギー症状の出現にも注意する（◯180ページ，「疼痛（下腹部痛・腰痛）のある患者の看護」，181ページ，「発熱のある患者の看護」）。

2 子宮筋腫・子宮内膜症患者の看護

　子宮筋腫・子宮内膜症患者のもつ問題は，おもに月経困難症と不妊症である。病態によっては社会的役割が果たせずに，さまざまな問題が生じる場合が多い。

(1) 月経困難症の有無と程度・内容を観察する。また，症状を自覚するようになってからの期間も把握する。症状出現からの期間は，疾患の発症時期や病態の進行度を推測するのに役だつ。加えて，妊娠を望む年代にとっては，不妊症も大きな問題である。不妊の期間やこれまで受けた治療などについても把握する。

(2) 治療には，薬物療法と手術療法とがある。薬物療法は，月経痛のコントロールのための鎮痛薬による対症療法と，疾患そのものの治療に対するホルモン療法とがある。手術療法は，薬物療法が有効でない場合や病態の進行度が進んでいる場合などに行われる。疾患の病態や患者のもつ問題によって治療方針が決まる（◯188ページ，「女性生殖器疾患の手術を受ける患者の看護」，196ページ，「薬物療法を受ける患者の看護」）。

3 子宮頸がん・子宮体がん患者の看護

　子宮頸がん・子宮体がんは，子宮がん検診受診率の向上に伴って早期に発見されることが多くなってきた。また，患者自身にも病名が告知されることが多い。患者が疾患を知ることによって治療への理解が得られやすい一方で，生命予後や治療そのものへの恐怖，社会的役割の変化に対する不安などさまざまな問題も生じてくる。治療は手術が第一選択である。手術内容によっては，女性性の喪失感，性生活の問題，また，妊娠を望む年代にとっては妊孕性への影響も心配される。加えて手術療法後には，化学療法や放射線療法などの後療法も長期にわたる場合が多い。

(1) 疾患の病態と患者の症状を把握する。とくにがんの進行度は，治療方針や予後へも影響を与えるので重要な情報である。

(2) 手術を受ける場合は，手術が安全に行われるための身体的準備を整える。

(3) 化学療法や放射線療法は，長期にわたる治療で副作用も強い。患者が治療を中断せずに続けられるように，治療の目的・内容・おこりうる副作用について説明する。また，副作用を緩和するための援助も行う。

(4) 患者がもつさまざまな不安が緩和されるように，つねに傾聴的な態度で接し，患者の訴えをていねいに聞き，不安の表出がしやすいような環境を整える。

(5) がん性疼痛は，非常に強くつらいものである。患者の苦痛がやわらぐための医師の指示による鎮痛薬の投与や体位の工夫，安静が保てるための環境の調整などを行う。

(6) がんが進行すると，悪臭を放つ帯下を伴うようになる。患者が不快な感情をもたないように，芳香剤の活用や換気を十分に行い，臭気の緩和をはかる。また同室者がいる場合には，処置の時間を考慮するなどの配慮も必要である。

(7) 治療が長期にわたり，社会的役割が果たせないことによって本人のみならず，家族のストレスも強くなる。治療には，家族も含めた理解が得られるように援助する（●188 ページ，「女性生殖器疾患の手術を受ける患者の看護」，196 ページ，「薬物療法を受ける患者の看護」）。

5 卵管・卵巣疾患患者の看護

卵管・卵巣疾患は，異所性妊娠の破裂や卵巣腫瘍の茎捻転・破裂，卵巣出血など，急激に発症する場合が多い。このような病態では，疼痛などの苦痛も非常に強い。また，腹腔内の大量出血により循環不全に陥る場合もある。一方，卵巣は沈黙の臓器ともいわれ，卵巣がんなどでは，ある程度進行してから，腹部の腫瘤感などで受診することもある。このように発症の状態はさまざまである。受診時の症状・病態を正確に把握して，その状態にあった適切な医療と看護の提供を行う。

(1) バイタルサインの変化，疼痛の部位・程度を観察し，医師に報告する。

(2) 循環不全状態に陥っている場合には，医師の指示による与薬を正確かつ迅速に行う。また，ショック体位の保持や安静・保温などに努める（●177 ページ，「ショック状態にある患者の看護」）。

(3) 卵巣腫瘍で手術療法が行われた場合でも，片側の卵巣が残っていれば妊娠が可能であること，またホルモンバランスも保たれることを説明し，患者が不必要な不安をもたないように援助する。

(4) 悪性疾患などで両側の卵巣が切除された場合には，卵巣欠落症状として，更年期症状と同様の症状をおこす場合がある。閉経までに期間のある年代では，予防的にホルモン補充療法が行われる場合もある。

(5) 悪性疾患の場合には，生命予後に対する不安も強く，治療も長期にわたる。患者の不安が表出できるような環境の調整と，傾聴的な態度で接し

て支援していくことが必要である。
(6) 卵管疾患により不妊症となる場合も多い。最近は，卵管性の不妊症の場合には，体外受精が積極的に行われることが多い。

6 骨盤内炎症性疾患患者の看護

骨盤内炎症性疾患は，流産や分娩後の子宮内感染・性感染症からおこるものが多い。治療は，抗菌薬による薬物療法が行われる。また疼痛や発熱に対しては，鎮痛薬や解熱薬の投与などの対症療法が行われる。

7 不妊症・不育症患者の看護

不妊症とは，挙児を希望して正常な性生活を送っているにもかかわらず，1年以上妊娠をしない状態をいい，わが国では夫婦の約10%にみられる。また不育症とは，妊娠はするものの妊娠の継続ができず，流産・死産を繰り返し，挙児が得られない状態をいう。不妊症・不育症患者は，治療に対する身体的苦痛への不安や，社会的役割が果たせないことによる精神的苦痛，経済的問題など，さまざまな問題をかかえている。

1 不妊症患者の看護

不妊症の原因はさまざまである。原因の男女比もあまり差はない。原因に対する治療への援助と，子どもを得られないという精神的苦痛に対する援助を行う。

(1) 不妊症の期間や，これまで受けた治療の内容を把握する。
(2) 不妊症の検査が円滑に進むための援助を行う。不妊症の検査スケジュールは，順調に進んでも1月経周期(約1か月)はかかる。苦痛を伴う検査もあるので，検査の目的・内容，おこりうる不快感・疼痛について十分に説明し，検査に対する協力が得られるようにする。
(3) 不妊症の原因に対する治療としては，薬物療法と手術療法とがある。薬物療法は，ホルモン療法が中心となる。また手術療法は，疾患の内容や程度，手術の目的によって腹腔鏡下手術か開腹手術の選択が行われる。不妊自体に対する治療としては，人工授精や体外受精などが行われる。不妊の原因と治療方針を把握して援助をしていく。
(4) 不妊期間が長くなり，期待した治療効果が出ないと，患者はしだいに治療に対して不安や焦燥感をおぼえるようになる。看護師は，そのような感情をもつ患者に対して，つねに受容的・傾聴的態度で接して支援していく。また精神的苦痛が強く，治療の継続が困難と判断された場合には，治療の休止を助言することも必要となる。
(5) 不妊症の治療には，家族の理解も重要である。患者自身の了解を得て，患者と同様に疾患の病態や治療方針について説明する。また家族にも，

患者が治療を継続していけるように精神的支援を行う。
(6) 体外受精は，高額な医療費がかかり，患者や家族には，経済的負担もかかる。適切な社会資源の情報提供も行っていく。

❷ 不育症患者の看護

　不育症患者は，妊娠が成立するにもかかわらず，流産・早産や死産を繰り返すことによる精神的苦痛や，妊娠のたびに行われる身体的処置により，妊娠に対するおそれをいだいていることもある。患者のもつ心理的背景を十分に把握して援助する。
(1) 妊娠歴と流産・早産歴を把握する。とくに流産・早産のおこった妊娠週数は原因と関連することがあるため，重要な情報である。
(2) 不育症検査の介助をする。苦痛を伴う検査もあるので，苦痛の緩和のための援助を行う。
(3) 不育症患者の治療は，妊娠してからの管理も重要となる。妊娠中は，定期的に健診を受け，引きつづき治療が必要であれば継続して受けられるように援助する。また，患者は過去の不育症の経験から妊娠後も非常に不安が強いので，訴えを傾聴してその緩和をはかる。

❽ 更年期障害患者の看護

　更年期障害は，その程度に個人差があり，また心理・社会的要因が影響していることも多い。さらに生活習慣病が発症しやすい年代でもあり，その症状は更年期障害の症状に類似しているので，鑑別診断の援助を行うことも重要である。
(1) 患者の訴えている症状の内容と程度を把握する。
(2) 身体的苦痛の緩和のために，ホルモン製剤や漢方薬などの薬物療法が行われる。薬理効果は緩慢であることが多いため，治療の目的・内容・薬理効果について説明し，治療を中断せずに継続できるように援助する。
(3) 精神的な不安が強いときは，医師から精神安定薬が処方されることもあるため，正しい用法・用量について指導する。また，患者の背景にあるストレスが表出しやすいように受容的・傾聴的態度で接する。
(4) 生活のリズムを整えたり，運動を取り入れたり，趣味をもつことは，更年期障害の症状の緩和に役だつ。
(5) 患者のつらい症状を家族も理解できるように，家族に対しても疾患について説明し，患者を支援するように助言する。

まとめ

- 女性生殖器疾患の診察では，患者は強い羞恥心をいだく。また，問診でもプライバシー性の高い内容を聞かなければならないことが多い。このような特徴を理解して，患者の精神的負担を緩和するための援助を行うことが重要である。
- 疾患には長期の治療を余儀なくされるものや，生命予後に影響が及ぶものもある。疾患の病態を正確に把握することが必要である。
- 女性生殖器疾患では，治療方針が患者のライフサイクルに影響を及ぼすことが多い。患者の社会的役割を理解し，治療が円滑に行われるように支援することが大切である。
- 女性生殖器疾患には，女性性の喪失感やボディイメージの変化といった，強い心理的影響を与えるものも多い。看護師には，患者の精神状態の変化を敏感に感じとる感性が求められる。

復習問題

❶ 次の空欄を埋め，〔 〕内の正しい語を選びなさい。

▶不正性器出血がある場合は，出血の（①　　　　）や（②　　　　）を観察し，出血のきっかけや持続期間などの情報を得る。

▶不正性器出血が多量のときは，頭部への循環血液量を確保するために，（③　　　　）体位を保持する。

▶内診時は（④　　　　）の体位をとらせる。外診では（⑤　　　　）の体位が多い。

▶子宮内腔の組織の一部を採取する（⑥　　　　）診が行われるときは，採取後に少量出血することを患者に説明する。止血には（⑦　　　　）を挿入する。

▶乳房切除術後は（⑧　　　　）の変化を受容するための援助を行う。患側上肢のリハビリテーションは術後（⑨　　）日目から行う。

▶子宮筋腫・子宮内膜症患者においては，（⑩　　　　）や（⑪　　　　）といった問題がおこりやすい。

▶不妊症の原因はさまざまである。原因を男女比で見ると〔⑫ 男に多い・女に多い・あまり差はない 〕。

❷ 内診時の看護について，正しいものはどれか。

①不必要な露出を避けるため，大腿部から下腿部をバスタオルでおおう。
②内診の必要性を説明し，羞恥心と緊張感の緩和に努める。
③超音波検査を控えている場合，排尿・排便をすませるよう指導する。
④内診中は，ゆっくりと鼻で呼吸し，腹圧をかけるように指導する。

❸ 検査時の看護について，〔 〕内の正しい語を選びなさい。

▶検査後に止血目的で挿入されたタンポンは，自己抜去〔① する・しない 〕ように説明する。

▶子宮頸がん検査のための細胞診は，強い疼痛を〔② 伴う・伴わない 〕。

▶子宮体がん検査のための組織診は，子宮内腔の組織の一部を採取するもので，疼痛を〔③ 伴う・伴わない 〕ことが多い。

▶腟分泌物の細菌学的検査では，検体採取前に外陰部を消毒〔④ する・しない 〕。

❹ 女性生殖器疾患患者の看護について，最も適切なものはどれか。
①病的帯下がある場合は，必ずパートナーの診察を行う。
②性器出血がある場合，入浴ができる。
③女性性の喪失感などの不安が生じることは少ない。
④腟タンポンは，自己抜去してはいけない。

❺ 乳房切除術後の患者の看護について，最も適切なものはどれか。
①留置カテーテル抜去後は，はじめから1人で歩行してもよいと説明する。
②切除していない側の上肢の浮腫や，しびれ感などの有無や程度を観察する。
③切除していない側の乳房を毎月自己検診するように指導する。
④退院指導では，性生活について，本人から質問があった場合に指導する。

皮膚疾患患者の看護

看護の役割	208
第1章 ● 基礎知識	210
A．皮膚のしくみとはたらき	210
B．症状とその病態生理	216
C．おもな検査とその介助	220
D．治療とその介助	223
第2章 ● おもな疾患	229
A．表在性皮膚疾患	229
B．血管・リンパ管の疾患	236
C．物理・化学的皮膚障害	237
D．腫瘍・色素異常症	241
E．皮膚付属器疾患	245
F．感染症	246
第3章 ● 患者の看護	251
A．共通する看護	251
B．スキンケア	254
C．症状に対する看護	258
D．治療・処置を受ける患者の看護	262
E．皮膚疾患患者の看護	265
F．植皮術を受ける患者の看護	271

看護の役割

　皮膚は，身体の表面にあって全身をおおっている器官であり，外界との境界をつくることにより人体を保護している。また皮膚は感覚器として知覚や体温調節，分泌・排泄，呼吸，吸収，免疫などの機能を有し，人体を保護するとともに，体内の変化により影響を受ける。
　そしてまた，顔面の皮膚は顔貌や表情を形成してその人らしさをあらわしたり，年齢をあらわしたりする。
　皮膚疾患は，外傷・にきび・湿疹・蕁麻疹など多くの人が経験する，たいへん身近なものである。多くは予後が良好であるが，寛解や増悪を繰り返す慢性の疾患も少なくない。また，糖尿病・腎疾患・肝疾患などの基礎疾患に伴って皮膚症状がみられることもある。
　皮膚疾患は，人の目に見える疾患であるため精神的ストレスを受け，生活の質(QOL)が障害されることが多い。そのため自分の疾患・治療について十分に理解して前向きな姿勢で生活が送れ，セルフケアによって皮膚をよい状態に保っていけるように指導していくことが重要となる。
　そしてさらに患者の生活様式・習慣などをふり返り，発症・悪化原因について一緒に考えていくことも必要である。

看護の目的　皮膚疾患患者は，乳児から高齢者まで各年齢層にわたり，慢性に経過する疾患が多い。また，病状が自分や他人から見えることでストレスが生じることは，内臓疾患と異なる特徴である。看護の基本は，さまざまな問題をかかえる患者に対して共感的態度をもち，支持的態度で接することである。
　看護の目的を下記にあげる。
　①**症状・苦痛の緩和**　瘙痒(かゆみ)，痛み，分泌物，鱗屑・落屑などがみられる患者に対して症状の緩和がはかれる。
　②**感染の予防**　適切な保清・処置により皮膚病変の感染予防ができる。
　③**セルフケア**　患者自身が生活面・皮膚の自己管理ができ，よい状態に保つことができる。
　④**精神的援助**　ストレスの軽減に努め，家族や他者の協力が得られるようにする。

看護の役割　①**症状・苦痛の緩和**　代表的な症状は瘙痒である。瘙痒によって不眠やそ

の他のストレスがおこり、搔破（そうは）によって皮膚症状の悪化がみられる。そしてさらには感染など、さまざまな問題を引きおこす。そのほかに、落屑・分泌物・悪臭なども患者にとって苦痛となる。それらの症状に対して、原因や誘発因子をできるだけ除去するように心がける。そして皮膚の清潔に努め、適切な外用薬の処置や止痒薬（しよう）などの内服を行うことで症状の緩和に努める。

②**治療・処置への援助**　以下の項目を行う。

(1) 治療への援助：患者の疾患・治療に対する理解度を十分に把握して、治療・処置に対する指導を行う。さらにその治療・処置をみずから継続していけるように援助することが重要である。皮膚疾患にはさまざまな治療法があり、なかでも外用療法は皮膚科特有で中心的な治療法である。看護師は外用療法に熟知して、患者に対応することが求められる（●図）。

(2) 清潔保持（保清）：外用療法が治療の中心ともいえる皮膚疾患患者にとって、保清は大きな意味をもつ。保清について患者に具体的な指導を行う。

③**精神的援助**　慢性の経過をたどる患者は、精神的苦痛が大きく、情緒不安定になり、周囲の状況に適応できず、孤独感に陥る人もいる。経過が長くなるので、気長な気持ちでじょうずに病気とつき合っていくことが大切であることを、繰り返し指導していく。また、目に見える疾患であることによる精神的ストレスに対しても援助していく。

④**家族への援助**　看護師は患者の家族背景や、サポート体制を把握して、患者に対して心身両面からのサポート体制が整えられるように、家族へ指導していくことが必要とされる。家族のみで問題をかかえ込むのではなく、必要時は社会資源の活用について説明をしていく。

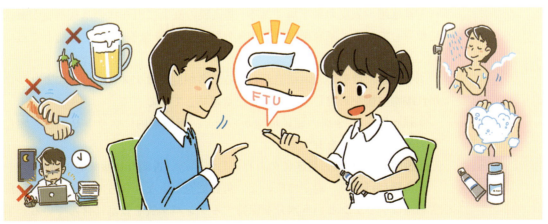

●図　皮膚疾患患者への援助

第1章 基礎知識

A 皮膚のしくみとはたらき

1 皮膚のしくみ

　皮膚は身体の表面をおおっている人体最大の器官で，成人では1.6 m^{2}の面積をもち，体重の約16％を占めている。皮膚の表面は無数の細いみぞ（皮溝）によって囲まれた小区画（皮丘）が集まって，三角〜多角形の皮野を形成している。手や足の指趾腹は皮溝が深く，うずまき状になっており**指紋**とよばれている。

　人体は表層から下層に向かって，表皮，真皮，皮下脂肪組織，筋膜，筋肉，骨となるが，**表皮，真皮，皮下脂肪組織**の3層が「皮膚」として取り扱われる（⇒図1-1）。

① 表皮

　表皮は人体の最外層を被覆し，以下の5層の角化細胞層と，色素を産生するメラノサイト，免疫機能を担うランゲルハンス細胞などから構成されている（⇒図1-2）。

　①**基底層**　表皮の最下層である。基底膜の直上に円柱状の基底細胞が柵状に配列している。基底細胞が分化・分裂して有棘細胞，顆粒細胞となっていく。

　②**有棘層**　数層の有棘細胞からなる。各細胞間はデスモソームによりつながれ細胞間橋を形成しており，かたく連結している。

　③**顆粒層**　1〜3層の顆粒細胞からなり，細胞質内にケラトヒアリン顆粒とよばれる小顆粒を有する。

　④**透明層**　手掌・足底にのみ存在し，平たい透明な無核細胞からなる。

　⑤**角層（角質層）**　扁平で核のない角質細胞が重なり合ってできている。角質細胞はケラチンという水分を保持するタンパク質を豊富に含んでいる。手掌や足底，肘，膝などの機械的な刺激を受けやすい部分では厚くなり，対外

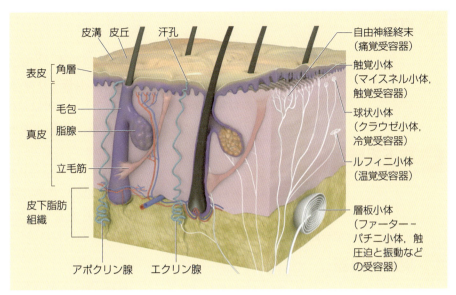

◆ 図 1-1　皮膚の構造

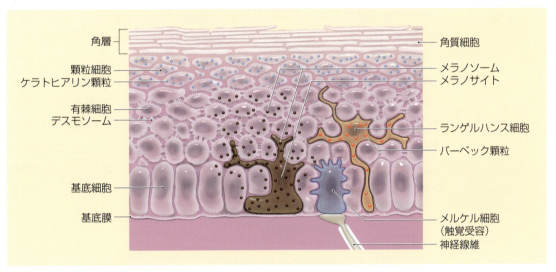

◆ 図 1-2　表皮の構造

保護の中心的な役割を果たしている。

角化とは●　基底細胞が分化・分裂して有棘細胞および顆粒細胞となり，最終的に核が脱落して，角質細胞となる過程を角化という。通常は1サイクルに約28日間を要する。なお，角化細胞とは基底細胞・有棘細胞・顆粒細胞の総称である。

メラノサイト●
（色素細胞）　基底細胞間に存在して，細胞内のメラノソームでメラニンという色素を産生し，周囲の有棘細胞に供給する。人種間でメラノサイトの数自体に差はなく，人種間の皮膚色の違いはメラニンの産生能の差による。

ランゲルハンス●
細胞　基底細胞上方に存在する骨髄由来の樹状細胞で，バーベック顆粒を内部にもつ。免疫学的に重要な抗原提示という役割を担っている（◆ 図 1-2）。

❷ 真皮

線維成分(膠原線維〔コラーゲン線維〕・弾性線維・細網線維)，基質，細胞成分(線維芽細胞や肥満細胞など)からなり，血管・リンパ管，神経，汗腺，毛包・脂腺などの付属器が存在する。このうち，膠原線維が約90%を占める。膠原線維は組織の形態を保ち，弾性線維は皮膚の弾力を保っている。

❸ 皮下組織

おもに脂肪組織からなる。部位・年齢・性別・栄養状態によって，厚さが大きく異なる。体温の維持や，外的圧力に対するクッション作用，エネルギー貯蔵などのはたらきをもつ。

❹ 皮膚付属器

毛・毛包　毛は特殊に分化した表皮組織で，手掌・足底・粘膜を除く全身に存在する。毛球に毛母細胞とメラノサイトが存在し，毛母細胞が分裂して毛がつくられ，それにメラノサイトがメラニンを供給し黒色になる。毛を包む毛包は，内・外毛根鞘からなる(◯図1-3)。毛は成長期・退行期・休止期を繰り返しながらはえかわる。

脂腺　脂腺は毛包上部に開口し，皮脂を分泌している(◯図1-1)。皮脂は汗とまざりあって皮脂膜を形成して，角層からの水分の蒸散と，皮膚表面での微生物の繁殖を防いでいる。赤唇や口腔粘膜，陰部には，毛包に付属しない脂腺(独立脂腺)が存在する。

汗腺　エクリン腺とアポクリン腺の2種類がある(◯図1-1)。エクリン腺はほぼ全身の皮膚に直接開口し，分泌物の成分は水分と塩分からなっていて尿の組

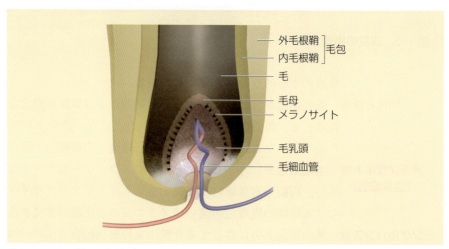

◯図1-3　毛包・脂腺系

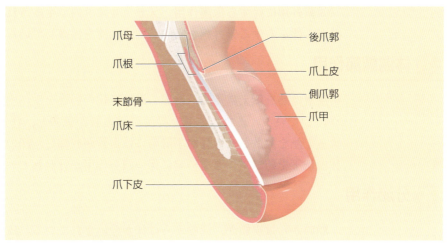

◯ 図 1-4　爪部の断面図

成に似ている。アポクリン腺は，腋窩・乳暈・臍・外陰などで，毛包を介して開口している。分泌物は特有の臭気を有し，腋臭（わきが）の原因となる。

爪●　爪は表皮の角質が変化したもので，いわゆる爪そのものは爪甲とよばれ，爪母でつくられる（◯図 1-4）。爪甲，爪根，爪母，爪床，後爪郭，側爪郭，爪上皮，爪下皮を総称して爪部とよぶ。

血管・リンパ　皮膚表面では毛細血管とリンパ管が叢状構造をとっている。とくに真皮
管，神経●　乳頭層の血管叢は皮膚の炎症に密接にかかわり，皮膚の赤色調の変化に関係している。

神経は感覚神経（触覚，痛覚，温・冷覚のほか，瘙痒〔かゆみ〕をつかさどる神経終末）と，血管・立毛筋・皮脂腺・汗腺を支配する自律神経が分布している。

2 皮膚のはたらき

1 保護作用

皮膚は身体の表面をおおい，下記のようなさまざまな外的刺激から，皮膚内面を保護するバリア機能をもつ。

①物理的外力に対する保護作用　表皮の角質層や，真皮の膠原線維・弾性線維などの線維成分は，適度な柔軟性を有し，皮下脂肪組織のクッション効果とともに物理的外力を緩衝している。

②化学物質や微生物に対する保護作用　皮脂と汗の乳化によってできた皮脂膜は，脂肪酸のはたらきによって皮膚表面を弱酸性に保ち，化学物質や，細菌・真菌といった微生物の侵入を防いでいる。また，角質層や真皮の膠原線維は，酸や弱アルカリ，有機溶剤に強い抵抗力をもっている。

③**紫外線に対する保護作用** メラノサイト内で生成されるメラニン色素が，発がん性を有する紫外線を吸収して，内面を保護している。

❷ 体温調節作用

皮膚は熱を伝えにくく，外界の温度変化の影響を生体内部に及ぼさないようにしている。また，体温上昇時には血管が拡張し，汗を分泌することによって熱を放散させ，体温下降時には血管が収縮し，汗の分泌も抑制して，体温低下を防ぎ，体温を一定に保つ調整作用が行われている。

❸ 分泌作用

脂腺からは皮脂が，汗腺からは汗が分泌されている。皮脂は皮脂膜形成による皮膚の防護作用に，汗は体温調節作用に役だっている。発汗には，汗をかいていることを感じない**不感知性発汗**(不感蒸泄)と，実際に発汗を感じる**感知性発汗**とがあり，体内の水分や酸塩基平衡の調節にもかかわっている。また，体温調節のための発汗(温熱性発汗)のほか，手掌や顔面などでは，緊張や興奮による精神性発汗(いわゆる「手に汗を握る」状態)もある。

❹ 吸収作用

直接表皮から吸収される経路と，毛包や汗孔から吸収される経路とがある。角層や表皮に破損がみられなければ，毛包や汗孔からの吸収のほうが多い。また，水溶性物質よりも脂溶性物質のほうが吸収されやすい。このことは，外用薬の経皮吸収の度合いを考えるうえで重要である。

❺ ビタミンDの生成

表皮細胞で，ビタミンDの生成に関与する物質(前駆物質)が生成され，紫外線照射によってビタミンDに変化する。このビタミンDは骨の形成に関与している。紫外線は，発がん作用とビタミンD生成作用という，人体にとって有害な作用と有益な作用をあわせもっている。

❻ 免疫反応

外界からの異物の侵入に対しては，ランゲルハンス細胞による抗原提示にはじまり，好中球・リンパ球が動員される抗原抗体反応が，角層による物理的な防護作用とともに重要な役割を果たしている(→新看護学2,「感染と予防」)。

❼ 知覚作用

皮膚には触覚，痛覚，温・冷覚のほか，瘙痒を中枢に伝達する受容器が存在する(→211ページ，図1-1)。瘙痒は多くの皮膚疾患の自覚症状となる。

3 皮膚の創傷と回復のしくみ

1 皮膚の創傷治癒の過程

　創傷治癒の過程は，Ⅰ期（炎症期），Ⅱ期（組織形成期），Ⅲ期（組織再構築期）の3期に分類される。Ⅰ期にはフィブリン凝血塊（ぎょうけっかい）の形成と炎症細胞の遊走，Ⅱ期には肉芽（にくが）形成と上皮化，Ⅲ期には創収縮と細胞外基質の成熟がみられる。これらの過程は一部重複しながら，皮膚の損傷を治癒（上皮化）へと導いていく。

　炎症細胞や周囲の健常組織より分泌される細胞増殖因子は，これらすべての過程に関与し，創傷の円滑な回復に寄与している。

2 皮膚損傷の深さと創傷の回復のしくみ

●真皮が残っている場合　　Ⅱ度までの熱傷（→238ページ）や浅い擦過傷（さっか）などでは，損傷は真皮までに限られ，創面に毛包上皮が残存している。そのため，表皮再生は周囲の健常組織のみならず残存毛包からもおこる。つまり，創面の中に島状に表皮成分が残っているため，表皮の再生は比較的すみやかに進行する（→図1-5）。

●皮下脂肪組織まで損傷している場合　　Ⅲ度熱傷や深い褥瘡などでは，毛包上皮はまったく残存していない。そのため，創傷の治癒は，肉芽組織の増殖，周囲からの表皮細胞の遊走，創収縮の3つの過程によってのみ進行する（→図1-6）。

3 創傷治癒と湿潤環境

　細胞増殖因子の遊走にも，表皮の再生にも，創面は湿潤した環境のほうが適している。古くから「傷を乾かして治す」ということが言われてきたが，創面を乾燥させてしまうと創傷治癒はかえって遅延する。感染や汚染のない状態では，細胞増殖因子が機能し，表皮細胞が定着しやすいように創面は湿潤状態に保持するほうがよい。

　また，創面の消毒や乾ガーゼによる創保護も，細胞増殖因子や表皮細胞の

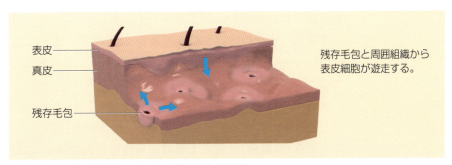

→ 図1-5　真皮が残っている創傷の治療過程

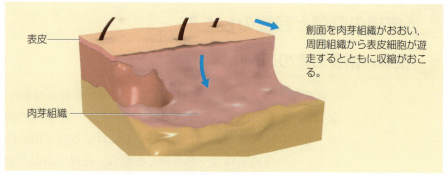

◆図1-6 皮下脂肪組織にいたる創傷の治癒過程

遊走を阻害してしまうので，創傷の治癒を遅らせる要因となりえる。

B 症状とその病態生理

1 皮膚の病変（発疹）

1 原発疹

皮膚の病変を発疹といい，症状として最初にあらわれたものを原発疹とよぶ。原発疹は次のように分類される。

①**斑**　立体的な変化がなく，皮膚の色調のみの変化をいう（◆図 1-7-a）。紅斑（真皮乳頭層の血管拡張，充血），紫斑（皮内出血），白斑（メラニン色素の減少，脱失），色素斑（メラニン色素の増強）などがある。

②**丘疹**　皮膚面よりやや隆起した病変で，点状から直径 10 mm 以内のものをいう（◆図 1-7-b）。

③**結節**　丘疹より隆起の大きい発疹をいう（◆図 1-7-c）。これよりさらに大きく，増殖傾向のあるものを腫瘤とよぶ。

④**水疱（みずぶくれ）**　表皮内もしくは表皮下に漿液が貯留して，ドーム状に隆起したものをいう（◆図 1-7-d）。

⑤**膿疱**　水疱の内容が漿液ではなく膿汁で，表面は黄白色を呈している（◆図 1-7-e）。白血球の浸潤によるが，感染によるものと無菌性のものとがある。

⑥**囊腫**　真皮内の袋状の構造物である（◆図 1-7-f）。表皮や結合組織性の壁で囲まれ，内部に漿液や角化物質などが貯留している。

⑦**膨疹（蕁麻疹）**　真皮上層の限局性の浮腫である（◆図 1-7-g）。一過性で通常は瘙痒を伴い，数時間で消退する。

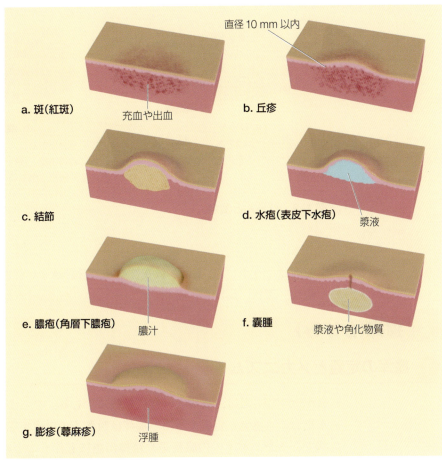

● 図 1-7　原発疹の模式図

❷ 続発疹

　さまざまな刺激により，原発疹が変化して生じたものを続発疹とよぶ。
　続発疹には，表皮剝離（表皮の小範囲の欠損），びらん（●図 1-8-a），潰瘍（●図 1-8-b），亀裂（ひびわれ），膿瘍（真皮・皮下組織の膿汁の貯留），鱗屑，痂皮（かさぶた），胼胝（たこ），瘢痕，萎縮などがある。

❸ 発疹の分布と配列

　皮膚疾患の診察では，上記に述べた発疹の性状の観察のほか，下記のような発疹の分布や配列にも注意をはらう必要がある。
(1) 全身性（播種性）か局所性（限局性）か
(2) 左右対称か非対称か
(3) 特殊な分布をしていないか（たとえば，日光曝露部や手足の先端部，口囲・肛囲などの開口部）

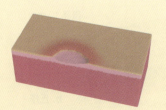
a. びらん
表皮の部分的な欠損である。上皮化は残存表皮からおこるので、瘢痕を残さず治癒する。

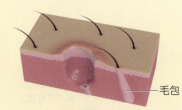
b. 潰瘍
表皮の全欠損である。上皮化は肉芽形成とともに周辺表皮、残存付属器表皮からおこるので、瘢痕治癒する。

――毛包

○ 図 1-8　びらんと潰瘍

(4) 配列はどうか（たとえば、散在性や集簇性〔せまい範囲に集まっている〕、線状、環状、馬蹄形、帯状）

2 瘙痒（かゆみ）

1 瘙痒の定義とメカニズム

　瘙痒（かゆみ）とは、皮膚と一部の粘膜に生じる、ひっかきたくなるような欲求をおこす感覚と定義できる。瘙痒は数多くの皮膚疾患にみられる主要な症状であるが、種々の内臓疾患や精神疾患にも伴うことが知られている（○表 1-1）。

　瘙痒の受容器は、表皮内や表皮直下の真皮に分布する一次感覚ニューロンの自由終末である（○ 211 ページ、図 1-1）。皮膚疾患に生じる瘙痒は、炎症や肥満細胞の脱顆粒によって放出される化学伝達物質（ケミカルメディエーター）が自由神経終末の受容体と結合して生じる。おもな化学伝達物質としては、ヒスタミンやセロトニンのほか、サブスタンス P などの神経ペプチド、カリクレインなどのタンパク質分解酵素、プロスタグランジン E_2 などのアラキドン酸代謝物などが知られている。

　また、神経疾患や麻薬性鎮痛薬の硬膜外注入により、皮膚にまったく刺激がなくとも瘙痒を感じることがあり、これを中枢性の瘙痒とよぶ。

2 瘙痒の増悪因子と対策

　瘙痒への対処法としては、原疾患をすみやかに治療するだけでなく、瘙痒の誘発・増悪因子を理解し、それを排除・予防することも重要である。

　衣類や寝具に関しては、羊毛類などのチクチクした素材、縫い目、タグ、ゴムやベルトによる圧迫は瘙痒を誘発させる。また、ナイロンタオルなどでゴシゴシ洗うなどの機械的刺激や搔破刺激そのもの、さらに運動・入浴・食

表1-1　瘙痒を伴う内臓疾患

分類	疾患の例
肝・胆道疾患	胆汁うっ滞，肝硬変
腎疾患	慢性腎不全（とくに透析時）
血液疾患	鉄欠乏性貧血，真性赤血球増加症
内分泌・代謝疾患	糖尿病，甲状腺機能異常
悪性腫瘍	悪性リンパ腫，白血病，消化器がん
神経疾患	多発性硬化症
精神疾患	神経症，自律神経失調症
その他	寄生虫，妊娠，薬物

事・就寝時の皮膚温の上昇，汗やよごれの放置，皮膚の乾燥なども瘙痒を増強させる。

具体的な対策としては，室内の湿度・温度環境に注意する，熱い湯による入浴を避ける，皮膚を清潔に保ち，保湿などのスキンケアを励行するなどがあげられる。そのほか，意識が瘙痒に集中しないように，積極的に気分転換をはかることも重要である。

3 皮膚の老化

皮膚の老化には，加齢による皮膚の生理的老化と，日光や紫外線によって引きおこされる光老化とがある。

1 皮膚の生理的老化

加齢により表皮は全体的に薄くなり扁平化する。したがって，表皮・真皮の入り組んだ形は平坦になってくる。メラノサイトやランゲルハンス細胞の数も減少する。真皮も全体的に薄くなり，線維芽細胞や肥満細胞，血管などの減少もみとめられる。

これらの組織学的な変化にしたがい，皮膚の機能も低下する。すなわち，表皮細胞の分裂速度の低下や，創傷治癒の遅延，免疫反応の低下，ビタミンDの産生減少，皮脂分泌の低下，発汗の低下などがみられる。また，角質の水分保持能は低下し，皮膚は乾燥化および粗糙化（きめがあらくなること）する。

2 光老化

光老化は日光や紫外線にあたることによって生じる，しみ・しわ・たるみのことである。光老化によるしみは，老人性色素斑や老人性疣贅とよばれ，表皮の増殖性変化とメラノサイトの増数を伴い，皮膚の生理的老化と相反している。また，紫外線は皮膚がんの前駆症である日光角化症の発症因子でもある。

しわは真皮の膠原線維や弾性線維の形態の変化に起因し，たるみはこうし

た真皮の変化に加えて，皮膚に直接付着する表情筋の筋力低下が関与する。農夫や漁師などの戸外労働者の項部(うなじ)では，紫外線による弾性線維の変化が強く，表皮の肥厚と相まって菱形の深いしわがみられ，これを項部菱形皮膚とよぶ。

C おもな検査とその介助

1 アレルギー検査

❶ パッチテスト(貼布試験)

　パッチテスト(貼布試験)は接触皮膚炎や薬疹などの原因物質(薬物)を特定するときに用いる。検査物質(原因と考えられる物質)をワセリンなどの基剤に混入し，皮膚に貼布して 48 時間後の皮膚反応を観察する。パッチテスト用絆創膏が市販されている。

　貼布部位は，検査物質が少なければ上腕屈側，多数なら背部の健常な皮膚面が用いられる。絆創膏をはがしてから，30 分から 1 時間後，および 1 日後の反応を ICDRG 基準により判定する(○図 1-9)。

❷ 皮内反応(スクラッチテスト・プリックテスト・皮内テスト)

　Ⅰ型アレルギー疾患(即時型反応，○280 ページ)の原因物質を検査するときに用いられる。スクラッチテストとプリックテストは，いずれもアレルゲン

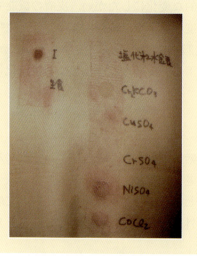

ICDRG 基準

−	反応なし
?+	軽い紅斑
+	紅斑，軽い浸潤
++	紅斑，浸潤，小水疱
+++	大水疱，潰瘍化

ニッケル(Ni)，コバルト(Co)，銅(Cu)が陽性である。

○図 1-9　金属アレルギー患者のパッチテスト(ヨウ素(I)は被験液そのものの色)

液を皮膚に滴下したあと，注射針などを用いて皮膚表面に微細な傷をつけ，アレルゲンの皮内への吸収を高める。皮内テストはアレルゲン液を直接皮内に注入する。いずれも15〜20分後に判定する。

2 光線過敏性試験

皮膚疾患の発症あるいは悪化に関して，日光（紫外線）が関与しているかどうかを調べる検査で，以下のような方法がある。

1 最少紅斑量の測定

一定の波長の光源（紫外線・可視光線）を，健康な皮膚から30cm離して照射し，皮膚に紅斑を生じる最小限の照射量（最少紅斑量；MED）を測定する。成人の正常値はUVAでは40分以上，UVBでは数十秒である）。これが短縮していれば光線過敏症と診断できる。

2 フォトパッチテスト（光貼布試験）

通常のパッチテストを，同じ検査物質で2列同時に行い，24時間後に一方の列に最少紅斑量以下の光線量を照射する。貼布48時間後にパッチテストと同様に判定する。光接触皮膚炎や光線過敏型薬疹などの原因検査のために行う。

3 光内服試験

光線過敏型薬疹の原因の検査である。被疑薬を中止して2〜3週後の最少紅斑量を調べ，そのあと内服2時間後の最少紅斑量を調べて比較する。後者が低下していればその薬物が原因として疑われる。

3 微生物学的検査

1 直接鏡検

白癬症やカンジダ症，癜風など，表在性真菌症の診断に用いる。鱗屑，水疱膜，毛髪，爪甲の一部分を，はさみやメスではぎ取り，スライドガラスにのせ，20%水酸化カリウム水溶液（KOH）を数滴加えて角質を溶解し，顕微鏡で観察する。

白癬の陽性例では菌糸がみられ，カンジダでは胞子・仮性菌糸がみられる（◯図1-10）。疥癬虫・毛包虫・シラミの虫体や虫卵も同様の操作で確認する。

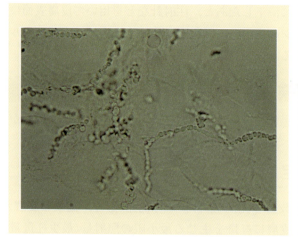
○ 図1-10　KOHで検出された白癬菌

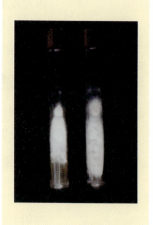
○ 図1-11　白癬菌の培養

❷ 真菌培養

　　直接鏡検と同様に，採取した材料をサブロー寒天培地に植えて，室温（約25℃）に保存して菌の発育を待つ。培養法は結果が判明するまで時間を要する（1〜4週）が，原因菌の菌種まで同定できる（● 図1-11）。

❸ 細菌・ウイルスの検査

　　皮膚の細菌感染症の原因菌同定には，ほかの臓器同様，膿や滲出液などの塗抹標本のグラム染色や細菌培養が行われる。

　　ウイルス感染症についてはツァンク試験（水疱の塗抹標本のギムザ染色により，ウイルス性巨細胞をみとめる）や，急性期と回復期のペア血清の抗体価の比較などが行われる。

❹ 病理組織検査

❶ 皮膚生検（バイオプシー）

　　皮膚生検は病変の一部ないし全部を外科的に切除し，病理組織検査を行うもので，多くの皮膚疾患の診断に不可欠な方法である。検体は皮膚外科小手術に準じた無菌操作で採取され，採取後ただちに10％ホルマリンに入れられて，固定される。ただし，各種免疫染色や蛍光抗体法，電子顕微鏡検査，組織培養などが行われる場合には，ひとまず生理食塩水などに入れられるか，最初から特殊な固定液が使われる。

　　皮膚科外来では皮膚生検が同時に多数行われることがあるため，検体を取り違えないよう，細心の注意をはらわなければならない。

② 免疫蛍光抗体法

　　採取組織の一部を凍結し，蛍光色素標識抗体をかけて，病変部における自己抗体の発現を蛍光顕微鏡で観察する。膠原病や水疱症，血管炎など，自己免疫の関与が考えられる疾患の診断では不可欠な検査である。

⑤ ダーモスコピー

　　病変部を拡大するとともに，超音波用ゲルなどで透過性を増大させた皮膚表面に強い光源をあてて，真皮上層までの色素沈着の様子を観察する機器をダーモスコープとよび，これを用いて病変部を観察する手技をダーモスコピーという。

　　おもに悪性黒色腫の早期病変と母斑細胞母斑や老人性色素斑などの良性色素性皮膚疾患との鑑別や，基底細胞がん，血管性病変の診断に有用である。

D 治療とその介助

① 外用療法（軟膏療法）

　　外用療法，つまり「薬を塗る」ことは皮膚疾患の治療の基本で，これに習熟し，患者指導をしっかり行うことは非常に重要である。

❶ 基剤および形状による外用薬の分類（→表 1-2）

　　基剤とは，製剤上の理由から有効成分とともに配合される成分である。

　　①**油脂性軟膏**　ワセリンなどを基剤とする。べたつくが，刺激性が少ない。いわゆる軟膏である。

　　②**乳剤性軟膏**　いわゆるクリームである。水と油脂を乳化剤（界面活性剤）を使って混和したもので，水の中に油が分散している親水軟膏（バニシングクリーム）と，油の中に水が分散している吸水軟膏（コールドクリーム）の2種類に分けられる。べたつかないため使用感がよく経皮吸収もよい。やや刺

→ 表 1-2　外用基剤の病変による適用

	油脂性軟膏	乳剤性軟膏	水溶性軟膏	液剤
紅斑・丘疹	◎	◎	○	◎
乾燥局面	◎	◎	×	○
水疱・膿疱	◎	△	△	△
びらん・潰瘍	◎	×	◎	×
痂皮・湿潤面	◎	×	◎	×

激性があるので，びらんや湿潤面には使いにくい。

③**水溶性軟膏** おもにポリエチレングリコール（マクロゴール軟膏）をさし，吸水性に富む。水溶性で，水で洗い流せるため，びらんや湿潤局面を乾燥させるはたらきをもつ。

④**液剤** 通常は水を基剤とするが，アルコールを入れて清涼感を出しているものもある。水溶液，懸濁液（液体に粉末をまぜたもの），乳剤性ローションがある。乳剤性軟膏（クリーム）と同様，刺激性があるのでびらん面や湿潤面には適さない。被髪頭部によく用いられる。

⑤**その他** 粉末やリニメント（水と粉末），スプレー，ゲルなどがある。

2 副腎皮質ステロイド（副腎皮質ホルモン）外用薬

副腎皮質ステロイド外用薬は非常にすぐれた抗炎症作用をもち，多くの非感染性炎症性皮膚疾患に対して有効である。皮膚外用療法の主体となっており，その強さによって最強 strongest，非常に強い very strong，強い strong，中等度 medium，弱い weak の5段階に分かれている。しかし一方で，長期にわたる使用や，誤った外用方法による副作用の発現例がしばしばみられ，とくに経皮吸収のよい顔面に使用する場合は，酒皶様皮膚炎などの副作用が発現しやすく，細心の注意が必要である（⇒表 1-3）。

しかし，副作用をおそれるあまり，いっさい副腎皮質ステロイド薬を使わないというのはいきすぎである。適用する疾患・部位を考慮したうえで，適切な強さの副腎皮質ステロイド薬を，適切な分量で，適切な期間で外用するならば，副作用が発現することはほとんどない。

副腎皮質ステロイド外用薬は薬であるので効果がよくみられる一方，副作用は存在するという当然の事実を患者と医療者の双方が再認識し，正しい使用法を徹底させる必要がある。

3 その他の外用薬

①**非ステロイド性抗炎症薬** 外用により，接触皮膚炎を生じることがあるため，最近は湿疹・皮膚炎には使用されなくなってきている。

②**潰瘍治療薬** 壊死物質除去，滲出液の吸収，肉芽増殖などを目的として使用される。

③**抗感染症薬** 抗菌薬や抗真菌薬，抗ウイルス薬を含む軟膏，クリーム，ローションがある。

⇒表 1-3 副腎皮質ステロイド外用薬の局所副作用

①皮膚萎縮，皮膚線条	⑤ステロイド紫斑
②創傷治癒の遅延	⑥ステロイド痤瘡
③毛細血管拡張	⑦感染症の誘発，増悪（細菌，真菌）
④酒皶様皮膚炎，口囲皮膚炎	⑧接触皮膚炎

④**保湿薬** 尿素やヘパリン類似物質などの天然保湿因子類似の物質を含有した軟膏，クリーム，ローションがある。
⑤**抗腫瘍薬** ブレオマイシンやフルオロウラシル（5-FU）含有軟膏などがある。
⑥**止痒薬** 抗ヒスタミン薬含有軟膏，クロタミトン軟膏などがある。止痒効果は限定的である。
⑦**免疫調節薬** アトピー性皮膚炎に対するタクロリムス軟膏がある。
⑧**ビタミン D_3** ビタミン D_3 には表皮細胞の増殖抑制・分化誘導作用があり，おもに乾癬や掌蹠膿疱症などの炎症性角化症の治療に用いられる。副腎皮質ステロイド外用薬に比べて，皮膚萎縮などの副作用がない。

4 外用療法の実際

塗擦法 ①**単純塗擦** 指の腹や手のひらを使って，外用薬をそのまま塗り込む方法である。
②**重層法** 2種の外用薬を重ね塗りすることをいう。副腎皮質ステロイド薬を単純塗擦した上から，リント布にのばした亜鉛華単軟膏などを貼布したりする。
③**密封療法（ODT）** 副腎皮質ステロイド外用薬などを塗擦したうえにポリウレタンフィルムやラップなどをかぶせ，密封する。外用薬の経皮吸収がよくなり，効果が増強する一方，副作用も強く発現する。副腎皮質ステロイドを含有したテープ剤の貼付は，簡便なステロイドのODTである。

2 全身薬物療法

瘙痒を伴う皮膚疾患やアレルギー疾患に対する抗ヒスタミン薬，感染症に対する化学療法薬（抗菌薬・抗真菌薬・抗ウイルス薬），悪性腫瘍に対する化学療法薬のほか，乾癬やアトピー性皮膚炎に対しては免疫調節薬（生物学的製剤）が投与されることがある。

①**副腎皮質ステロイド薬** 全身性エリテマトーデス（SLE）などの膠原病，天疱瘡などの自己免疫性水疱症や重症の湿疹・皮膚炎，薬疹などに用いられる。おもに内服であるが，重症例では大量点滴静注を間欠的に行うパルス療法も行われる。

②**抗ヒスタミン薬（抗アレルギー薬）** 蕁麻疹や湿疹・皮膚炎などのかゆみの強い皮膚疾患に対して，おもに内服薬として用いられる。ヒスタミンなどのかゆみの原因となる化学伝達物質に対する拮抗作用を有する。副作用として眠けをきたすものが多いが，最近はそれを最小限におさえた薬剤が開発されている。

③**抗菌薬** おもに細菌感染症に対して，原因菌とその薬剤感受性，疾患と重症度，患者の状態に応じて，ペニシリン系やセフェム系，ニューキノロン

系，テトラサイクリン系，マクロライド系の抗菌薬が，内服または点滴静注によって投与される。

④**抗真菌薬** おもに爪白癬（つめはくせん）や角質増殖型足白癬（あし），広範囲な体部白癬に対して，イトラコナゾールやテルビナフィンの内服が行われる。爪白癬に対しては，ホスラブコナゾールの内服や，イトラコナゾールの内服パルス療法も行われる。

⑤**抗ウイルス薬** 帯状疱疹に対して，ビダラビンやアシクロビルの点滴静注，バラシクロビル塩酸塩やファムシクロビル，アメナメビルの内服が行われる。単純疱疹に対して，バラシクロビル塩酸塩，ファムシクロビルの内服が行われる。

⑥**抗がん薬** 有棘細胞（ゆうきょく）がん，悪性黒色腫，悪性リンパ腫に対して，単剤または多剤併用療法が行われる。悪性黒色腫に対してはインターフェロンβの局所注射も併用される。最近はⅣ期の悪性黒色腫に対してニボルマブなどの分子標的治療薬が使用される。

⑦**免疫抑制薬・生物学的製剤** 重症の乾癬やアトピー性皮膚炎にシクロスポリンが用いられるほか，最近では乾癬，掌蹠膿疱症，アトピー性皮膚炎，慢性蕁麻疹の重症例や難治例に対して多種類の生物学的製剤が実用化されている。

3 光線療法

　光増感物質であるメトキサレンを内服または外用して，1/2～2/3最少紅斑量のUVA（波長320～400 nmの紫外線）を全身または病変部に照射する治療法をPUVA療法という。乾癬・尋常性白斑（じんじょう）・菌状息肉症（そくにく）などの治療に用いられる。最近では，311 nm付近の中波長紫外線（UVB）を選択的に照射する機器が開発され，PUVA療法より高い治療効果を得ている（ナローバンドUVB療法）。また，308 nmのエキシマレーザー（ライト）照射も同様の効果がある。光線療法実施時は眼の保護を行う。

4 手術療法

❶ 切開

　炎症性粉瘤（ふんりゅう）や皮膚の細菌感染症で膿瘍を形成した場合，切開・排膿し，膿汁を排出させる。

❷ 切除・再建

　悪性・良性腫瘍や母斑の切除，熱傷や褥瘡などのデブリドマン（壊死組織を除去すること）の際に適用される。切除後の組織欠損は，小範囲であれば縫縮（ほうしゅく）され，広範囲であれば，おもに皮膚移植（植皮術）によって被覆（ひふく）される。植皮は全層と分層の2種類に分けられ，全層のほうが術後の整容面ですぐ

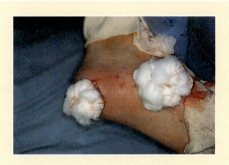

○ 図1-12 タイオーバー法

れているが，やや生着しにくい。分層は広範囲の植皮に適する。植皮片をメッシュ状にすることもある（メッシュ分層植皮）。植皮片は縫合糸を長く残し，ガーゼを包み込むように圧迫するタイオーバー法によって固定されることが多い（○ 図1-12）。手術後は，固定部の安静が重要である。また，顔面など日光曝露部の手術後は，遮光（しゃこう）を指導する。

5 その他の治療法

1 凍結療法

おもに尋常性疣贅（ゆうぜい）や老人性疣贅に対して行われる。液体窒素を綿球にひたして病変部に押しあてる（液体窒素綿球法）。疼痛（とうつう）が強く，ときに押しあてた部分に水疱・びらんが生じることがある。

2 レーザー療法

炭酸ガスレーザーによる組織の切開，隆起性病変の蒸散のほか，表在性の血管腫に対してパルス色素レーザーが，太田母斑などの良性色素性疾患に対して Q スイッチ-ルビーレーザーや Q スイッチ-アレキサンドライトレーザーが有効である。

3 放射線療法

有棘（ゆうきょく）細胞がんなどの固形がんや，菌状息肉症などの皮膚の悪性リンパ腫に行われる。良性腫瘍に対して放射線治療が行われることはほとんどないが，ケロイド（反応性の結合組織の肥大増殖症）に対しては行われることがある。

4 ケミカルピーリング

おもににきびに対して，グリコール酸やサリチル酸などを患部に塗布することによって，毛孔閉塞（角栓（かくせん））を取り除き，面皰（めんぽう）形成の抑制や排膿を促進する。保険適用外（自費診療）の治療である。

まとめ

- 皮膚の機能として，①保護作用，②体温調節，③分泌作用，④吸収作用，⑤ビタミンD生成，⑥免疫反応，⑦知覚作用がある。
- 皮膚科で行われる検査にはアレルギー検査，光線過敏性試験，真菌検査，病理組織検査(生検)などがある。
- 病理組織検査(生検)は，多くの皮膚疾患の診断に不可欠である。
- 皮膚腫瘍や母斑，熱傷などに対しては外科的治療(手術)が行われ，広範囲な皮膚欠損は植皮でおおわれる。

復習問題

❶ 次の空欄を埋め，〔 〕内の正しい語を選びなさい。

▶ 皮膚は外側から(①　　　)皮，(②　　　)皮，(③　　　)組織の3層からなる。

▶ 汗腺には(④　　　)腺と(⑤　　　)腺がある。

▶ 皮膚には吸収作用があり，〔⑥ 水溶性・脂溶性 〕物質のほうが吸収されやすい。

▶ 接触皮膚炎や薬疹などの原因物質を特定するときに用いる検査は(⑦　　　)である。〔⑧ 24・48 〕時間後の皮膚状態を観察する。

▶ Ⅰ型アレルギー反応を調べる検査として(⑨　　　)がある。およそ〔⑩ 15・60 〕分後に判定を行う。

▶ 悪性黒色腫と母斑細胞母斑の鑑別や，基底細胞がんの診断に用いられる検査は(⑪　　　)である。

▶ 副腎皮質ステロイド外用薬にはすぐれた(⑫　　　)作用があり，強さによって(⑬　　　)段階に分けられている。

❷ 次のⒶ〜Ⓖについて，原発疹と続発疹に分けなさい。

| Ⓐ膿疱　Ⓑびらん　Ⓒ潰瘍　Ⓓ丘疹 |
| Ⓔ亀裂　Ⓕ水疱　Ⓖ萎縮 |

原発疹(　　　　　　　)
続発疹(　　　　　　　)

❸ 外用療法について，3種類の塗擦法を答えなさい。

答(　　　　　　　　　　　)

第2章 おもな疾患

A 表在性皮膚疾患

1 湿疹・皮膚炎群

 皮膚科外来患者のなかで最も多い疾患である。接触皮膚炎のように外因性の要素が強いものと，アトピー性皮膚炎のように内因性の要素の強いものがある。紅斑や丘疹，水疱，落屑を伴う湿潤性のものを急性湿疹とよび，時間が経過して病変部が苔癬化(皮膚がかたくなり皮野形成が著明になること)したものを慢性湿疹とよぶ。強い瘙痒(かゆみ)を伴うが，副腎皮質ステロイド外用薬によく反応するものが多い。

1 接触皮膚炎(かぶれ)

 皮膚に接触した物質による湿疹反応で，洗剤などの皮膚刺激物による一次刺激性皮膚炎と，金属，サクラソウ・ウルシなどの植物，化粧品，消毒薬などによるアレルギー性接触皮膚炎がある(◯図2-1)。原因物質の特定には貼

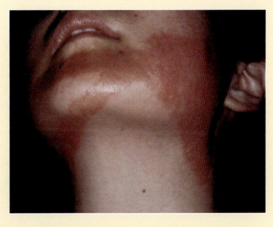

消毒液がたれた部位に一致して紅斑をみとめる。

◯ 図2-1 消毒薬による接触皮膚炎

布試験(パッチテスト)が行われる。

治療● 原因物質の排除とともに、副腎皮質ステロイド薬の外用を行う。

❷ アトピー性皮膚炎

気管支喘息・アレルギー性鼻炎などのアレルギー疾患にかかりやすい遺伝的素因を**アトピー素因**とよぶ。アトピー素因をもつ患者に生じる特殊な慢性湿疹がアトピー性皮膚炎である。角質の保湿因子の減少によるバリア機能の低下と、ダニやハウスダストに対するアレルギー反応によって湿疹反応が生じる。血清 TARC(Th2-ケモカイン)値が病勢を反映する。免疫機能が低下することによって皮膚感染症(伝染性膿痂疹や伝染性軟属腫、カポジ水痘様発疹症)を合併しやすい。年齢により症状が以下のように変化する(◯図2-2)。

①**乳児期** 頭頸部の紅斑を主体とした急性湿疹反応が中心である。

②**幼・小児期** 体幹、四肢(とくに肘窩・膝窩)に瘙痒の強い苔癬化局面をみとめる。体幹では鳥肌様に毛孔が目だつ(アトピー性乾燥性皮膚)。耳の周囲に亀裂(耳切れ)がみられることも特徴的である。

③**成人期** きわめて慢性の経過をたどり、反復する皮膚搔破により苔癬化局面が拡大し、重症化しやすい。顔面が赤くはれあがることがある。

治療● 副腎皮質ステロイド外用薬や保湿剤の外用、抗ヒスタミン薬の内服が中心であるが、免疫調節薬(タクロリムス水和物)、ヤヌスキナーゼ(JAK)阻害薬の外用も有効である。重症例には免疫抑制薬(シクロスポリン)、JAK阻害薬の内服や、生物学的製剤が使用される。また日常生活の細部にわたる生活指導、スキンケアの指導も大切である。

❸ 皮脂欠乏性皮膚炎

皮膚の乾燥(乾皮症)から生じる皮膚炎である。中・高年者の下腿伸側や腰部に好発し、冬に悪化する。ちりめんじわ状の亀裂を伴う落屑性紅斑で、瘙

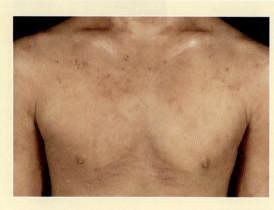

搔破痕を伴う紅斑、丘疹がみられる。

◯ 図2-2 アトピー性皮膚炎(成人例)

痒が非常に強い。

治療 保湿剤の外用に副腎皮質ステロイド外用薬を症状に応じて併用する。

4 脂漏性皮膚炎

皮脂分泌の亢進に細菌や真菌の増殖，感染が関与して生じる。成人男子の脂漏部位（頭部・顔面・腋窩・陰部など）に好発する落屑性紅斑で，瘙痒は強くない。

治療 副腎皮質ステロイド外用薬が有効であるが，再発しやすい。抗真菌薬のケトコナゾールも有効である。

5 貨幣状湿疹

漿液性丘疹を伴う貨幣状の湿潤性紅斑が，下腿伸側に多発する。病変部の細菌感染や自家感作性皮膚炎などが続発しやすい。

治療 副腎皮質ステロイド外用薬によく反応するが，再発しやすい。

6 自家感作性皮膚炎

貨幣状湿疹などの原発巣の湿疹病変が急速に悪化したときに，全身に播種性に生じる湿疹病変である。原発巣は湿潤病変のことが多く，アトピー性皮膚炎や広範囲の接触皮膚炎も原因となることがある。

治療 副腎皮質ステロイド薬の外用とともに，同薬の少量・短期内服が併用されることが多い。

7 その他の湿疹・皮膚炎

①ビダール苔癬　中年女性の項頸部に生じる苔癬化局面。衣類などの接触刺激が原因となる。治療は very strong クラスの副腎皮質ステロイド薬の外用，ときに密封療法も行われる。

②手湿疹（主婦湿疹・進行性指掌角皮症）　俗称で「手あれ」とよばれる。治療には，保湿剤と副腎皮質ステロイド外用薬が併用される。

2 蕁麻疹

蕁麻疹は真皮上層の一過性の浮腫（膨疹）で，通常瘙痒を伴う。膨疹は数分から数時間で消退する。食物や薬物，生活環境物質などを抗原とするアレルギー性のものと，圧迫や日光，温熱・寒冷などの物理的刺激による非アレルギー性のものがある。また，過労・ストレスなどで増悪する。口唇などの粘膜に生じることもあり（クインケ浮腫），気道粘膜に生じると呼吸困難をきたすことがある。

非アレルギー性のものは再発しやすく，慢性化しやすい。6 週間以内に軽快するものを**急性蕁麻疹**とよび，6 週間以上，膨疹の出没を繰り返す場合を

慢性蕁麻疹とよぶ。

治療 問診などから原因物質・原因刺激を特定・排除できる場合は，それを排除するとともに，抗ヒスタミン薬の内服を行う。既存治療で効果が不十分の場合は，抗IgE抗体の皮下注射も適応がある。気道浮腫などを伴う重症例では，副腎皮質ステロイド薬の全身投与（内服・点滴）が行われる。

3 痒疹

痒疹は激しい瘙痒を伴い，通常多発し，慢性に経過する。急性痒疹は小児ストロフルスと同義で，アトピー素因のある小児の虫刺症を契機に生じることが多い。慢性痒疹には四肢に生じる結節性痒疹と，中高年の腹部・腰部に好発する多形慢性痒疹の2つの種類がある。

そのほか，特殊型として妊娠中期ごろに発症し，出産後に軽快する妊娠性痒疹や，思春期の女性の背部に好発し，網目状の色素沈着を伴う色素性痒疹などがある。

治療 治療は，いずれも very strong クラス以上のステロイド外用薬の単純塗擦や密封療法（ODT）を行う。瘙痒に対して，抗ヒスタミン薬の内服を行う。

4 紅斑症

1 多形滲出性紅斑

小さな浮腫性紅斑からはじまり，しだいに遠心性に拡大する。紅斑の辺縁はやや隆起し虹彩状になることがある。四肢伸側，手・足に好発する。単純ヘルペスウイルスやマイコプラズマ，溶血性レンサ球菌（溶レン菌），薬物などに対するアレルギー反応によって生じることもあるが，原因不明なことが多い。重症例では全身症状を強く伴い，口腔粘膜や眼，陰部などに水疱，びらんをみとめることがあり，これは**皮膚粘膜眼症候群**（スティーブンス-ジョンソン症候群）とよばれる。

治療 おもに副腎皮質ステロイド薬の外用や抗ヒスタミン薬の内服で治療されるが，重症例では副腎皮質ステロイド薬の全身投与が行われる。

2 結節性紅斑

おもに下腿伸側に2〜3cmの皮下結節を伴う紅斑が左右対称に多発する。圧痛を伴うが，潰瘍化することはない。発熱や関節痛などの症状を伴うことがある。原因は，突発性のもの，溶レン菌などによる細菌アレルギーや薬物アレルギーによるもの，サルコイドーシスあるいはベーチェット病（口腔内アフタ・外陰部潰瘍・ぶどう膜炎が3主徴）の1症状として生じるものがある。突発性のものは2〜3週間で自然消退するが，再発しやすい。

治療 治療は，非ステロイド系消炎鎮痛薬の内服を行う。

③ スイート病

持続性高熱と，多発性の圧痛を伴う滲出性紅斑をみとめる。末梢血・組織ともに好中球の増加と浸潤がみられる。白血病や骨髄異形成症候群に合併することがある。

治療● ヨウ化カリウムや副腎皮質ステロイド薬の内服が有効である。

⑤ 薬疹

薬物の摂取によって生じる発疹で，どんな薬物も薬疹を生じる可能性がある。薬疹の病型として以下のものがある。
(1) 播種状紅斑型
(2) 蕁麻疹型
(3) 湿疹型
(4) 多形滲出性紅斑型
(5) 皮膚粘膜眼症候群（スティーブンス-ジョンソン症候群）：多形滲出性紅斑型の重症型である。
(6) 中毒性表皮壊死症 toxic epidermal necrolysis (TEN) 型：薬疹の最重症型。表皮の広範囲な壊死をきたせば，重症熱傷に準じた治療が必要となる。
(7) 紫斑型：薬剤が原因のアナフィラクトイド紫斑。
(8) 光線過敏型：サイアザイド系利尿薬，ニューキノロン系抗菌薬，血糖降下薬などが原因として知られている。
(9) 扁平苔癬型
(10) 固定薬疹：同一部位に紅斑・水疱を生じ，消退後，色素沈着を残す。粘膜・皮膚移行部に好発する。

薬疹の場合，薬物と病型の間にはある程度相関があるが，病型から原因薬物を完全に特定することは困難なことが多い。原因検索には，パッチテストや皮内テスト，リンパ球幼若化テスト（薬物と患者リンパ球を一緒に培養し，リンパ球の幼若化率をみる検査）が行われる。

最も確実なのはチャレンジテスト（被疑薬物を少量内服あるいは注射して同様の発疹があらわれるかを観察する）であるが，皮膚粘膜眼症候群，TEN型では危険である。

治療● 原因薬物の使用を中止し，重症例では副腎皮質ステロイド薬を内服する。

⑥ 紅皮症

種々の疾患（アトピー性皮膚炎や乾癬，薬疹，水疱症，毛孔性紅色粃糠疹，皮膚悪性リンパ腫）に続発して生じる，皮膚の落屑を伴うびまん性の潮紅状態である。治療は原疾患の診断を確実に行い，その治療を行う。

7 水疱症

1 天疱瘡

表皮細胞間のデスモソーム(→210ページ)に対する自己抗体により,表皮内に水疱を生じる。表皮細胞間に IgG や補体の沈着をみる。水疱のできる部位によって,尋常性天疱瘡(下方)と落葉状天疱瘡(上方)に大別される。

尋常性天疱瘡では,大小さまざまな水疱がほぼ全身に生じ,簡単に破れてびらんとなる。圧迫や摩擦の多い部位に好発し,通常は瘙痒を伴わない。口腔粘膜病変は 90% 以上にみられる。健常部をこすると水疱がみられ,これを**ニコルスキー現象**とよぶ。全身の皮膚に水疱が生じると(汎発例),びらん面からの体液漏出のため,全身状態が悪化し,死亡することもある。

落葉状天疱瘡は比較的小さい弛緩性水疱(しぼんだ水疱)を生じるが,表皮上層の水疱のため,破れて葉状の落屑となる。粘膜病変はみとめられない。尋常性天疱瘡に比べると軽症である。

治療● 両型とも副腎皮質ステロイド薬の内服が第一選択であるが,症例によって免疫抑制薬(シクロスポリンなど)や血漿交換が併用される。

2 水疱性類天疱瘡

瘙痒を伴う紅斑と緊満性水疱(組織学的には表皮下水疱)がほぼ全身に多発する。粘膜疹は少ない。高齢者に好発し,ニコルスキー現象は陰性である。表皮真皮境界部に IgG や補体が沈着し,ヘミデスモソームとよばれる基底膜と基底細胞の接着物質に対する自己抗体が検出される。

治療● 副腎皮質ステロイド薬の内服により治療する。治療への反応は天疱瘡に比べるとよいが,慢性に経過することもある。

3 疱疹状皮膚炎

水疱性類天疱瘡と同様に表皮下水疱を形成するが,緊満性ではなく,環状紅斑の辺縁に小水疱が配列する。真皮上層に IgA の沈着をみる。強い瘙痒を伴う。治療にはジアフェニルスルホンの内服が有効である。

8 炎症性角化症・膿疱症・角化症

1 乾癬

表皮細胞の角化亢進と炎症細胞の浸潤を伴う炎症性角化症である。典型的臨床像は,銀白色の雲母状の鱗屑を伴うもので,境界明瞭な紅斑が頭・殿部・四肢伸側に多発するものは**尋常性乾癬**とよばれる(→図 2-3)。皮疹の鱗屑は軽くこするとはがれ落ち(蠟片現象),さらに続けると点状出血を生じる

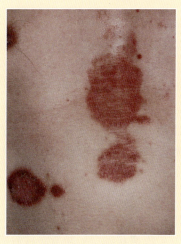

厚い鱗屑を付着した紅斑局面が多発する。

◯ 図 2-3　尋常性乾癬

(アウスピッツ現象)。健常部への物理的刺激(こする・ひっかくなど)により，2〜4週間後に被刺激部位に乾癬皮疹が生じる(ケブネル現象)。乾癬の皮疹が全身に汎発すると紅皮症化することがある(乾癬性紅皮症)。

皮疹の主体が膿疱である膿疱性乾癬では，発熱などの全身症状を伴って紅皮症化しやすい。また関節炎を伴うことがある(関節症性乾癬)。

治療● 副腎皮質ステロイド薬・ビタミン D_3 軟膏の外用，光線療法(◯226ページ)などが行われる。重症例では免疫抑制薬(シクロスポリンなど)や生物学的製剤が投与される。

❷ 扁平苔癬

紫紅色から灰褐色の多角形角化性丘疹が，四肢(とくに前腕・手背・下腿)，陰部などに多発する。ときに局面を形成したり，線状・帯状に分布するものがある。口腔粘膜では特徴的なレース状の白色病変を呈する(粘膜苔癬)。爪の変形を合併しやすい。薬剤によるもの(苔癬型薬疹)を除いては原因不明のものが多い。治療は副腎皮質ステロイド薬の外用を行う。

❸ ジベルバラ色粃糠疹

体幹に直径1〜3cmの比較的大形の落屑性紅斑(ヘラルド-パッチ)が出現したあと，1週間ほどして，やや小形の落屑性紅斑が多発する。皮疹の分布は，体幹中央部から皮膚割線方向に一致して線状に並び，クリスマスツリー様と形容される。軽度の瘙痒を伴う。2〜6週間で自然に軽快するが，副腎皮質ステロイド薬の外用が行われることが多い。

4 掌蹠膿疱症

掌蹠膿疱症は手掌や足底に対称性に膿疱が多発し，やがて融合して局面を形成する。爪の変形を伴うことが多い。1割程度が関節炎(胸肋鎖骨間骨化症)を合併する。病巣感染や金属アレルギーが発症に関与していることがあるが，多くは原因不明である。慢性に経過し，治療はおもに副腎皮質ステロイド薬の外用や光線療法などを行うが，難治性である。難治例，重症例には生物学的製剤が使用される。病巣感染が疑われる場合は，扁桃摘出が有効である。

5 魚鱗癬

全身の皮膚に細かい鱗屑が付着する。尋常性魚鱗癬は常染色体優性遺伝で，皮疹は四肢伸側・体幹に顕著である。伴性遺伝性魚鱗癬は伴性劣性遺伝(X連鎖性劣性遺伝)で，鱗屑は大きめで，肘窩・膝窩もおかされる。治療は尿素軟膏などの外用が行われる。

6 鶏眼・胼胝

鶏眼は俗称で「うおのめ」とよばれる。下床(深部の組織)に骨の突出部がある部位の限局性角質増殖で，角質はくさび形になっており，圧痛を伴う。胼胝は俗称で「たこ」とよばれ，長時間外力が加わったことによって生じた反応性角質増殖である。治療は，メスなどで病変をけずり取る。

B 血管・リンパ管の疾患

血管とリンパ管に由来する代表的な皮膚疾患には，以下のものがある。

①**IgA血管炎(ヘノッホ-シェーンライン紫斑，アナフィラクトイド紫斑)**　全身の毛細血管の血管炎で，全身症状(発熱・関節痛・倦怠感)を伴い，皮膚(とくに下腿)の紫斑のほか，消化器症状(腹痛・下痢)，腎症状(タンパク尿・血尿)などを呈する。小児に好発し，上気道感染に続発することが多い。一過性に経過し，予後は良好である。治療は上気道感染に対する抗菌薬の投与のほか，副腎皮質ステロイド薬の内服が行われる。

②**特発性血小板減少性紫斑**(→新看護学10,「血液疾患患者の看護」)

③**シャンバーグ病**　静脈内圧上昇によるうっ血が原因で，静脈瘤を伴うことが多い。

④**老人性紫斑**　加齢により，血管壁がもろくなることによって生じる。

C 物理・化学的皮膚障害

1 光線性皮膚障害

①**日光皮膚炎(ひやけ)** 過度の日光曝露による。

②**光線過敏性皮膚炎** 光感作能をもつ薬物や化学物質の摂取(光線過敏型薬疹)や,接触(光接触皮膚炎)で生じる。光アレルギー性と光毒性の2つの機序がある。その他,原因不明のものとして多形日光疹がある。

③**色素性乾皮症** 紫外線による核DNAの傷害に対する正常な除去・修復機構が欠損あるいは低下していることによって発症する,遺伝性疾患(常染色体劣性遺伝)である。日光曝露部に皮膚がん(基底細胞がん・有棘細胞がん・悪性黒色腫など)が多発する。除去・修復機構のどの部分の異常かによってA群からG群の7つの相補性群に分けられ,そのほかに除去・修復機構は正常であるが,色素性乾皮症と同様の皮膚症状を示すバリアント型がある。

わが国ではA群とバリアント型が多い。A群は最も重症型で,光線過敏,皮膚がんなどの皮膚症状のほか,眼症状,神経症状,発育障害を伴う。バリアント型は皮膚症状の発症も遅く(5歳以降),神経症状も伴わない。

遮光とともに発生した皮膚がんの切除を行う。

2 熱傷(やけど)

熱傷の深さによる分類 熱傷は深度によって,Ⅰ度からⅢ度に分類されているが,実際には各種の深さが混在していることが多い(→表2-1)。

受傷面積の判定 受傷面積の判定は重症度を評価するうえで,とくに重要である。受傷面積の簡便な算定には,身体各部位を「9」に基づいて比率化した**9の法則**が便利で,最も汎用されている(→図2-4-a)。各部位の面積比が成人と異なる幼児・小児では**5の法則**が用いられる(→図2-4-b)。さらに正確な算定方法としては,**ランド-ブラウダーの法則**がある(→図2-4-c)。受傷面積が40%以上になると生命の危険がある。

また,小範囲の受傷面積の算定には,患者の手掌面積を1%とする**手掌法**が用いられることもある。

重症熱傷の初期治療 火事や事故などによる受傷面積が広範囲な重症熱傷や,気道熱傷を伴う場合は,初期治療の良否が生命の予後を大きく左右する。

(1) 救急蘇生(気道確保・人工呼吸・心臓マッサージ)
(2) バイタルサインのチェック(血圧・脈拍・呼吸・意識レベル・体重)
(3) 血管確保と輸液,尿道カテーテルの留置
(4) 病歴聴取(受傷時間,受傷原因など),衣類の除去,受傷面積の判定

表 2-1 熱傷の深さと臨床所見

深度	障害組織	生体の変化	皮膚外見	症状	治癒	治癒機転
Ⅰ度	表皮	血管の拡張 充血 浮腫(±)	発赤 紅斑 腫脹	灼熱痛 熱感	数日 瘢痕形成(−) 一過性色素沈着	残存基底層から上皮化
浅達性Ⅱ度	乳頭層 〜 真皮浅層	血管の透過性亢進	発赤 水疱形成(水疱底が赤色)	強い疼痛 知覚過敏	10日〜2週 瘢痕形成なし 色素沈着	毛包，脂腺，汗腺などの皮膚付属器から上皮化
深達性Ⅱ度	真皮中層 〜 真皮深層	血漿の血管外漏出 浮腫(+)	白色・黄色壊死 水疱形成(水疱底が白色) 潰瘍	疼痛軽度 知覚鈍麻	4週間前後 瘢痕形成(+) ときに要植皮	
Ⅲ度	真皮全層 〜 皮下組織	血管・神経の破壊 組織壊死 浮腫(+)	黒色壊死 潰瘍	無痛 知覚なし	1か月以上 瘢痕形成(#) 要植皮	肉芽の増殖と辺縁基底層からの上皮化と創収縮

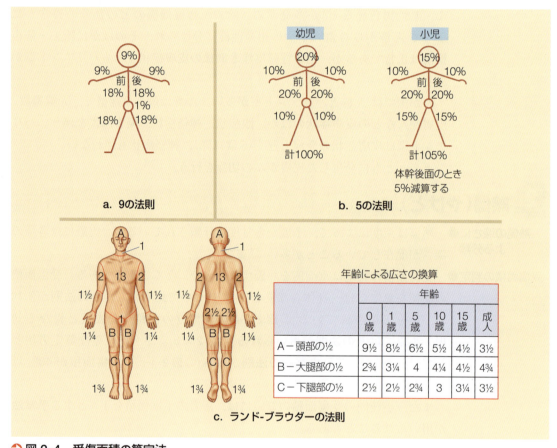

図 2-4 受傷面積の算定法

(5) 熱傷面の冷却
(6) 減張切開(強い浮腫により循環障害をおこす可能性があるとき)
(7) 採血，検査(血算・血液型・尿検査)

(8) 疼痛対策，抗菌薬の投与，破傷風の予防（抗破傷風ヒト免疫グロブリンの投与）
(9) 体位変換（沈下性肺炎や褥瘡の予防）

熱傷の局所治療● Ⅰ度では，副腎皮質ステロイド薬の外用，Ⅱ度では抗潰瘍薬や創傷被覆材（ひふく）が用いられる。Ⅲ度では外科的にデブリドマン（◯226ページ）と植皮を行ったほうがよい。

3 凍傷・凍瘡

1 凍傷

四肢末端などへの強い寒冷曝露により組織障害をきたしたもので，軽症例では発赤・水疱のみだが，重症例では潰瘍・壊死にいたる。冬山遭難者や寒冷地作業での事故などで発生する。

治療● 局所の加温とともに血行改善につとめる。受傷部位はもろく弱いので，過度なマッサージや摩擦（まさつ）は避ける。完全に壊死した組織は外科的に切除する。

2 凍瘡（しもやけ）

寒冷刺激による末梢循環障害により，四肢末端・耳介などに浮腫性紅斑を生じ，痛（いた）がゆい。外気温の急激な低下によって発症するため，初冬や初春に多い。発症に遺伝的要因が関与する。

治療● 保温するのが基本である。ビタミンE製剤の内服・外用や，末梢の血行を改善する漢方薬も有効である。冷えた末端部を急速にあたためるとかえってかゆみは増幅する。

4 化学熱傷

化学薬品による熱傷をいう。職業と関連して発生することが多い。受傷部位はほとんど露出部で，適切な洗浄を行わないと皮膚との反応は長時間持続し，深達度はどんどん進行する。原因物質は，酸やアルカリの液体や，金属化合物，腐食性化合物など多岐にわたる。熱傷の局所処置と同様に外用治療を行う。

5 放射線皮膚炎

臨床経過から急性と慢性とに分けられる。慢性症状は，急性の症状が安定したあと数年から長ければ20〜30年を経て生じる。照射野全体に萎縮（いしゅく）や乾燥性皮膚炎を生じ，色素沈着や色素脱失，毛細血管拡張，角質増殖も混じる。
徐々に皮下組織全体が線維化していき，最終的に局面内に難治性潰瘍が生じる。放射線潰瘍は深達性で保存的治療に抵抗し，長く放置すると有棘細胞がんの発生母地となるので，病変全体の切除が望ましい。

6 褥瘡

発生要因・好発部位
褥瘡とは，局所における循環障害によって生じる皮膚および皮下組織の壊死である。褥瘡の発生を促す因子はさまざまであるが，局所因子として圧迫やずれ，摩擦，浮腫，湿潤などがあり，全身因子として栄養状態の低下，貧血，知覚・運動麻痺，意識障害，感染，失禁，発熱，脱水，加齢，るい瘦（やせ）などがある。

これら局所因子と全身因子は互いに密接に関連しあうので，つねに全身状態に注意しながら創部を観察しなければならない。好発部位は，仙骨部や大転子部，踵部など，解剖学的に骨の突出部位である（◯図2-5）。

予防
褥瘡を悪化させる因子を正確に把握し，可能な限り除去する。高齢者の褥瘡発生予防のために体圧分散マットレス（粘弾性フォームマットレス，エアーマットレス）を使用する場合，体位変換間隔は4時間をこえない範囲で行ってもよい。

分類
褥瘡潰瘍の創面の色調によって，黒色期・黄色期・赤色期・白色期に分類される。また，創の状態を正しく評価するためにNPUAP分類やDESIGN-R®褥瘡経過評価用スケールなどが用いられる。DESIGN-R®では，その頭文字のD：深さ，E：滲出液，S：大きさ，I：炎症/感染，G：肉芽組織，N：壊死組織，P：ポケットについて，それぞれ評価が行われる。

治療
創の状態によって，壊死組織の除去（デブリドマン），感染の制御，滲出液

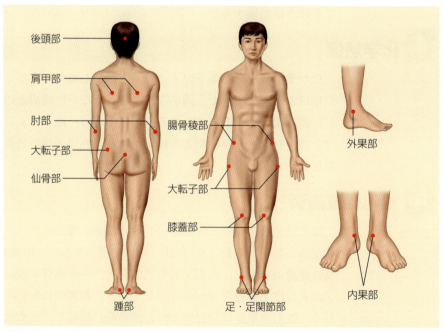

◯ 図2-5　褥瘡の好発部位

の吸収，肉芽形成を促進する抗潰瘍薬が選択される。全身状態が良好であれば，デブリドマンを含め，外科的治療を行ったほうがよい。

D 腫瘍・色素異常症

1 母斑および皮膚良性腫瘍

1 母斑

　母斑とは，胎生期に生じたなんらかの異常に基づいて，生涯のさまざまな時期に発現する皮膚や皮膚付属器，軟部組織の奇形である。悪性腫瘍が続発するものや，整容上の問題があるものに対しては，手術やレーザー治療が行われる。

　①**表皮母斑**　茶褐色・疣贅状の小丘疹が集まって大小の局面を形成する。列序性（線状）に分布することが多い。

　②**脂腺母斑（類器官母斑）**　出生時から存在する黄白色の扁平隆起性局面で，加齢とともに表面が顆粒状，疣贅状に変化していく。頭部に好発する。成人以降，基底細胞がんなどが二次的に発生することがある。

　③**扁平母斑**　生来性の境界明瞭な不整形淡褐色斑である。思春期に発症するものは硬毛を伴うことが多く，ベッカー母斑とよばれる。

　④**母斑細胞母斑（色素細胞母斑）**　母斑細胞（神経堤由来でメラニン産生能を有するメラノサイトの奇形細胞）が，おもに表皮・真皮境界部で増殖したものである。発症時期により先天性と後天性に分類され，先天性のものは大型のことが多い。後天性のものは俗称で「ほくろ」とよばれる。

　⑤**青色母斑**　扁平に隆起した青黒から黒色の小腫瘍で，顔面や手足背，腰殿部に好発する。真皮内に母斑細胞が増殖する。

　⑥**太田母斑**　片側の眼瞼・頬部・額部・こめかみ・鼻翼に生じる境界不明瞭なびまん性の青色斑である。女性に多い。治療はQスイッチ付レーザーが有効である。

　⑦**蒙古斑**　出生時から生後1か月ぐらいの間に尾仙骨部や腰殿部にあらわれる灰青色斑で，黄色人種のほぼ100％にみられる。小児期までにほとんどが消退する。

2 皮膚良性腫瘍

　①**老人性疣贅（脂漏性角化症）**　表皮の加齢による変化と考えられ，60歳以上では80％以上の人にみられる。境界明瞭な淡褐色ないし黒褐色の隆起性局面で，表面は疣贅状，微細顆粒状である。頭頸部・体幹・四肢に多発す

ることが多い。治療はおもに液体窒素による凍結療法が行われる。

②**粉瘤（アテローム，表皮囊腫）** 顔面や耳介，項部，上背部に好発する，正常皮膚色の皮内から皮下にできる囊腫である。表面に毛囊性小陥凹をみとめることがあり，圧するとこの部分から悪臭のある粥状物質が排出されることがある。二次感染（感染性粉瘤）を伴うことがあるので，外科的に切除するほうがよい。

③**汗管腫** おもに眼瞼周囲に，正常の皮膚の色で扁平に隆起した小丘疹が多発する。思春期以降の女性に多い。夏季に悪化する。腋窩や外陰にも生じることがある。治療は炭酸ガスレーザーなどで蒸散する。

④**皮膚線維腫** 表面が茶褐色で，やや隆起するアズキ大ぐらいまでの大きさのかたい結節である。真皮に線維芽細胞が限局性に増殖しており，真の腫瘍ではなく，虫刺症や小外傷に対する反応性増殖と考えられている。整容的な問題があれば切除する。

⑤**脂肪腫** 皮膚表面からなだらかに隆起する非常にやわらかい皮下腫瘍で，脂肪細胞そのものが限局性に増殖している。整容的な問題があれば切除する。

⑥**ポートワイン-ステイン** 出生時からみとめられる，皮膚面からは隆起しない赤色あるいは赤紫色斑で，俗称で「赤あざ」とよばれる。自然消退することはない。治療はパルス色素レーザーが有効で，早期から治療を開始したほうが効果が高い。

⑦**乳児血管腫（イチゴ状血管腫）** 生後まもなく毛細血管拡張性紅斑として発生し，1〜3か月の間に，イチゴのような鮮紅色で表面が顆粒状，分葉状のやわらかい腫瘍となる。早ければ6か月ぐらいから自然消退傾向を示すが，その経過はタイプによって異なり，不完全退縮となる例も多い。最近は早期からレーザー治療を行うことが多い。顔面発生例で，嚥下・視覚機能の障害が危惧される場合，プロプラノロール塩酸塩の内服も考慮される。

⑧**血管拡張性肉芽腫（化膿性肉芽腫）** 外傷や感染が原因となって生じる，血管成分の豊富な半球状，有茎赤色小結節である。急速に増大し，出血しやすい。治療は凍結療法か外科的切除を行う。

2 母斑症

①**神経線維腫症（レックリングハウゼン病）** 常染色体優性遺伝で，カフェオレ斑（濃淡差のない茶褐色の扁平母斑様色素斑），多発性神経線維腫を主徴とする。小児期はカフェオレ斑のみが多発し，思春期ごろから神経線維腫が全身に多発する。脊椎側彎や虹彩小結節，悪性神経線維腫などを合併する。根本的な治療法はなく，対症療法として神経線維腫の外科的切除などを行う。

②**結節性硬化症（プリングル病）** 常染色体優性遺伝で顔面の血管線維腫，痙攣発作（脳内石灰化），知能発育障害を主徴とする。血管線維腫では，鼻や

口周囲に半米粒大の淡紅色丘疹が多発，融合して桑実状になることがある。そのほか，木の葉形白斑（初期症状として重要），ケーネン腫瘍（爪囲線維腫）などがみられる。痙攣発作に対する対症療法のほか，皮膚科的には，各腫瘍切除術が行われる。

　③**スタージ-ウェーバー症候群**　三叉神経第1枝・第2枝領域の単純性血管腫，先天性緑内障（牛眼），てんかん発作（脳内石灰化，脳内血管腫による）を3主徴とする。血管腫に対するレーザー治療，眼圧の調整，痙攣発作に対する対症療法が行われる。

3 皮膚悪性腫瘍

　①**日光角化症**　おもに高齢者の顔面，手指背など，日光にさらされているところ（曝露部）に生じ，長期にわたる紫外線曝露に起因する。初期には淡紅褐色のびらんや角化性の局面であるが，しだいに角質増殖が著明となって，紅斑局面内に疣状結節を生じる。放置すると有棘細胞がんとなるため，外科的に切除する。早期の病変では，イミキモドの外用も有効である。

　②**ボーエン病**　主として体幹，四肢に生じる境界明瞭で不規則な形の赤褐色局面で，わずかに隆起して浸潤を触れ，角化性鱗屑が付着する。多発型では砒素が原因のことがある。表皮内有棘細胞がんの特殊型と考えてよいが，局面上に結節や潰瘍を生じてきた場合には，浸潤がんへの変化を疑う必要がある。外科的に切除する。

　③**パジェット病**　乳房パジェット病と乳房外パジェット病に分けられる。乳房パジェット病は乳がんの一種として取り扱われる。乳房外パジェット病は外陰部に生じることが多いが，肛囲・腋窩・臍囲にも生じ，多発することもある。その好発部位から，アポクリン腺由来の腫瘍と考えられている。臨床的には湿潤とびらんを伴う紅斑局面で，湿疹や股部白癬と誤診されやすい。

　乳房パジェット病は乳がんに準じて手術を行い，乳房外パジェット病は広範囲切除および植皮を行う。

　④**基底細胞がん**　顔面正中部に好発する蝋のような光沢を伴った黒色の小結節で，増大するにつれ中央部が潰瘍化する。日本人の皮膚がんのなかで，最も高頻度にみられる。転移することはまれであるが，局所破壊性は強く，放置すれば骨組織まで浸潤していくことがある。外科的に切除する。

　⑤**有棘細胞がん**　熱傷・外傷後の潰瘍・瘢痕，放射線皮膚炎，日光角化症，ボーエン病，色素性乾皮症，慢性膿皮症などを発生母地として生じる。顔面・四肢に好発する。臨床像は，カリフラワー状あるいは花キャベツ状の外方増殖を示すタイプと，難治性潰瘍を呈し，深達性増殖を示すタイプの2型がある。両者とも，腫瘍組織の壊死や細菌感染によって悪臭を放つ。深達性増殖を示すタイプのほうが分化度が低く予後はわるい。

　外科的に切除するが，放射線治療も有効である。

⑥**悪性黒色腫**　俗称で「ほくろのがん」とよばれる。皮膚の悪性腫瘍のうち，最も悪性度が高く，早期から血行性・リンパ行性転移をきたし，予後不良である。初期はやや大型・不整形で，色調の不均一な黒褐色斑であるが，やがて結節および潰瘍を黒色斑内に生じる。日本人では足底や爪部に発生する末端黒子型悪性黒色腫が多い。ときに，結節は無色素性（赤色）のことがあり，ほかの腫瘍との鑑別が困難なことがある。

治療は手術とともに，化学療法と免疫療法が併用される。

⑦**皮膚悪性リンパ腫**　T 細胞性と B 細胞性に大別されるが，T 細胞由来のものが圧倒的に多く，皮膚 T 細胞リンパ腫として総括されている。古典的な臨床型として，菌状息肉症とセザリー症候群がある。菌状息肉症は紅斑期・扁平浸潤期・腫瘍期の 3 病期からなり，経過は数年から十数年以上に及ぶ。最終的な予後は不良であるが，病初期から強力な化学療法を行うと，かえって予後をわるくする。副腎皮質ステロイド薬の外用や，光線療法，インターフェロン療法などのゆるやかな治療から開始される。

セザリー症候群は，激しい瘙痒を伴う紅皮症と，表在性リンパ節腫脹を主症状とする。

4 色素異常症

① 尋常性白斑

尋常性白斑は表皮のメラノサイト（◆211 ページ，図 1-2）が破壊され，メラニンが消失することによって生じる。全身に多発する汎発型，局所型，神経分布に一致して片側性に発症する分節型に分類される。

汎発型では，甲状腺機能異常や悪性貧血，アジソン病などの免疫異常を伴うことがある。治療は副腎皮質ステロイド薬の外用，ナローバンド UVB などの光線療法，表皮移植などが行われる。

② 眼皮膚白皮症

常染色体劣性の先天性白斑で，チロシナーゼ（アミノ酸のチロシンがメラニンとなるのに必要な酵素）陰性型と陽性型に分けられる。白皮症，白毛，青色の虹彩・脈絡膜，強い羞明（まぶしさ）をみとめる。

チロシナーゼ陽性型のほうが陰性型より症状が軽く，白皮症も加齢とともに軽快していく。紫外線による発がんや視力低下の予防のため，早期より遮光を徹底する。

③ 肝斑

おもに 30 歳以降の女性の顔面に生じる。好発部位は前額・頬部・鼻部で，左右対称性の境界明瞭な褐色斑である。妊娠や閉経を機に発症することがあ

る。妊娠に伴って発症した例は，出産後軽快することが多い。

E 皮膚付属器疾患

① 尋常性痤瘡(にきび)

　男性ホルモンの作用による皮脂の分泌亢進，毛包漏斗部の角化異常およびアクネ桿菌由来のリパーゼが発症に密接に関与している。アクネ桿菌による感染症ではなく毛包・脂腺系疾患ととらえられている（●図2-6）。

　治療はテトラサイクリン系抗菌薬の内服，抗菌薬やアダパレン，過酸化ベンゾイルの外用のほか，保険適用ではないが，ケミカルピーリングも有効である。

② 汗疹(あせも)

　多量の発汗とエクリン汗管の閉塞によって汗管が破綻して生じる。多汗を伴う患者の頸部や腋窩，肘窩，陰股部などの間擦部に，漿液性丘疹および小水疱をみとめる。搔破などにより湿疹化することが多い。

③ 爪の疾患

　①陥入爪　爪甲側縁が強く屈曲し，側爪郭にくい込んだ状態をいう。母趾に好発する。しばしば二次感染を併発し，爪甲縁に肉芽を形成する。

　②爪囲炎　急性爪囲炎（瘭疽）は細菌性で発赤・疼痛・腫脹が著明で，ときに爪囲に膿瘍を形成する。慢性爪囲炎はときに，カンジダによることがある。炎症症状は急性のものに比べて強くない。

　③内臓疾患と爪　各種内臓疾患により爪に変化をきたすことがある。爪甲横溝（急性熱性疾患など），爪甲剝離症（甲状腺機能異常など），時計皿爪（慢性肺疾患など），匙状爪（貧血），黒色爪（ヘモクロマトーシスやアジソン病など）がある。

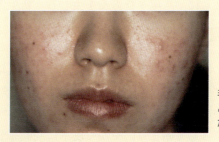

毛穴のつまり(面皰)と，炎症性紅色丘疹が混在している。

●図2-6　尋常性痤瘡

4 円形脱毛症

おもに頭部に生じる類円形の脱毛斑である。しばしば多発する。自然治癒するが，再発しやすい。

F 感染症

1 細菌感染症

皮膚細菌感染症の起炎菌の多くは黄色ブドウ球菌である。軽症例では抗菌薬の外用・内服で十分であるが，重症例では点滴静注を行う。

1 毛包炎・尋常性毛瘡

毛包炎とは単一の毛包に限局した細菌感染をさし，鬚毛部（ひげのはえる部位）に生じたものを尋常性毛瘡とよぶ。

2 毛包性膿皮症

毛包から炎症が周囲組織に波及し，壊死性変化や膿瘍を伴うものを癤といい，これが多発したものが癤腫症である。癤腫症は糖尿病などに合併することが多い。隣接する複数の毛包が同時におかされたものを癰とよぶ。

3 伝染性膿痂疹（とびひ）

皮膚付属器に無関係に生じる表皮の限局性細菌感染症である。夏季に乳幼児の顔面・四肢に多くみられる。水疱・びらんを生じるタイプと，痂皮が固着するタイプとがある。

4 ブドウ球菌熱傷様皮膚症候群

鼻咽頭を中心とした粘膜や，皮膚の感染巣に存在する黄色ブドウ球菌が産生する表皮剝脱毒素が血中に入って発症する。発熱・悪寒などの全身症状とともに，水疱・びらんを生じる。新生児・乳幼児に多い。

5 蜂巣炎（蜂窩織炎）

皮膚の小外傷や搔破痕，浸軟化した足白癬，虫刺症などから経皮的に黄色ブドウ球菌などが侵入して発症する脂肪織炎である。糖尿病や静脈のうっ滞があると，重症化・再発しやすい。局所熱感，自発痛を伴う境界不明瞭な紅斑として始まり，やがて皮下に浸潤を触れるようになる。下肢に好発する。

⑥ 慢性膿皮症

　　慢性膿皮症とは，毛包や汗管の閉塞・炎症，およびそれによって形成される囊腫などに，細菌感染が加わって生じる膿瘍性病変の総称である。つまり，起炎菌の直接的な炎症によって生じる感染症とは異なり，皮膚瘻孔(ろうこう)や囊腫などの感染が長びきやすい状況がつくられたうえで，化膿菌が作用するという独特の病態である。頭部乳頭状皮膚炎や殿部慢性膿皮症，集簇(しゅうぞく)性痤瘡，化膿性汗腺炎などがある。

2 ウイルス感染症

① 単純ヘルペス（単純疱疹）

　　単純ヘルペスウイルスは1型と2型に分類される。初感染後，1型は上半身に，2型は下半身に再発する。発症部位により，口唇ヘルペスや，ヘルペス性口内炎，角膜ヘルペス，ヘルペス性瘭疽(ひょうそ)，性器ヘルペス，殿部ヘルペスに分けられる。

② カポジ水痘様発疹症

　　アトピー性皮膚炎などの基礎疾患のある患者に単純ヘルペスウイルスが感染したもので，顔面などに水疱が多発する。発熱や頭痛などの全身症状を伴う。

③ 帯状疱疹

　　水痘に罹患したあと，神経節に潜伏した水痘-帯状疱疹ウイルスが，過労などによる免疫機能の低下によって，一定の神経支配領域に片側性に再発したものである。疼痛や知覚異常がはじめに出現し，そのあと同じ部位に浮腫性紅斑や，小水疱，膿疱が生じる（○図2-7）。治療はビダラビンやアシクロビルの点滴静注，バラシクロビル塩酸塩やファムシクロビル，アメナメビルの内服が行われる。帯状疱疹の治癒後も神経痛が続くことがあり，帯状疱疹後神経痛とよばれ，高齢者に多い。

④ 伝染性軟属腫（みずいぼ）

　　伝染性軟属腫ウイルスの皮膚感染によっておこる。米粒大で，表面に光沢のある丘疹や結節が多発する。小児アトピー性皮膚炎患者の腋窩や体幹に好発する。治療は1つずつ摘除する。

⑤ 尋常性疣贅(ゆうぜい)（いぼ）

　　ヒトパピローマウイルス（HPV）の皮膚・粘膜感染による。表面が平滑で光沢のある小丘疹として始まり，顆粒状の角質増殖を伴う小結節となる。手

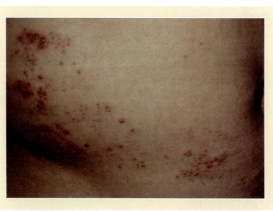

神経支配領域に一致して島嶼状に浮腫性紅斑と小水疱がみられる。

◯ 図 2-7　帯状疱疹（右腹部）

指，足底に好発する。治療は液体窒素による凍結療法を行う。外陰部や肛門のヒトパピローマウイルス感染症は尖圭コンジローマとよばれ，抗ウイルス外用薬のイミキモドも有効である。

⑥ 水痘・麻疹・風疹

詳細は「感染症患者の看護」を参照のこと（◯334 ページ）。

③ 真菌感染症

❶ 表在性白癬

発症部位によって，頭部浅在性白癬（しらくも），体部白癬（ぜにたむし），股部白癬（頑癬，いんきんたむし），足白癬（みずむし），手白癬，爪白癬などに分類される。病変部の鱗屑や爪，毛髪などの KOH（水酸化カリウム液）直接鏡検によって，分枝する糸状菌糸が観察できる（◯222 ページ，図 1-10）。

治療は抗真菌薬の外用を行うが，爪白癬や角質増殖型足白癬では抗真菌薬を内服する。

❷ ケルスス禿瘡

頭髪に寄生した白癬菌による炎症が皮下組織にまで及んだものである。病変部は発赤・腫脹し，膿瘍形成もみられる。抗真菌薬の内服が行われる。

❸ 癜風（くろなまず）

皮膚常在菌であるマラセチアによる感染症である。夏季に，汗をよくかく人の頸部や前胸部，上背部に好発する。初期は母指頭大までの軽い鱗屑を伴う白色ないし淡褐色斑であるが，放置すると融合して不整形の大きな皮疹を形成する。

4 カンジダ症

　　カンジダは口腔内・腟内の常在菌であるため，糖尿病や副腎皮質ステロイド薬の長期内服，また局所の湿潤など，全身的ないし局所的に免疫機能が低下しているときに発症する。年齢や感染部位により，乳児寄生菌性紅斑，カンジダ性間擦疹，カンジダ性指間びらん，カンジダ性爪囲・爪炎，外陰部カンジダ症，カンジダ性口角炎，鵞口瘡(口腔内カンジダ症)などに分類される。

4 その他の感染症

1 疥癬

　　ヒト疥癬虫(ヒゼンダニ)の皮膚寄生による。雌は角層にトンネルを掘り，卵を産みつける。皮疹からの直接鏡検により，成虫ないし虫卵を確認できる。ヒトの皮膚から皮膚への直接感染か，不衛生な環境での寝具・衣類から感染する。また，高齢者や免疫不全者に生じると重症化(ノルウェー疥癬)するため，高齢者介護施設などでの集団発生が社会問題化している。治療はフェノトリンローション，クロタミトン軟膏の外用やイベルメクチンの内服などが行われる。

2 ツツガムシ病

　　ノネズミに寄生するツツガムシに刺され，リケッチアに感染することで発症する。刺し口に発赤・腫脹・水疱を形成したあと，発熱やリンパ節腫脹とともに，全身に浮腫性紅斑が多発する。テトラサイクリン系抗菌薬が有効である。

3 皮膚結核

　　①**真性皮膚結核**　病変より結核菌が検出される。
(1) 尋常性狼瘡：顔面に好発する赤褐色小結節の融合局面である。
(2) 皮膚腺病：頸部に好発し，膿瘍や瘻孔を形成し，潰瘍化する。
　　②**バザン硬結性紅斑(結核菌に対するアレルギー)**　成人女性の下腿伸側に好発する硬結を伴う暗赤色紅斑である。潰瘍形成を伴うことが多い。

4 ハンセン病

　　らい菌の感染症で，患者の膿汁・鼻汁中の菌が小外傷より直接感染する。3～10年の長い潜伏期があり，浸潤性紅斑や結節，らい腫(顔面では獅子面)などの皮膚症状のほか，発汗低下や神経障害(知覚障害や末梢神経肥厚，運動麻痺)がみられる。1996年らい予防法が廃止され，ハンセン病患者の名誉回復と福祉増進がはかられている。

まとめ

- 湿疹・皮膚炎患者は皮膚科外来患者の半数以上を占める。治療は副腎皮質ステロイド外用薬が中心である。
- 薬疹とは薬物の摂取により生じる発疹で，いかなる薬物も薬疹を生じる可能性がある。
- 日光角化症は長期にわたる日光曝露に起因し，放置すれば有棘細胞がんになる。
- 日本人の場合，悪性黒色腫は，足底・爪部に発生する末端黒子型悪性黒色腫が多い。
- 皮膚細菌感染症の起炎菌は黄色ブドウ球菌が多い。

復習問題

❶ 次の空欄を埋め，〔 〕内の正しい語を選びなさい。

● **アトピー性皮膚炎**
▶ アレルギー疾患にかかりやすい（①　　　　）素因をもつ患者に生じる慢性湿疹である。
▶ 成人期ではきわめて〔② 急性・慢性 〕の経過をたどり，（③　　　　）化した局面が拡大し重症化しやすい。

● **蕁麻疹**
▶ 数分から数時間で消失する一過性の（④　　　　）である。（④）が気道粘膜に生じると（⑤　　　　）に陥ることもある。
▶ 原因が（⑥　　　　）性のものは再発をしやすく，慢性化しやすい。治療には（⑦　　　　）薬の内服を行う。

● **熱傷**
▶ 熱傷は（⑧　　　　）によってⅠ度から（⑨　　）度に分類されており，重症度の判定に重要となるのは（⑩　　　　）である。（⑩）が（⑪　　）％をこえると生命の危険がある。
▶ （⑩）による判定は9の法則や（⑫　　　　）の法則に基づき算定される。幼・小児では5の法則が用いられる。
▶ 広範囲に受傷した重症熱傷や，気道熱傷を伴う場合は（⑬　　　　）の良否が生命の予後を左右する。

● **皮膚悪性腫瘍**
▶ 皮膚の悪性腫瘍のうち，最も悪性度が高いのは（⑭　　　　）である。（⑭）は血行性・リンパ行性の（⑮　　　　）をしやすい。

● **帯状疱疹**
▶ （⑯　　　　）に潜伏していた（⑰　　　　）により発症する。過労などで（⑱　　　　）が低下した場合に発症しやすい。
▶ 最初に〔⑲ 瘙痒感・疼痛 〕があらわれ，そのあと同じ部位に紅斑や小水疱が生じる。治癒後は〔⑳ 再発しない・神経痛が残る場合がある 〕という特徴をもつ。

❷ 熱傷の重症度について，左右を正しく組み合わせなさい。

①Ⅰ度・　　・Ⓐ水疱が形成される
②Ⅱ度・　　・Ⓑ痛みを感じない
③Ⅲ度・　　・Ⓒ表皮のみの障害

第3章 患者の看護

A 共通する看護

1 経過別の看護

① 急性期の看護（入院時）

看護師は，入院によって心身の安静がはかれるように援助する。帯状疱疹の疼痛やアトピー性皮膚炎などの強い瘙痒への苦痛の緩和に努めて，安らかな入院生活が送れるように援助する。また，入院でとまどいを感じている患者や家族に対しての精神的援助も重要である。

② 慢性期（回復期）の看護

皮膚疾患は慢性に経過することが多い。患者の指導で重要なことは，治療の継続である。退院後もセルフコントロールができ，よい皮膚の状態が保てるように指導していく。乳児・学童の場合は，家族への指導も重要となる。

③ 終末期の看護

皮膚悪性腫瘍などの終末期患者は，不安・イライラ・抑うつなど，さまざまな精神症状がみられる。とくに皮膚疾患は病変の悪化が目に見えることによる苦痛も強い。苦痛の緩和に努め，精神的援助に努める。また，患者のみではなく，患者を支える家族への配慮も必要となる。患者が死亡したあとのケア（グリーフケア）にも心を配りたい。

④ 継続看護

皮膚疾患の「瘙痒」「痛み」「外見（見た目）」といった自覚的な要素は，生活の質（QOL）に影響を与える。皮膚疾患は慢性疾患が多く，外界と接している皮膚におこる疾患であるため，つねに外界の刺激にさらされており，軽快するのに長期間を要することもしばしばである。退院後も，無理がなく，通院

や処置ができるように指導し，QOLを向上できるように援助していくことが重要となる。

2 観察の基本

　　看護の基本は観察である。皮膚疾患は病変を自分や他人から目で見ることができる特徴がある。そのため苦痛も大きいが，よくなっていく過程を自分で確認できる。皮膚の状態の観察とともに，皮膚の状態によって左右される患者の精神状態をも観察して援助していくことが必要とされる。

　　また，糖尿病や腎臓・肝臓疾患など，内臓疾患が合併することも多いので注意していく。

3 皮膚の清潔と感染予防

　　皮膚を清潔に保つことは，皮膚科看護にとって重要である。鱗屑（りんせつ）の付着した皮膚，びらん・潰瘍化した皮膚，あるいは瘙痒（かゆみ）による搔破（そうは）によりバリア機能が低下した皮膚は，感染しやすい状態となる。

感染予防の基本●　感染予防の基本は皮膚を清潔に保ち，適切な処置を行うことである。衛生材料で病変部の保護および，搔破予防に努め，二次感染をおこさないようにすることが大切である。また，落屑（らくせつ）が多い患者に対しては，環境整備にも留意する。また，医療従事者が媒介，つまり感染源とならないように，手洗いを励行し，処置時も注意が必要である。

4 生活に対する援助と指導

　　①**疾患の理解**　皮膚疾患は経過が長くなるので，気長な気持ちでじょうずに病気と付き合ってコントロールしていくことが大切であることを，繰り返し指導していく。前向きな気持ちで周囲ともよい人間関係を築き，病気と共存していけるようにはたらきかけていくことが重要となる。

　　また他者に見える部分の皮膚症状，あざや瘢痕（はんこん）などボディイメージの変容に対しては，精神的安定がはかれるように治療方法について説明して，共感・支持的態度で援助していくことが必要とされる。

　　②**治療の継続**　皮膚疾患は前にも述べたように慢性疾患が多く，場合によっては一生疾患と付き合っていかなければならないことも多い。そのため，退院後も無理がなく通院や処置ができるように指導することが重要となる。

　　③**外用療法の指導**　古い軟膏（なんこう）や汗・分泌物を洗い流すために，シャワー浴・入浴を行う。その後に軟膏処置を行う。軟膏を塗ったあとはガーゼの衛生材料や肌着などを着用する。

　　④**瘙痒（かゆみ）の対策**　皮膚疾患は瘙痒を伴うことが多い。瘙痒は痛みよりもつらいともいわれ，瘙痒対策は重要である。瘙痒による睡眠不足や，皮膚を搔破して悪化させてしまうことも多い。止痒薬（しようやく）の内服，冷罨法（れいあんぽう），気分転

換などを行う。

　また，瘙痒がある患者は一般的に搔破することが癖になってしまい，知らない間に手が動いてしまっているということが多い。家族や周囲の人たちにも協力をしてもらい，搔破している様子がみられたら注意してもらうようにするなども指導するとよい。

　⑤**生活環境・生活習慣の調整**　生活環境・生活習慣が疾患の明らかな原因となっている場合は，無理のない範囲で原因となる因子を除去する。

　住宅環境においては，建築材の成分によるアレルギーや，密閉空間によるダニなどの環境アレルゲンの発生など，さまざまな問題があげられる。

　また室温についても注意して調整することが重要である。夏は搔破予防のために，エアコンで室温を低めに調節し，寝衣・寝具で調整したほうがよい。冬は暖房により室温を上げすぎないようにして，室内が乾燥しすぎないような配慮が必要である。

　生活環境・生活習慣に対する援助は，看護師が患者の個別性を把握して具体的な指導を行っていくことが重要となる。たとえば，疾患によって以下のように具体的な指導を行っていく。

(1) アトピー性皮膚炎：床は，アレルゲンを除去するため絨毯は避け，フローリングにするのがよい。畳にふとんを敷くよりは，床面からの高さがあるベッドのほうがアレルゲンを遠ざけることになり望ましい。羽毛ふとん・羊毛ふとんはチリ・ダニの発生の原因となるので，一般的には避けたほうがよい。生活環境においても，毛足の長いぬいぐるみなど，ダニのつきやすい物はそばに置かないようにする。ペットもアレルゲンの発生因となることが多い。ほこりなどはダニの餌となるので掃除もこまめに行ったほうがよく，掃除機の送風口からダニなどが排出されないサイクロン式のものが望ましい。

(2) 日光過敏症：紫外線対策が重要であり，外出の時間帯を考慮する，衣服は長袖を着用する，サンスクリーン剤（日焼けどめ）の外用を行うなどを指導する。

(3) 乾癬：刺激を受けた皮膚にケブネル現象が発生するため，入浴時に皮膚をこすらない，長時間の正座を避けるなど細かな指導を行う。

　⑥**食事・栄養の調整**　基本的にはバランスのよい食事摂取に心がけるように指導する。食事制限については，食物アレルギーのようにアレルゲンがはっきりしている場合は必要となる。しかし，アレルギー性疾患であるからといって必要以外にやみくもに食事制限をすることは注意しなければならない。とくに，幼児・学童などは成長・発達を妨げることにもつながる。

　また，アルコール飲料・香辛料などの刺激物は血管を拡張させ，瘙痒を増強するので摂取に関しては注意するように説明する。

　⑦**衣類・寝具の調整**　皮膚に直接触れる肌着・洋服などは，吸湿性・通気

性のよい木綿素材が適する。縫い目・タグなどが刺激とならないように、裏返しに着たり、タグを除去したりするなどの工夫をする。搔破予防として長袖を着用するのもよい。

また、ふとんに入ってからだがあたたまると、瘙痒が増強することが多い。室温の調整とともに寝衣・寝具の調整を行う。

⑧**家族への援助** 看護師は、患者の家族背景・サポート体制を把握し、心身両面からのサポート体制が整えられるように指導していくことが必要とされる。家族のみで問題をかかえ込むのではなく、必要時には社会資源も活用できることを説明していく。

B スキンケア

健やかな皮膚を保つためには、身体そのものが健康でなければならないことはいうまでもない。また皮膚の生理機能を良好に保つことは、身体の健康を保つことにもつながる。皮膚を健やかに保つためには、スキンケアを行うことが重要で、誤ったスキンケアは、かえって皮膚にダメージを与え、皮膚疾患を引きおこす原因にもなりかねない。

正しいスキンケアを行うためには、紫外線や外気などの環境の変化に加えて、生活習慣やストレス、食事、睡眠などの日常生活環境にも注意する必要がある。

1 スキンケアの基本

スキンケアの基本は、おおまかに以下の4点にまとめることができる。
(1) 皮膚の洗浄（清潔保持）
(2) 皮膚の保湿
(3) 紫外線からの防御
(4) メンタルケア（ストレスの軽減・緩和）

1 皮膚の洗浄（清潔保持）

皮膚の洗浄とは、皮膚を清潔にすることにほかならない。皮膚のよごれは、表皮細胞の入れかわりによってできた鱗屑に、皮脂や汗などの分泌物、さらにほこりや細菌などがまざりあったものである。よごれをそのままにしておくと、皮膚炎をおこす原因にもなるため、シャワー浴・入浴によって皮膚のよごれを取ることは大切である。

洗浄するときは、38〜40℃のぬるめのお湯を使用する。皮膚洗浄剤はさまざまな種類のものがあるが、皮膚のpHに近い弱酸性のものなどのように、原則として刺激の少ないものを使用する。皮膚の洗い方は、石けんを泡だて、

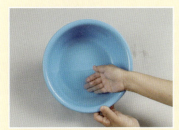
①容器に温水を少し入れる。

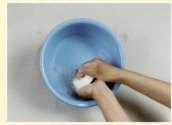
②石けん水をつくる。

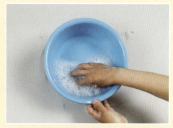
③手を泡だて器のように使い，空気を入れていく。

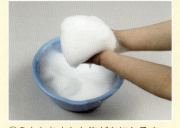
④ふんわりとした泡だちになるまで③を行う。

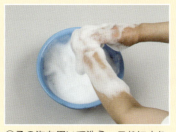
⑤その泡を用いて洗う。これにより十分によごれがとれ，さらに石けんの刺激は少なくなる。

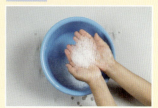
悪い例
泡だちが不十分。

○ 図3-1　石けんの泡だて方

やわらかなタオルあるいは手掌で，円を描くように，からだをなでるような気持ちで洗うとよい（○図3-1）。洗いすぎて皮膚のバリア機能をそこなわないように注意する。

洗浄後は，皮膚に洗浄剤が残らないように，十分にやさしく洗い流すように心がける。

❷ 皮膚の保湿

皮膚の機能として最も重要なのは，おもに角質層が関与するバリア機能である。したがって，バリア機能を保持するための皮膚表層の保湿はスキンケアの基本である。皮膚の最外層である角質層が適度な水分でうるおえば，バリア機能は強化される。

皮膚の洗浄後は，角質層には多量の水分が含まれていてしっとりしているが，放置すると水分が蒸発して乾燥しやすい状態となる。シャワー浴・入浴後の乾燥対策としての保湿は，スキンケアで最も重要である。

シャワー浴・入浴後のスキンケアの手順と注意点を以下に示す。

(1) シャワー浴・入浴後，水分をふき取るときには，こすらず，やわらかなタオルでそっと押さえるようにして水分を吸収させる。
(2) 皮膚がまだしっとりしている間に保湿剤・外用薬を塗る。時間的にはシャワー浴・入浴後5分程度を目安にする。それ以上時間がたつと，皮

膚から水分の蒸発が進み，かえって乾燥して，薬物の吸収や効果も低下してくる。
(3) 保湿剤・外用薬の1回の使用量は，適量と思うより，べたべたしない程度に心もち多く塗るようにするとよい。すり込む必要はなく，皮膚の表面に沿って，こすらないようになじませる感じで塗る。薬を塗ったあと，手で触れてしっとりするくらいが目安である。なお外用は，1日1回よりも1日2回以上のほうが効果的である。

③ 紫外線からの防御

　紫外線は，日焼けとよばれる急性障害のほかに，長期にわたって曝露されることにより，しわ・しみなど皮膚の老化の原因となる。したがって紫外線を防ぐことは季節を問わず，非常に重要である。

　また，紫外線，とくにUVB（中波長紫外線）を浴びすぎると，皮膚の細胞のDNAが損傷されて，皮膚がんを発生しやすくする。

　具体的な紫外線の防御策としては次のことを心がける。
(1) 長時間日光にあたらないようにし，日ざしの強い時間の外出を避ける。
(2) 帽子・日傘・サングラスを利用する。
(3) サンスクリーン剤（日焼けどめ）を使用する。さらに2～3時間ごとに塗りなおす。

④ メンタルケア（ストレスの軽減・緩和）

　ストレスによって皮膚の新陳代謝や分泌能が低下することが知られている。また皮膚を搔破してしまうことも多い。ストレスマネジメントは，スキンケアにとっても非常に重要である。

2 肌着について

　スキンケアのためには肌着の選択も重要である。肌着には下記の効果がある。
(1) 皮脂や汗を吸収して，皮膚を清潔にする。
(2) 外界の温度変化に対応する。
(3) 肌のよごれから衣服をまもる。

　皮膚に直接接する素材は，皮膚を刺激しないものが望ましい。皮膚に障害があるときには縫い目・タグなどによって瘙痒を増強させることもあるので注意する。たとえば裏返しに着る，タグを取るなどの工夫をするとよい。最近では特殊な繊維でアレルゲンを侵入させないものもあり，必要に応じて利用するとよい。

3 高齢者のスキンケア

　高齢者の皮膚は，加齢によってドライスキン（乾燥肌）となりやすい。また，日常生活動作（ADL）の低下や，栄養状態の低下，病的な骨突出，るい痩などによる褥瘡発生についても注意する必要がある。皮膚の状態を観察して，適切なスキンケアを行っていくことが重要である。

4 毛髪のスキンケア

　頭皮には皮脂腺や汗腺が多く，ほかの皮膚面より分泌物が多い。洗髪が適切に行われないと，患者は瘙痒で頭皮を掻破してしまう。また，洗髪は頭皮を清潔にし，循環を促すばかりでなく，細菌・真菌の繁殖を抑える。

5 医療従事者のハンドケア

　医療従事者は手洗いをこまめに行う必要があるうえ，速乾性擦式消毒薬などを使用する機会が多く，スキントラブルや手あれ（手湿疹）をおこしやすい。とくにアトピー素因，掌蹠多汗症がある場合は，手湿疹も増悪しやすい。また皮膚炎があると細菌の媒介者にもなりかねない。

　ハンドケアは，予防が大切であり，ふだんからドライスキンにならないように保湿クリームなどを使用して，手指の保湿をつねに心がける（◯図3-2）。

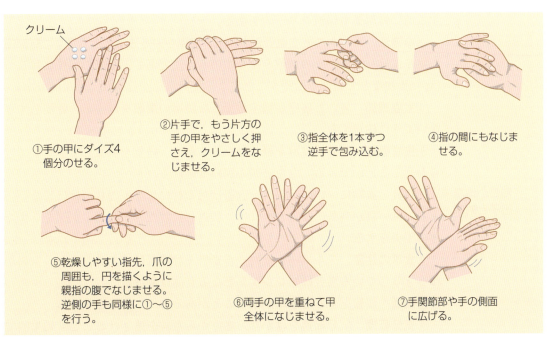

◯図3-2　ハンドクリームの有効的な塗り方

C 症状に対する看護

1 瘙痒（かゆみ）のある患者の看護

皮膚疾患の多くは瘙痒を伴う。皮膚疾患患者への看護は，まずこの瘙痒に対してどう対応するかが重要となる。患者からよく状況を聞き，患者とともに対応策を考えていく。

瘙痒の原因　瘙痒は疼痛の一種，あるいはその軽度のものといわれているが，その発生機序は，いまだ完全には明らかにされていない。物理的・化学的刺激に加え，不安・興奮などがその一因と考えられている。

瘙痒の発生要因　①**物理的刺激**　軽い摩擦や温熱など，わずかな物理的刺激でも強い瘙痒がおこる。たとえば寝具や衣類の素材，しわ・縫い目なども刺激となる。

②**血管拡張**　就眠時にふとんに入ったあとや入浴後など，からだがあたたまることにより血管が拡張して瘙痒が生じる。

③**皮膚の乾燥**　皮膚が乾燥すると瘙痒がおこる。とくに冬は暖房器具の使用により，皮膚が乾燥しやすくなるので生じやすい。

瘙痒の軽減法　瘙痒をおこす要因を除去し，瘙痒を軽減して，かかないようにすることが重要である。

①**外用薬処置時の注意点**　入浴後は，やわらかいタオルなどで押さえるようにして水分を吸い取る。皮膚が乾燥すると瘙痒が出現するので，肌が乾燥する前に外用薬や保湿クリームを塗る。

②**冷罨法**　冷やすことで血管が収縮し，瘙痒がおさまることも多い。局部的な瘙痒に対しては，その部位を冷やすのも一法である。全身の瘙痒に対しては，氷枕などで頭部を冷やすことによって爽快感が得られ，効果的である。

③**室温調節**　暑いと瘙痒が増すので，冷暖房の調節をはかる。乾燥しすぎないように注意する。

④**皮膚の軽い叩打**　皮膚を軽くたたくことで，痛覚を刺激して瘙痒をまぎらわせることができる。ただし眼の周囲は避ける。

瘙痒の増悪因子と対策　①**寝具・衣類について**　寝具・衣服は綿素材にして，のりづけはしない。下着の縫い目が刺激になるときには，裏返しに着たり，衣類のタグを外すなどの工夫をする。

②**食事の注意**　アルコール飲料や香辛料・甘味料は控える。また，原因がはっきりしている場合はアレルゲンとなる食品は避ける。

③**便通**　便秘をすると瘙痒が増すことがあるので，便通を整える。

④**気分転換**　気分転換をはかり，瘙痒から意識を遠ざけることも効果的である。

搔破の予防　外用薬を塗ったあと，病変部（患部）はガーゼや包帯でおおい，直接かくこ

とがないようにする。爪は短くなめらかに切っておく。木綿の手袋をはめるのもよい。

薬品使用時の注意　内服薬の使用により瘙痒を緩和させることがある。止痒薬(かゆみどめ)の抗ヒスタミン薬は副作用として眠けを生じさせるので，車の運転や危険な仕事に携わる人には十分な説明が必要である。

2 痛みのある患者の看護

患者が痛みを訴えたときには，それを否定するのではなく傾聴することが大切である。患者の表情・言動などに注意をはらい，皮膚の状態を観察して，痛みの原因に応じた適切な処置を行っていく。

痛みの原因　痛みは痛覚の刺激によって生じる。痛覚を感じる痛点は皮膚の表面にあるので，たとえば火傷(熱傷)では浅いほうが痛みは強い。発赤や腫脹，また菲薄化し乾燥したときに痛みがみられる。

痛みをおこす皮膚症状の原因と皮膚疾患には，以下のようなものがある。

(1) 皮膚の菲薄化によっておこる紅皮症。
(2) 皮膚の炎症によって発赤・腫脹のおこる毛包炎，蜂巣炎(蜂窩織炎)。
(3) 滲出液が乾燥して生じる紅皮症や，アトピー性皮膚炎などの悪化した皮膚炎。
(4) 神経節にひそんでいたウイルスにより生じる帯状疱疹。帯状疱疹は，皮疹が出現する1週間前から痛みが感じられ，皮疹が出現しはじめると痛みは強くなる。また皮疹が治ったあとも神経痛が残ることがある。

痛みの対処法　(1) 皮膚が菲薄となって痛みを生じている場合は，できればシャワー浴を行い，そのあと外用薬を塗擦する。場合によっては保護のためガーゼ(肌着)などで保護する。このとき，こすれたり，強い圧迫によりさらに痛みを生じないように，固定法に注意する。

(2) 発赤や腫脹した化膿性の皮膚疾患による炎症を伴っている場合は，熱感の軽減のために生理食塩水ガーゼによる冷罨法を行うこともある。ガーゼが乾燥して刺激となり，痛みを生じさせることがあるので，ガーゼの交換や生理食塩水の追加をはかる。

(3) 熱傷の場合は，受傷直後から30分は流水などで局所を十分に冷やす。そのあと外用薬(軟膏)を塗擦してガーゼなどで保護する。

(4) 帯状疱疹後神経痛のような特殊な痛みの場合は，皮疹が治癒したあとに，肌に衣類がすれたり風がよぎっただけでも痛むといわれる。温罨法も多少効果があるといわれるが，場合によっては局所ブロックやレーザー治療も行われる。

(5) 四肢末梢の痛みの場合は，患部を挙上することで痛みを軽減することができる。創部(局所)は，抗菌薬や鎮痛薬を含んだ軟膏で処置されることもある。

（6）痛みの強いときは，鎮痛薬の内服・注射が指示されることもある。

痛みのレベルは看護師が決めるのではなく，患者の訴えによって決まる。患者に1日の痛みの経過をペインスケールに記してもらって利用するのもよい。患者の痛みを正確に把握し，その痛みに応じた対処を行っていくことが大切となる。

③ 分泌物のある患者の看護

分泌物の臭気により，患者は羞恥心やストレスを感じることが多い。また，分泌物は二次感染の原因となることもあるので，適切な対処が必要である。

分泌物の原因　びらんや潰瘍などの湿潤性の皮疹では分泌物がみられる。たとえば，湿疹やアトピー性皮膚炎などで，瘙痒のため搔破を繰り返すと皮疹を悪化，びらん化させ，分泌物を生じさせる。また，ウイルス・細菌・真菌などによる感染症，熱傷や天疱瘡の皮膚疾患でも分泌物が多くみられる。

分泌部への対処　分泌物が皮膚に付着したままでいると臭気が発生するので，ガーゼやガーゼの肌着などをあてて吸収する。また，感染と臭気予防のためにできるだけシャワー浴を行い，皮膚の清潔を心がける。ガーゼを固定する場合には，四肢の運動が制限されないように注意する。

二次感染の予防　びらん・潰瘍面では，皮膚のバリア機能が破壊され，二次感染をおこしやすい状態にあるので，十分な注意が必要である。

天疱瘡や熱傷などで分泌物が多いときには，血清成分が奪われて低タンパク血症をきたすことも多いため，栄養状態の管理が重要となる。また低タンパク血症や，びらん面が数多く存在していることにより，感染しやすい状態となっている。処置時の無菌操作を徹底し，病変部をガーゼなどでおおって感染を予防する。

院内感染の予防　細菌感染がおこっているときや，帯状疱疹などのウイルス性疾患で，分泌物が感染媒介物質となっているときには，分泌物によるシーツ・寝具類への汚染を避ける。汚染物の取り扱いには十分注意をはらわなければならない。

心理面への援助　患者は臭気によって羞恥心をもつことが多い。こまめにガーゼや寝衣を交換して，患者の心理的負担が軽減するように配慮する。皮膚症状が改善されれば分泌物は軽減していくことを説明し，理解を促す。

④ 鱗屑・落屑のある患者の看護

鱗屑とは角質細胞が表皮に付着した状態をいい，落屑とはその鱗屑が皮膚から落ちてきたものをいう。これらは全身的にも局所的にもおこる。鱗屑の多い疾患には，遺伝性角化症の魚鱗癬や炎症性角化症の乾癬などがある。

感染への注意　鱗屑・落屑の多い皮膚の表面は，皮膚のバリア機能障害によって細菌感染をおこしやすくなっている。皮膚の細菌感染に注意しなくてはならない。ま

た，落屑は感染の媒介となることがあるので，院内感染源にならないように，外用療法の際や環境整備のときには注意をはらう。

　落屑がみられたときには，すみやかに清掃する。ベッド上の清掃には，ガムテープや粘着性のテープがついたローラーなどが簡便で使いやすい。

入浴時の処置法 ● 　入浴の際の基本は，こすらないことである。鱗屑が気になってナイロンタオルなどでこする患者も多いが，かえって炎症を強めてしまい，皮膚の症状を悪化させる。やわらかいガーゼまたは手に石けんをよく泡だて，軽く円を描くようにして洗う。入浴後は，タオルで軽く押さえるように水分をふき取る。入浴後のほてりがおさまったら，皮膚が乾燥しすぎないうちに外用薬で処置する。乾燥しすぎると皮膚がつっぱり，痛みを生じさせることもある。

　落屑が散るのを防ぐためには，手首や足首に密着した肌着を使用したり，ガーゼの肌着を着て，包帯やガーゼなどで手首や足首を固定させるのもよい。

　乳児湿疹・魚鱗癬・乾癬などで頭髪に鱗屑が付着しているときには，水溶性軟膏で密封療法（ODT）を行い，鱗屑を浸軟（しんなん）させてから洗髪する。

心理面への援助 ● 　鱗屑・落屑が多いと，患者はときに人目につくことをおそれて大きな精神的苦痛をいだく。また，自分のボディイメージの変化が受け入れられない患者も多い。心理面に対する援助は重要である。皮膚の症状がよい状態に保たれれば，鱗屑・落屑は必ず減ることを納得いくまで説明し，理解してもらう。

⑤ 褥瘡のある患者の看護

　褥瘡は予防が重要である。危険因子の評価にはブレーデンスケール，褥瘡の状態の評価にはDESIGN-R®（⮕240ページ）の評価方法が使用されることが多い。

皮膚の圧迫・ ● 　ベッド上での予防の基本は，体位変換や除圧を行うことと，体圧分散寝具の適切な使用である。

ずれの排除

スキンケア ● （1）皮膚の観察：褥瘡が好発する骨突出部位は1日に1回必ず観察する。

（2）摩擦を避けるため，清拭はこすらないようにやさしく行う。泡状洗剤やクリーム状洗浄剤の使用も推奨されている。

（3）体位変換時に寝具や寝衣のしわが生じないように整える。また，下着や靴下，袖口（そでぐち）で締めつけられていないか注意する。

（4）皮膚の乾燥がみられる場合は，保湿剤を使用する。

（5）汗や尿・便失禁がみられる場合は，清潔に努め，湿潤に注意する。

栄養状態の改善 ● 　アルブミン値とヘモグロビン値の検査データに注意する。高タンパク質の食事をとることなどに努め，食事摂取が困難なときには中心静脈栄養法（IVH）や末梢持続点滴，経管栄養が検討されるときもある。

創部の処置 ● 　医師の指示により，ドレッシング剤（皮膚皮膜剤）や外用薬を用いて処置を行う。

D 治療・処置を受ける患者の看護

1 外用療法(軟膏療法)を受ける患者の看護

　　皮膚科の治療の特徴は，おもに外用薬を用いた局所的な処置を行うことにある。外用方法の指導など，看護師の果たす役割も大きい。薬の作用・副作用について理解し，皮膚の状態の観察を行いながら，外用薬の効果を高めるように援助していくことが大切である。
　　以下のことに配慮しながら行う。

シャワー浴・入浴の指導　シャワー浴・入浴で皮膚のよごれや古い薬物を落とす。精神的爽快感を得ることもできて，瘙痒の緩和にもつながる。
　　湯の温度は 38〜40℃程度のぬるめの湯がよい。石けんをよく泡だてて，円を描くように，なでるように洗う。入浴あるいはシャワー浴のどちらでもよいが，大切なことは石けん分をよく洗い流すことである。また，あたたまりすぎることにより，血管が拡張して瘙痒を増強しないように注意する。

環境の調整　①**環境整備**　体温調整がむずかしい患者や，衛生材料を使用することで暑がる患者も多いので，室温に配慮する。22〜24℃が望ましいが，全裸になって処置をするときや，シャワー浴・入浴後でからだがほてっているときには室温調整を行う。また処置室は皮膚の状態がよく観察できる，自然の明るさも必要である。落屑・分泌物による汚染にも注意する。
　　②**プライバシーの保護**　処置時は全裸になって全身の処置を行うことが多いので，カーテンやスクリーンなどでプライバシーをまもる配慮をする。

外用薬の塗り方　①**使い分け**　副腎皮質ステロイド外用薬は強さの段階があり，皮疹の状態や部位によってつける薬が違うことがあるので注意する。たとえば顔面は表皮が薄く，効果も出るが，副作用も出やすいので弱い薬物を使用する。
　　②**塗り方**　ほてりをさましたあと，すぐに薬を塗る。皮膚が乾燥するのであまり時間をおかないようにする。薬は指腹や広範囲のときには手掌全体で塗る。つける量の目安は，つけたあと肌がしっとりするくらいである。べとべとするのはつけすぎである。軟膏 0.3〜0.4 g で手のひら 2 つ分外用できる。外用薬の使用量の目安として，フィンガーティップユニット(FTU)がある(◯図 3-3)。

衛生材料　薬物の吸収をよくする目的で衛生材料による保護を行う。衛生材料の使用は皮膚の保護，分泌物の吸収，落屑を軽減することにもなる(◯図 3-4)。
　　基本的には外用薬を塗ったところは保護する。頭部・顔面までおおうこともある。顔面にはお面包帯を使用する(◯図 3-5)。機能的で，かつ見た目にも美しいように配慮する。

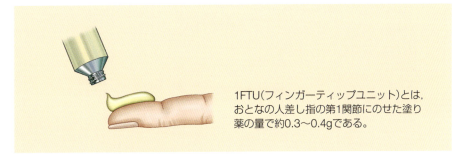

➡ 図3-3 塗り薬の使用量のめやす

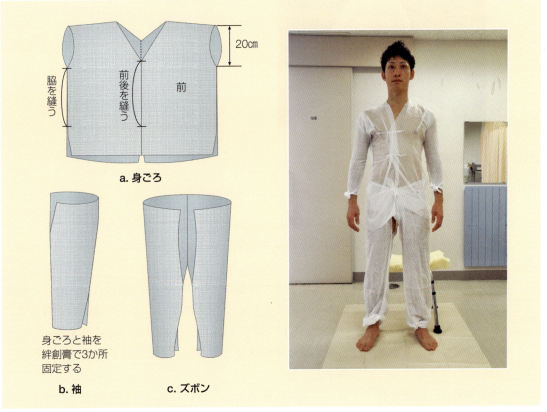

➡ 図3-4 衛生材料（ガーゼ肌着）

コミュニケーション
処置時は患者も不安や疑問点などを表出しやすく，コミュニケーションをはかるよい機会となる。処置をしながら，生活指導や薬の塗り方などのセルフケアに向けた具体的な方法を指導していく。

2 内服療法を受ける患者の看護

　皮膚疾患の多くは慢性に経過し，高齢者患者も多いため，内服薬管理がむずかしい。内服表などを用いたり，自己管理がむずかしいときには家族へ依頼したりする。場合によっては，朝・昼・夕それぞれの分の内服薬を，医師

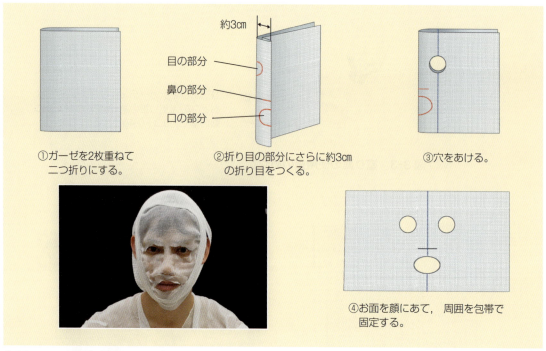

◯図3-5 お面包帯のつくり方

の指示により薬剤部に依頼して一包化してもらうこともある。
　皮膚疾患患者に用いられる内服薬には下記のものがあり，副作用に注意する。

瘙痒を伴う皮膚疾患●　抗ヒスタミン薬や抗アレルギー薬などが用いられた場合には，眠け・めまい・倦怠感などがあるため注意するよう指導する。とくに薬物の添付文書に「自動車の運転，危険な仕事の従事は避ける」とある場合は注意する。

感染症●　抗菌薬や抗真菌薬，抗ウイルス薬などが用いられる。内服量や内服時間をまもるように指導する。

自己免疫疾患●　副腎皮質ステロイド薬・抗菌薬などが用いられる。副腎皮質ステロイド薬は，長期的に内服しなければならないことも多いので，副作用の出現に注意が必要である。感染しやすい状態となるため，感染予防としてマスクの着用や含嗽（がんそう）・手洗いなどの日常生活の予防行動を指導する。また，副作用に関する情報によって，不安から勝手に内服を中止したり，量を変更したりすることがないように指導していくことが大切である。

3 光線療法を受ける患者の看護

　光は波長によって分類され，その作用も異なる。この特徴を治療に利用するのが光線療法であり，紫外線療法やレーザー療法が含まれる。治療を行うときには，原則として眼の保護を行うことが必要とされる。

紫外線療法では，吸収を促すために薬物を内服または外用したあと紫外線照射を行うこともある。

E 皮膚疾患患者の看護

1 アトピー性皮膚炎患者の看護

気密性の高い合板使用の住宅環境や食生活の変化は，アレルゲンの増加をもたらしているとも考えられ，アトピー性皮膚炎の患者は増加傾向にある。とくに年齢層の高い患者が増加している。

看護の留意点 アトピー性皮膚炎は，増悪・寛解を繰り返す経過の長い慢性疾患であり，強い瘙痒を伴う。外見上の変化から患者のストレスも大きく，心理面での悩みも多い。

看護の中心は，患者みずからが皮膚の状態を自己管理していけるように指導することである。慢性疾患であることをしっかり認識してもらい，病気と付き合いながら，副腎皮質ステロイド薬に対する正しい理解のうえで，適切な外用薬の処置を行っていけるように援助していく。

観察 ①**全身状態** 以下の状態を観察する。
(1) 瘙痒に伴うイライラ感はないか。
(2) 慢性疾患に伴う精神状態(表情・言動)はどうか。

②**皮膚の状態** 乾燥状態，色調，皮疹の形態と有無・程度と分布部位，搔破痕の有無・程度と部位など。

③**生活様式・習慣** 以下の項目を観察する。
(1) 衣生活：寝具や衣類の素材，しわ・縫い目・タグなどによる刺激はないか。
(2) 食生活：アレルゲンとなりやすい食品や，瘙痒を増強させる食品の摂取状況(アルコール飲料・香辛料・甘味料)はどうか。
(3) 部屋・寝室：部屋は絨毯か畳か，寝具・寝室の状況はどうか，ダニの原因となる物(ぬいぐるみなど)はないか，寝室や部屋は整理整頓され清潔に保たれているか，など。
(4) 睡眠：瘙痒による睡眠障害はないか，熟睡感はあるか，など。

④**血液検査データ** 好酸球の増加，血清総 IgE とアレルゲン特異的 IgE 抗体検査など。

⑤**心理・社会的側面** とくにストレスとその内容を確認する。

看護活動 ①**薬物療法への援助** 長期にわたって薬物療法が行われ，皮膚症状の強いときには副腎皮質ステロイド外用薬が用いられる。また乾皮症に対して，外用保湿剤がスキンケアの一環として使用される。皮膚の乾燥を予防すること

は搔破予防となり，新たな皮疹を生じさせないことにつながる。副作用の出現については十分説明して理解を得ておく。

内服療法としては，抗ヒスタミン薬などの止痒薬が用いられる。この場合も，眠け・倦怠感などの副作用が出ることがあるので，その対処法を説明しておく。

②**衣生活への援助**　皮膚に直接触れる肌着には，通気性・吸湿性のよい木綿が望ましい（◆258ページ）。

③**環境の整備**　低湿度は乾皮症を誘発・悪化させるので，湿度にも注意する（◆258ページ）。

④**清潔の保持**　入浴によって皮膚のよごれや古い軟膏を除去する。入浴は代謝を促進し，薬物の吸収を高めるとともに，鱗屑・分泌物を除去するので，二次感染の予防，悪臭の除去にも効果的である。

⑤**瘙痒の緩和**　冷罨法を行う（◆258ページ）。

⑥**搔破の予防**　アトピー性皮膚炎患者はかくことが癖になり，無意識に手を動かしていることが多い。皮膚に傷をつけないように爪を短く切っておく（◆258ページ）。

⑦**精神的援助**　皮疹が他人の目につくことによるストレスは大きく，そのストレスが瘙痒を誘発し，皮膚をかいてさらに悪化させるという悪循環に陥る。気分転換をはからせ，家族の協力も得て，気長に治療を続けることの重要さを納得がいくまで説明する。

アトピー性皮膚炎では，①瘙痒に対する看護，②慢性疾患であることと外見上の変化からくるストレスに対する精神的看護，③適切な外用薬処置などの正しい自己管理への指導・援助，が重要なポイントといえる。

2 蕁麻疹患者の看護

蕁麻疹とは，ある限られた部位に膨疹が多数生じたものであり，一過性ですぐに消えるが，またほかの部位に新しい膨疹をつくる。強い瘙痒が特徴で，かくと皮疹は拡大する。急性型と慢性型に分けられ，急性では腹痛・下痢・呼吸困難などを伴うことがある。原因として，寒冷・温熱，食事，羽毛や花粉，薬物などがあげられるが，はっきりしないものも多い。

看護の留意点　瘙痒が強いので，瘙痒に対する看護を重点的に行う。また，慢性型の場合はそれが強いストレスとなる人も多いので，精神的支援を行っていく。

観察　①**皮膚の状態**　膨疹の分布状態はどうか。

②**瘙痒**　有無・程度（強さ，持続時間）はどのくらいか。

③**原因について**　食事内容，薬物，冷たい物に触れなかったか，といった詳しい事情を聴取し，原因をさぐる。

④**その他の症状**　発熱・下痢・嘔吐の有無・程度，口腔や咽頭粘膜の浮腫の有無・程度など。

看護活動● ①**瘙痒の軽減** 冷罨法を行う。また，抗ヒスタミン薬・抗アレルギー薬の内服，抗ヒスタミン薬含有軟膏・副腎皮質ステロイド薬の外用を行い，瘙痒の軽減に努める。

②**原因の除去** 食品や薬物のように，原因がはっきりしている場合にはその摂取・使用を避けるように指導する。また，寒冷蕁麻疹の場合には，冷たくした食べ物を控えめにしたり，寒い日には服装に注意をはらうなど，具体的な方法についても指導する。

③**精神的支援** あせらず，気長に付き合っていく気持ちをもつことの大切さを説明する。また，慢性蕁麻疹でも根気よく治療を続ければ完全に治癒することを説明し，励ましていく。

3 尋常性乾癬患者の看護

乾癬(かんせん)は，発病後，寛解・増悪を繰り返す慢性疾患である。皮疹は，局所的なものから全身的にみられるものまでさまざまで，ときに関節炎などの症状を伴う。

看護の留意点● 外見上の問題が社会生活を行ううえで大きな障害となりやすく，患者は精神的苦痛を伴うことが多い。ボディイメージの変化を受容できるように，精神面での看護が重要となる。また，慢性疾患であるため，長期にわたる通院・入院が社会生活上の大きな支障となる。精神面での支援を行いながら，患者自身が皮膚の状態を良好に保つことができるよう，適切な処置方法を説明していく。

生活様式・習慣によって皮疹の悪化がみられることがあるので，生活を見直し，原因を避けるような生活指導が必要となる。

観察● (1) 皮膚の状態：皮膚の乾燥状態・色調，皮疹の状態（有無・程度・分布），落屑の状態など。
(2) 爪の肥厚(ひこう)やその他の症状はあるか。
(3) 瘙痒の有無・程度（強さ・持続時間）はどのくらいか。
(4) 関節痛はあるか。あればその程度はどのくらいか。

看護活動● ①**薬物療法の援助** 全身的なものには薬物療法，局所的なものには外用療法を行う。局所療法として，副腎皮質ステロイド薬やビタミンD_3軟膏などの外用療法を行う。外用療法時の看護を行っていく（◆262ページ）。

全身療法として，止痒(しょう)のために抗ヒスタミン薬・抗アレルギー薬の内服を行うことがある。重症の乾癬に対しては，ビタミンA誘導体のエトレチナートや，免疫抑制薬のシクロスポリンなどを内服することがあり，指示された服薬量をまもるように指導する。またPUVA療法やナローバンドUVB療法などの紫外線療法が行われるため，その看護を行う。近年認可された，生物学的製剤による治療を行う場合は，易感染状態に対する指導とともに，高額の費用に対する高額医療費制度の説明を行う。

②**瘙痒の軽減** 冷罨法や外用薬の処置，また医師の指示により止痒薬の内服を行う。

③**環境の整備** 鱗屑・落屑に対してはベッド上や周囲の清潔保持に努め，羞恥心を感じさせないような配慮が必要である。また，落屑への対策として，衛生材料着用のあと，手首を固定するなどの工夫をはかる。

④**日光浴** 日光浴は乾癬の治療に効果的である。頭髪を短くしたり，シャツは半袖を着用するなどの工夫もよい。

⑤**栄養状態の改善** 鱗屑・落屑が多いときには皮膚のタンパク質が多量に消耗されるので，タンパク質の補給を考えたバランスのよい食事を心がける。

⑥**生活指導** 機械的刺激の防止が大切である。鱗屑が多いと皮膚は菲薄化して，軽い機械的刺激によっても容易に出血・損傷をおこし，刺激を受けた部位に新しい病変(皮疹)を生じさせる。好発部位は，肘頭・膝・頭・殿部である。予防法として以下のことがあげられる。

(1) 日常生活で，正座や肘をつくことを避ける。
(2) 傷をつくらないように心がける。つくってしまったときには，絆創膏などを直接皮膚にはらないように注意する。
(3) 洋服の首まわりや手首・足首・ウエストのゴムなど，皮膚に刺激を与えないように注意する。下着や寝具は木綿が好ましい。
(4) 入浴時は鱗屑が気になり，ナイロンタオルなどでゴシゴシこする人も多いが，ガーゼや手で石けんを泡だて，やわらかく洗う。

⑦**精神的支援** 乾癬は人目に触れる部位にできやすく，また落屑が多いことから，羞恥心など精神的苦痛をいだきがちである。精神面への援助をはかっていく。

4 熱傷(やけど)患者の看護

熱傷の原因は大きく2つに分けられる。1つは熱湯・火炎・蒸気・ストーブ・油などによる高熱との接触，もう1つは化学物質との接触によるものである。年齢・受傷原因・受傷部位・重症度などの違いによって，治療方針や方法も異なってくる。

看護の留意点 日常よく経験する疾患であるが，自然治癒の期待できる軽症熱傷から，生命の危険を伴う重症熱傷まである。重症度に応じた看護が重要となる。

観察 受傷部位および症状と範囲，熱傷の原因，受傷時間，受傷後の冷却時間，気道熱傷の有無を観察する。また，広範囲熱傷の場合は，全身状態と受傷直後から6時間以内におこる一次性ショック，48時間以内におこる二次性ショックの有無などを観察する。

看護活動 ①**受傷部の処置** 受傷直後は，着衣のまま30分以上流水で冷却・洗浄する。受傷後に浮腫を生じるので，指輪・眼鏡・コンタクトレンズ・義歯などの，からだを圧迫するものは取りはずす。その後の処置は重症度により異なる。

②**ショックへの対応**　重症熱傷の場合は，ショック症状に対する対応が重要となる。

③**栄養管理と輸液**　重症熱傷の場合は多量の滲出液が生じ，低タンパク血症になりやすい。そのため感染や電解質バランスの失調をおこすので，輸液や経口摂取により，十分なタンパク質の補給と電解質の補充を行う。

④**熱傷部の管理と感染予防**　受傷部は防御機能が失われ，感染を受けやすい。可能ならシャワー浴を行い，そのあと包帯交換を行う。なお，包帯交換（消毒時）は無菌操作で行う。

⑤**精神的援助**　熱傷は突然のできごとであり，精神的ショックを受けて動揺したり，興奮状態となる患者も多い。患者の不安や恐怖心をやわらげ，精神的な落ち着きが得られるように援助する。

⑥**疼痛の軽減**　鎮痛薬・睡眠薬が与薬される。なお，使用する消毒液は体温程度にあたためる。外用薬は塗擦ではなく貼布するなど，処置方法の工夫も必要である。

⑦**環境の調整と保温**　皮膚の防御機能が障害され，体温調節がうまくはかれないことがある。保温・室温の調整が大切である。

⑧**機能障害の予防**　受傷部は瘢痕化や拘縮のため，機能障害をおこすことがある。拘縮予防のためには，可能な範囲で積極的にリハビリテーションを進めていく。また褥瘡の予防を心がけ，体位変換を頻繁に行い，体圧分散寝具の使用なども配慮する。

⑨**植皮部の安静保持**　植皮術施行の場合は，植皮部生着のために安静が必要であることを理解してもらい，まもってもらう。

⑩**退院指導**　受傷部位あるいは植皮部の自己管理を継続してもらい，皮膚の色素沈着・萎縮，関節拘縮の悪化などを予防できるように援助する。以下の点に注意をはらう。

(1) 患部を直接日光にあてない。遮光のためにアルミ箔をはさんだガーゼやサポーターなどにより保護する。

(2) 退院後のリハビリテーションの必要性を説明し，その継続を指導する。

5 手白癬・足白癬（みずむし）患者の看護

看護の留意点　治療の中心は抗真菌薬の外用となる。足白癬は 4 週間，その他の白癬は 2 週間の外用を要するため，きちんと続けるように指導する。

また爪白癬に対しては，テルビナフィン塩酸塩の内服（通常 6 か月間の継続）も行われる。副作用として肝機能異常があり，内服開始後は 1 か月に 1 回の採血検査を 3 か月程度続ける必要があることを説明する。そのほかの副作用として，汎血球減少や無顆粒球症，血小板減少があり，注意を要する。また白癬は，生活習慣の見直しによって症状の改善・予防ができるため，日常生活指導も重要である。

看護活動 ①**局所の乾燥** 足のとくに趾の間の通気をよくする。洗ったあとは十分に乾燥させる。木綿の靴下で先端が趾ごとに分かれたものなどは水分を吸い取るので好ましい。

②**清潔の保持** よく洗い，汗やよごれがたまらないように気をつける。

③**感染予防** スリッパや浴室の足ふきマットは感染のもとになりやすい。本人専用のものを用意し，清潔・乾燥を心がける。

④**瘙痒の緩和** 瘙痒が強いときには冷罨法を行う。指示により止痒薬を内服することもある。

⑤**治療の継続** 治療は根気よく続ける必要がある。再発予防のためには，いったん治ったようにみえたあとも，しばらくは治療を続けることが重要である。

6 帯状疱疹患者の看護

ヘルペスウイルスの一種である水痘-帯状疱疹ウイルスによって，神経支配領域と一致した帯状に水疱が形成される疾患である。また，全身状態のわるいとき，あるいは高齢者の場合は，全身に汎発性皮疹をみることがある。

治療には，抗ウイルス薬の内服ないし静脈内注射が行われるとともに，消炎鎮痛薬とビタミン B_{12} の内服を併用する。帯状疱疹後神経痛に対する保険適用治療薬もある。

看護の留意点 (1) 痛みが強く，不眠に陥るケースも多い。また後遺症として神経痛が残ることもある。痛みに対する看護が重要となる。

(2) 疲労などから，免疫機能が低下しているときに発生することも多い。症状の悪化やウイルス性髄膜炎予防のため，安静の指導が必要である。

(3) 皮疹の悪化を防ぐために，二次感染予防に努める。

(4) 皮疹によるボディイメージの変化を受容できるように援助を行う。

観察 (1) 全身状態

　①発熱や倦怠感，神経痛などの状況や程度

　②皮疹出現の場所，頭痛・耳鳴りなどの随伴症状の有無と程度

　③痛みに伴う表情・言動の変化，精神状態，睡眠状況など

(2) 皮膚の状態：水疱・膿疱・びらんなどの有無，程度と分布，感染の状態

(3) 検査データ：白血球，肝機能，ウイルス抗体価，炎症反応など

(4) 精神面：ボディイメージの変化に対する受けとめ方

看護活動 ①**痛みの緩和(軽減)** 外用療法は静かに行い，皮疹部の軟膏は多めに塗布する。痛みが強いときには内服薬の投与が行われる。帯状疱疹後神経痛に対しては，温罨法が効果的なことも多い。痛みが激しい場合は，ペインクリニックの受診も考慮する。

②**安静への援助** 皮疹の出現から炎症が消退するまでは，症状の悪化や髄膜炎の予防のために安静をはかる。入浴は避け，短時間のシャワー浴とする。

③**二次感染の予防**　皮疹が乾燥するまでは，無菌操作によって皮疹の処置を行う。滲出液によるガーゼ汚染時には，すみやかに交換する。

④**回復期の瘙痒の緩和（軽減）**　皮疹が痂皮化すると瘙痒を生じることが多い。搔破によって二次感染をおこすおそれがあるので，十分な指導が必要である。

⑤**精神面への援助**　ほかの皮疹同様，ボディイメージの変化や痛みの持続はストレスを増強させる。精神面への援助をはかる。

F 植皮術を受ける患者の看護

植皮術とは，病巣に健常皮膚を移植する手術のことをいう。ふつうは本人の皮膚の移植（自家皮膚移植）である。手術療法の代表的なものであり，対象疾患として，色素性母斑・ケロイド・潰瘍・熱傷・悪性腫瘍などがある。

1 手術前の看護

①**手術の説明**　手術に関して十分説明を行い，不安の軽減に努める。

②**術後経過の説明**　術後の経過について具体的に説明し納得してもらう。術前指導として次のような点を配慮する。

(1) 全身麻酔で行われることも多い。禁煙や深呼吸，喀痰排出法などを指導する。

(2) 植皮術後は安静が重要となる。患部により制限も異なってくるが，必要に応じて排泄，車椅子の使用法，安楽な体位などを練習しておく。

(3) 排便への対応を考えておく。手術部位が肛門や陰部周囲の場合には創部の安静と感染予防のため，薬物による排便の抑制を行う。また便の量を抑えるために低残渣食とし，苦痛を軽減させる措置をとる。

2 手術後の看護

①**植皮部の安静保持**　植皮部生着までに4～5日，血行の回復までには2～3週間かかる。安静の重要性をしっかり理解してもらい，安楽な姿勢を保つことによって，苦痛を最小限度に抑えられるよう指導する。

②**苦痛の軽減**　採皮部に対しては，ガーゼのずれや固着などによる機械的刺激がおこらないように注意する。植皮部にはふつう痛みを生じないが，シーネや包帯をきつくすると痛みが生じるので注意を要する。

③**感染予防**　包帯交換は無菌操作で行う。植皮部・採皮部が陰部にかかるときには，とくに清潔を心がける。

④**精神的支援**　植皮部・採皮部に対して，患者は簡単にきれいに（もとどおりに）なると思っていることが多く，あらためてショックを受ける。ボ

ディイメージの変化に対する受容を援助していき，時間はかかるが皮膚は周囲となじんでいくことを説明し，理解してもらう。

⑤**退院後の指導**　以下の項目を指導する。

(1) 採皮部・植皮部の自己管理を継続してもらい，皮膚の色素沈着，萎縮，ケロイド化，関節拘縮の悪化などの予防をはかる。
(2) 植皮部は色素沈着をおこしやすいので，直接日光にあてないようにしてもらい，遮光クリーム，アルミ箔をはさんだガーゼ，サポーターの使用などの工夫をはかる。
(3) 萎縮予防のために，必要に応じてマッサージを行う。
(4) 植皮部が関節にかかる場合には，退院後のリハビリテーション継続を指導する。
(5) 外力には弱いので，そのための保護も必要である。
(6) 採皮部は瘙痒が強くなることがあるので，冷罨法や軟膏処置について指導する。ケロイド体質の人は，スポンジやシリコンゲルで圧迫固定し，ケロイドの予防をはかる。

まとめ

- 皮膚病変を自分の目で見ることができることによる患者の心理を，十分に理解することが大切である。
- 患者自身が皮膚の状態を良好に保つことが大切である。
- 瘙痒の軽減をはかり，搔破の予防を行うことが重要である。
- アトピー性皮膚炎および尋常性乾癬患者に対しては，皮膚の状態を患者自身がコントロールできること，また外用療法が自分で行えるように指導する。

復習問題

1 次の空欄を埋め，〔 〕内の正しい語を選びなさい。

▶瘙痒の発生要因は(①　　　　　　)刺激や(②　　　　　)，皮膚の(③　　　　　)などである。瘙痒の軽減には，〔④ 温罨法・冷罨法〕や室温の調節などを行う。

▶熱傷受傷後は〔⑤ 衣服を脱ぎ・着衣のまま〕流水で30分以上冷却・洗浄をする。

▶重症熱傷の場合は(⑥　　　　　)症状への対応が重要である。また，多量の滲出液が生じ，脱水や(⑦　　　　　)血症，(⑧　　　　　)の失調をおこすため，輸液や経口摂取により補う。

▶帯状疱疹は患者の(⑨　　　　　)が低下しているときに発生することが多い。痛みが強く，後遺症として(⑩　　　　　)が残ることもある。

▶帯状疱疹患者の看護では，(⑪　　　　　)の緩和とともに，症状の悪化やウイルス性(⑫　　　　　)の予防のため，(⑬　　　　　)をはかる。また，二次(⑭　　　　　)をおこ

さないよう十分な指導も必要となる。
▶ 植皮術後は，植皮部が生着するまでに〔⑮ 1〜2日・4〜5日〕かかり，血行の回復には〔⑯ 2〜3週間・5週間以上〕かかる。退院後は，採皮部位および植皮部位の（⑰　　　）を継続することが重要である。色素沈着を防ぐために（⑱　　　）に直接あてないことや，萎縮予防のために必要に応じて（⑲　　　）を行うよう指導する。

❷ 皮膚疾患患者の看護について，最も適切なものはどれか。
①スキンケアでは，皮膚の洗浄，乾燥，紫外線防御などが重要である。
②尋常性乾癬では，日光浴は避けるように指導する。
③四肢末梢に痛みがある場合は，患部を挙上する。
④落屑がある場合は，患部の鱗屑をきれいに取り除く。

❸ 褥瘡のある患者の看護について，最も適切なものはどれか。
①血糖値に注意する。
②シーツのしわをつくらないようにする。
③最低6時間ごとに体位変換を行う。
④寝具はポリエステルを使用する。
⑤皮膚はつねに湿潤状態を保つ。

❹ 熱傷患者の看護について，正しい選択肢をすべて選びなさい。
①熱傷の受傷部は，関節拘縮や筋力低下を防ぐため，可能な範囲で積極的にリハビリテーションを行う。
②タンパク質の摂取を制限する。
③植皮術後は，早期から患部を動かすように努める。
④全身熱傷の場合，受傷後すみやかにアクセサリーや義歯を取り外す。

アレルギー・膠原病患者の看護

看護の役割	276
第1章●基礎知識	278
A．免疫系のしくみとはたらき	278
B．症状とその病態生理	279
第2章●おもな疾患	283
A．日常業務で注意すべきアレルギー	283
B．おもな膠原病	286
第3章●患者の看護	293
A．共通する看護	293
B．アレルギーをもつ患者の看護	300
C．膠原病をもつ患者の看護	302

看護の役割

1 アレルギー・膠原病患者の特徴

人体には、体外の異物から自己をまもるはたらきがある。異物を異物として識別して排除しようとする反応を**免疫反応**という。アレルギー疾患および膠原病は、この免疫反応の異常により生じる疾患である。アレルギー疾患は自己をまもるための免疫が過剰な反応を生じた状態である。それに対して、膠原病は免疫が自己の結合組織に対して異常な反応を生じた状態である。

アレルギー疾患、膠原病ともに罹患者数は年々増加している。とくにアレルギー疾患患者は近年急速に増加しており、国民の2人に1人は罹患しているといわれている。このような事情からアレルギー疾患対策の見直しが行われ、アレルギー疾患対策基本法が2014(平成26)年に公布、翌2015(平成27)年より施行された。医療関係者等の支援のもと、患者およびその家族が必要な医療情報を得ることや相談をすることによって、自己管理を的確に行えるような環境を整えることが不可欠とした。

●**身体的特徴** 免疫反応によって、アレルギー・膠原病ともに炎症症状がおこる。そのため発熱、眼瞼・鼻腔・口腔の粘膜や皮膚における発赤・瘙痒感・違和感、呼吸器症状や消化器症状、全身倦怠感などの症状がみられる。さらに膠原病では、関節や筋肉の症状として、関節痛、関節の拘縮・変形、筋肉痛、筋力低下などがおこる。また、皮膚症状として発赤、紅斑、紫斑、冷感、硬化がみられることがある。これらの症状は苦痛をもたらし、日常生活行動への支障ともなる。アレルギー症状が重度になると、**アナフィラキシーショック**をおこし、血圧が低下し、心拍停止など生命の危機状況となりやすい。

●**心理・社会的特徴** アレルギー疾患・膠原病は完治がむずかしく、長期にわたって病気と付き合っていかなければならないため、治療継続や疾病の自己管理継続への意欲低下が生じやすい。患者の生活や人生への影響が大きく、家庭内での役割遂行に影響が及ぶことや、職業選択や就労継続に消極的となることもある。また、皮膚症状などによるボディイメージの変化によって自尊心が低下しやすく、人との付き合いも消極的になりやすい。さらに、アレルギー発作や疾病の重症化によって生命の危機状況を体験することになり、つねに発作や対処

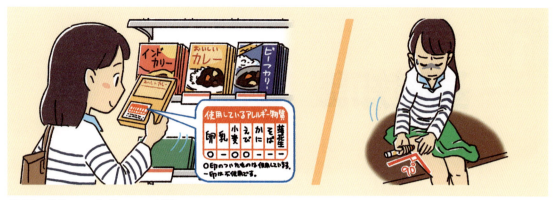

○図 食物アレルギーへの対策

方法，症状の再発や重症化への不安をもつ。この不安は，患者のみならず家族や周囲の人々も同様にかかえることになる。近年では食物アレルギーをもつ患者への対策として，学校や社会における自己注射用アドレナリン（エピペン®）の常備がすすんでいる（○図）。

2 アレルギー疾患・膠原病患者への看護の役割

生命の危機状況のリスクと対処　アレルギー反応によるアナフィラキシーショックや，膠原病による脳神経系・循環器系・腎臓系の重度障害により，生命の危機状況が生じる可能性がある。その可能性について，患者本人だけでなく周囲の人の理解を促し，状態がわるくなるようであれば，すぐに医療機関を受診するように説明する。

症状緩和・苦痛の緩和　炎症による疼痛や不快感に対して，薬物療法や安静療法などを適切に用いて緩和する。

日常生活上の調整　さまざまな身体的症状により，苦痛や集中力の低下，睡眠不足が生じ，さらに関節や筋肉の疼痛や変形によって，日常生活を思いどおりに過ごせなくなることも多い。症状をコントロールし，安静と活動のバランスをとり，適切に補助具を使用して，できるだけふだんの生活ができるようにする。

心理的支援　発作や重症化に対する患者の不安や，病気と長期に付き合う心理的負担について傾聴し，つねに支持的にかかわる。また，家族に対しても心配や負担感について話を聞いて理解を示し，家族や周囲の人が患者に協力しやすい環境をつくる。

自己管理への支援　アレルギー疾患・膠原病は自己管理が大切である。患者が原因物質や悪化因子を理解し，それらを避ける生活ができるよう支援する。また治療の内容や，定期的に医療機関を受診する必要性について理解を促し，治療を継続できるようにする。発作・悪化時の対処方法についても，理解を促す。

第1章 基礎知識

A 免疫系のしくみとはたらき

1 免疫反応とは

生体には,体外からの異物の侵入より自己をまもるはたらきがある。そのためには,まず,その異物が自己と異なるものであると識別してその活動を抑制し,体外へと排除しなければならない。生体のこの反応を**免疫反応**とよぶ。

免疫反応では,マクロファージやT細胞・B細胞などのリンパ球,信号を伝えるサイトカイン,炎症反応などを引きおこすケミカルメディエーター,抗原に特異性をもつ抗体(免疫グロブリン)などがはたらく(○表1-1)。

○表1-1 免疫反応ではたらくおもな細胞・化学物質の例

分類	細胞・化学物質	おもなはたらき
骨髄球系	単球(マクロファージ,樹状細胞)	異物の捕食・分解,抗原提示
リンパ球系	T細胞(ヘルパーT細胞,キラーT細胞など)	B細胞の増殖・分化および抗体産生の誘導(ヘルパーT細胞),異物への攻撃(キラーT細胞)
	B細胞	抗原提示,抗体の産生
	ナチュラルキラー(NK)細胞	異物への攻撃
その他の細胞	好酸球	Ⅰ型アレルギーで炎症の誘導
	肥満細胞・好塩基球	IgEにより活性化し,ヒスタミンなどを放出
サイトカイン	インターロイキン(IL),インターフェロン(IFN),腫瘍壊死因子(TNF),ケモカイン	キラーT細胞などの活性化,B細胞の増殖・分化誘導,抗体産生指示など
ケミカルメディエーター	ヒスタミン	血管拡張・透過性亢進,気管支収縮などの誘導
	ロイコトリエン	気管支収縮などの誘導
	プロスタグランジン	血管収縮または拡張,気管支収縮,痛み誘導などの誘導

2 免疫反応のしくみ

異物の捕食・分解と抗原提示
身体に侵入した異物は，**抗原提示細胞**であるマクロファージなどによって捕食・分解される。分解により生じたペプチドは，抗原提示細胞の細胞表面に抗原として提示される。提示された抗原はその後，T細胞などに認識され，免疫反応を引きおこす。

免疫反応はその機序から，T細胞を中心とする**細胞性免疫**と，B細胞を中心とする**液性免疫**に分かれる。

細胞性免疫
抗原を認識したT細胞が，インターフェロンγ(ガンマ)やインターロイキン2を介して，キラーT細胞，ナチュラルキラー細胞を活性化し，同じ抗原を持つ異物を攻撃する免疫反応である。

液性免疫
抗原を認識したT細胞が，インターロイキン4および5を介して，B細胞を増殖させる。増殖したB細胞は形質細胞となって，大量の抗原特異的な抗体を産生し，同じ抗原を持つ異物を攻撃する。また，一部のB細胞がメモリーB細胞となって残り，次回に同じ抗原が提示されたときに，すばやく抗体産生ができるようになる(**免疫記憶**)。

B 症状とその病態生理

1 免疫疾患としてのアレルギーと膠原病

アレルギーとは
アレルギーは，1906年にオーストリアの小児科医ピルケ Pirquet, C. が提唱した概念である。アレルギー allergy という言葉は，ギリシャ語の allo(英語の other，ほかの)と ergo(英語の action，反応)を組みあわせた造語である。つまり，アレルギーとは正常な免疫反応ではなく，かわった反応を示すという意味で，本来は人間にとって有利にはたらくはずの免疫反応が過剰であるために，さまざまな症状が出現し，不利にはたらいている状態をいう。

アレルギーのおもな症状には，発疹やふるえ，くしゃみ，呼吸困難，吐きけ，腹痛，下痢などがある。また，アレルギーを引きおこす物質(抗原)のことを**アレルゲン**という。

膠原病とは
一方，膠原病(こうげん)は，1942年にアメリカの病理学者クレンペラー Klemperer, P. が提唱した概念である。この概念は，全身性エリテマトーデスの患者の病理組織像で，多臓器の，実質でなく間質，とくに膠原線維などの結合組織とよばれる部分に共通したフィブリノイド変性が存在していることの発表により提唱された。つまり，膠原病とは，病理学的に結合組織に病変のある疾患群の総称ということができる。

一方で，膠原病には関節や筋肉，結合組織などの運動器の痛みが大なり小

○表1-2　免疫反応に関連する疾患

免疫反応の種類	疾患
非自己に対して過剰な反応	アレルギー疾患
自己の構成物に対して異常な反応	自己免疫疾患（膠原病と類縁疾患）

なり出現するという共通した臨床症状がある。このような臨床症状から，膠原病はリウマチ性疾患[1]とよばれることもある。

共通点と相違点●　膠原病は，その病態生理的な側面からみると，アレルギーと同様に免疫反応の異常により生じる疾患群として分類できる。つまり，アレルギーは，非自己に対しての過剰な免疫反応が生じた状態であり，膠原病はなんらかの機序によって，自己と非自己の識別機能が障害を受け，自己の構成物を抗原と認識することにより異常な免疫反応が生じた**自己免疫疾患**と理解することができる（○表1-2）。

　ただし，アレルギーと自己免疫疾患を明確に区別することが困難なこともある。たとえば，後述するアレルギーの分類のⅡ型やⅢ型が直接関与して生じる臓器障害が膠原病の疾患の一部をなす場合などは，明確な区別は困難である。

2 アレルギー

　アレルギー反応は，1963年にクームス Cooms, R. とゲル Gell, P. によって，その免疫学的機序の違いによってⅠ型〜Ⅳ型に分類された（○表1-3）。このうち，狭義のアレルギーといえばⅠ型アレルギーをさす。しかし実際には，1つの型のアレルギーが単独で純粋に発現することは少なく，この分類にあてはめにくかったり，複数の型のアレルギーが同時にあるいは推移して発現することが多い。

Ⅰ型アレルギー●　抗原による刺激から数秒〜数分でおこるため，**即時型アレルギー**ともいう。抗原の認識後に産生された免疫グロブリンE（IgE）抗体が，肥満細胞・好塩基球の細胞膜に結合し，そのIgEに同じ抗原がさらに結合すると，肥満細胞などからヒスタミンなどのケミカルメディエーターが放出され，炎症反応を引きおこす。

Ⅱ型アレルギー●　**細胞傷害型アレルギー**ともいう。Ⅰ型アレルギーとは異なり，関与する抗体は，IgMまたはIgGである。標的細胞表面の抗原にIgMまたはIgG抗体が結合し，①補体による細胞傷害，②マクロファージによる食作用，③ナチュラルキラー細胞による食作用または細胞傷害を誘導する。

Ⅲ型アレルギー●　**免疫複合体型アレルギー**ともいう。Ⅰ型・Ⅱ型アレルギーは免疫グロブリ

1）リウマチ性疾患は，からだの中のわるい液体がうっ滞するという意味のギリシア語「ロイマ rheuma」より名づけられた。

○表 1-3　アレルギーの分類・特徴とおもな疾患

分類	Ⅰ型	Ⅱ型	Ⅲ型	Ⅳ型
免疫機構	液性免疫(抗体・ケミカルメディエーターなどが中心)			細胞性免疫
発現時間	15〜30 分	数分〜数時間	4〜8 時間	24〜72 時間
おもな疾患・症候	気管支喘息 アレルギー性鼻炎 アナフィラキシー (○283 ページ) アトピー性皮膚炎 (○230 ページ) 蕁麻疹(○231 ページ) 血管性浮腫(クインケの浮腫) 薬物アレルギーの一種 (○284 ページ) 食物アレルギー (○284 ページ)	自己免疫性溶血性貧血 特発性血小板減少性紫斑病(○236 ページ) 血液型不適合輸血 Rh 不適合妊娠 尋常性天疱瘡 (○234 ページ) 慢性甲状腺炎	急性糸球体腎炎 (○57 ページ) ループス腎炎(SLE) (○287 ページ) 過敏性肺炎 血清病	ツベルクリン反応 アレルギー性接触皮膚炎(○229 ページ) 同種移植片拒絶反応

注)参照のないほかの疾患の詳細については,「新看護学 成人看護」の他巻,およびほかの成書を参照されたい。

ンが直接はたらくのに対し,Ⅲ型アレルギーは,抗体と抗原がはじめに免疫複合体を形成し,それが組織に沈着したのち,補体などの活性化が誘導されて細胞(組織)傷害がおこる。

Ⅳ型アレルギー●　免疫グロブリンを介さない反応で,反応に長時間(24〜48 時間)かかるため**遅延型アレルギー**ともいう。抗原によりに T 細胞が活性化され,サイトカイン産生を介して,マクロファージや好塩基球,細胞傷害性 T 細胞などを活性化し,細胞(組織)を傷害する。

3 膠原病

自己免疫疾患のなかには,慢性甲状腺炎のように,単一の臓器に対する特異性の高い自己抗体(抗サイログロブリン抗体)によって障害がおこる臓器特異的疾患と,全身性エリテマトーデスのように,さまざまな臓器と反応する自己抗体(抗核抗体など)によって傷害がおこる非臓器特異的(全身性)疾患とがある。

膠原病は後者の代表的疾患である。すなわち,膠原病とは,さまざまな種類の自己抗体がみとめられる原因不明の全身性の非臓器特異的炎症性疾患ということができる。

膠原病 5 疾患と●　膠原病の代表的な疾患には,全身性エリテマトーデス,全身性強皮症,関
近縁疾患　節リウマチ,皮膚筋炎,多発性動脈炎(結節性動脈周囲炎)の 5 疾患[1]がある。さらに,シェーグレン症候群,ベーチェット病なども,膠原病に近縁または

---

1) リウマチ熱はかつては膠原病として分類されていたが,その原因が溶血性レンサ球菌の感染によることが明らかとなったことから,近年は感染症の一種として扱われることが多い。

類似の疾患と考えられている。

　これらの膠原病5疾患は、それぞれ特異的な症状をもつが、一方で、膠原病としての共通の臨床的特徴もみられ、これをまとめると次のようになる。

臨床的特徴●
(1) 発熱、体重減少、全身倦怠感など、全身症状を伴う。
(2) 心臓・腎臓・皮膚・筋肉など、種々の臓器に障害がみとめられる。
(3) 慢性に経過し、再燃と寛解を繰り返す。
(4) 種々の自己抗体がみられる。
(5) 大なり小なり、関節・筋肉などの運動器の症状を有する（リウマチ症状）。

復習問題

❶ 次の空欄を埋めなさい。

▶免疫反応は2つに分けられ、T細胞を中心とする（①　　　　）と、B細胞を中心とする（②　　　　）がある。

▶アレルギーを引きおこす物質を（③　　　　）とよぶ。アレルギーは免疫学的機序の違いにより（④　　）種類に分類される。

❷ アレルギーの分類について、左右を正しく組み合わせなさい。

① Ⅰ型アレルギー・　　・Ⓐ免疫複合体型
② Ⅱ型アレルギー・　　・Ⓑ即時型
③ Ⅲ型アレルギー・　　・Ⓒ遅延型
④ Ⅳ型アレルギー・　　・Ⓓ細胞傷害型

❸ 膠原病の特徴について、誤っているものはどれか。

①結合組織に病変を有する。
②発熱や体重減少、全身倦怠感といった全身症状を伴う。
③慢性に経過し、再燃と寛解を繰り返す。
④単一の臓器に障害がおこる。

❹ 膠原病に属する疾患として、誤っているものはどれか。

①関節リウマチ
②バセドウ病
③全身性強皮症
④全身性エリテマトーデス

第2章 おもな疾患

A 日常業務で注意すべきアレルギー

1 アナフィラキシー

アナフィラキシー anaphylayis の語源は、ana(反対)と phylaxis(防御)よりなる。つまり、本来は防御にはたらくはずの免疫系が、反対にはたらいてしまうことで引きおこされる、全身性かつ重篤なⅠ型アレルギー反応の1つである。ほんのわずかな量の抗原が、生死にかかわるアナフィラキシー反応(アナフィラキシーショック)を引きおこすことがある(→表2-1)。

●症状 アナフィラキシーショックの症状には、全身性の蕁麻疹と喉頭浮腫による呼吸困難や喘鳴、血管透過性亢進による血圧低下・腹痛・下痢・尿量の低下などがある。Ⅰ型アレルギーは原則として、初回の抗原との接触によって感作され、2回目以降の同一抗原との接触によって症状が誘発されると考えられている。ただし、ハチ毒などは、毒そのものにヒスタミンやセロトニンといったケミカルメディエーターが含まれているため、初回の接触でもアナフィラキシーがおこりうる。

また、原因となる食物を摂取したあとの激しい運動によって、食物依存性運動誘発アナフィラキシー(→285ページ)が生じることがあるため、注意が必

→表2-1 アナフィラキシーを引きおこす抗原の例

薬物	ペニシリン系抗菌薬、セフェム系抗菌薬などの抗菌薬 インスリン、その他のホルモン 非ステロイド系消炎鎮痛薬 ヨウ素系造影剤 局所麻酔薬
毒素	ハチ毒、ヘビ毒など
減感作療法に使用する抗原	ダニ・真菌・花粉など
食物	たまご、そば、ピーナッツ、牛乳など
生活用品	ラテックス(手袋の材料が有名)など

要である。

治療● アナフィラキシーショックと診断された場合,
(1) 気道の確保 airway(A)
(2) 酸素投与 breathing(B)
(3) 血圧の安定化,輸液など circulation(C)
などの対応が重要になる。

また,薬物療法の第一選択薬は,アドレナリンの筋肉内注射(筋注)である。これは患者が携帯できるため,有事に備えることも可能になってきた。そのほかにも,抗ヒスタミン薬や副腎皮質ステロイド薬の点滴投与などが行われる。

2 薬物アレルギー

一般に薬物(医薬品)は低分子のものが多いため,それ自体では抗原とはならず,生体内のタンパク質などの高分子物質(ハプテン)と結合することによって抗原性を獲得する。

しかしながら,薬物アレルギーの定義は曖昧で,アレルギー由来ではないと思われる副作用も含まれることがある(アレルギー由来は6～10%程度であるといわれている)。

症状● アレルギーの症状は,薬疹が80%を占める。しかし,前項で述べたように,ある種の抗菌薬に対するⅠ型アレルギー(アナフィラキシー反応)や,ペニシリン系抗菌薬などによるⅡ型アレルギー(溶血性貧血),ヒドララジン塩酸塩によるⅢ型アレルギー(薬剤性ループス腎炎)なども知られている。

いずれにしても,複数の型のアレルギーがかかわっていることが多く,明確にⅠ型からⅣ型のいずれかに分類することは難しい。アナフィラキシー反応以外で重篤となる薬疹には,中毒性表皮壊死症(TEN),スティーブンス-ジョンソン症候群,薬剤性過敏症症候群とよばれるものがあるが,その病因はアレルギー以外の免疫機構によるものと考えられている。

治療● 治療としては,原因と思われる薬物の使用の中止が最重要であるが,軽度の皮膚症状だけの場合は,抗ヒスタミン薬の服用・塗布でよい。

全身症状を伴う,上述したような重篤な薬疹には,副腎皮質ステロイド薬の投与,血漿交換,γグロブリンの大量投与が行われる。さらに,アナフィラキシーショックがみとめられた場合は,その治療が必要である。

3 食物アレルギー

食物アレルギーとは「食物によって引き起こされる抗原特異的な免疫学的機序を介して生体にとって不利益な症状が惹起される現象」(食物アレルギー診療ガイドライン2022)と定義されている。そのため経口だけでなく,経皮,経粘膜により原因食物を摂取したときの症状も食物アレルギーに含まれる。

IgE依存性の食物アレルギーは臨床型によって4つに分類される(→表2-

表 2-2　IgE 依存性食物アレルギーの臨床型分類

臨床型	発症年齢	頻度の高い食物	耐性獲得（寛解）	アナフィラキシーショックの可能性	食物アレルギーの機序
食物アレルギーの関与する乳児アトピー性皮膚炎	乳児期	鶏卵，牛乳，小麦など	多くは寛解	(+)	おもに IgE 依存性
即時型症状（蕁麻疹，アナフィラキシーなど）	乳児期〜成人期	乳児〜幼児：鶏卵，牛乳，小麦，ピーナッツ，木の実類，魚卵など　学童〜成人：甲殻類，魚類，小麦，果物類，木の実類など	鶏卵，牛乳，小麦は寛解しやすい　その他は寛解しにくい	(++)	IgE 依存性
食物依存性運動誘発アナフィラキシー（FDEIA）	学童期〜成人期	小麦，エビ，果物など	寛解しにくい	(+++)	IgE 依存性
口腔アレルギー症候群（OAS）	幼児期〜成人期	果物，野菜，大豆など	寛解しにくい	(±)	IgE 依存性

（海老澤元宏〔研究開発代表者〕：食物アレルギーの診療の手引き 2020. 〈https://www.foodallergy.jp/care-guide2020/〉〈参照 2022-10-12〉）

2）。ここには，原因物質を摂取後に運動を行ったときアナフィラキシーショックをおこす**食物依存性運動誘発アナフィラキシー** food-dependent exercise-induced anaphylaxis（FDEIA）や，果物や野菜などの摂取後に口唇・口腔粘膜に接触蕁麻疹が生じる**口腔アレルギー症候群** oral allergy syndrome（OAS）がある。OAS は特定の花粉と果物や野菜，あるいは，手袋などのラテックス分子と特定の果物とが反応をおこすことでアレルギー反応が生じる現象である。

食物アレルギーの有病率は乳児が約 10%，3 歳児が約 5%，学童以降は約 1.5〜4.5% と，加齢とともに耐性を獲得し，しだいに減少する。ただし，学童以降に新規に発症する型は耐性を獲得しにくい。

症状　蕁麻疹，皮膚の瘙痒感，浮腫，発赤，湿疹，眼の充血，くしゃみ，鼻汁，鼻閉，口腔・口唇・舌の違和感・腫脹，腹痛，吐きけ・嘔吐，下痢，喉頭違和感，喘鳴，咳嗽，呼吸困難などである。重症の場合アナフィラキシーショックがおこる。

治療　症状が出現した場合，詳細な問診により原因物質を特定できることが多い。特定できない場合は，特殊な血液検査や経口負荷試験などを行う。治療は，症状出現時の対応と原因物質の除去を目的とした食事療法の 2 つを行う。

自己注射薬　最近では教育現場におけるアナフィラキシー対策として，アドレナリン自己注射薬（エピペン®）の研修が全国で行われている。学校および保育所で緊急の場にいあわせた関係者がエピペン® を注射することは，医師法の違反行為にはあたらない。

B おもな膠原病

1 関節リウマチ（RA）

関節リウマチ rheumatoid arthritis（RA）は，なんらかの免疫異常によって関節内に炎症がおこり，病状の進行によって関節がしだいに変形をきたし，運動機能に障害が生じる疾患である。関節だけの病気ではなく，慢性で全身性におこる疾患である。膠原病のなかで最も患者数が多く，有病率は 0.5％ 程度である。おもに 20 歳代以降に発症し，50 歳代に最も多い。最近では高齢発症が増えており，男女比は 1：3 である。

関節破壊は発症して 2 年以内に急速に進行するため，早期の診断と治療が重要である。詳しくは「運動器疾患患者の看護（新看護学 10）」を参照のこと。

症状● 多くは徐々に始まり，手指・足趾，手・足・肘・膝などの関節に，左右対称性にはれと痛みをきたす。おかされた関節では腫脹や熱感，ときに関節液の貯留がみられ，自発痛のほかに，圧痛や運動痛もみとめられる。朝のうちは，関節がこわばったようで動かしにくい**朝のこわばり**がみられる。

経過は慢性で，寛解と増悪を繰り返しながら，徐々に関節の変形が進行することが多い。全身症状としては発熱，貧血のほか，心臓・肺・眼などの合併症がみられる。

検査● 診断基準に基づいた検査を行う。免疫学的検査では，リウマチ因子に加え，特異的な抗体である抗シトルリン化ペプチド抗体（抗 CCP 抗体）の検査も行われる。

治療● 現在の治療方針の根幹は，できるだけ早期に診断を下し，早期より抗リウマチ薬（DMARDs）と生物学的製剤（分子標的薬ともいう）による薬物治療を開始する方向になった。

DMARDs のなかでも，免疫抑制薬であるサラゾスルファピリジンやメトトレキサート（MTX）などは関節破壊の進行を遅らせる作用をもつ。また，関節内，とくに関節膜（滑膜）より，免疫に関与するサイトカイン（とくに IL-6，TNF-α など）が多く分泌されていることが証明され，それらを選択的に阻害する生物学的製剤が治療に用いられるようになった。これらは，関節リウマチの診療の姿を変化させつつある。そのほか，痛みに対しては非ステロイド性抗炎症薬（NSAIDs）や，少量の副腎皮質ステロイド薬の投与が従来どおり行われる。

また，薬物治療と同時に関節の拘縮を防ぐために，リハビリテーションなどの運動療法や装具の装着なども重要である。さらに，強い変形が生じた場合には，人工関節置換術などの外科的治療を行うこともある。

2 全身性エリテマトーデス（SLE）

　全身性エリテマトーデス systemic lupus erythematosus（SLE）[1]は，膠原病の代表的なものと考えられている疾患で，膠原病のなかでは関節リウマチについで多い疾患であるが，とくに最近では臨床検査の進歩とともに，その診断数が増加してきた。有病率は10万人に対して10〜100人程度で，圧倒的に女性に多く，20〜40歳代の女性に好発する。

症状　全身の臓器に病変が及ぶが，とくに腎炎（ループス腎炎）・中枢神経障害は重症となり，死亡率が高い。顔面に特徴的な蝶形紅斑を伴う例が50%以上にみられる。このほか関節炎，心筋障害，胸膜炎，貧血，白血球減少症，眼症状，レイノー現象などをおこすことがある（◯図2-1）。

検査　一般的な炎症所見の上昇のほかに，貧血，とくに溶血性貧血，白血球減少，血小板減少などがみとめられる。腎炎を合併しているときはタンパク尿が持続し，さらに尿沈渣には赤血球・白血球・円柱などの成分がみられる。全身性エリテマトーデスと確定して診断するためには，自己抗体を証明することが不可欠である。すなわち，抗核抗体やLE細胞現象を調べる。さらに必要に応じ，腎生検や皮膚生検などによって診断を確定する。

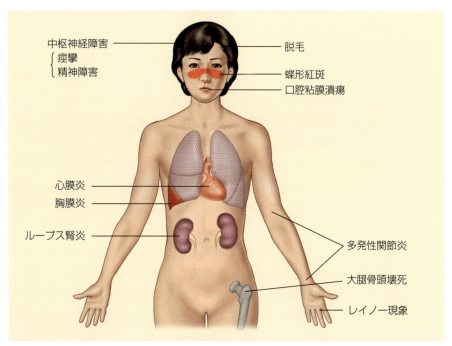

◯図2-1　全身性エリテマトーデスの症状

1）systemic は全身性を意味し，さまざまな臓器で炎症がおこるという疾患の特徴をあらわしている。lupus はオオカミを意味するラテン語で，特徴的な症状である蝶形紅斑が，オオカミのかんだ跡のように見えることに由来する。

○表2-3　副腎皮質ステロイド薬のおもな副作用

重症副作用	軽症副作用
感染症の誘発・増悪 消化性潰瘍 精神障害 糖尿病の誘発・増悪 無菌性骨壊死 副腎皮質不全症状 　（ショック・離脱症候群）	白内障・緑内障 骨粗鬆症 筋萎縮 満月様顔貌（ムーンフェイス） 血圧上昇 食欲亢進 皮膚症状（痤瘡・多毛・線条など） 月経異常

治療●　副腎皮質ステロイド薬の全身投与が必要である。その量と期間は症状の程度によって異なるが，絶対に医師の指示をまもらなければならない。症状の悪化・誘発の原因となる直射日光や寒冷刺激，かぜ薬の使用などを避け，さらに副腎皮質ステロイド薬の長期使用による感染症・消化管出血などの副作用に注意する（○表2-3）。

　免疫抑制薬の併用や免疫吸着療法が行われる場合もある。

3　全身性強皮症

　強皮症は，皮膚だけが障害される限局性強皮症と，全身のさまざまな臓器に病変がみられ，末梢循環障害の出現頻度が高い全身性強皮症とに分類される。

　皮膚，消化管，心臓，肺，腎臓などの結合組織が全身性におかされる疾患で，原因不明である。女性に多く（男女比1：3～5），全身性エリテマトーデスよりやや高齢の，30～50歳代に好発する。全身性エリテマトーデスよりは頻度は低いが（有病率は10万人あたり10人以下），皮膚筋炎・多発性筋炎よりは高い。

症状●　寒冷刺激などによって手足の指先が蒼白（白色），チアノーゼ（紫色），充血（赤色）の3相に変化する末梢循環障害である**レイノー現象**を初発症状とすることが多い。ついで顔面や四肢末端の浮腫を生じ，しだいに皮膚がかたくなる。

　進行すると，皮膚は萎縮して光沢を帯び，色素沈着・色素脱失，毛細血管の拡張がおこる。顔面のしわがなくなり，鼻がとがり，表情が乏しくなる（**仮面様顔貌**）。関節背面や指先には小潰瘍ができる。

　内臓病変では，下部食道の拡張，吸収不良症候群などの消化器症状のほか，肺線維症，関節炎，心筋障害，腎障害などを合併することがある（○図2-2）。とくに肺線維症や腎障害は，本症で死因になりうる重要な合併症である。

治療●　副腎皮質ステロイド薬や血管拡張薬などが試みられているが，顕著に有効な治療法はない。寒冷刺激や四肢の外傷を防ぎ，皮膚を清潔に保つ。消化器症状のみられる患者では，高タンパク質・高エネルギーで消化のよい食事を

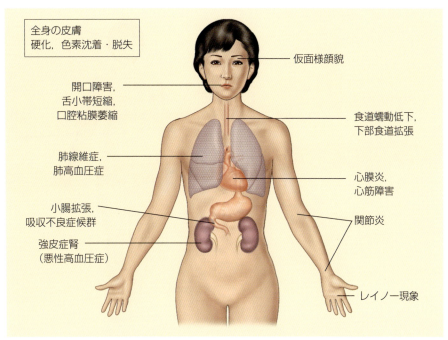

○ 図 2-2　全身性強皮症の症状

とらせる。関節の屈曲や拘縮を予防するため，適度の運動やマッサージも重要な治療法である。

予後● 緩徐に進行することが多いが，腎臓が障害された場合には予後もわるく，数か月で死亡することもある。診断後の 5 年生存率は 50〜80% である。

4 多発性筋炎・皮膚筋炎

多発性筋炎は全身の骨格筋の炎症性疾患で，手足などのからだの横紋筋に原因不明の炎症が生じ，それに伴って力がはいらなくなり，筋肉痛をおこす疾患である。このなかで皮膚に特徴的な発疹を伴うものを皮膚筋炎という。ほかの膠原病と同様に女性に多く発症し，30〜60 歳代に多くみられる。小児に発症することも少なくない。有病率は 100 万人あたり 2〜5 人である。

症状● 多くの症例は，下肢や頸部などの大きな筋肉の筋力低下からはじまり，階段を上がることやしゃがんだ状態から立つことができなくなる。さらに，鼻声や嚥下困難のほか，呼吸筋が障害されるために呼吸困難をきたすことがある。重症例では寝たきりになってしまうこともある。

皮膚筋炎では，眼瞼に**ヘリオトロープ疹**，関節の背面に**ゴットロン徴候**といわれる青みをおびた赤ブドウ酒色の紅斑がみられる。関節リウマチと間違えられるような関節症状，レイノー現象，肺線維症，心筋障害もみられることがあるが，腎炎はおこらない。中年以降に発症した例では悪性腫瘍を合併することが多い（○ 図 2-3）。

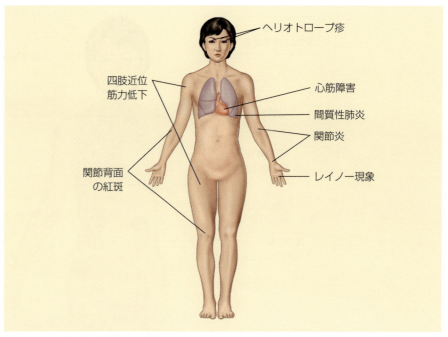

○図2-3 多発性筋炎の症状

検査　筋力低下に伴ってクレアチンキナーゼ(CK)，アスパラギン酸アミノトランスフェラーゼ(AST)，乳酸デヒドロゲナーゼ(LDH)などの，筋肉に多くみとめられる酵素が血清中に上昇し，筋電図・筋生検で特徴的所見がみとめられることから診断される。

治療　副腎皮質ステロイド薬による長期治療によって，予後は著しく改善された。ステロイド抵抗症例では，メトトレキサートなどの免疫抑制薬が併用されることもある。炎症所見の強いときは安静に努め，筋肉の変性に対してはリハビリテーションが必要である。

5 結節性多発動脈炎(結節性動脈周囲炎)

症状　全身の中・小動脈(冠動脈，腸間膜動脈，腎臓・筋・皮膚などの動脈)が炎症をおこし，血流障害や動脈瘤を生じる。これに伴い発熱，腎障害，末梢神経障害，心筋障害，および腹痛や下血などの消化器症状があらわれる。毛細血管には炎症はみられないという特徴がある。また，ほかの膠原病と異なり，中年の男性に多い。

検査　本症には特異的な検査法はないが，明らかな炎症所見のほかに，障害される臓器の種類・内容によって異なった所見が得られる。診断には，腹部動脈造影や皮膚・腎臓・神経などの生検で血管炎の有無を調べる。

治療　副腎皮質ステロイド薬が用いられる以前は，ほとんどの患者は1年前後で死亡していた。しかし，副腎皮質ステロイド薬による治療が普及した現在では，予後は大幅に改善された。

6 膠原病近縁疾患

1 シェーグレン症候群

涙腺と唾液腺の分泌低下を特徴とし，その結果，乾燥性角結膜炎と口腔乾燥症をきたす。40～60歳代の女性に多く，単独で発症することもあるが，関節リウマチをはじめ各膠原病に合併することが多い。

2 ベーチェット病

口腔粘膜・外陰部および眼部に潰瘍を生じ，ぶどう膜炎などの眼症状，関節炎，結節性紅斑などの皮膚症状，消化器や中枢神経症状を合併する原因不明の慢性の炎症性疾患で，20～30歳代の男性に好発する。治療には，副腎皮質ステロイド薬などが用いられる。

まとめ

- アナフィラキシーショックはわずかな量の抗原によっても引きおこされる。原則として，抗原との2回目以降の接触によって症状が誘発される。
- 食物依存性運動誘発アナフィラキシーは，症状の原因となる食物を摂取した後に，激しい運動をすることによっておこる。

復習問題

1 次の空欄を埋め，〔 〕内の正しい語を選びなさい。

▶ アナフィラキシーショックは全身性の重篤な(①　　)型アレルギー反応である。
▶ アナフィラキシーショックがおきた時の第一選択薬は(②　　　　)の筋肉内注射である。
▶ IgE依存性の食物アレルギーは原因食物を摂取したときにおこり，臨床型によって(③　　)つの型に分類される。
▶ 学校および保健所でアナフィラキシーショックをおこした患者に対して，いあわせた関係者がエピペン®を注射することは，医師法の違反に〔④ あたる・あたらない 〕。

2 膠原病について，正しいものはどれか。
①全身性強皮症では皮膚の硬化がみられる。
②皮膚筋炎では眼瞼にゴットロン徴候がみられる。
③全身性エリテマトーデスは男性に多く，顔に蝶形紅斑を伴う。
④ベーチェット病では溶血性貧血がおこる。

3 関節リウマチの特徴について，正しいものはどれか。
①感染性の疾患である。
②男性に多い。
③朝の関節のこわばりを伴う。
④一部の関節のみに変形をきたす。

❹ 全身性エリテマトーデス（SLE）について，正しいものはどれか。

①天気がよい日に，散歩などで日光や外気にふれるように指導する。
②発症の比率は，男性より女性に多い。
③一般的炎症所見のほかに，白血球の増加がみられる。
④治療には非ステロイド性抗炎症薬を全身投与する。

❺ 全身性強皮症について，正しいものはどれか。

① 70歳以上に多い。
②満月様顔貌がみられる。
③関節の拘縮はみられない。
④初発症状としてレイノー現象がある。

第3章 患者の看護

A 共通する看護

　前章で学んだように，膠原病とは全身性エリテマトーデスや関節リウマチなど，いくつかの疾患の総称である。おもに青年期から壮年期にかけての発症が多く，慢性に経過し，寛解と増悪を繰り返し，日常生活動作 activity of daily living（ADL）に支障をきたしやすい。また，アレルギー疾患はアレルギー反応によってⅠ〜Ⅳ型に分類される（●281ページ，表 1-3）が，本章ではⅠ型アレルギー反応による疾患の成人期患者の看護について述べる。アレルゲンは日常生活のなかにあり，アレルゲンを避ける生活を余儀なくされる。これらの疾患の特徴から患者は身体的・精神的・社会的にさまざまな影響を受けやすい。

1 急性期の看護

発症期の患者の特徴　膠原病の急性期には，疾患の発症期と慢性経過中の急性増悪期がある。発熱や関節痛，蕁麻疹や瘙痒感など，苦痛を伴う症状によって発症する時期で，診断のための検査が行われ，治療が開始されていく。身体的な苦痛が強く，患者は診断結果に対する不安が生じる。また，アレルギー疾患の発症期は，それまでは原因物質とならなかったものによってアレルギー反応がおこったことに対する不安のなかにある。

急性増悪期の患者の特徴　慢性期にアレルゲンや悪化因子によって症状が悪化し，アナフィラキシーショックや苦痛を伴う症状がおこる時期である。感染症や過労，アレルギー疾患の場合は食事や花粉など，悪化因子のほとんどが日常生活のなかにあるので，増悪しやすい。また，適切な薬物療法の継続がむずかしくなったときなどにおこりやすい。アナフィラキシーショックの場合は，救命処置が必要となる。本人・家族・周囲の人が症状を理解し，適切に対応できるようになることが重要である。

苦痛の緩和と体力の回復　症状が強い場合は安静臥床とし，症状による苦痛を緩和できるように援助する。また十分な睡眠と休養をとってもらい，体力の消耗を防ぐ。食事は

栄養バランスのとれた，消化のよいものを摂取してもらい，良質のタンパク質を多めにとるようにすすめる。

精神的支援 発症期には，疾患の内容を知ることによって，患者は経過に対する不安や，療養生活に関する心配，将来への不安など大きな重圧下におかれる。患者への精神的な支援は重要で，患者みずからが不安を表出できるようにかかわり，また家族に対しても病気を正しく理解してもらい，患者のよき理解者となれるように，精神的支援を行う。

2 慢性期の看護

継続療養への支援 アレルギー疾患・膠原病は慢性に経過し，寛解と悪化を繰り返しながら進行していくのが一般的である。しかし，治療の継続と，悪化因子をできるだけ避けた生活を送ることにより，発作や病状の進行を遅らせることができ，その人らしい有意義な生活を送ることが可能である。疾患や悪化因子について正しく理解してもらい，継続的な自己管理の必要性を認識できるように援助していく。

安静 膠原病の寛解期には疲労感の残らない程度の運動を行ってよい。過度の安静は体力の低下につながるので注意する。

リハビリテーション 膠原病では，関節の変形・屈曲・拘縮や筋力の低下などがおこりやすい。日常生活では関節に負荷のかからないように工夫をする。また全身の関節の機能障害がおこった場合は，残存機能が十分にいかされるようなリハビリテーションを行っていく。疼痛や疲労感がおこらないように留意しながら，身体を動かす必要性を話し，励ましていく。

悪化因子の除去 アレルゲンには，薬物，ハチ毒・ヘビ毒，たまご・エビ・そば・ピーナッツなどの食物，ゴム製品などの生活用品があり，膠原病の悪化因子として，感染症や過労，寒冷刺激，湿度，日光などがあるが，いずれも日常生活のなかに存在する。悪化因子についてよく理解してもらい，それを避けた生活ができるように支援する。とくにかぜをひかないように，日ごろから保温や外出後のうがい・手洗いを励行するように説明する。

定期受診と服薬指導 膠原病は原因が不明なものが多く，治療法も未確立であるため，患者は長期間にわたり病気とともに生活を送らなければならない。長期にわたる闘病生活により治療に対する意欲を失うなど，治療の継続が困難となることや，その経過のなかで急性増悪や合併症をおこす危険もある。また，アレルギー疾患の場合は重篤な発作をおこすこともある。したがって，まず患者が自分の病気を正しく受け入れられるように支援し，みずから定期的に医療機関を受診するように，また処方された薬物は指示どおりに正しく服用できるように説明する。

3 退院時・外来時の看護

患者の特徴　アレルギー疾患患者は，通常はふだんの生活を送り，定期的に通院していることが多い。膠原病の患者は，症状が激しい時期に入院して治療を受けたあと，日常生活へ戻り，その後も長期にわたり，定期的に通院して治療を受けることになる。患者によっては，罹患するまでとは大きく異なる生活を送らなければならない場合や，慢性経過中に症状が悪化することによって，新たな治療が必要となる場合もある。

　患者本人のそれまでの生活をできるだけ維持するように考慮しながら，病気とともに生活していくための情報を提供し，日常生活の過ごし方についても患者の家族を含めて話し合うことが大切である。

治療の理解と服薬管理　治療に対する理解が得られるように，説明と支援を行う。まず，医師からの説明内容について理解できているか，アレルギー疾患の場合はアレルゲンを避ける生活ができているかを確認する。治療方針や治療内容，治療方法，治療継続の必要性について理解できているかを確認する。疑問点があれば，患者とともに話し合って内容を整理し，理解をたすける。

　膠原病のおもな治療は，薬物治療によるものである。薬物治療の目的，薬物の名称，服薬の時間・量・方法について，患者が理解できているかを確認する。入院時から服薬を自己管理できるように指導しておき，退院後の生活においても確実に服薬できるようにする。服薬量は症状やその進行の程度などにより決められるため，患者が自分の判断で増減することなく，処方されたとおりに服薬するように指導し，不明な点は必ず医療者に相談するように説明する。また，副作用の有無についても，観察すべき点について説明する。薬物治療の効果や副作用の有無については，定期的な受診の際に確認することも大切である。

　また，病状の悪化や合併症のため，在宅酸素療法の適応となることや，透析療法を導入する場合がある。その際には，新たな治療について十分に理解して，日常生活を送ることが大切である。必要な情報を提供し，機器メーカーや患者会を紹介するなど，患者が今後の治療と生活をイメージできるように療養支援を行う。

日常生活の過ごし方　膠原病患者の生活では，疾患によって留意すべき事項は異なるが，①規則正しい生活を送ること，②疲労しないこと，③睡眠を十分にとること，④寒冷を避けて保温すること，⑤適度な運動をすること，⑥気分転換によってストレスをうまくコントロールすることが大切である。

残存機能の維持と拡大　膠原病患者の場合，疾患による倦怠感や筋力・体力の低下などがあるため，日常生活に戻るためにはリハビリテーションが重要となる。退院後も運動が習慣化するように，入院中から関節拘縮予防と筋力低下予防のための援助を行う。日常生活動作の障害の程度をアセスメントして，残存機能の維持と拡

大に向けて機能訓練を行う。また，患者の状態に応じて必要な自助具などを紹介し，できるだけ自立した生活行動ができるように支援する。

社会資源の活用　アレルギー疾患の患者については，国はアレルギー疾患対策の目標として「身近なかかりつけ医をはじめとした医療関係者等の支援の下，患者及びその家族が必要な医療上を得ることや相談を受けることによって，治療法を正しく理解し，生活環境を改善し，また自分の疾患状態を客観的に評価する等の自己管理を的確に行えるような環境を整えることが不可欠」としている。

これをうけ，国レベル，県・市町村レベル，かかりつけ医レベルなどの多様なレベルで，疾患，治療法，悪化予防方法，緊急時の対応方法などの情報が提供され，啓発・普及がはかられている（◯図3-1）。患者のみならず，家族，職場，学校，地域社会が疾患に対する情報をもつことは患者のサポート上非常に重要であるため，病院や身近なかかりつけ医の外来の窓口となる看護が果たす役割は大きい。

膠原病に罹患した患者は，退院後の生活に不安をもちやすい。また周囲の人に支援を受けながら生活していかなければならないことに対して，負担を感じている場合が多い。必要に応じて家庭内での役割変更や経済的な問題などについて，家族や職場の人を含めて話し合う場が必要となる。

患者に対しては，社会資源について紹介することも重要である。膠原病に罹患した患者が活用できる社会保障制度について紹介し，その対象や手続きなどについて，医療ソーシャルワーカー（MSW）に相談する。

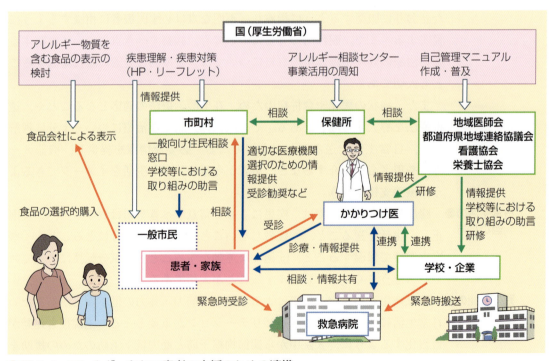

◯図3-1　アレルギーをもつ患者の支援のための連携

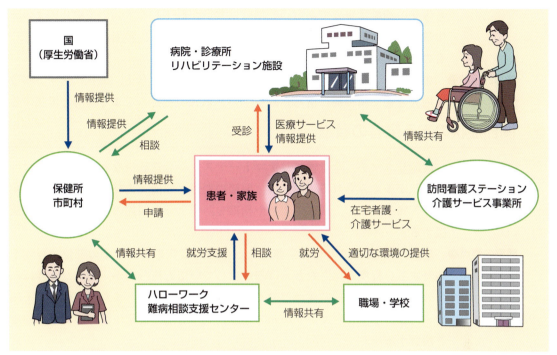

○ 図 3-2　膠原病をもつ患者の支援のための連携

　膠原病に罹患した患者が活用できる社会保障制度は，①難病特定疾患制度，②身体障害認定，③難病患者等居宅生活支援事業，④公的介護保険，⑤障害年金，⑥高額医療費の払戻し制度などがある。これらは，それぞれ保健所や市町村などに書類を提出して認定される。

　膠原病は疾患によって多様な経過をとる。とくに全身の苦痛，関節の疼痛・変形・拘縮，多臓器の障害などによって，日常生活に支障がおこりやすい。患者と家族が安心して生活できるように，地域における多職種の専門職と連携することが求められる（○図3-2）

4 症状別看護

① 発熱のある患者の看護

　膠原病の場合，発熱は疾患の症状としてしばしばあらわれる。発熱に伴う苦痛の軽減をはかるとともに，体力の消耗を防ぐように援助する。

観察の要点●　熱型，悪寒戦慄，熱感，発汗，全身倦怠感，頭痛，めまい，口渇，皮膚乾燥，食欲不振など，発熱による随伴症状の有無と程度を観察する。

安静●　安楽な体位を工夫し，安静にしてエネルギーの消耗をできるだけ最小限にとどめる。

水分・栄養の●
補給　発熱のため体内の水分は失われやすく，脱水に傾きやすいので，十分な水分の補給を行う。またエネルギーの消耗が激しいので，体力の維持のために

も栄養の補給は重要である。発熱時は食欲が低下しやすいので消化のよい，少量でも栄養価の高い食品を選ぶ。無理にすすめず，患者が食べたいと思うものをすすめる。

精神的援助 患者は，発熱とそれに伴う症状を疾患の悪化ととらえ，病状に対する不安を増大させて精神的に落ち込みやすい。患者の気持ちをよく理解して接する。

❷ 関節症状のある患者の看護

関節リウマチ，全身性エリテマトーデス，多発性筋炎など，膠原病では関節症状が多くみられる。関節痛，関節の変形・屈曲・拘縮などがおこりやすい。苦痛を緩和し，関節の変形や拘縮を防ぐような関節の運動を行うよう支援する。

観察の要点 疼痛，腫脹，こわばり，熱感などの関節症状の有無とその部位・程度を観察する。程度とは，たとえば静かにしていても痛むのか，動いたときに痛むのか，痛みの持続時間はどのくらいか，などである。また関節の変形・屈曲・拘縮の部位と程度，すなわち運動制限の有無と日常生活への支障の程度を観察する。

苦痛の緩和 疼痛や熱感など，症状が強い場合はできるだけ安静をはかる。また，炎症が強いときは冷罨法が効果的であるが，炎症がおさまってくれば1日数回，温罨法を行う。医師に指示された鎮痛薬は正しく服用してもらう。

関節の機能維持 関節の変形・屈曲・拘縮を防ぎ，日常生活動作に支障をきたさないようにするために，毎日規則的・計画的に全身の関節可動域訓練を行うように援助する。入浴後や温罨法のあとに実施すると効果的であるが，疲れすぎないように注意する。

❸ 筋症状のある患者の看護

筋症状とは筋肉痛，筋力低下などをいう。筋肉痛はほとんどの膠原病にみられるが，筋力の低下はとくに多発性筋炎でおこりやすく，下肢や頸部の筋力が低下し，立ったり，しゃがんだり，あるいは階段の昇降が困難となる。頸部の筋肉の筋力低下により，嚥下困難や発声障害がおこることもある。

観察の要点 筋肉痛・筋力低下の有無と部位・程度を観察する。活動のしやすさ，関節痛や関節の変形拘縮との関係，嚥下や呼吸のしやすさ，発声の変化などを観察する。

安静と運動 筋肉痛および筋力低下時には無理な活動を控えて，安静をはかる。筋肉痛がおさまってきたとき，徐々に他動運動を始め，しだいに自動運動へ切りかえていく。それに伴って，日常生活動作も自分でできる範囲を少しずつ増やしていけるように援助する。

事故防止 筋力の低下により転倒や転落がおこりやすいので事故防止に努める。ベッドの高さを調節し，周囲を整理整頓して，手すりやベッド柵を有効に活用す

る。また，患者が着用する衣服は動きやすいものとし，はき物はすべりにくいものをすすめる。床(ゆか)はすべりやすい箇所，つまずきやすい段差などをなくすように配慮する。

精神的支援 　人間にとって動けなくなる，自分のことが自分でできなくなるということは，精神的に大きな打撃である。患者が病状や将来に対する不安などを表出できるようにかかわり，安静の必要性や，少しずつ筋力を回復させていく重要性を説明し，患者が自分でできる部分を大切にしていけるよう適切に看護を行う。

❹ レイノー現象のある患者の看護

　レイノー現象とは，寒冷刺激や精神的ストレスによって，発作性に四肢末端の循環障害がおこり，蒼白(そうはく)やチアノーゼ，充血症状と，指先の皮膚の色調変化をきたす症状であり，ほとんどの膠原病でおこる。

観察の要点 　手指・足趾の蒼白・チアノーゼ・充血の有無と程度を観察する。また，症状の誘因や精神的ストレスの有無を観察する。

寒冷刺激を避ける 　手足を冷やさないよう，とくに寒い冬は手袋・マフラー・靴下などで防寒し，足もとの保温に努めるよう説明する。水は極力じかに扱わず，水仕事のときはゴム手袋の使用をすすめる。室温に留意し，とくに夏は冷房の設定に注意する。

精神的ストレスを避ける 　ストレスは悪化因子であることをよく説明し，気分転換の方法を一緒に工夫する。また病状に対する不安などを表出できるようにかかわる。

血液循環の促進と外傷予防 　入浴，部分浴(手・足)，マッサージなどにより血液循環の促進をはかる。タバコは血管を収縮させ，循環を悪化させるので禁煙とする。また小さな傷でも治癒(ちゆ)を遅らせ，潰瘍(かいよう)を形成することがある。けがをしないように十分に注意し，けがをした場合には医師に相談して，早期の治癒をはかる。

❺ 薬物療法を受ける患者の看護

　膠原病の治療として，副腎皮質ステロイド薬や免疫抑制薬，非ステロイド性抗炎症薬，生物学的製剤などが使用される。

副腎皮質ステロイド薬 　自己免疫を抑えるために，免疫抑制効果のある副腎皮質ステロイド薬が用いられる。病状や副作用の程度に応じて与薬方法・量が決定される。医師の指示に従って正確に与薬する。かつ患者にも確実に服用するように説明する。自己管理の場合は，とくに自覚症状によって勝手に服用量を変更したり，中止したりしないようによく説明する。

　副作用として満月様顔貌(がんぼう)や多毛症，体重増加など外観の変化があらわれる。また，感染症や骨粗鬆症(こつそしょうしょう)，胃潰瘍，糖尿病などを引きおこしやすくなり，精神的にも落ち込みやすくなる。副作用について十分説明し，感染症をおこさないために，体力の保持，うがい・手洗いの励行，マスクの着用，身体の

清潔に努めるように支援する。外観の変化や精神症状がおこりやすいので，精神的な支援が重要である。

免疫抑制薬　とくに全身性エリテマトーデスでは，副腎皮質ステロイド薬の効果がない場合や副作用が強い場合，免疫抑制薬が使われる。関節リウマチでは，免疫異常による関節の炎症や破壊を抑えるメトトレキサート(MTX)が抗リウマチ薬として用いられる。

与薬の原則に従って正確に服用できるように援助する。主作用の免疫抑制により免疫機能が低下し，感染症罹患のリスクが高まるほか，副作用として，骨髄抑制による白血球減少・貧血・出血傾向，間質性肺炎，肝機能障害，皮疹，脱毛，口内炎，消化器症状などがある。観察と，とくに感染症予防が大切である。また，脱毛に対しては，治療終了後に再び発毛することを説明し，帽子・スカーフ・ウィッグなどの着用をすすめる。

非ステロイド性抗炎症薬　抗炎症薬・鎮痛薬として対症療法的に用いられることが多い。長期間使用することが多い。副作用の胃腸障害を予防するために，空腹時を避けて胃薬と一緒に服用するのがよい。

生物学的製剤　関節リウマチの治療として，痛みやはれの軽減，関節破壊の進行抑制，身体機能の保全を目的に用いられる(→303ページ)。点滴静脈内注射や皮下注射によって与薬される。治療開始時の治療計画に関する説明後も，治療経過の中で不安や疑問点があれば，いつでも相談するように説明しておく。

B アレルギーをもつ患者の看護

1 アナフィラキシーショックをおこした患者の看護

アナフィラキシーショックをおこす原因物質には薬物，ハチ毒・ヘビ毒，卵，エビ，そば，ピーナッツなどの食物，ゴム製品などの生活用品がある。薬物が原因の場合は医療施設でおこることもあるが，その原因物質にいつ出会うかわからないため，救急車で運ばれてくることも多い。症状は，ショックに陥る前には，患者は身体に違和感をおぼえ落ち着かない様子が見られる。全身の蕁麻疹や，喉頭の違和感をはじめ，重症になると意識の低下など生命の危機状況となる(→283ページ)。

観察点　アナフィラキシーショックがおこる直前の症状として，落ち着きのない様子，身体の違和感の訴えなどがある。このような症状を見逃さず，その後の変化を注意深く観察することが大切である。呼吸器症状・皮膚症状・循環状態・消化器症状についても観察する(→283ページ)。

看護の方法　①救命処置　患者がアドレナリン自己注射薬を処方されている場合は使用する。気道を確保し，酸素吸入により呼吸状態の安定をはかる。気管挿管や，

人工呼吸器の装着が行われることもある。血管を確保し，昇圧薬，強心薬，副腎皮質ステロイド薬などの投与の介助をして，輸液の管理を行う。その間にも患者の状態の観察を頻回に行い，呼吸状態・循環状態の異常の早期発見に努める。

②**不安への援助** 突然のできごとであり，生命の危機状態にあるので，患者も家族も大きな不安の状態にある。丁寧に言葉をかけながら処置を行う。原因物資が特定されたら，医師からそれを避ける生活をするように説明される。疑問があればいつでも質問してよいことを伝える。

2 薬物アレルギー

アレルギーをおこしやすい薬剤は，抗菌薬，消炎鎮痛薬，ヨード造影剤，局所麻酔薬などである。症状は薬疹，口腔粘膜・消化管粘膜の発赤・浮腫などである。治療は原因薬剤の中止を行い，軽症の場合は抗ヒスタミン薬の服用や塗布，副腎皮質ステロイド薬の塗布などを行う。重症の場合は副腎皮質ステロイド薬・免疫グロブリン製剤の投与や，血漿（けっしょう）交換がおこなわれる。

観察点 薬疹の状態（全身性か局所性か，発疹の色，瘙痒感の有無など），眼や口腔粘膜の浮腫・水疱・びらんの有無，発熱などを観察する。

看護の方法 薬疹に対する軟膏（なんこう）や内服薬を適切に投与する。原因薬剤を今後使用しないように，診療録・看護記録に記載し，周知する。患者へは医師から説明される。今後は原因薬剤を使用しないように説明し，医療機関受診時や市販薬購入時には，本人が必ず医師や薬剤師に伝えることができるようにする。

3 食物アレルギー

食物アレルギーとは，食物が原因物質となるアレルギー反応である。成人期におこるものは即時型症状で，原因食物摂取後通常 2 時間以内に出現することが多い。また食後運動によって誘発されるもの，花粉症に合併する口腔アレルギー症候群なども成人期にみられる（◯285 ページ，表 2-2）。

症状は蕁麻疹，皮膚の瘙痒感，浮腫，発赤，湿疹，眼の充血・瘙痒感，眼瞼浮腫，くしゃみ，鼻汁，鼻閉，口腔・口唇・舌の違和感，腫脹，咽頭の不快感，腹痛，吐きけ・嘔吐，下痢，喉頭違和感，喘鳴（ぜんめい），咳嗽（がいそう），呼吸困難などである。重症ではアナフィラキシーショックがおこる。

観察点 上記症状を観察する。アナフィラキシーショック症状があれば，すぐに救命処置を行う。

看護の方法 患者が自己管理できるように，正しい知識をもち適切な行動がとれるように指導する。アレルギー表示を確認し，日常の食生活のなかで原因食物を除去するように説明する。医師，栄養士と連携してかかわることが大切である。

アナフィラキシーショック発作経験者は再発作の不安をかかえており，バランスのとれた食事ができないおそれがある。原因食物でも症状が誘発され

ない範囲があるので，医師が指示する食べられる範囲に基づいて，栄養がかたよらないようにバランスよく食事をすることが大切であることを説明する。

C 膠原病をもつ患者の看護

1 関節リウマチ患者の看護

関節リウマチは，手指・足趾，肘，膝，股関節に多発性・左右対称性に腫脹，疼痛をおこし，しだいに変形をきたし，運動機能障害を引きおこす。

慢性の全身性炎症性疾患であり，寛解と増悪を繰り返しながら，徐々に悪化する。しかし近年，抗リウマチ薬や生物学的製剤の開発により，発症早期に治療を行えば炎症を軽くし，関節破壊の進行を抑え，身体機能を保ちながらQOLの高い生活を送ることが可能となってきた。そのため，適切に治療を受けられるような支援が重要となる。

これらの治療の時期を逸した患者や，治療の効果がみられない場合には，炎症による痛みなどの苦痛や関節の運動障害がおこり，日常生活に大きな支障をきたす。また関節置換術など，数回にわたる手術療法を受けることにもなる。苦痛の緩和とともに，関節の機能障害に応じて日常生活の援助を行う。また，関節の拘縮を防ぐためにマッサージや体操を行うことも重要となる。詳しくは「運動器疾患患者の看護（新看護学10）」を参照すること。

●一般的な看護● **①安静** 全身の安静と関節の安静が必要である。症状が激しいときには安静臥床とし，十分な睡眠をとる。臥床時にも同一姿勢は長くとらず，からだの向きをたびたびかえ，また拘縮を防ぐために1日に数回は関節を動かす。

②食事 バランスのとれた食事とし，ビタミン・ミネラルを十分にとらせる。関節の変形などのために自力で食事摂取ができない場合には，食器は食べやすいように工夫されたものを使用し，食物も食べやすい大きさに切る。

③関節に負担がかからない生活 次の項目に注意する。

(1) 寝具：かためのベッドにし，枕は低めにする。掛けぶとんは軽めのものにする。
(2) 椅子：高めの椅子を選ぶ。肘掛け椅子を用い，ゆっくり腰掛け，正しい姿勢を保持する。
(3) 移動：股関節や膝関節の負担を軽くするために，歩行時はできるだけ杖を用いる。かばん・荷物は手に下げずに，腕にかけたり，肩にかけたり，背負うのがよい。重い荷物は持ち運ばず，カートなどを使う。
(4) 排泄：便座は洋式とし，手すりをつける。
(5) 体重のコントロール：肥満を避ける。
(6) 身のまわりの生活用具の使い方：手指の負担がかからないように，茶わ

んやカップは手のひらで持つようにし，指先に力が入るような動作はなるべく避け，自助具を用いる。

④**保温と乾燥**　関節の冷えを防ぎ，湿度を適切に調整した環境にする。

⑤**ストレスを避ける**　ゆったりとした気分で療養ができるように，1日の過ごし方を計画する。

症状に対する看護　①**関節症状**　痛みのある部位と程度，腫脹・発赤の有無，関節の変形・拘縮などを観察する。疼痛時には安静にして，温罨法を行い，貼付薬・鎮痛薬を使用する。

②**関節外症状**　発熱・全身倦怠感・食欲不振などがおこりやすい。安静にして体力の消耗を少なくし，無理をしない。

機能訓練　関節の拘縮を防ぐために，関節を動かす体操，関節可動域訓練を行う。詳しくは「運動器疾患患者の看護(新看護学 10)」を参照すること。

薬物療法時の看護　関節リウマチの薬物治療では，抗リウマチ薬・生物学的製剤・非ステロイド抗炎症薬・副腎皮質ステロイド薬が用いられる。

①**抗リウマチ薬**　関節リウマチによる免疫異常を調整・抑制することによって，炎症の抑制および寛解導入を目ざす。発症早期から使用される。代表的な薬物のメトトレキサートの場合，初日から 12 時間間隔で 3 回経口投与し，5 日間の休薬となる。これを 1 週間ごとに繰り返す。副作用には骨髄抑制による白血球減少・貧血・出血傾向，間質性肺炎，肝機能障害，皮疹，脱毛，口内炎，消化器症状などがある。副作用を観察し，うがい・手洗いの励行，マスクの着用などにより，感染症を予防するように説明し，行動化できるようにする。また，副作用の徴候が出た場合はすみやかに医師に相談するよう説明する。さらに，効果が出るには 2〜3 か月かかるため，すぐに効果が出なくても指示通りに正しく内服するよう説明する。

②**生物学的製剤**　痛みやはれの軽減，関節破壊の進行の抑制，身体機能の保全を行い，元気で長生きすることを目的に用いられる。抗リウマチ薬の効果が不十分の場合，抗リウマチ薬と並行して使用される。

インフリキシマブは骨や関節の破壊を抑える薬剤である。2 か月に 1 回，点滴静注で投与する。副作用には，注射開始から 10〜30 分におこるアレルギー反応があり，発疹や悪寒，発熱などの症状がおこる。点滴開始から 10 分程度はそばにいて観察し，異常を早期に発見し，医師に報告・対処できるようにする。事前に予防薬を投与することもある。さらに重要な副作用としてニューモシスチス肺炎，間質性肺炎，重篤な結核などの感染症をおこす場合がある。体力をつけるために，栄養や適度な運動をすすめる。また，発熱や咳が続く場合は受診すること，定期的な受診の重要性について説明する。

エタネルセプトやアダリムマブは，週 2 回，皮下注射によって投与する。セルフケアができると判断されれば自己注射が可能である。自己注射にあたっては，専任看護師よりパンフレットなどを活用した指導が行われる。上

腕部・腹部・大腿部などの，前回とは異なる部位に注射するよう説明する。手指に腫脹や疼痛，関節の変形がある場合は，注射補助器具などをすすめる。

副作用はインフリキシマブと同様であるが，呼吸器系や皮膚に真菌感染や帯状疱疹などの感染症がおこることがある。体力の維持に努め，感染予防の行動がとれるように説明する。注射部位の発疹もおこりやすい。治療中の生活はふだんどおりに過ごしてもよいこと，副作用の徴候の確認をして体調の変化があらわれたら，医師に連絡をすることなどを説明する。

２ 全身性エリテマトーデス患者の看護

全身性エリテマトーデス（SLE）は，全身性の疾患で20〜40歳代の女性に多い。症状としては顔面の蝶形紅斑，発熱，関節痛があり，苦痛を伴って日常生活に支障をきたしやすい。症状を緩和し，日常生活の援助を行う。慢性に経過し，寛解と再燃を繰り返して病状が進行しやすいので，悪化予防のための生活指導が大切となる。

一般的な看護　**①安静**　炎症性疾患であるため，体力の消耗を最小限にし，心身の安静を保持する。症状発現時期には安静臥床とし，睡眠を十分にとる。病状の回復に伴って，翌日に疲労感が残らない程度に活動量を増やしていく。

②食事　体力が消耗しやすいので良質のタンパク質を十分にとり，バランスのとれた消化のよい食事を規則正しく摂取する。腎障害や循環障害が合併しているときには，塩分・タンパク質制限が行われる。

③日常生活上の注意点　日常生活のなかに悪化因子があるので留意する。
(1) 直射日光を避ける：天気のよい日に外出するときは，露出の少ない衣服を着用し，帽子や日傘を使用する。ガラスごしの日光にも注意する。
(2) 保温：手袋・靴下を着用し，十分な保温に努める。冷房時には衣服を調節して冷えすぎないように注意する。
(3) 休息：疲労しないように１日の活動量を考え，十分な睡眠と休息がとれるように留意する。
(4) 感染予防：かぜなど感染症にかかると病状が悪化しやすい。保温に留意し，人込みを避け，外出後はうがい・手洗いを励行する。

④精神的支援　難病であるために将来への不安を伴い，精神的な影響を受けやすいので，話をよく聞き，リラックスできる環境をつくる。

症状に対する看護　**①発熱**　熱型を観察し，高熱発症時は冷罨法を行い，全身の安静と保温に努める。口腔内の清潔の保持も大切である。

②蝶形紅斑　化粧や石けんによる洗顔を避ける。皮膚は摩擦を避け，保護に努める。

③関節痛　痛みの程度，関節可動域を観察する。痛みに対してはマッサージや鎮痛作用のある外用薬を使用する。

④腎症状　尿量，タンパク尿，浮腫などを観察する。腎臓への血流量を増

やすために安静にし，保温に努める。浮腫に対しては安楽な体位とし，血行を促すためにマッサージを行う。食事は腎障害の程度に応じて塩分・水分制限，およびタンパク質量の変更が行われる。

薬物療法時の看護　全身性エリテマトーデスは，自己免疫性疾患の1つとしてとらえられている。自己免疫を抑えるために免疫抑制効果のある副腎皮質ステロイド薬が使用される。病状や副作用の程度に応じて与薬方法・量が決定される。医師の指示に従って正確に与薬する。かつ患者にも確実に服用するように説明する。

　自己管理の場合は，とくに自覚症状によって勝手に服用量を変更したり，中止したりすることのないようによく説明する。副腎皮質ホルモンが適切に補充されないと，急性副腎不全を発症し，生命の危機をまねく可能性がある。

　全身性エリテマトーデスの重症度が高い場合には，副腎皮質ステロイド薬を点滴静注によって大量に投与するステロイドパルス療法が行われる。この治療法は数日間行われ，その後内服に移行していく。治療中は観察を頻回にし，異常の早期発見に努める。

　副作用として満月様顔貌や多毛症，体重増加など外観の変化があらわれる。そのほかに，感染症や骨粗鬆症，胃潰瘍，糖尿病などを引きおこしやすくなり，精神的にも落ち込みやすくなる。副作用について十分説明し，感染症をおこさないように体力の保持，うがい・手洗いの励行，マスクの着用，身体の清潔に努めるように支援する。また，外観の変化や精神症状がおこりやすいので，精神的な支援が重要である。

●参考文献
1) 難病情報センター：難病支援関連制度．(http://www.nanbyou.or.jp/entry/1473)（参照 2017-8-01）．
2) 公益財団法人日本リウマチ財団監修：関節リウマチのトータルマネジメント．医歯薬出版，2011．
3) 勝呂徹：ナースが話せる！ 患者がわかる！ 関節リウマチの治療とケア．メディカ出版，2009．
4) 宮坂信之編：正しい生物学的製剤の使い方――関節リウマチ，医薬ジャーナル社，2009．
5) 日本リウマチ学会 MTX 診療ガイドライン策定小委員会：関節リウマチ治療におけるメトトレキサート (MTX) 診療ガイドライン 2016 年改訂版．日本リウマチ学会，2016．(http://www.ryumachi-jp.com/publication/pdf/MTX2016kanni.pdf)（参照 2017-08-01）．

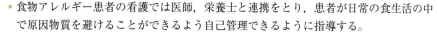

まとめ

- 食物アレルギー患者の看護では医師，栄養士と連携をとり，患者が日常の食生活の中で原因物質を避けることができるよう自己管理できるように指導する。
- 全身性エリテマトーデスは，全身性の疾患で若い女性に多い。顔面の蝶形紅斑，発熱，関節痛があり，苦痛とともに日常生活に支障をきたしやすく，生活指導が大切となる。

復習問題

1 〔 〕内の正しい語を選びなさい。

▶膠原病は原因が〔① 明確・不明 〕なものが多い。アレルギー疾患や膠原病は，〔② 急性・慢性 〕に経過し，寛解と悪化を繰り返しながら進行することが多い。

2 膠原病患者の看護について，最も適切なものはどれか。

①服薬は患者の判断で増減できるように指導する。
②早期の治療によって，治癒することを説明する。
③副腎皮質ステロイド薬使用時は，感染予防のため，外出後の手洗いやうがいを励行する。
④急性期には，拘縮や筋力低下を防ぐ運動によりセルフケア能力を高める。

3 関節リウマチ患者の看護について，最も適切なものはどれか。

①カップは手のひらにのせて持ち，片手を添えるよう説明する。
②肩にかけるかばんは避けるように説明する。
③関節に負担をかけないために，やわらかめのベッドにする。
④抗リウマチ薬の効果は1週間程度であらわれる。

4 全身性エリテマトーデス患者の看護について，最も適切なものはどれか。

①呼吸器症状を観察する。
②体力の低下を防ぐため，毎日積極的な運動を行うよう指導する。
③発熱時も寒冷刺激は避け，保温に努めるよう指導する。
④外出時は，直接日光にあたらないよう指導する。

感染症患者の看護

看護の役割	308
第1章●感染症の理解	310
A．感染症総論	310
B．おもな感染症	314
第2章●患者の看護	342
A．共通する看護	342
B．症状に対する看護	349
C．検査・治療を受ける患者の看護	352
D．感染症患者の看護	354

看護の役割

あなたを取り巻く感染症

なぜ，あなたは感染症を学ばなければならないのだろうか。それは，感染症がすべての医療従事者についてまわる話題だからであり，看護職もその例外ではないからである。あなたが医療従事者になる以上，感染症と無縁で生きていくことは不可能である。

外来では，かぜや膀胱炎，丹毒，インフルエンザ，結膜炎，股白癬と，どの科の外来でも必ず感染症と遭遇する。入院病棟でも，神経内科や脳外科病棟では誤嚥性肺炎や尿路感染，循環器内科や心臓外科病棟では感染性心内膜炎，腎臓内科病棟では透析関連のカテーテル感染など，やはりどこの病棟でも感染症と無縁でいることは不可能である。また，手術室やカテーテルなどの検査室でも，つねに術後の創部感染予防をどうするか相談している。このように，感染症はどこか別世界のできごとではなく，どの医療現場にも深く根づいている身近な問題なのである。

看護を取り巻く感染症の問題

看護を取り巻く感染症の問題は非常に多い。部門によって固有の問題はあるが，ここではとくに話題となる感染症の問題について述べる。

①**薬剤耐性菌** 不適切な抗菌薬使用と不十分な感染管理のために，メチシリン耐性黄色ブドウ球菌（MRSA）をはじめとして，多剤耐性緑膿菌（MDRP）や耐性アシネトバクター，バンコマイシン耐性腸球菌（VRE），カルバペネム耐性腸内細菌科細菌（CRE）などの薬剤耐性菌が問題になっている。耐性菌対策は，手洗いなどの感染防御の徹底，そして適切な診断に基づく適切な抗菌薬使用が原則である。

②**結核** わが国では年間に，人口10万人あたり10人弱の新規結核患者が発生しており，先進国のなかではまだまだ結核の多い国である。しかし，結核の早期診断ができていなかったり，病院内感染対策が不十分であったりと，まだまだ現場での問題は多い。近年は予後のわるい多剤耐性結核（MDRTB）や超多剤耐性結核（XTB）が出現しており，感染管理の徹底の重要性がさらに増している。2007年4月より結核は二類感染症に分類されることとなり，疑似症であっても「ただちに」届け出ることが義務づけられた。

③**HIV感染症** わが国では，これまで血友病患者の非加熱血液製剤を介した感染が主であったが，近年では性行為による感染が最も多い。現在，わ

が国には 30,000 人以上の HIV 感染者がおり，毎年 1,000 人程度の新規感染者が診断されている。未診断の感染者も多いと考えられ，実際にはさらに多くの感染者がいると考えられている。年々患者が増加しているのは，先進国では唯一わが国だけであるという。性教育，予防医療・教育のさらなる充実が必要とされている。

④**性感染症**　わが国における性感染症の罹患率は非常に高い。エイズも厳密には性感染症であるが，いわゆる性感染症というと，梅毒や淋病，クラミジア感染症，腟トリコモナス，性器ヘルペス，尖圭コンジローマ（ヒトパピローマウイルス感染症）などをさす。B 型肝炎や C 型肝炎，子宮頸がんも性行為によって罹患する疾患である。

性感染症対策の基本は，①適切で効果的な性教育，②早期診断，適切な治療，③ほかの性感染症も同時に診断・治療，④パートナーも治療，である。パートナーを治療しないと，再び患者に感染が戻ってくる，いわゆる**ピンポン感染**の原因となる。

⑤**新興・再興感染症**　新しくおきた感染症，またはいったん沈静化した感染症が勃発した感染症を総称して，新興・再興感染症とよぶ。近年では，超多剤耐性結核，狂犬病，西ナイルウイルス感染症，鳥インフルエンザ（ただし鳥のみでヒトへの感染はわが国ではまだおきていない），SARS（わが国における感染はまだない），アメリカにおけるバイオテロによる炭疽菌感染症，2009 年の H1N1 インフルエンザの世界的流行，重症熱性血小板減少症候群（SFTS），中東呼吸器症候群（MERS），エボラ出血熱，ジカ熱と，ほぼ毎年のように新しい新興・再興感染症がおきている。

看護職に期待されること　感染症の学習にあたっては，暗記すべき項目が多く，苦手感が強い人も多いだろう。しかし，感染症の勉強における本質は暗記ではなく，考えることにある。なぜ，医療従事者は患者ケアの前後で手を洗わなくてはならないのか。なぜ，肺結核患者ケアはしばしば個室で行われ，N95 といわれる特殊なマスクをきちんとつけなければならないのか。なぜ，ペニシリンのような抗菌薬は頻回投与が必要で，めんどうであっても 1 日 4 回とか 6 回とか使わなければならないのか。なぜ，血液培養は 2 回（2 セット）も採血しなければならないのか。なぜ，HIV 感染症などの性感染症では教育が重要であり，またプライバシーの配慮も重要で，抗菌薬を選ぶ以上に慎重な態度が大事なのか，考えてみてほしい。

感染症は，医療従事者みんなの問題である。みんなで一所懸命考えたとき，わが国の感染症分野，そして医療分野全体がもっともっとよくなるはずである。患者はもっともっと幸せになれるはずである。その幸せに，あなたはどれだけ貢献できるか。あなたがいまここで感染症を勉強する理由は，まさにそこにある。

第1章 感染症の理解

A 感染症総論

1 感染症とは

感染症とは，細菌・真菌などの微生物やウイルス（→表1-1）がヒトの体内に侵入し，増殖することによって生じるさまざまな病気の総称である。

ほかの多くの疾患があるなか，感染症の罹患率や死亡率はかなりの部分を占めており，とくに高齢者と乳児，免疫抑制患者においてその影響ははかりしれない。

2 感染症の成立

感染が成立するには，①微生物，②感染臓器，③宿主の感受性，の3つの因子が必要となる。冬季に流行するインフルエンザは，感染者から出る飛沫（ひまつ）に含まれるインフルエンザウイルス（微生物）が，飛沫が飛ぶ範囲にいる非感染者の咽頭（いんとう）・鼻粘膜に付着し（感染臓器），体内で増殖することにより，感染を成立させる。

一方で，原因微生物は外部環境からだけではなく，ヒトの内部環境からくることもある。たとえば，感染性の弱い微生物による感染症では，正常の免疫機能をもつ宿主においては発症しなくても，免疫機能が低下した宿主においては免疫が微生物を排除できないために発症する場合もある。これを**日和見感染症**（ひよりみ）という。

外部環境には，ヒトに感染症をおこす微生物を仲介する生物であるベクター（媒介体）があるほか，微生物を運んだり増殖させる動物である人畜共通感染症のリザーバー（病原保有体）などもある。

3 感染経路

感染源から生体に病原体が進入する経路を**感染経路**という。CDC（アメリカ疾病予防管理センター）による「病院における隔離予防策のガイドライン」

○ 表 1-1　おもな感染源一覧

細菌	グラム陽性球菌	肺炎球菌 ブドウ球菌 レンサ球菌
	グラム陽性桿菌	ジフテリア菌 リステリア菌 破傷風菌 ボツリヌス菌
	グラム陰性球菌	髄膜炎菌 淋菌
	グラム陰性桿菌	大腸菌 肺炎桿菌 プロテウス属 セラチア属 緑膿菌 シトロバクター属 バクテロイデス属 サルモネラ属 赤痢菌属 インフルエンザ菌 百日ぜき菌 野兎病菌 ビブリオ属 レジオネラ属 カンピロバクター・ジェジュニ カンピロバクター・フィータス
	抗酸菌	結核菌 非結核性抗酸菌 らい菌
	スピロヘータ（病名を示す）	梅毒 レプトスピラ ライム病
	リケッチア（病名を示す）	ロッキー山紅斑熱 つつが虫病 日本紅斑熱
	マイコプラズマ（病名を示す）	マイコプラズマ肺炎
	クラミドフィラ（病名を示す）	クラミジア肺炎
原虫		赤痢アメーバ マラリア原虫 トキソプラズマ クリプトスポリジウム ランブル鞭毛虫
真菌		カンジダ属 クリプトコッカス アスペルギルス ニューモシスチス-イロベチー

寄生虫		鉤虫 蟯虫 糞線虫 回虫 糸状虫 アニサキス 日本住血吸虫 肺吸虫 肝吸虫 広節裂頭条虫 包虫
ウイルス	レトロウイルス	ヒト免疫不全ウイルス 成人T細胞白血病ウイルス
	ヘルペスウイルス	単純ヘルペスウイルス 水痘-帯状疱疹ウイルス EBウイルス サイトメガロウイルス ヒトヘルペスウイルス（6～8型）
	オルトミクソウイルス	インフルエンザウイルス
	パラミクソウイルス	パラインフルエンザウイルス RSウイルス 風疹ウイルス 麻疹ウイルス 流行性耳下腺炎ウイルス
	アルボウイルス	日本脳炎ウイルス 黄熱ウイルス デングウイルス
	ブニヤウイルス	ハンタウイルス
	アレナウイルス	ラッサ熱ウイルス
	フィロウイルス	マールブルグウイルス エボラウイルス
	ラブドウイルス	狂犬病ウイルス
	ピコルナウイルス	A型肝炎ウイルス
	ヘパドナウイルス	B型肝炎ウイルス
	フラビウイルス	C型肝炎ウイルス D型肝炎ウイルス
	カリシウイルス	E型肝炎ウイルス G型肝炎ウイルス
	ピコルナウイルス	ポリオウイルス エコーウイルス コクサッキーウイルス
	レオウイルス	ロタウイルス
	アデノウイルス	アデノウイルス

では,「感染経路を遮断する」という考えに基づき,感染伝播の経路を**空気感染**,**飛沫感染**,**接触感染**の 3 つに分類している（○ 図 1-1）。

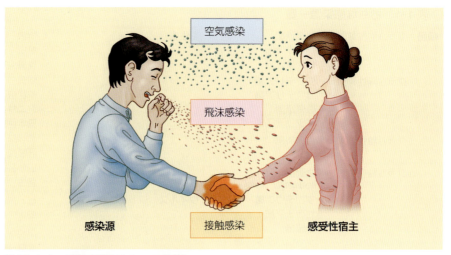

○図 1-1　感染伝播の 3 つの経路

4 免疫

　免疫とは，微生物などの自分とは異なる非自己の異物が，体内に侵入してきたときに生じる反応である。微生物が体内に侵入すると，まずはマクロファージなどによる自然免疫がはたらき，これが突破されたとしても次に獲得免疫がはたらく。獲得免疫は，T 細胞などの細胞による**細胞性免疫**と，抗体や補体による**液性免疫**からなる（○279 ページ）。

5 感染症の分類

　感染症は「感染症の予防及び感染症の患者に対する医療に関する法律」（感染症法）によって，重篤性や感染力に基づいて危険度が高い順に一類から五類感染症，新型インフルエンザ等感染症，指定感染症，新感染症に分類されており，医師の届出義務が定められている（○表 1-2）。

6 感染症の症状

　感染症においては，発熱や発疹，下痢，意識障害など多くの症状がみられる。生命をおびやかすような激しい経過から，短期間で自然によくなったり，無症候で慢性の経過をたどるようなものまで多様である。また，1 つの感染症であっても，症状が複数の臓器に及ぶことも少なくないため，わずかな異常の出現にも敏感になるべきである。

7 一次予防と二次予防

　まだかかっていない病気に将来かからないようにすることを**一次予防**といい，一度かかってしまった病気を治療したあとに，再度かからないようにす

表1-2 「感染症法」における感染症の分類

類型	感染症名
一類感染症	エボラ出血熱，クリミア・コンゴ出血熱，痘瘡，南米出血熱，ペスト，マールブルグ病，ラッサ熱
二類感染症	急性灰白髄炎，結核，ジフテリア，重症急性呼吸器症候群（病原体がSARSコロナウイルスであるもの），中東呼吸器症候群（病原体がMERSコロナウイルスであるもの），鳥インフルエンザ（H5N1およびH7N9）
三類感染症	コレラ，細菌性赤痢，腸管出血性大腸菌感染症，腸チフス，パラチフス
四類感染症	E型肝炎，A型肝炎，黄熱，Q熱，狂犬病，ジカウイルス感染症，重症熱性血小板減少症候群（病原体がフレボウイルス属SFTSウイルスであるものに限る），炭疽，デング熱，鳥インフルエンザ（H5N1およびH7N9を除く），ボツリヌス症，マラリア，野兎病，その他政令で定めるもの
五類感染症	インフルエンザ（鳥インフルエンザ・新型インフルエンザ等感染症を除く），ウイルス性肝炎（E型肝炎・A型肝炎を除く），クリプトスポリジウム症，侵襲性インフルエンザ菌感染症，侵襲性髄膜炎菌感染症，侵襲性肺炎球菌感染症，後天性免疫不全症候群，性器クラミジア感染症，梅毒，水痘，麻疹，風疹，メチシリン耐性黄色ブドウ球菌感染症，その他厚生労働省令による
新型インフルエンザ等感染症	新型インフルエンザ，再興型インフルエンザ
指定感染症	一類〜三類・新型インフルエンザ等感染症以外の既知の感染症で，一類〜三類・新型インフルエンザ等感染症に準じた対応が必要なもの
新感染症	既知の感染症とは異なるもので，病状の程度が重篤であり，国民の生命および健康に重大な影響を与えるおそれがあるもの

表1-3 おもなワクチン

生ワクチン	麻疹ワクチン，風疹ワクチン，水痘ワクチン，ムンプス（おたふくかぜ）ワクチン，BCG，ロタウイルスワクチン
不活化ワクチン	日本脳炎ワクチン，狂犬病ワクチン，A型肝炎ワクチン，B型肝炎ワクチン，インフルエンザb型菌（Hib）ワクチン，肺炎球菌ワクチン（7価，13価，23価），不活化ポリオワクチン
トキソイド	ジフテリアトキソイド，破傷風トキソイド
混合ワクチン	ジフテリア・百日咳・破傷風・不活化ポリオワクチン（DPT-IPV）4種混合ワクチン，麻疹・風疹2種混合（MR）ワクチン

ることを**二次予防**という。

一次予防としては各種の**予防接種**があり，わが国においては◯図1-2のスケジュールで，定期予防接種が行われている（◯314，315ページ）。予防接種は，弱毒化した生きた病原体を接種して免疫を獲得させる**生ワクチン**，細菌やウイルスなどの病原体を不活化して（つまり殺して）製造した**不活化ワクチン**，細菌が産生する毒素を精製して無毒化した**トキソイド**に分けられる（◯表1-3）。

また，複数のワクチンを混合して複数の病原体に対する免疫を同時に獲得させるワクチンを**混合ワクチン**という。

期待される免疫反応とは別に，発熱や接種部位のはれなどの期待されない反応がおこることがあり，これを**副反応**という。ワクチンの副反応は，一般

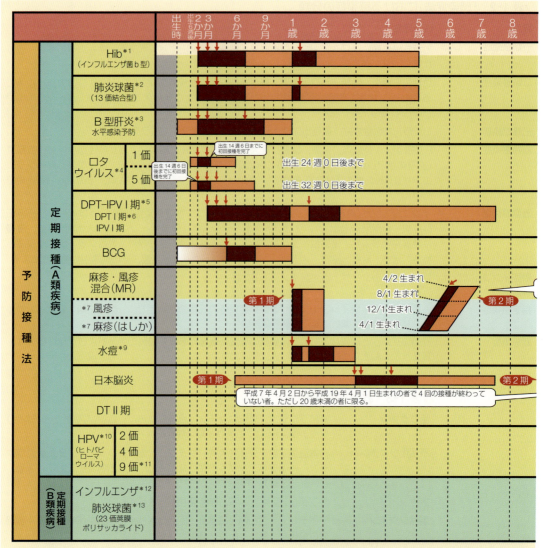

予防接種法に基づく定期の予防接種は，本図に示したように，政令で接種対象年齢が定められています。この年齢以外で接種する場合は，任意接種として受けることになります。ただしワクチンごとに定められた接種年齢がありますのでご注意ください。なお，矢印は一例を示したものです。接種スケジュールのたて方については被接種者の体調・生活環境，基礎疾患の有無などを考慮して，かかりつけ医あるいは自治体の担当者とよくご相談ください。

*1 2008年12月19日から国内での接種開始。生後2か月以上5歳未満の間にある者に行うが，標準として生後2か月以上7か月未満で接種を開始すること。接種方法は，通常，生後12か月に至るまでの間に27日以上の間隔で3回皮下接種（医師が必要と認めた場合には20日間隔で接種可能）。接種開始が生後7か月以上12か月未満の場合は，通常，生後12か月に至るまでの間に27日以上の間隔で2回皮下接種（医師が必要と認めた場合には20日間隔で接種可能）。初回接種から7か月以上あけて，1回皮下接種（追加）。接種開始が1歳以上5歳未満の場合，通常，1回皮下接種。

*2 2013年11月1日から7価結合型にかわって定期接種に導入。生後2か月以上7か月未満で開始し，27日以上の間隔で3回接種。追加免疫は通常，生後12〜15か月に1回接種の合計4回接種。接種もれ者には，次のようなスケジュールで接種。接種開始が生後7か月以上12か月未満の場合：27日以上の間隔で2回接種したのち，60日間以上あけてかつ1歳以降に1回追加接種。1歳：60日間以上の間隔で2回接種。2歳以上5歳未満：1回接種。

*3 2016年10月1日から定期接種導入。母子感染予防はHBグロブリンと併用して定期接種ではなく健康保険で受ける。

*4 「出生○週後」は，生まれた日を0日として計算する。初回接種は出生14週6日後までに行う。1価で2回接種，5価で3回接種のいずれかを選択。2020年10月1日から，2020年8月1日以降に生まれた児を対象に定期接種導入。

*5 D：ジフテリア，P：百日咳，T：破傷風，IPV：不活化ポリオをあらわす。IPVは2012年9月1日から，DPT-IPV混合ワクチンは2012年11月1日から定期接種に導入。回数は4回接種だが，OPV（生ポリオワクチン）を1回接種している場合は，IPVをあと3回接種。OPVは2012年9月1日以降定期接種としては使用できなくなった。DPT-IPVワクチンは，生ポリオワクチン株であるセービン株を不活化したIPVを混合したDPT-sIPVワクチン。

○図1-2 わが国の定期予防接種スケジュール

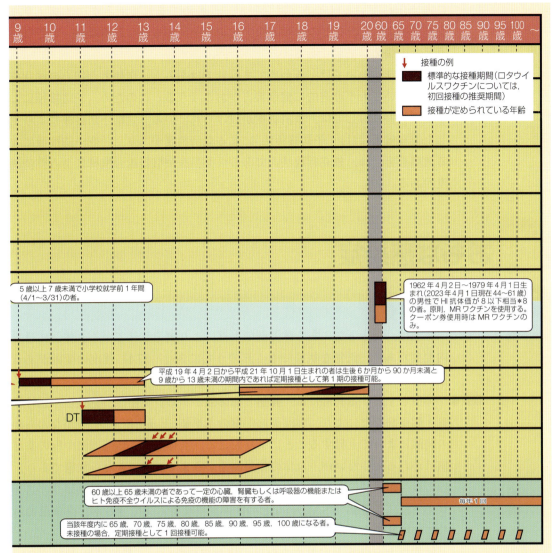

- ＊6 2018年1月29日から再び使用可能となった。
- ＊7 原則として MR ワクチンを接種。なお，同じ期内で麻疹ワクチンまたは風疹ワクチンのいずれか一方を受けた者，あるいはとくに単抗原ワクチンの接種を希望する者は単抗原ワクチンの選択可能。
- ＊8 詳細は https://www.niid.go.jp/niid/images/idsc/disease/rubella/Rubella-HItiter8_Ver4.pdf を参照。
- ＊9 2014年10月1日から定期接種導入。3か月以上（標準的には6～12か月）の間隔をあけて2回接種。
- ＊10 基本的に同一のワクチンを規定の回数，筋肉内に接種。接種間隔・回数はワクチンによって異なる。なお，2020年12月から4価ワクチンの対象に9歳以上の男性が加わったが，定期接種の対象は小学校6年生～高校1年生相当年齢の女性のみ。平成9年度生まれ～平成18年度生まれの女性で，過去にHPVワクチンの接種を合計3回受けていない者は，令和4年4月～令和7年3月の間，改めての接種機会あり。
- ＊11 9歳以上の女性に，1回0.5mLを合計3回，筋肉内注射。2回目は初回接種の2か月後，3回目は6か月後に接種。初回接種の2か月後および6か月後に接種できない場合，2回目接種は初回接種から少なくとも1か月以上，3回目接種は2回目接種から少なくとも3か月以上の間隔をおいて接種する。9歳以上15歳未満の女性は，初回接種から6～12か月の間隔をおいた合計2回の接種とすることができる。
- ＊12 定期接種は毎年1回。
- ＊13 2014年10月1日から定期接種導入。2019年度は，年度内に65・70・75・80・85・90・95・100歳以上になる者，2020年4月1日からは，年度内に65・70・75・80・85・90・95・100歳になる者であって，未接種の者は定期接種として1回接種可能。

（国立感染症研究所ホームページ〔http://www.niid.go.jp/niid/images/vaccine/schedule/2023/JP20231001_01.pdf〕〈参照 2023-10-23〉による，一部改変）

に考えられているほど多くはないが，きわめてまれであるがアナフィラキシー（→283ページ）などの致死的なアレルギー反応もみられるため，いざというときの備えは必要である。

予防接種においては，きわめてまれにではあるが，関係者が細心の注意をはらっていても不可避的に健康被害がおこりうる。このため，予防接種による健康被害に対しては，救済制度が設けられている。定期予防接種により生じた健康被害には，「予防接種法」による救済制度があり，任意予防接種による健康被害には，独立行政法人である医薬品医療機器総合機構による救済制度がある。

B おもな感染症

1 発熱・不明熱

体温は，視床下部にある体温調節中枢により調節されている。体温には日内変動があり，正常な状態でも1日のうちに36.1～37.4℃程度の変動がある。一般的には朝方が低く，夕方になると上昇する。

概要 体温が上昇する異常には，**発熱**と**高体温**がある。発熱は，感染症や悪性腫瘍・膠原病などにより，体温調節中枢の基準値（セットポイント）がなんらかの刺激によって上昇することによりおこる。高体温は，体温調節中枢の基準値はかわっていないが，身体の体温調節がうまく制御できない状態であり，熱の産生が過剰になる熱中症や悪性症候群が代表例である。発熱は，非ステロイド性抗炎症薬（NSAIDs）などの解熱鎮痛薬で対処できるが，高体温に対しては解熱鎮痛薬がきかないため，物理的に冷やす必要がある。

何度以上を発熱と定義するかは一定していない。一般的には38℃くらいで区切ることが多いが，37℃台の場合でも柔軟に対応する必要がある。

発熱は，感染症以外にもさまざまな原因によっておこる。3週間以上38℃以上の発熱が続き，少なくとも3回の外来受診または3日間の入院による適切な精査でも原因が見つからないものを**古典的不明熱**（**古典的 FUO**）ということが多い（→表1-4）。

検査 詳細な病歴聴取と，ていねいな診察が診断のカギになる。検査は侵襲の小さいものからはじめ，診断がつかなければ侵襲の大きいものへと進んでいく。この間も病歴聴取と身体診察を繰り返していく必要がある。

治療 発熱の治療では，原因疾患の治療がメインになる。発熱に対しては解熱鎮痛薬などで対症療法を行う。発熱は生理的な反応の1つであり，40℃以上の高熱にならない限り，解熱が必要になるとは限らない。ただし，慢性心不全や慢性肺疾患などがあり，心肺機能が低下した患者では，発熱自体が身体の

表1-4 不明熱のおもな原因

感染症	結核，腹腔内膿瘍，感染性心内膜炎，骨髄炎，HIV感染症，サイトメガロウイルス感染症，チフスなど
悪性腫瘍	悪性リンパ腫，白血病，腎細胞がん，肝細胞がん・転移性肝がん，多発性骨髄腫，心臓粘液腫，膵臓がん，大腸がんなど
膠原病	スティル病，全身性エリテマトーデス，側頭動脈炎，結節性多発血管炎，高安動脈炎，ウェゲナー肉芽腫症，混合性クリオグロブリン血症など
その他	薬剤熱，甲状腺機能亢進症，亜急性甲状腺炎，炎症性腸疾患，サルコイドーシス，菊池病（組織球性壊死性リンパ節炎），アジソン病，褐色細胞腫，肺塞栓，詐病など

表1-5 解熱を考慮するべき状態

- 40℃以上の高熱
- 心肺機能の低下した患者
- 脳梗塞患者
- 高齢者，乳幼児
- 脳症，熱性けいれん
- 発熱による不快感が強い場合

酸素消費量を上げて心不全や呼吸不全をきたすため，熱を下げることを考慮する必要がある。ほかにも，脳症や熱性痙攣をおこしている場合や，熱による不快感や倦怠感が強い場合は，解熱を検討する必要がある（○表1-5）。

　対症療法としての解熱の方法には，おもに解熱鎮痛薬の投与と物理的なクーリングの2つがある。発熱の場合には体温の基準値が上昇しており，物理的なクーリングのみを行うと，身体はさらに体温を上げようとする。この場合は，手足のふるえや血管収縮によりかえって体力の消耗をきたす可能性があるため，解熱鎮痛薬を併用する必要がある。

　高体温の場合には解熱鎮痛薬が無効であり，物理的なクーリングが有効である。また，発熱に伴いやすい脱水に対する対処も大切になる。

2 敗血症・菌血症

概念　敗血症は従来「感染症によるSIRS（全身性炎症反応症候群）」と定義されてきたが，2016年に「感染症に対する宿主の異常反応により生命を脅かす臓器障害」と国際定義が変更された。また，ベッドサイドで用いる簡便な指標として，quick SOFA（qSOFA）が提唱された。qSOFAは①意識障害あり②収縮期血圧100 mmHg以下，③呼吸数22回/分以上の3つの項目からなり，敗血症が疑われる患者が2つ以上の項目を満たすと死亡リスクが高くなる。この場合，さらに臓器障害の有無について評価する必要がある。

　菌血症は血液中に細菌が存在する状態で，敗血症とは同義ではないが，併存することがある。症状としては，発熱，頻脈，低血圧，頻呼吸，意識状態の変化など，バイタルサインの異常が重要である。発熱だけでなく，低体温も予後不良因子として重要なサインである。末梢循環が悪化すると乳酸の蓄

積がおこり，乳酸アシドーシスになる。また，呼吸中枢が刺激されて呼吸性アルカローシスもおこる。さらには急性呼吸促迫症候群（ARDS）による呼吸不全，尿量低下や急性腎不全，播種性血管内凝固症候群（DIC）などの多臓器不全にいたる。

診断 　初期診断はむずかしいが，バイタルサイン，とくに意識状態，血圧，呼吸数の変化が重要である。診察所見により感染臓器をしぼっていく。2セットの血液培養，尿培養，胸部X線検査を行い，異常があれば喀痰培養などが感染巣や原因菌の同定に役だつ。

治療 　早期に有効な抗菌薬を投与することが重要であり，循環や呼吸などに対する全身管理が中心になる。腹膜炎や膿瘍など外科手術の適応がある場合は，早期に外科手術が必要である。

　原因菌が同定されるまでは，感染部位，病院や地域の抗菌薬感受性，耐性菌の比率などに応じて，想定される原因菌に対してもれがないように初期の抗菌薬を決定する（経験的治療）。血液培養などによって原因菌が同定されたら，抗菌薬を最適なものに変更する（ディ-エスカレーション）。

　循環管理としては，血圧を保つために生理食塩水などの細胞外液で十分な輸液負荷を行う。それでも血圧が保てない場合は，ノルアドレナリンなどの昇圧薬を用いる。

看護のポイント 　敗血症の診断には，バイタルサインが重要である。発熱だけでなく，意識状態の変化や頻呼吸が初期において唯一のサインになることも知っておく必要がある。治療中はこれらバイタルサインの変動に加えて，尿量のチェックも大切である。

3 呼吸器系感染症

　呼吸器系の感染症は多く，感冒やインフルエンザ，扁桃腺炎などの上気道感染症，肺炎や肺結核などの下気道感染症などがある。百日咳やジフテリアなどの小児に特徴的なものは「母子看護（新看護学14）」，そのほかは「呼吸器疾患患者の看護（新看護学9）」を参照のこと。

4 心血管系感染症

　心血管系は心臓と血管に大別されるが，感染によって，ときとして生命にかかわる重篤な病態を引きおこすという点においては共通である。感染経路においても，血行性に病原体が付着するという点では類似するものがある。

1 感染性心内膜炎

　心内膜に微生物が付着して心臓弁や心筋などを傷害することで，さまざまな病態をおこす疾患である。詳しくは「循環器疾患患者の看護（新看護学9）」を参照のこと。

❷ 感染性大動脈瘤

概念 感染性大動脈瘤とは，血管壁に病原微生物が付着する疾患である。これにより，持続的菌血症となる。症状としては，菌血症によるもの（発熱，全身倦怠感，悪寒戦慄など）が主体である。炎症の進行に伴い血管壁が破綻した場合，血行動態が致命的に悪化することがある。

検査 血液培養によって病原微生物をみとめる，または炎症をきたしている動脈瘤をみとめる場合，感染性動脈瘤と診断する。

治療 培養結果を参考に，抗菌薬を選択して投与する。手術による感染巣除去が必要であり，同部位の人工血管置換が最善である。ただし，手術困難な部位にある場合は，抗菌薬の投与を行うしかない。手術を行った場合でも，再発予防のためには，生涯にわたって抗菌薬の内服が必要であるとする意見が多い。

❸ 化膿性血栓性静脈炎

概念 化膿性血栓性静脈炎とは，なんらかの原因によって血管内に形成された血栓に感染をおこす疾患である。先行してカテーテル関連血流感染をおこしていることが多い。

検査 血液培養が陽性となり，新たに生じた血栓の存在から診断となる。末梢静脈であれば，視診や触診で発赤・硬結を触れることもある。中心静脈カテーテルの挿入部に生じた場合は，血栓の有無を画像で検索することが必要になる。

治療 血栓が器質化し，溶解するまで，6〜8週間にわたり抗菌薬の投与が必要になることが多い。改善しない場合には，手術も検討する必要がある。

5 消化器系感染症

ここでは，病原性微生物による感染症と食中毒をあわせて述べる。消化管感染症については，病原性微生物の産生する毒素によるものか，それとも病原性微生物自体によるものか，原因別に意識して症状と病歴をあわせて考えると理解しやすい。

肝臓に関係した感染症としては，胆管炎や胆囊炎，ウイルス性肝炎などがある。これらについては「消化器疾患患者の看護（新看護学9）」を参照されたい。

❶ 食中毒を主とした消化管感染症

概念 食中毒を主とした消化管感染症における症状では，①吐きけ・嘔吐などの上部消化管症状の有無，②おもに発熱，悪寒戦慄などの全身症状の有無，③下痢の有無や性状，腹痛などの下部消化管症状の有無，の3点がポイントと

○ 表1-6 消化管感染症における症状から推測される原因微生物

症状	推測される原因微生物
上部消化管症状(吐きけ・嘔吐など)	おもに黄色ブドウ球菌やセレウス菌 Bacillus cereus による毒素型食中毒、ノロウイルスなど
下部消化管症状(下痢・腹痛など)	腸炎ビブリオ Vibrio parahaemolyticus、ノロウイルスなど
全身症状(発熱、悪寒戦慄など)のみ、または消化管症状が少ない	チフス菌 Salmonella
下部消化管症状と全身症状(発熱など)	カンピロバクター属、サルモネラ属、赤痢アメーバなど

なる。原因微生物は、これらの症状がどのような組み合わせでみられるかによって、ある程度推測することができる(○ 表1-6)。

また病歴聴取では、**シックコンタクト**(周囲で似たような症状の人がいないか)の聴取が基本であり、さらに次の生活歴・行動歴もポイントとなる。

(1) 鳥刺や牛生レバーなどの1週間以内の生肉・生卵の摂食歴や、焼き肉・バーベキュー(トングの使いまわし):カンピロバクター属・サルモネラ属など
(2) 数日以内の生魚介類の摂食歴:腸炎ビブリオ
(3) 12時間以内の素手で調理したおにぎり・つきたての餅・焼き飯などの摂食歴:黄色ブドウ球菌・セレウス菌などによる毒素型食中毒
(4) 海外旅行歴・男性同性愛者:赤痢アメーバ

●治療● 治療においては、抗菌薬の投与が必要なものと必要ではないものに大別されるが、多くの場合では不要であり、脱水に対する補液などの対症療法が中心となる。抗菌薬を用いない理由としては、サルモネラ腸炎では抗菌薬を投与しても有症状期間が長くなり、合併症もかわらないことや、カンピロバクター腸炎では有症状期間も合併症もかわらないことがあげられる。細菌自体ではなく産生される毒素によって症状をおこす場合についても、細菌を殺しても有症状期間はあまりかわらないとされ、抗菌薬投与の適応にはならない(ただしコレラ菌 Vibrio cholera は除く)。

抗菌薬の投与は、①菌血症や全身症状を伴う場合、②小児の患者、③高齢者の患者、が適応とされる。①にはチフス菌 Salmonella typhi や赤痢アメーバが含まれる。また人工関節や人工弁、ペースメーカーを使用している患者においても、抗菌薬投与が考慮される。

❷ 虫垂炎

●概念● 盲腸の先にある虫垂が、腫脹したリンパ組織やがんなどといったなんらかの原因によって閉塞することによっておきると考えられている。自覚症状としては、腹痛や発熱をみとめ、典型的な例では右下腹部(マックバーニー点)の圧痛や、左側臥位で右下肢をのばした状態で背部に強く引くと、右下

腹部に疼痛を訴える腰筋徴候などをみとめる。

検査● 腹部エコーでは，腫大した虫垂や糞石をみとめる。腹部造影CTでは，同様の所見に加えて，周囲の脂肪織の濃度上昇をみとめる。血液検査では，白血球の上昇や，未成熟で細胞の多核化が進んでいない白血球の増加（核の左方移動）がみとめられるが，場合によってはないこともある。

治療● 虫垂炎の治療の基本は，手術による虫垂切除術である。保存的に加療されることもあるが，再発が多いことや，がんが原因となっている可能性もあるため，外科的治療が望ましい。

❸ 憩室炎

概念● 憩室炎は，腸管の筋層のすきまに落ち込んだ穴（憩室）に便が詰まり，炎症を生じることによっておこる。炎症の場所に一致した疼痛や圧痛が生じる。

検査● 腹部CTによって，憩室周囲の炎症がみとめられる。血液検査では，白血球上昇や核の左方移動をみとめる。

治療● 基本的には，入院したうえで，経静脈的な抗菌薬投与が必要となる。おもな標的はグラム陰性桿菌と横隔膜下の嫌気性菌であり，セファマイシン系抗菌薬や，内服可能であればアモキシシリン・クラブラン酸などが使用される。穿孔をおこして腹膜炎を続発した場合には，開腹手術が行われる。近年では，軽症の憩室炎では抗菌薬の与薬は不要とする意見もある。

❹ 肝膿瘍

概念● 肝膿瘍は，おもに腸管から門脈を通じて細菌が移行することによっておこると考えられている。また，原発性肝細胞がんや転移性肝細胞がんが壊死をおこして感染した場合にも，二次性の膿瘍を形成することがある。原因微生物によって，細菌性肝膿瘍とアメーバ性肝膿瘍に分けられる。

　①**細菌性肝膿瘍**　おもに大腸菌などの腸内のグラム陰性桿菌や嫌気性菌が原因となり，多くは複数菌の混合感染であると考えられている。また，血行性に転移してきた黄色ブドウ球菌やレンサ球菌による肝膿瘍もあり，この場合には単独菌の感染がほとんどである。

　②**アメーバ性肝膿瘍**　原因微生物は赤痢アメーバである。アメーバ性腸炎を合併することもある。海外渡航歴，男性同性愛や男女問わず肛門性交歴などが危険因子となる。

検査● いずれも発熱などを主訴に受診し，腹部エコーや腹部CTなどの画像診断，膿瘍穿刺や血清学的検査などによって診断される。肝逸脱酵素の上昇はないか，あっても軽度で，黄疸やビリルビンの上昇は一般にみとめられない。

治療● ①**細菌性肝膿瘍**　基本的には，膿瘍を針などで穿刺しドレナージによって，できる限り除去しながら，グラム陰性桿菌と嫌気性菌を標的としたアンピシリン・スルバクタム合剤などの抗菌薬を投与する。投与期間には4〜6週間

程度が必要であり，あまり短い投与期間では再発の危険がある。

②**アメーバ性肝膿瘍** メトロニダゾールなどの抗アメーバ薬の投与によってのみ治療可能とされる。ドレナージは一般に不要とされる。再発予防のためには，メトロニダゾールに加えて腸管内の囊子を殺すパロモマイシンの投与が必要である。

5 医療機関でよくみられる下痢症

概念 下痢症の原因には，感染症によるものとそうでないものがある。感染症によるもので，とくに医療機関でよくみられるのが，偽膜性腸炎やノロウイルスによる腸炎である。小児ではロタウイルス感染症も多く，とくに冬場はノロウイルス感染症との区別が困難な場合もある。

クロストリジウム-ディフィシル感染症 Clostridium difficile infection（CDI）は，クロストリジウム-ディフィシルという細菌がつくる毒素が原因となる下痢症である。抗菌薬投与やほかの患者からの接触感染により発症することが多いので，病院内で多くみられる。

ノロウイルスは，下痢の原因として最もよく見られるウイルスである。非常に感染性が強く，患者との接触やノロウイルスを含む食物・水の摂取によって発症する。摂食による感染としては生ガキが有名であるが，その他の食べ物でも感染する。とくに冬場に多い。

ロタウイルスは，小児の下痢症の原因として有名で，白色水様下痢便をおこすことでよく知られている。

症状 いずれも急性発症の下痢と嘔吐が主となる。発熱を伴うことも多い。ノロウイルス感染症では潜伏期間が短く，症状が比較的軽く，数日でよくなるのが特徴である。これに対してロタウイルス感染症では，発熱を伴ったり症状が持続しやすいのが特徴である。

診断 冬場に周囲に同症状の患者がおり，急性発症の下痢と嘔吐があれば，臨床的にノロウイルス感染症を疑う。そのほかに，免疫学的・遺伝子的検査方法がある。2012年4月より，3歳未満および65歳以上のがんや免疫不全の基礎疾患を有する患者については免疫学的検査が保険適用となった。

ロタウイルス感染症については，便の免疫学的検査で診断することが多い。CDI は，抗菌薬使用歴のある患者の下痢症で臨床的に判断することもあるが，便の毒素を調べる検査で診断することが多い。

治療 下痢症で最も恐ろしいのは脱水である。脱水を回避することが重要であり，輸液が治療のポイントになる。ただし，経口内服が可能であれば，必ずしも点滴は必要ない。経口での補液は塩分と糖分の入った経口補水液（ORS）とよばれるものを用いることも可能である。ノロウイルスやロタウイルスそのものに対する治療薬は，存在しない。

ロタウイルス腸炎にはワクチンが存在し，多くの国で小児定期予防接種に

組み込まれている。わが国では任意接種となっている。

CDI の治療は、補液をしつつ、原因となっている抗菌薬が使用されていれば中止するのが望ましい。また並行して、経口のメトロニダゾールやバンコマイシン、内服不能例では静注メトロニダゾールなどを用いる。また、再発を繰り返す症例ではバンコマイシンパルス漸減療法や、フィダキソマイシンを使用する。

6 中枢神経感染症

中枢神経は、硬膜や髄膜などの膜に包まれて保護されており、本来無菌的な部位である。中枢神経に感染症がおこると、生命予後に大きくかかわる重篤な症状をおこすことが多い。症状としては、発熱や頭痛といったほかの疾患と区別がむずかしいものから、意識障害や局在徴候(巣症状)などが出現することもある。

1 髄膜炎

概念 髄膜炎は、中枢神経感染症のなかでも頻度が高い疾患である。原因微生物により、細菌性髄膜炎とウイルス性髄膜炎、真菌性髄膜炎などに分類される。細菌性髄膜炎のうち、結核菌によるものをとくに結核性髄膜炎という。細菌では、肺炎球菌とインフルエンザ菌、リステリア属、B 群レンサ球菌などが多く、ウイルスでは、ヘルペスウイルスやムンプスウイルス、エコーウイルスなどが多い。真菌ではクリプトコッカス属が多い。脳室-腹腔シャントの存在や開頭手術後に髄液漏がある場合などでは、腸内細菌、表皮ブドウ球菌、黄色ブドウ球菌などが原因となることもある。

おもな症状は発熱や意識障害、頭痛であり、このような症状を呈した場合には髄膜炎を疑う。また特徴的な症状として、頭痛や羞明[1]、嘔吐などの自覚症状のほか、項部硬直、ケルニッヒ徴候[2]およびブルジンスキー徴候[3]などがある。これらを**髄膜刺激症状**とよび、これらの症状を呈する場合、髄膜炎を疑う。

診断 診断は、臨床症状から疑い、疑った時点でただちに髄液検査を行う。髄液中の細胞数増加、病原微生物の髄液からの証明などで診断される。

培養検査のほかには、グラム染色(一般細菌)・抗酸菌染色(結核)・墨汁染色(クリプトコッカス属)などの検体から直接病原体を見つける検査や、抗原検査(クリプトコッカス属)、遺伝子増幅法(PCR 法)によるウイルス遺伝子の検出(ヘルペスウイルス)などが診断の補助として用いられる。

---

1) 通常の光を異常にまぶしく感じる状態。
2) 患者の大腿をのばしたまま股関節を屈曲させると膝関節が屈曲する現象。
3) 仰臥で首を屈曲させると膝関節・股関節が屈曲する現象。

治療 治療では，年齢や免疫状態，基礎疾患の有無などによって原因となる微生物がかわる。髄膜炎，とくに細菌やウイルス，真菌による髄膜炎は，治療が遅れると予後は悪化する。髄膜炎を疑った場合は，培養結果と検査結果による確定診断を待つ前に，即座に治療を開始すべきである。細菌性髄膜炎である頻度が高く，これが疑われる場合には，すみやかに推定される原因微生物を治療対象として抗菌薬を投与する。

とくに肺炎球菌髄膜炎においては，抗菌薬に先行して副腎皮質ステロイド薬を投与した場合，投与しない場合に比べて髄膜炎治療の予後がよいとされており，近年では髄膜炎の治療前に先行して副腎皮質ステロイド薬（デキサメタゾン）を投与することが多い。

真菌性髄膜炎では，クリプトコッカスが原因となることが多い。治療にはアムホテリシン B やフルコナゾールなどの抗真菌薬を用いる。治療期間は数か月から数年におよぶこともある。ヒト免疫不全ウイルス（HIV）感染症を基礎疾患にもつ患者に髄膜炎が疑われる場合には，クリプトコッカス髄膜炎の可能性を必ず考える必要がある。

結核性髄膜炎の経過は，比較的ゆるやかに進行する。培養検査に数週間を要し，結核菌の診断がむずかしいこと，治療が長期間に及ぶことなどが，治療をむずかしくしている。HIV 感染症患者や結核流行地域では，必ず結核性髄膜炎の可能性を検討すべきである。

2 脳炎

概念 髄膜炎は髄膜の炎症が主体であるのに対し，脳炎は脳実質主体の炎症である。そのため，意識障害や性格変化，異常行動などの高次機能障害が出現しやすい。

原因としてはウイルス性脳炎が最も多く，ヘルペス脳炎が高頻度にみられる。日本脳炎や西ナイル熱のような，カ（蚊）によって媒介されるウイルスによる脳炎もあるが，頻度としてはまれである。自由生活性アメーバなどによるものもまれにみられる。

診断 ウイルス性脳炎の場合には診断が困難である。発熱や頭痛，意識障害などの臨床症状から疑い，髄液検査で髄膜炎を否定する。MRI などの画像検査で所見をみとめることで診断することもある。直接病原体を証明することはむずかしい。ウイルスを遺伝子増幅法などで検出することが可能な場合もある。

治療 抗ウイルス薬のアシクロビルは，ヘルペス脳炎に対して効果がある。発熱や意識障害をきたした患者で脳炎を疑われる場合，検査結果が判明するまでアシクロビルを投与することが多い。

その他の脳炎の場合に有効な治療薬は存在せず，痙攣がおこった場合の抗痙攣薬などの対症療法を行うことが多い。

③ 脳膿瘍

概念 脳膿瘍とは，起炎菌の侵入によって脳実質内に膿瘍が形成された状態である。一般的には血行性に感染することが多く，黄色ブドウ球菌や腸内細菌，レンサ球菌などによるものが多い。

診断 CT や MRI などで膿瘍をみとめることによって行う。

治療 膿瘍一般の治療として，外科的なドレナージが必要になる場合が多い。脳膿瘍の場合も同様であり，つねにドレナージの可能性を考慮する。手術がむずかしい部位や膿瘍のサイズが小さい場合には，抗菌薬のみで治療する。

7 尿路感染症

尿は左右の腎臓においてつくられ，尿管を通って膀胱に達し，尿道から排出される。尿路感染症とは，これらの尿を排出する経路に感染症をおこしたものである。

ここでは，複雑性尿路感染症と無症候性細菌尿について述べる。腎盂腎炎・膀胱炎については「腎・泌尿器疾患患者の看護」(➡63 ページ，66 ページ)を参照されたい。

① 複雑性尿路感染症

概念 尿路の解剖学的な問題（尿道カテーテルの存在，尿管結石や前立腺肥大など）や，基礎疾患（糖尿病・腎不全など）に関係する尿路感染症で，耐性菌の問題をもつ。

診断 尿検査による尿中白血球，細菌尿，臨床症状全体から診断される。無症候性細菌尿や無症候性膿尿との区別はむずかしい。尿のグラム染色の結果，グラム陰性桿菌が多数存在したり，グラム陽性球菌のみが多数存在するなどといった所見とあわせた，総合的な判断が必要となる。

おもにグラム陰性桿菌が原因となるが，腐性ブドウ球菌や腸球菌などのグラム陽性球菌もまれに原因菌となることがある。

治療 近年では，カテーテル関連の黄色ブドウ球菌の細菌尿は菌血症(➡317 ページ)の原因となりうるので，黄色ブドウ球菌についても治療すべきではとの意見がある。

基本的には，その病院施設の抗菌薬の感受性表（アンチバイオグラム）を見ながら，おもにグラム陰性桿菌に効果のある抗菌薬を選ぶこととなる。したがって尿のグラム染色の所見は経験的治療において非常に重要である。

たとえば，尿中からグラム陽性球菌がみとめられ，患者の状態が非常にわるければ，ペニシリン系抗菌薬の効果がなく，バンコマイシンしか効果のない腸球菌である場合も考慮して，バンコマイシンの投与を開始することもありうる。

❷ 無症候性細菌尿

概念　臨床症状はないが，細菌尿をみとめる状態である。原則的には治療の対象とはならないが，①妊婦，②経尿道的泌尿器科手術の術前，③先天性尿路奇形の場合は，治療の対象となる。妊婦における無症候性細菌尿を治療するのは，放置すると高率に腎盂腎炎に進展するためである。

診断　妊婦においては，妊娠初期に尿培養を施行して，無症候性細菌尿を確認すべきとされる。

治療　妊婦の場合は胎児への影響があるため，ペニシリン系やセフェム系抗菌薬が使用される。ST合剤は，とくに妊娠末期では使用できない。

8 性感染症

性感染症 sexually transmitted disease/infection（STD/STI）とは，性行為に関連する感染症をさす。感染経路が同じであるため，1種類のみの病原体に感染していることは少なく，ほかの性感染症を合併していることが多い。1つの性感染症を診断した場合，ほかの性感染症の検索を行うことが大切である。また，再発防止のためにはパートナーを同時に治療することも重要である。

A型肝炎は糞口感染という感染経路があるため，性行為関連感染症でもある。B型肝炎も性交渉に関連して感染することがある。そのほか，HIV感染症（◯328ページ）も，STD/STIとして重要な感染症である。

❶ 尿道炎

概念　クラミジア-トラコマチスや淋菌によりおこる。排尿時の灼熱感や頻尿，排尿困難を訴える。男性では尿道からの膿性分泌物が目だつが，女性では比較的軽症で無症状のこともある。

診断　尿道分泌物のグラム染色が有効である。グラム陰性双球菌が見られれば，淋菌性尿道炎の可能性が高い。白血球が見えても細菌が見えない場合は，クラミジア-トラコマチスによる尿道炎を考える。最近では，尿道検体あるいは尿のDNAプローブ検査が用いられる。

治療　淋菌に対しては，第3世代のセフェム系抗菌薬（セフトリアキソン）が用いられる。クラミジア-トラコマチスに対してはマクロライド系・テトラサイクリン系・フルオロキノロン系抗菌薬が用いられる。合併率は高く，両者の治療を同時に行うことが多い。

❷ 骨盤内炎症性疾患（PID）

概念　子宮頸部の微生物が，子宮内膜，卵管，卵巣および周囲の骨盤内構造物に広がることによりおこる。原因菌として多いのは，淋菌とクラミジア-トラコマチスである。腸内細菌や嫌気性菌が関与することもある。

月経の7日以内に発症することが多い。複数の性交渉の相手がいたり，PIDの既往があるものが高リスクである。コンドームの使用は予防的にはたらく。

下腹部痛が最も多い訴えである。発熱や性器出血，腟分泌物の増加などを伴う。炎症が肝周囲におよぶこともあり，この場合は右上腹部痛を呈することがある（フィッツ-ヒュー-カーチス症候群）。

診断● 異所性妊娠の可能性を除外するために，妊娠検査を行う必要がある。両側下腹部の圧痛や内診での子宮頸部移動痛，膿性頸管分泌物は有力な所見である。また，淋菌とクラミジア-トラコマチスの検査は必須である。

治療● 淋菌やクラミジア-トラコマチス，腸内細菌に対応できるように選択した抗菌薬を14日間投与する。卵管・卵巣膿瘍を合併した場合には，腹腔鏡や開腹術が行われることもある。

実際には診断がむずかしいことも多く，後遺症として不妊や慢性骨盤痛，異所性妊娠があるため，性活動のある若年者では治療の閾値を下げる必要もある。

③ 陰部潰瘍

概念● 陰部潰瘍は，陰部ヘルペス（単純ヘルペスウイルス2型）によるものが多い。梅毒，軟性下疳（ヘモフィルス・デュクレイ〔軟性下疳菌〕）によることもある。非感染症であるベーチェット病においてもみられる。症状としては，潰瘍による疼痛や鼠径リンパ節の腫脹がみられる。

診断● 診断のための検査は感度が低かったり，結果が出るまで時間がかかったりするため，診断は臨床的に行うことが多い。梅毒やHIV感染症の検査を行う必要がある。

治療● 単純ヘルペスウイルスに対しては，アシクロビルまたはバラシクロビルで治療する。第1期梅毒に対しては，ペニシリン系抗菌薬が第一選択薬である。

④ 梅毒

概念● 梅毒トレポネーマによるものである。性交渉や経胎盤的に伝播し，胎盤を通過することで先天性感染をおこす。梅毒の有症状期は3つに分かれる。潜伏性をあわせれば4つとなる。

①**第1期梅毒** 梅毒トレポネーマは皮膚を通じて侵入し，皮下で増殖する。感染のあと約3週間で皮膚潰瘍や無痛性下疳を生じる。

②**第2期梅毒** 梅毒トレポネーマがリンパ系や血流へ侵入し，身体中へ広がる。通常，曝露から2～8週間で症状がおこり始める。ピンク～赤色の斑状，斑丘疹状もしくは膿疱性皮疹が体幹から始まり，四肢・手掌・足底へ広がる。全身性のリンパ節腫脹，とくに上腕内側上顆リンパ節の腫大を伴う。脳底部髄膜炎や前部ぶどう膜炎，糸球体腎炎，肝炎，滑膜炎，骨膜炎も引き

おこされる。

③潜伏性梅毒 免疫により播種がコントロールされたあと,梅毒トレポネーマが症状をおこさずに体内にとどまることがある。初感染から1年以上,しばしば20〜30年以上無症状の期間が続く。

④第3期または晩期梅毒 無治療の梅毒患者のうち約40%で,晩期梅毒を発症する。神経梅毒(動脈炎による若年性の脳梗塞・進行麻痺・脊髄癆),心血管梅毒(大動脈弁逆流症・うっ血性心不全・大動脈の嚢状動脈瘤),ゴム腫(皮膚・骨・粘膜)をおこす。

●診断 第1期および第2期梅毒では,皮膚搔爬物の暗視野顕微鏡法によって病原体を観察することができる。血清学的診断が中心となる。血清学的検査には,梅毒の活動性の指標となる非トレポネーマ検査と,過去に梅毒に曝露されたかどうかを示す特異的トレポネーマ検査がある。

●治療 すべての病期において,ペニシリン系抗菌薬が第一選択薬である。

5 尖圭コンジローマ

●概念 尖圭コンジローマは,ヒトパピローマウイルス(HPV)によるものである。外陰部に,紅色から褐色で1mm未満〜数mmのいぼ状の丘疹がみられる。自覚症状はほとんどないが,大きさや部位により痛みやかゆみを伴うことがある。男性では陰茎に,女性では大小陰唇に好発する。肛門性交による肛門周囲の病変もみられることがある。

●治療 液体窒素療法やレーザー手術などが有効である。子宮頸部への感染は子宮頸がんのリスクになる。HPV6型・11型に対するワクチン接種が予防に有効である。

9 HIV感染症と日和見感染症

1 HIV感染症

●概念 後天性免疫不全症候群 acquired immunodeficiency syndrome(AIDS,エイズ)は,ヒト免疫不全ウイルス(HIV)によっておこる疾患である。HIVに感染すると,数年間の潜伏期間を経てエイズを発症する。HIV感染があり,エイズ指標疾患を発症した時点で「エイズ発症」と診断される(◯表1-7)。

エイズ患者は,1981年にアメリカではじめて報告された。最初の症例が男性同性愛者であったことから,男性同性愛者特有の奇病といわれ,偏見と差別が生じた。その後,血友病,麻薬静注者,男女間の性的接触者にも感染が拡大していった。わが国でも1985年にエイズ患者がはじめて報告された。

また,アメリカでつくられた非加熱凝固因子製剤によって,血友病患者のHIV感染は全世界に広まった。わが国でも加熱製剤の導入が遅れて血友病患者に感染がおこり,いわゆる薬害エイズとして大きな問題になった。

表 1-7　エイズ指標疾患

A. 真菌症
1) カンジダ症（食道・気管・気管支・肺）
2) クリプトコッカス症（肺以外）
3) コクシジオイデス症
   ①全身に播種したもの，②肺・頸部・肺門リンパ節以外の部位におこったもの
4) ヒストプラズマ症
   ①全身に播種したもの，②肺・頸部・肺門リンパ節以外の部位におこったもの
5) ニューモシスチス肺炎

B. 原虫症
6) トキソプラズマ脳症（生後 1 か月以降）
7) クリプトスポリジウム症（1 か月以上続く下痢を伴ったもの）
8) イソスポラ症（1 か月以上続く下痢を伴ったもの）

C. 細菌感染症
9) 化膿性細菌感染症（13 歳未満で，ヘモフィルスやレンサ球菌などの化膿性細菌により以下のいずれかが 2 年以内に，2 つ以上多発あるいは繰り返しておこったもの）
   ①敗血症，②肺炎，③髄膜炎，④骨関節炎，中耳・皮膚粘膜以外の部位や深在臓器の膿瘍
10) サルモネラ菌血症（再発を繰り返すもので，チフス菌によるものを除く）
11) 活動性結核*（肺結核または肺外結核）
12) 非結核性抗酸菌症
   ①全身に播種したもの，②肺・皮膚・頸部・肺門リンパ節以外の部位におこったもの

D. ウイルス感染症
13) サイトメガロウイルス感染症（生後 1 か月以降で，肝・脾・リンパ節以外）
14) 単純ヘルペスウイルス感染症
   ①1 か月以上持続する粘膜，皮膚の潰瘍を呈するもの，②生後 1 か月以降で気管支炎・肺炎・食道炎を併発するもの
15) 進行性多巣性白質脳症

E. 腫瘍
16) カポジ肉腫
17) 原発性脳リンパ腫
18) 非ホジキンリンパ腫
   LSG 分類により①大細胞型・免疫芽球型，② Burkitt 型
19) 浸潤性子宮頸がん*

F. その他
20) 反復性肺炎
21) リンパ性間質性肺炎・肺リンパ過形成：LIP/PLH complex（13 歳未満）
22) HIV 脳症（認知症または亜急性脳炎）
23) HIV 消耗性症候群（全身衰弱またはスリム病）

*C11 の活動性結核のうち肺結核，および E19 の浸潤性子宮頸がんについては，HIV による免疫不全を示唆する症状または所見がみられる場合に限る。

（厚生労働省エイズ動向委員会，2007 による，一部改変）

　1996 年ごろから，複数の抗 HIV 薬を組み合わせた多剤併用療法（HAART）が開発され，先進国ではエイズ患者の死亡率が減少してきている。
　エイズ動向委員会の報告によると 2021 年の新規 HIV 感染者の報告は 742 件であった。感染経路としては，異性間の性的接触が 91 件（12.3％），同性間の性的接触が 531 件（71.6％）と，性的接触によるもので 622 件（84.0％）を占めた。わが国では，エイズ発病後にはじめて HIV 感染が判明する例（いわゆる

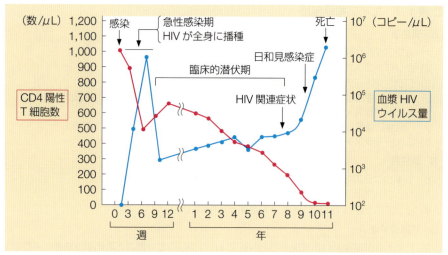

◯ 図 1-3　HIV 感染症による病態および T 細胞数・ウイルス量の変化

いきなりエイズ）がまだ多いというのが現状である。

症状　症状は，①急性感染期，②無症候期，③エイズ発症，によって異なる（◯図 1-3）。

　①**急性感染期**　通常 2〜6 週間の潜伏期のあとに，発熱やリンパ節腫脹，咽頭炎などの感冒や伝染性単核球症様の症状を呈することが多い。吐きけや食欲不振，下痢などの消化器症状もよくみられる。ほかにも皮疹や無菌性髄膜炎などがおこりうる。

　これらの症状は約 2 週間で軽快することが多い。症状が非特異的なため，疑わなければ見逃されてしまう。

　②**無症候期**　急性感染期のあと，数年間は無症状の時期が続く。HIV は免疫系の司令塔である CD4 陽性 T 細胞に感染し，免疫系を破壊していく。この間は無症状のことが多いが，CD4 陽性 T 細胞の減少による細胞性免疫の低下とともに，口腔内カンジダ症や帯状疱疹などを繰り返すことがある。徐々に CD4 陽性 T 細胞は減少していき，エイズ発症へと向かっていく。

　この時期は手術前のスクリーニング採血で偶然見つかったり，性感染症の診断をした際に，ほかの合併がないか検索した結果，見つかることが多い。

　③**エイズ発症**　HIV により CD4 陽性 T 細胞が低下していくと，エイズ指標疾患にあるような，いわゆる日和見感染症を発症するようになる。おもな日和見感染症については後述する。

診断　血清中の HIV 抗体を検出することで診断する。この抗体は感染後数週間してから出現する。急性感染期においては，感染して症状は出ているが，抗体が検出されない時期がある。このため，急性感染を疑っている場合は，抗体陰性では除外することはできず，ウイルス RNA の遺伝子増幅法による検査を行う必要がある。

表1-8 免疫再構築症候群の診断基準

1) HIV陽性
2) 抗ウイルス薬治療を実施
   - 治療前よりHIV-1 RNA量が低下
   - 治療前よりCD4陽性細胞が増加
3) 炎症反応に矛盾しない臨床症状
4) 臨床経過が以下で説明できない
   - すでに診断されている日和見感染症の予想される経過
   - 新しく診断された日和見感染症の予想される経過
   - 薬剤の副作用

(S. A. Shelburne et al. : Immune reconstitution inflammatory syndrome : more answers, more questions. Journal of Antimicrobial Chemotherapy, 57 : 167-170, 2006. による)

近年のHIV抗体検査の感度・特異度は,ともに99%以上とかなり高くなっているが,有病率の低い患者群でスクリーニング検査を行うと,偽陽性がおこることは少なくない。このため,リスクの低い患者では「抗体検査陽性＝HIV感染」と早とちりしないことが大切である。抗体検査が陽性になった場合は,イムノクロマトグラフィー法および遺伝子増幅法などで確認する必要がある。

エイズの発症や進行速度を予測するには,CD4陽性T細胞とウイルス価が役にたつ。CD4陽性T細胞が200を切ると日和見感染症発症のリスクが高くなり,ウイルス価が高ければ高いほどHIV感染症の進行が速い。

● 治療 ● 以前はCD4陽性T細胞数と日和見感染症の有無によって治療適応が決定されていた。しかし最近では,CD4陽性T細胞数にかかわらず,すべてのHIV感染者に多剤併用療法（ART[1]）による治療開始が推奨されるようになっている。ARTでは,最低3剤の抗ウイルス薬を組み合わせて投与する。

免疫不全が進行すると,CD4陽性T細胞数が非常に低い状態となる。この状態でARTを開始すると,数か月以内に,治療中の日和見感染症が悪化したり,潜在していた日和見感染症が発症したりすることがある。これは**免疫再構築症候群** immune reconstitution inflammatory syndrome (IRIS)とよばれる（表1-8）。IRISは,ARTによるCD4陽性T細胞数の改善に伴って,体内の病原体に対する免疫応答が過剰になるためおこると考えられている。

治療開始にあたっては,患者が治療の効果と副作用,そして内服の重要性について十分に理解していることが大切である。これは,薬剤を月に数回飲み忘れただけでも耐性を獲得してしまう可能性があるためである。また治療の継続にあたっては,患者が治療方針の決定に参加し,みずからの決定に従って服用し,それを続けていくというアドヒアランスの姿勢を維持することが大切である。CD4陽性T細胞数が低下している間は,日和見感染症の

---

1) かつてはHAARTとよばれていたが,近年ではARTとよぶことが多い。

予防薬も投与する。

❷ 日和見感染症

①**ニューモシスチス肺炎** 以前はカリニ肺炎とよばれていたが、病原体の名前がかわったため、現在はニューモシスチス肺炎（PCP）とよばれる。CD4陽性T細胞数が200/μLを切ると発症しやすくなる。乾性咳嗽や呼吸困難で始まり、発熱や体重減少、倦怠感を伴う。体動時の息切れが特徴的である。

HIV感染者におけるPCPは、非HIV患者のPCPよりも緩徐に進行する傾向がある。胸部X線において、典型的には両側びまん性の間質陰影を呈するが、HIV感染者では正常なこともある。乳酸脱水素酵素（LDH）やβ-D-グルカンの上昇は補助診断になる。

確定診断は、気管支肺胞洗浄液や誘発喀痰におけるニューモシスチス-イロヴェチー菌体の証明によってなされる。治療においては、ST合剤が第一選択である。そのほか、ペンタミジンやアトバコン・プログアニルも用いられる。低酸素血症を伴う場合は副腎皮質ステロイド薬を併用する。

CD4陽性T細胞が200/μL未満の場合の一次予防および、治療終了後の再発予防（二次予防）のためには、ST合剤などが用いられる。ただし、HIV感染者ではST合剤の副作用に皮疹がでやすいので注意が必要である。

②**結核** 免疫が正常な非HIV感染者では、結核菌に感染しても発病するのは生涯に10%程度である。一方、HIV感染者では年間で7～10%の発症のリスクがあるといわれている。また、HIV感染者では、症状も非典型的なものがあらわれやすい。

ツベルクリン反応が陽性であったり、活動性肺結核患者との接触があれば、HIV感染者では一次予防としてイソニアジドを投与する。

③**カンジダ症** 最もよくみられる日和見感染症である。通常、口腔カンジダ症では、白色斑を容易にはがせるのが特徴である。しばしば口腔カンジダ症は食道カンジダ症を伴い、嚥下困難や胸痛の原因になる。フルコナゾールなどで治療する。

④**トキソプラズマ脳症** トキソプラズマは、多くの哺乳類にみられる原虫である。ネコの糞便中のオーシスト（卵囊子）の経口摂取により、ヒトに感染する。健康成人においては多くは不顕性感染である。HIVにより免疫が低下してくるとトキソプラズマが再活性化し、トキソプラズマ脳症をおこす。CD4数が200/μL未満でおこりやすい。

片麻痺や、痙攣、頭痛、発熱、錯乱などがおもな症状である。トキソプラズマIgG抗体が陽性であるのが通常である。頭部造影CTやMRIで典型的な画像があり、抗体が陽性であれば治療を行う。スルファジアジン、ピリメタミン、ホリナートにより治療する。

一次予防としては、トキソプラズマIgG抗体陽性かつCD4陽性T細胞数

100/μL 未満の場合に ST 合剤投与を行う。治療終了後は，再発予防(二次予防)としてスルファジアジンとピリメタミンで予防する。

⑤クリプトコッカス髄膜炎　HIV 感染者の髄膜炎の原因として最も多い。症状は頭痛や発熱が多い。髄液の墨汁染色や抗原検査で診断する。

治療は，アムホテリシン B やフルコナゾールで行う。治療終了後はフルコナゾールで二次予防を行う。

⑥サイトメガロウイルス網膜炎　CD4 陽性 T 細胞数 50/μL 未満でおこりやすい。亜急性の飛蚊症，視野欠損，視力障害が自覚症状である。眼底検査により診断できる。無治療であれば網膜剥離や失明がおこる。治療はガンシクロビルで行う。

10　悪性腫瘍・幹細胞移植・固形臓器移植に伴う感染症

悪性腫瘍の患者は，それ自体による免疫機能低下に加え，抗がん薬などを用いた治療を行うことによって免疫抑制状態となり，易感染性の状態にさらされることになる。また，固形臓器移植においても，術後合併症に加えて免疫抑制薬の投与による易感染状態となる。

ここでは，抗がん薬治療や幹細胞移植，固形臓器移植によって免疫抑制状態にある場合の感染症について述べる。

①抗がん薬治療に伴う感染症　抗がん薬による免疫抑制状態は，当然ながら易感染性につながる。具体的には，好中球減少による免疫の低下と，同時に併用する副腎皮質ステロイド薬などによる細胞性免疫の低下の両方が出現する。

また，好中球減少によって，細菌感染や真菌感染の危険性が高くなる。細菌ではグラム陽性球菌に加えてグラム陰性桿菌，とくに致死率が高く迅速な治療が要求される緑膿菌感染が問題となる。したがって，好中球が化学療法で減少，または幹細胞移植後でまだ立ち上がってきていない状態で発熱があった場合(好中球減少時の発熱)は，感染巣がわからなければ緑膿菌に対応する抗菌薬を開始することが必須である。この際には，その施設ごとの緑膿菌の感受性表(アンチバイオグラム)を念頭において，抗菌薬を選ぶ必要がある。たとえば，セフタジジム耐性の緑膿菌が大半の施設の場合，この時点ではセフタジジムを使用できない。

②幹細胞移植に伴う感染症　抗がん薬治療のなかでもとくに極限状態の免疫抑制状態にさらされるのは，超大量化学療法併用同種幹細胞移植である。移植する幹細胞の種類によって，骨髄移植，末梢血幹細胞移植，そして臍帯血移植があり，いずれにおいても生着するまでは高度な免疫不全の状態にさらされる。

幹細胞が生着した場合，移植後 1〜3 か月は好中球が増えてくる時期である。また，幹細胞を生着させるために免疫抑制薬を投与することもあり，細

胞性免疫不全が前面に出てくる。水痘-帯状疱疹ウイルス，B型肝炎ウイルス，エプスタイン-バーウイルス(EBV)などの再活性化や，アスペルギルス肺炎などが問題となってくる。

同時に**移植片対宿主病** graft-versus-host disease(**GVHD**)が問題となってくる。症状としては皮膚症状と下痢に加え，肝障害や胆道障害などが生じ，これらはいずれも感染症によっておこる。

幹細胞が生着しない場合は，高度の免疫抑制状態が持続することになる。生着した場合でも，幹細胞移植後では永続的に免疫機能が低下した状態(機能的な無脾状態)にあると考えられている。肺炎球菌やインフルエンザ菌への感染の危険性が高いとされており，生涯にわたり注意が必要である。

③**固形臓器移植に伴う感染症**　脳死移植が一般的でないわが国では，固形臓器移植のほとんどが腎移植で，ついで肝移植，ごく少ない症例で心移植，肺移植，膵島移植などが行われている。幹細胞移植とのおもな違いは，造血能が保たれていて一般的に好中球減少がないこと，手術という過程を経ることから術後合併症の危険性があることの2点である。一方，生着に向けた免疫抑制薬の投与は，幹細胞移植と同様に高度な細胞性免疫不全をもたらし，各種のウイルス感染症が問題となる。

移植後約1か月までは，創部感染症に加えて，腎移植なら尿路感染症，肝移植なら胆管炎，肺移植なら肺炎といったように，移植した臓器に対応した感染症が問題となる。

移植後1か月から半年程度までは，臓器が生着してくるとともに，免疫抑制薬による細胞性免疫不全が非常に高度になってくる時期である。また，臓器に対するGVHDがとくに問題となる時期でもある。GVHDが強い場合は，免疫抑制薬の増量も考慮しなければならず，移植臓器の生検が必要となる。

それ以降においても，免疫抑制薬を生涯内服しつづける必要があることから，ニューモシスチス肺炎予防としてST合剤を内服することが多い。

11 その他のウイルス感染症

1 麻疹(はしか)

概念・症状　麻疹ウイルスによるもので，空気感染し，感染力が強い。

①**前駆期(カタル期)**　感染後10日前後(7〜18日間)の潜伏期間を経て発症する。発熱・倦怠感・食欲不振のあとに，結膜炎・鼻汁・咳が続く。発疹出現の1〜2日前に頰粘膜の臼歯対面に，コプリック斑とよばれる1〜3mmの白色小斑点が出現することがある。

②**発疹期**　前駆期(カタル期)の発熱がいったん解熱した約半日後に，再度の高熱(二峰性発熱)とともに発疹が出現する。顔面から始まり，しだいに頸部・体幹部・四肢へと広がっていく。発疹は鮮紅色でやや隆起し，癒合傾向

を示す。

　③**回復期**　発疹出現の2・3日後に解熱し、回復期に入る。発疹は退色し、色素沈着がしばらく残る。発疹が出現したのち4日目までは感染力を有する。

　④**合併症**　肺炎や中耳炎、クループ症候群、心筋炎、脳炎などがある。とくに肺炎と脳炎は、重篤化して死亡にいたることも多いため、注意が必要である。

検査●　血液・咽頭ぬぐい液・尿からの遺伝子増幅法によるウイルスDNAの検出や、ウイルス分離によって麻疹ウイルスを確認する。また、典型的な症状とあわせた麻疹特異的IgM抗体の上昇も診断の材料となる。

治療●　特異的な治療はなく、対症療法が中心になる。ワクチンによる予防が重要であるが、免疫をもたない者が曝露された場合には、曝露後72時間以内に麻疹ワクチンを接種する。麻疹ワクチンが禁忌または高リスクの者(1歳未満・妊婦・免疫不全者)が曝露された場合、免疫グロブリンを投与することがある。

❷ 風疹

症状●　風疹ウイルスの感染によるもので2～3週間の潜伏期間のあとに、発熱や発疹、リンパ節腫脹(後頸部・耳介後部・後頭部)を生じる。皮疹は癒合傾向のない点状の紅斑になる。麻疹の前駆期(カタル期)と同様の症状も呈するが、麻疹よりは軽い。

　小児では感染しても症状が出ず、不顕性感染で終わることもあるが、成人では症状が出やすく、小児よりも長引く傾向にある。また、一過性の関節痛や関節炎を呈することがある。

　合併症には脳炎や血小板減少性紫斑病がある。また、妊娠前期の妊婦が初感染すると、高率に胎児に先天性風疹症候群を生じる。

診断●　ウィルス分離が基本であるが、通常は行われず、血清抗体検査により診断する。

治療●　特異的な治療はなく、対症療法が中心になる。ワクチンによる予防が重要である。わが国では、妊娠が判明してから風疹抗体を有するかどうか調べることが多いが、妊婦に対して生ワクチンである風疹ワクチンは禁忌である。そのため、必ず妊娠前に予防接種を受けておく必要がある。

❸ 水痘

　水痘-帯状疱疹ウイルスによるもので、空気感染し、感染力が強い。

症状●　2週間前後(10～21日間)の潜伏期間のあと、発熱や倦怠感、咽頭痛、食欲不振を生じ、24時間以内に全身性の発疹を呈する。発疹はかゆみを伴い、紅斑・丘疹から短時間で水疱になり、やがて痂皮化していく。発疹は頭皮から始まり、体幹・四肢へと広がる。成人では重症化することも多く、肺炎や

脳炎をおこすことがある。

診断● 通常は臨床的に診断される。確認のために，水疱内容からのウィルス分離や遺伝子増幅法，蛍光抗体法による検査もある。また，血清抗体検査でも診断される。

治療● 免疫不全者が感染した場合や，肺炎・脳炎といった合併症を生じた場合には，アシクロビルやバラシクロビルを投与する。成人では重症化しやすいため，ワクチンによる予防が重要である。解熱薬としては，アセトアミノフェンが用いられる。非ステロイド性抗炎症薬はライ症候群の危険因子となるため禁忌である。

12 真菌感染症

真菌は，形態学的に酵母様真菌と糸状菌に分類される。酵母様真菌には，カンジダ属，クリプトコッカス属などがあり，糸状菌で代表的なものはアスペルギルス属である。真菌感染症としては，この3つが重要である。

真菌の種類により，どこの臓器に感染をおこしやすいかが異なる。真菌感染症ごとにおこしやすい病態の理解が必要である。

真菌感染症が健康な成人におきる可能性は低く，HIV感染症・AIDSなどの免疫不全疾患や，副腎皮質ステロイド薬や免疫抑制薬の投与中，高齢者，糖尿病，担がん患者[1]などで免疫が低下していることより，感染と発症のリスクが高まる。

1 カンジダ症

概念● カンジダ属による感染症は，臨床現場で最も多くみられる。なかでもカンジダ-アルビカンスが最多である。カンジダ属は口腔や消化管，陰部などに常在している真菌であるが，さまざまな宿主の因子により異常増殖し，感染することが多い。

症状● 感染部位としてはカンジダ属に共通で，粘膜感染（口腔カンジダ症・食道カンジダ症・腟カンジダ症），血流感染（カンジダ菌血症）が多い。まれに致命的な疾患として，心内膜炎をおこすことがある。

治療● 治療においては，アゾール系の抗真菌薬であるフルコナゾールが多くのカンジダ属の真菌に効果的である。カンジダ属の真菌のなかにはフルコナゾールに耐性をもつ種もあり，その場合にはミカファンギンナトリウムやアムホテリシンBといった別系統の抗真菌薬が用いられる。

2 アスペルギルス症

概念● アスペルギルス属の真菌はカンジダ属の真菌と違い，胞子として空中を

---

[1] がんにより，さまざまな悪影響を受けて病的状態に陥り，しだいに悪化した状態の患者。

漂っていて，これを吸入することで発症する。つまり，空気感染する病原体である。ただし，環境中に存在している真菌のため，健常人が吸い込んでも発症することはまれで，免疫不全状態が発症に関与している。

アスペルギルス属の真菌による感染は，臓器移植後や抗がん薬使用後の好中球減少状態が続いているような，高度な免疫抑制状態でおこりやすい。また，肺結核治療後や肺気腫，気管支拡張症といった肺の構造が破壊されている患者では，肺内に定着して菌球を形成することもある。

症状 アスペルギルス症の発症形式は，宿主の免疫状態により異なる。最重症は侵襲性肺アスペルギルス症であり，骨髄移植後や抗がん薬治療によって骨髄抑制が強い状態で発症する。早期診断が重要であるが，予後は非常にわるい。免疫抑制状態がそれほど強くない場合には慢性の経過をたどり，これは慢性壊死性肺アスペルギルス症とよばれる。この疾患では，気管支炎の症状が主体となる。予後は比較的良好で，宿主の免疫状態が改善することで自然に軽快することもある。

3 クリプトコッカス症

概念 通常，クリプトコッカス属の真菌は鳥類の腸管内に常在している真菌である。鳥類の糞から胞子となり，それを吸入することで人体に入り，感染を引きおこす。細胞性免疫の低下した患者，とくに HIV 感染症・AIDS 患者や長期にわたり副腎皮質ステロイド薬を内服している患者が高リスク患者である。

症状 クリプトコッカス症の特徴は，中枢神経感染症である。皮膚感染や呼吸器感染もおこすが，臨床的に頻度が高く治療のむずかしいものは，クリプトコッカス髄膜炎である。頭痛や発熱といった髄膜炎に特徴的な症状で発症する。髄液中の細胞数増加，グラム染色や墨汁染色，培養検査で菌体を直接見つけることで診断する。

治療 治療は，フルコナゾールやアムホテリシン B（場合によってフルシトシンの併用）を用いる。数週間の点滴治療のあと，経口内服に切りかえて治療を数か継続することが多い。HIV 感染症患者においては，発症予防のため場合によっては長期間内服を続ける必要があるとされている。

4 その他の真菌感染症

上記以外にも，多種多様な病原性真菌がある。そのなかの1つとしてムコール症という非常にまれな真菌感染症がある。糖尿病患者の壊死性副鼻腔炎などが有名である。抗真菌薬による治療だけではまずたすからず，感染部位の広範囲の切除手術が必要である。

そのほか，ブラストミセス症，ヒストプラズマ症，コクシジオイデス症，ペニシリウム症といった真菌感染症がある。これらの真菌感染症はわが国に

はほとんど存在せず，世界各地で流行地域があるのが特徴である。国内で発症した場合，診断のためにはその地域への旅行・滞在歴が大切である。流行地域出身の患者や，旅行歴（病原体曝露を疑う病歴）がある患者では，このような特殊な真菌感染症も考慮する必要がある。

13 寄生虫症

　寄生虫感染症は，現在のわが国ではおもに渡航医学の領域となる。とくに一世を風靡した日本住血吸虫症，熱帯熱マラリアやフィラリア症は1970年代後半に国内ではほぼ撲滅されたとされており，輸入感染症として扱われることが一般的である。

1 多包条虫症（エキノコックス症）

概念　多包条虫症は，俗にエキノコックスとよばれる寄生虫による感染症である。ヒトは終宿主（寄生虫の有性生殖が行われる宿主）ではなく，経口摂取した虫卵が，数年から数十年後に孵化することで発症する。北海道のキタキツネが宿主として有名だが，イヌ科の動物であれば宿主となりうる。

症状・治療　おもな症状は，幼虫のつくる囊胞による臓器障害である。肝臓に限局していて外科的に摘出可能であれば，外科的治療が第一選択となる。腹膜に播種してしまうと根治は困難である。
　一方，単包条虫は，多包条虫ほど臨床症状がひどくないことが多いとされる。抗寄生虫薬としては，いずれもプラジカンテルが使用される。

2 肺吸虫症

概念　肺吸虫は，おもに山間部のサワガニがキャリアとなっている寄生虫感染症である。この寄生虫も，ヒトにたまたま幼虫が迷い込んだ幼虫移行症が症状の本態である。サワガニを生で摂取したり，調理したあとのまな板から感染する症例が報告されている。イノシシはサワガニを食べるので，イノシシの肉を加熱が不十分な状態で食べると感染する危険性がある。

症状　病歴が重要な疾患であり，臨床症状としては幼虫が肺に浸潤し，原因不明の好酸球性肺炎や胸膜炎が発症する。

治療　治療においてはプラジカンテルが使用される。

3 横川吸虫症

概念・症状　アユがキャリアとなっている吸虫症であり，刺身などで感染する。やや長引く下痢が主症状となる。

治療　治療法としては対症療法が中心となるが，薬物療法としてはプラジカンテルが使用される。

④ 回虫症

概念・症状 おもに土壌中に存在する回虫の虫卵を摂取してしまうことによって感染する。摂取された虫卵は小腸で幼虫になる。その後，血行性またはリンパ行性に肺に移動し，肺から気道を通り，口腔内へ移動し，再度食道を通って小腸に達して成虫になる。症状としては，肺に移動する際の咳嗽，小腸内で発育した成虫による腸閉塞や胆管閉塞などがある。

治療 治療では，閉塞症状をきたした場合に外科的除去が必要となる。治療薬としてはアルベンダゾール・メベンダゾールなどが使用される。

⑤ 顎口虫症

概念・症状 ライギョやドロナマズなどを生食することで，幼虫を経口摂取して感染する。幼虫は人間の体内で成長することができない。おもな症状は，幼虫が皮膚をはいまわることによる幼虫移行症である。1994年にはブラックバスの刺身などからの国内感染例が報告されている。

治療 治療は外科的に皮膚から摘出するか，アルベンダゾールなどの内服によって治療する。

⑥ マラリア

概念・予防 マラリアは5種類のマラリア原虫がヒトハマダラカによって媒介される感染症である。熱帯熱マラリア原虫や三日熱マラリア原虫，卵形マラリア原虫，四日熱マラリア原虫，サルマラリア原虫のなかでも，とくに死亡率の高い熱帯熱マラリアが問題となる。

予防が最も重要で，危険な地域（アフリカ大陸や東南アジア，ソロモン諸島）への旅行者は，渡航以前に渡航医学の専門家に相談する必要があり，メフロキンやドキシサイクリンなどの予防投与を考慮すべきである。また，虫よけ剤のディートを併用することも効果的である。

診断・治療 これらの危険地域からの旅行者が帰国後に発熱した場合は，必ずマラリアを疑うべきである。診断は，おもに末梢血をスライドグラスにこすりつけて，顕微鏡下で観察することによってなされる（スメア検査）。治療は，わが国で認可されている抗マラリア薬のメフロキン，アトバコン・プログアニル，アルテメテル・ルメファントリンや休眠体を殺すためのプリマキンなどで行う。重症熱帯熱マラリアに最も効果が高いとされるアーテスネートなどは，熱帯病治療薬研究班などから手に入れる必要がある。

⑦ 糞線虫症

概念 糞線虫症は，土壌中に存在する糞線虫が経皮感染し，成虫が十二指腸や小腸に寄生する感染症である。わが国では沖縄以南で問題となるが，沖縄な

どから転居してきた患者がキャリアとなっていることも少なくない。

症状・治療 通常は腸管内に糞線虫がいても問題はないが，免疫抑制薬を投与された場合は播種性糞線虫症を引きおこす。とくに，糞線虫とともに腸内細菌が髄液内に移行したことによるグラム陰性桿菌の髄膜炎などが問題となる。治療はイベルメクチンの内服が第一選択である。

8 アニサキス症

概念 アニサキス症はアニサキス亜科線虫などによって引きおこされる幼虫移行症である。海洋哺乳類を終宿主とし，これらが多く存在する海域からの魚介類に寄生する幼虫を直接摂取することによって感染する。

症状 症状は，胃壁への迷入では心窩部痛，小腸・大腸への迷入ではその部位の疼痛をきたす。潜伏期間は5時間程度である。ときに蕁麻疹や虫体に対するアナフィラキシーショックや小腸の閉塞をきたすこともある。

診断・治療 診断は海産物の生食歴，胃の場合は治療を兼ねた上部消化管内視鏡によって行われる。治療は，わが国の場合，上部消化管内視鏡へのアクセスが容易なため内視鏡によってそのまま摘出される。小腸・大腸のアニサキス症では診断はときに困難であり，原因がはっきりしない強い腹痛のため，試験開腹によって診断されることもある。最善の予防法は−20℃・24時間以上での凍結か，加熱調理である。

まとめ

- 感染症は，「感染症の予防及び感染症の患者に対する医療に関する法律」によって一類～五類感染症，新型インフルエンザ等感染症，指定感染症，新感染症に分類される。
- 発熱に対する対症療法には，解熱鎮痛薬とクーリングがある。
- 食中毒を中心とした消化管感染症では，症状の組み合わせによって，原因微生物をある程度推測することができる。
- 下痢症においては，脱水を回避することが重要であり，輸液が治療のポイントとなる。
- 性感染症の再発防止には，パートナーを同時に治療することが重要である。
- わが国におけるHIV感染者は増加傾向にあり，エイズ発症後にはじめてわかる「いきなりエイズ」の例が多い。

復習問題

❶ 次の空欄を埋め，〔　〕内の正しい語を選びなさい。
▶感染の成立には(①　　　)，(②　　　)，(③　　　)の3つが必要となる。
▶免疫機能が低下したために，正常な免疫機能をもつ状態では病原性を発揮しない病原体に感染することがある。これを(④　　　)とよぶ。
▶感染症法は〔⑤ 患者数・危険度の高さ 〕

によって，感染症を分類している。
▶まだかかっていない病気に将来かからないための予防を（⑥　　）予防といい，代表的なものには，ワクチンを利用した（⑦　　　　　）がある。
▶後天性免疫不全症候群（エイズ）は，（⑧　　　　　）ウイルスによっておこる疾患である。
▶（⑧）ウイルスは（⑨　　　　）細胞に感染することで免疫系を破壊する。感染により（⑨）細胞は徐々に減少し，数年間の潜伏期間を経て，後天性免疫不全症候群が発症する。

❷ Ⓐ〜Ⓕについて，空気感染予防策の対象となるものをすべて選びなさい。

| Ⓐ水痘　Ⓑ風疹　Ⓒ疥癬　Ⓓ結核 |
| Ⓔインフルエンザ　Ⓕ麻疹 |

答（　　　　　　）

❸ 感染症とわが国で接種されるワクチンの種類について，左右を正しく組み合わせなさい。
①日本脳炎　・　　・Ⓐトキソイドワクチン
②ジフテリア・　　・Ⓑ生ワクチン
③風疹　　　・　　・Ⓒ不活化ワクチン

❹ 次の感染症について，感染症法に従い一〜五類に分けなさい。
①細菌性赤痢　　　　　　（　　）類感染症
②マラリア　　　　　　　（　　）類感染症
③急性灰白髄炎（ポリオ）　（　　）類感染症
④梅毒　　　　　　　　　（　　）類感染症
⑤結核　　　　　　　　　（　　）類感染症
⑥コレラ　　　　　　　　（　　）類感染症
⑦エボラ出血熱　　　　　（　　）類感染症
⑧ジフテリア　　　　　　（　　）類感染症
⑨腸管出血性大腸菌感染症　（　　）類感染症

第2章 患者の看護

A 共通する看護

1 感染予防

　医療施設における病院感染が、さまざまなかたちで認識されている。心臓の病気で入院したはずの患者が、手術後に創部の感染をおこすことで入院期間も治療期間も延長し、場合によっては生命の危機的状況へ陥ってしまうなど、本来の入院目的以外の理由で治療を受けるような状況がおきている。このようなことがおこらないよう、われわれ医療従事者は、感染予防を実施していくことが必要とされている。

　また、医療機関では、患者が感染症の問題に直面するだけでなく、医療従事者も感染症の危険と隣り合わせでいる。たとえば、C型肝炎の患者に使用した針を誤って自分に刺してしまうことで、医療従事者がC型肝炎に感染している。ほかにも、医療施設内でごみを収集する人が、誤って針を刺してしまうことがある。これは、針を使用する人が適切に処理をしないことで、針に触れないはずの人に感染の危険がおよんでいることになる。

　これらの事例はけっしてめずらしいことではなく、いつ、どこでおこるかわからない。感染予防（感染管理）は、このような感染症の危険を回避し、「患者をまもる」「自分をまもる」「仲間をまもる」ために実践するものである。

　では、実際にはなにをすればいいのだろうか。ここで最も基本となるのは、スタンダード-プリコーション（標準予防策）と感染経路別予防策を実践することである。

2 スタンダード-プリコーション（標準予防策）

　スタンダード-プリコーションとは、アメリカ疾病予防管理センター Centers for Disease Control and Prevention（CDC）により1996年に刊行された、医療関連感染対策の国際標準ともいえる基本的な方法である。わが国でも、厚生労働省の作成したさまざまな感染対策ガイドラインに利用されている。

スタンダード–プリコーションは，湿性生体物質からの病原体の感染リスクを減らすために作成され，「すべての患者の血液・体液・（汗を除く）分泌物・排泄物・傷のある皮膚・粘膜は感染性がある対象」として対応する方法である。

1 手指衛生

皮膚は，有害な微生物が体内に侵入するのを防ぐはたらきをしている防御壁（バリア）となっている。しかし，このバリアは点滴などの侵襲的処置を行うことで，容易に破綻してしまう。この破綻した部分から，医療従事者の手指を介して微生物が体内に侵入し，感染症をおこすことになる。

通常，皮膚には無数の細菌が存在し，それらは常在細菌叢および一過性細菌叢とよばれている。常在細菌叢のほとんどは無害で，皮膚と共存状態にあり，皮膚にとってはむしろ有益な存在ともいえる。一方，一過性細菌叢とは，ヒトやものに接触することで新しく付着した微生物で，病原性がある場合が多い。たとえば，大腸菌や緑膿菌，セラチア属の菌などが一過性に手に付着し，皮膚上で生存することがある。

手指衛生の方法● これらの細菌を除去するためには，正しい手指衛生の方法を身につける必要がある。手指衛生とは，普通石けんや消毒薬を用いた手洗いと，擦式手指消毒薬による手指の消毒の総称である。流水と石けんで行う手洗いは，医療従事者の遵守率が低いため，2002 年に CDC から発表された手指衛生のガイドラインでは，擦式手指消毒薬を使用した手指消毒が推奨されるようになった。

手指衛生は感染予防の基本であり，処置する前と処置したあとには必ず **1 処置 1 手指衛生**の原則をまもる。

実施するときの方法として，手を洗うときには，爪先，指と指の間，親指，手首などに洗い残しを生じやすいため，これらの部分を洗い残さない方法を身につけなければならない（◯図 2-1）。擦式手指消毒薬を使用する場合も，消毒薬との接触を十分に行うため，手洗いと同様に正しい方法で行う。

2 個人防護用具

感染予防は，患者からケア提供者へ，またケア提供者から患者への微生物の伝播を予防することで実践される。血液・体液・分泌物・排泄物・汚染物などの湿性生体物質や粘膜などの接触を回避するため，行うケアの内容によって，個人防護用具 personal protective equipment（PPE）を使用する。

PPE は，1 つの目的に用い，使いまわしをしない**シングルユース**が基本である。また，ただ着用するだけでなく，正しい装着方法を理解し，さらに汚染を広げないような外し方についても実践する。PPE の配置場所については，施設内での動線を考慮して決定する。

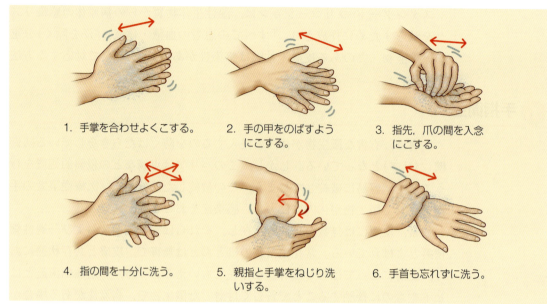

◯図2-1 手洗いの方法

　①**手袋**　湿性生体物質や粘膜に医療従事者の皮膚が触れる場合や，その可能性がある場合，静脈穿刺や血管確保を行う場合，薬液調剤時などの場合に使用する。
(1) 粘膜や傷のある皮膚に触れる直前に，清潔な手袋をつける。
(2) 同じ患者への処置を行う場合でも，微生物に汚染されている場所や物に触れたあとは，そのつど手袋を交換する。
(3) 使用後の手袋で，汚染されていないものや周囲環境表面に触れないように注意する。また，使用後はすぐに外し，手指衛生を行う。
(4) 別の患者のところへ行く際には，ただちに手袋を外して手指衛生を行い，必要に応じて新しい手袋を使用する。
(5) 手袋の除去は，汚染表面に触れないように行う。
　②**マスク**　湿性生体物質の飛沫(しぶき)を発生させるような手技や患者ケア中に，医療従事者の鼻や口の粘膜をまもるために使用する。
(1) マスクは鼻と口をすきまなくおおうようにする。
(2) マスクがぬれてしまったら交換する。
(3) 飛沫を発生させるような患者ケアに使用したマスクは，マスクの表面が汚染されているため，触れないように廃棄する。
　③**エプロン・ガウン**　湿性生体物質の飛沫を発生させる，あるいは衣服を汚染するような手技やケア中に，皮膚や衣服の汚染を防ぐために使用する。
(1) 撥水性あるいは防水性のエプロン・ガウンでなければ，血液や体液が衣服へ浸透するため，防護効果が得られない。

(2) 使用後は，ほかの患者や環境への汚染を防ぐため，汚染表面に触れないようすみやかに脱ぎ，手指衛生を行う。

④**ゴーグル**　湿性生体物質の飛沫を発生させるような手技や患者ケア中に，眼の粘膜をまもるために使用する。側面シールドつきのメガネ，ゴーグル，フェイスシールドを用いることによって，血液や飛沫から眼の粘膜を保護することができる。

３ その他の対策

①**使用ずみの器材などの取り扱い**　患者のケアに使用したあとの，血液・体液・分泌物・排泄物でよごれた器具は，皮膚や粘膜，衣服への汚染，ほかの患者や環境への微生物の伝播を防ぐ方法で取り扱う。再使用可能な器具は，適切に洗浄されて再処理されるまで，ほかの患者ケアには使用しない。また，使い捨ての器材は適切に廃棄する。

②**周囲環境対策**　ベッドやベッド柵，ベッドサイドテーブル，ベッドサイド器具など，頻繁に触れる環境表面の清掃を適切に実践する。また，日常的な清掃が手順通りに行われていることを確認する。

③**リネン**　血液や体液，分泌物，排泄物で汚染されたリネンは，皮膚や粘膜，衣服への汚染，ほかの患者や環境への微生物の伝播を防ぐ方法で使用，運搬，処理する。

④**鋭利な器材の取り扱い**　針，メス，その他の鋭利な器材を使用するときは，負傷しないように気をつける。また，使用ずみの針は，けっしてリキャップしない。どうしてもリキャップをする場合は，片手で行うスクープ法を行うか，針キャップを保持するよう作製された器具を使用する。手でディスポーザブル注射器から針を外したり，曲げたり，折ったりしない。

使用ずみの針やメスは，耐貫通性専用廃棄容器にすみやかに廃棄する。手術室では，ハンズフリー法（中間ゾーンを設けること）により，鋭利な器材の直接手渡しを制限したり，声をかけ合い，視覚的な確認操作を加えることで互いの安全に留意する。鋭利器材の切創時には，必ず報告書を提出する。

⑤**救急蘇生・人工呼吸**　救急蘇生時の口による蘇生術を行う機会を最小限とするために，蘇生術の必要性が予測される場所では，マウスピースや蘇生バッグなどの換気用器具を備えて，使用可能な状態にしておく。

⑥**患者配置**　周囲環境を汚染する可能性のある患者，または適切な環境を維持することに協力が得られない患者は，個室に配置する。個室の確保がむずかしい場合は，感染管理専門家に相談する。

⑦**呼吸器衛生・咳エチケット**　感染力のある呼吸器感染症に罹患している患者や，その疑いがある患者，同伴家族，友人など，咳や充血，鼻水，呼吸器分泌物の増加などの症状があるすべての人には呼吸器衛生・咳エチケットを指導しなければならない。

具体的には，①咳をするときはティッシュペーパーで口と鼻をおおい，使用後は迅速に破棄する，②咳がある人にはサージカルマスクを着用してもらう，③鼻水や飛沫が付着した場合は手指衛生を遵守する，④待合室では呼吸器感染のある人から1m以上間隔を空けて座る，⑤医療スタッフ・患者・面会者に咳エチケットの教育を行う，などの項目がある。

⑧**安全な注射手技**　患者ごとに，滅菌されたシングルユースの使い捨て注射針・注射器を用いることで，注射器材および薬物の汚染を防ぐ。可能であれば，非経口薬物にはシングルユースのバイアルを用いることが推奨されている。

⑨**腰椎穿刺処置での感染制御**　口腔咽頭の細菌叢からの飛沫感染を予防するため，脊髄内または硬膜外にカテーテルを挿入，もしくは薬物を注入する人は，サージカルマスクを着用する。

3 感染経路別予防策と隔離方法

感染経路別予防策とは，感染症やその疑いがある症状に応じて，スタンダード-プリコーションに追加して行う予防策である。強い感染性をもつ微生物や疫学的に重要な微生物が，感染または定着している，またはその疑いがある場合，それらの微生物がほかの人の体内に侵入し，感染を成立させるための経路を遮断する対策が必要となる。

感染が成立するには，①感染源，②感染経路，③感受性宿主の3つの因子が必要となる。「病院における隔離予防策のガイドライン」では「感染経路を遮断する」という考えに基づき，感染伝播の経路を空気・飛沫・接触の3つに分類している（◎311ページ）。それぞれの経路に応じて，空気予防策，飛沫予防策，接触予防策が展開される。

❶ 空気予防策

空気感染は，病原体を含む飛沫核（直径5μm以下）が長時間空気中を浮遊し，空気の流れによって拡散して，同室内あるいは遠く離れた感受性のある人が吸入することにより伝播する。

麻疹ウイルス，水痘-帯状疱疹ウイルス，結核菌などに感染している患者，またはその疑いのある患者には，スタンダード-プリコーションに加えて空気予防策を実施する。

❷ 飛沫予防策

飛沫感染は，咳やくしゃみ，会話，気管内吸引などの処置により飛沫が発生して，感受性のある人の結膜・鼻腔・口腔粘膜に接触することで伝播する。飛沫は空中を浮遊せず，通常は1m程度の短い距離を飛ぶため，患者の1m以内でケアを行うときには，サージカルマスクを着用する。飛沫予防のため

に特殊な空調設備は必要ない。

髄膜炎菌や百日咳菌,インフルエンザ菌,インフルエンザウイルス,アデノウイルス,ムンプスウイルス,風疹ウイルスなどに感染している患者,またはその疑いのある患者には,スタンダード-プリコーションに加えて飛沫予防策を実施する。

❸ 接触予防策

接触感染は,体位変換や入浴などの身体的接触を要するケアを実施する場合に,患者との直接接触や汚染された医療器具を介した間接接触によって伝播する。最も重要で,頻度の高い医療関連感染の伝播様式である。

メチシリン耐性黄色ブドウ球菌(MRSA),バンコマイシン耐性腸球菌(VRE),多剤耐性緑膿菌などの多剤耐性菌,ロタウイルス,角化型疥癬などの感染患者,またはその疑いのある患者には,スタンダード-プリコーションに加えて接触予防策を実施する。

❹ 洗浄・消毒・滅菌

洗浄・消毒・滅菌とは,患者に使用した器具を,その使用目的と使用部位による感染の危険度に応じて分類し,そのレベルに合った処理を確実に行うことである。

洗浄・消毒・滅菌は,前述した感染成立の3つの因子のうち,感染源の除去および感染経路の遮断を行う対策であり,感染管理上重要な部分となる。

定義 ①**洗浄** 対象物からあらゆる異物(汚物・有機物など)を物理的に除去すること。
②**消毒(環境)** 細菌芽胞を除くすべての,または多くの病原体を殺滅すること。
③**消毒(生体)** 皮膚や粘膜表面に化合物(薬物)を塗布することにより,病原体を減らすこと。
④**除菌** 病原体数を減らし,清浄度を高めること。
⑤**滅菌** 物質中の細菌芽胞を含むすべての微生物を殺滅除去すること。

❶ 器材の分類と処理方法

スポルディング Spaulding, E. H. は,使用目的と使用部位による感染の危険度に応じて,医療器材を3つのカテゴリーに分類した(→表2-1)。この分類により感染症の危険度を予測し,適切な処理を判断して過不足なく実施する必要がある。

①**クリティカル(高度リスク)分類** 組織や血管系に使用される器材が,細菌芽胞を含むなんらかの微生物に汚染された場合,患者の感染リスクは高い。そのため,器材は洗浄後すべて滅菌処理される。

表 2-1　スポルディングの分類とその処理方法

器材の分類	器材の例	処理分類	根拠
クリティカル（高度リスク）分類：無菌の組織または血管系に挿入するもの	植え込み器材，外科用メス・針・その他手術用器材	滅菌　対象が耐熱性であれば加熱洗浄処理後に高圧蒸気滅菌，非耐熱性であれば，洗浄後に低温での滅菌処理	芽胞を含めた，あらゆる微生物で汚染された場合に感染の危険性が高いため，すべて滅菌する。
セミクリティカル（中等度リスク）分類：粘膜または，傷などのある皮膚に接触するもの（歯科用を除く）	呼吸器回路，消化器内視鏡，喉頭鏡，気管内チューブ，その他同様の器材	高水準消毒　ただし，対象器材が耐熱性であれば高圧蒸気滅菌も可能，非耐熱性であれば低温での滅菌処理も可能	正常粘膜は，芽胞による感染には抵抗性があるが，結核菌やウイルスなど，そのほかの微生物に対しては感受性が高い。
	体温計（粘膜に接触）	中水準消毒　結核菌殺菌性とラベル表示のある病院用消毒薬	
ノンクリティカル（低度リスク）分類：粘膜に接触しない，創傷のない無傷の皮膚と接触する，あるいはまったく皮膚と接触しないもの	尿器・便器，血圧計のマンシェット，聴診器，テーブル上面など	低水準消毒　結核菌殺菌性とラベル表示のない病院用消毒薬	健常な皮膚は通常，微生物に対して防御機構を有するため，無菌性は必須ではない。

　②セミクリティカル（中等度リスク）分類　通常，正常粘膜は芽胞による感染に抵抗性があるが，その他の微生物には感受性があるため，細菌芽胞を除くすべての微生物を殺滅除去するため，洗浄後には高水準消毒，器材によっては中水準消毒処理が行われる。

　③ノンクリティカル（低度リスク）分類　正常な皮膚は，ほとんどの微生物に対してバリアとして有効である。粘膜と接触しない器材，創傷のない皮膚と接触する器材，あるいは皮膚と接触しない器材がこの分類に該当する。これらについては，加熱洗浄処理，または必要に応じて洗浄後に低水準消毒処理される。

2 洗浄

　洗浄とは，対象物から目に見えるよごれ，異物（汚物・有機物など）を物理的に除去することである。消毒や滅菌処理前に異物の除去を行わないと，消毒や滅菌が無効となることがある。方法としては，水や機械的作用，洗浄剤や酵素製剤が用いられる。

　洗浄は用手的に行うこともあるが，自動洗浄機（超音波やウォッシャーディスインフェクターなど）を使用すると，周囲環境の汚染も少なく，作業者の汚染物曝露がおこりにくい。用手的に洗浄を行う場合は，手袋，撥水性のガウン，マスク，ゴーグルなどを使用し，作業者への汚染物曝露を避ける。

3 消毒

　対象とする器材から，細菌芽胞を除くすべての，または多数の病原微生物

を除去する方法である。

　方法としては，消毒薬などによる化学的消毒法と湿熱や紫外線を用いる物理的消毒法を用いる。アメリカでは消毒薬を環境に使用するものと生体に使用するもので区別しているが，わが国では区別が明確でなく，濃度に応じて使用を分けているため注意が必要である。

　消毒薬は非常に多くの場所で利用されるが，多数の因子により効果が左右される。薬液の濃度，作用時間，作用温度，pH，事前の洗浄の程度，対象物の形状などの影響を受けるため，適切な管理のもと，効果的な使用を行うことが重要である。

　処理可能な微生物の分類から，スポルディングにより消毒薬は次の3つに分類されている。

　①**高水準消毒薬**　多数の細菌芽胞を除くすべての微生物を殺滅する。接触時間を長くすることで芽胞にも有効な消毒薬を，**化学滅菌剤**とよんでいる。

　②**中水準消毒薬**　結核菌，栄養型細菌，ほとんどのウイルスおよびほとんどの真菌を不活性化するが，必ずしも細菌芽胞を死滅させない。

　③**低水準消毒薬**　細菌のほとんど，数種のウイルスおよび数種の真菌を死滅させることはできるが，抵抗性のある結核菌や細菌芽胞などの殺滅は期待できない。

滅菌

　微生物をすべて完全に除去し，あるいは殺滅することである。現在は無菌保証レベルとして 10^{-6} レベルが採用されている。

　方法としては，高圧蒸気滅菌や乾熱滅菌，酸化エチレンガス滅菌，プラズマ滅菌，放射線滅菌などがある。医療現場では放射線滅菌以外の方法が活用されている。対象となる器材により，高温・高湿度に耐えられないものは低温滅菌を選択する。

　滅菌はその作業工程が適切かどうか，物理的・化学的・生物学的インジケーターを使用し管理する。

　滅菌されたものは，パッケージが破損しないようにドアがある場所に収納し，湿気の多いところには保管しない。パッケージの破損は滅菌保証の破綻(はたん)となるため，破棄するか，すみやかに再滅菌を行う。

B 症状に対する看護

発熱

　発熱とは，体温調節中枢の基準値(セットポイント)が高温側に移動するこ

とにより，体温が正常な変動の幅をこえて上昇することをいう。

おもな原因 感染症や膠原病，悪性腫瘍，脳出血，脳腫瘍，脳外傷，薬物使用，ヒステリー，神経症，熱射病，不明熱などがあげられる。発熱によって脱水や下痢がおこると体液・電解質のバランスがくずれ，食欲がなくなり栄養状態が低下して体力を消耗していく。熱性痙攣や意識障害を伴うこともあるため，十分な観察を行うことが必要となる。

①**体温の調節** 悪寒時は，寝具や電気毛布などで保温する。湯たんぽを使用するときは低温熱傷に注意する。発熱時は氷嚢などによる冷罨法を実施し，頸動脈や腋窩動脈，鼠径動脈の部分を冷却する。また，空調や，照明などを調節し，静かな環境を整え体温調整を補助して，刺激をできるだけ避けるようにする。

②**栄養・電解質バランスの維持** 脱水を予防するため，経口摂取ができる場合には，お茶や氷片などをベッドサイドに置き，適宜摂取を促す。食事は消化のよいものを選択する。

③**清潔の維持** 発汗の状態に合わせて，寝衣を選択して交換する。また，口腔内の保清を行い，二次感染の予防に努める。

④**安楽の保持** 体温が上昇するたびに代謝が亢進するため，体力の消耗を防ぎ，症状の悪化を予防することが必要である。枕やギャッチベッドを使用して安楽な体位を保持し，適時体位交換を行う。

⑤**心理的支援** 長期にわたり発熱が持続すると，身体面の問題のみならず治療への不安や不信も生じやすい。患者の苦痛を考慮したケアと身体状況についての適切な情報提供が必要である。

⑥**治療に対するケア** 経口摂取が困難な場合には，輸液療法が行われるため，適切な管理を行う。解熱薬の使用により血圧低下などの症状を引きおこすことがあるため，重症患者や高齢者の場合は厳重な観察を行う。

2 発疹

発疹は，皮膚表面上に肉眼的にみられる皮膚病変をいい，感染症によるものと，アレルギー疾患によるものとに大きく分けられる。皮膚病変が限局されている場合や，全身症状の1つであったりすることから，大きさ，色調，配列，境界などを経時的に観察することが重要となる。また，感染症による発疹の場合は，伝播する可能性を考えて隔離予防策が必要となることがある。

①**清潔の維持** 発疹部位に傷などがつくことにより，二次感染をおこす可能性がある。そのため，発疹部位の皮膚やその周辺部位の清潔を維持する。

②**隔離予防策の実施** 感染症による発疹の場合，適切な隔離予防策を実施する。とくに空気感染予防策が必要となる場合，医療機関の方針を確認して実施することが重要である。

③**発熱・疼痛・瘙痒感など全身症状の緩和** 患者の苦痛を取り除くため，

発熱・疼痛・瘙痒感などの症状に対しては，積極的に対症療法を行う。以前は習慣として，病態を把握するためにあえて解熱鎮痛薬を用いないことなどもあったが，診断技術の進歩した現在では，患者を苦しめてまでそのような行為を行うことは正当化されない。

④**容姿変化への心理的支援** 発疹が全身に及ぶ場合，一時的でも容姿が変化する。とくに治癒過程では痂皮化したり滲出液が出るなど，不安を伴うことも多い。病状の理解と患者の苦痛を考慮したケアや管理を行う。

⑤**治療に対するケア** 局所への治療として外用薬を使用する場合，適切な清潔手技と医療従事者の感染予防策を実施できるようにする。

3 下痢

下痢とは，糞便中の水分が増加し，泥状あるいは液状の糞便を排泄する状態をいう。排便回数は問わないが，一般的に増加する。

おもな原因 細菌やウイルスなどの病原体や，薬物などが原因となる。そのほか，食物アレルギー，鉛・水銀・有毒キノコなどの中毒，甲状腺機能亢進症や糖尿病などの機能的疾患，潰瘍性大腸炎やクローン病などの器質的疾患，胆嚢炎・肝炎・腫瘍などの胆嚢胆道疾患，ストレスなどによってもおこる。

①**随伴症状の緩和** 絶食や消化のよいものを摂取するなどの食事コントロールと，脱水を予防するための水分補給，寒冷刺激を避けての保温，ストレスの軽減など，症状を緩和するためのケアを行う。

②**心身の安静と保温** 患者は体力を消耗しているため，安静にして消耗を最小限に抑える。また，不安や恐怖などの精神的緊張を避けられるように配慮する。

③**皮膚・粘膜の清潔保持** 頻回の下痢により，肛門周囲にびらんや擦過傷を生じて感染をおこしやすくなるため，皮膚の保護薬や潤滑油を使用する。また，脱水により口腔内が乾燥するため，含嗽や歯みがきを行って口腔内を清潔に保つ。

④**薬物療法の管理** 水・電解質補正のため，輸液療法が行われる。適切な輸液の管理を行う。

⑤**精神的なケア** 肛門周囲のケアにおいては，患者の羞恥心に配慮する。室内で排便をする場合は，臭気や音が気になることもあるため，消臭剤の使用や個室の使用などを検討する。下痢や脱水が続いて低栄養状態の患者は，不安をかかえることが多いため，患者の話をよく聞き，治療計画などを説明して不安の解消をはかる。

C 検査・治療を受ける患者の看護

1 検体の採取

感染症の診断や治療効果の確認のためには，微生物培養検査が必須である。看護師は，検体の採取や，採取された検体が迅速かつ正確に検査されるために重要な役割を担う。不適切な検体の取り扱いにより，治療が誤った方向に進んでしまうこともある。看護師は，検体の採取と適切な保存方法，検査の意味を十分理解する必要がある。

実施内容 検体の採取時には次のようなポイントに注意する。

(1) 検体採取を実施するタイミングは，抗菌薬を投与する前や，外来・入院における治療開始の前である。

(2) 血液培養検査を実施するタイミングは，発熱，悪寒戦慄，意識障害，血圧の低下，代謝性アシドーシス，低体温，白血球の異常高値・低値，麻痺などの脳血管障害の出現などがみられるときである。

(3) 検体採取前には手指衛生を行い，検体採取時に自分自身が血液や体液に触れないよう，手袋・マスク・ガウンなどを着用する。

(4) 良質な検体を採取できるよう，無菌操作や清潔操作を徹底する。

(5) 検体はできる限り早く検査室に届ける。低温で死滅したり，室温で増殖したりする細菌があるため，適切な保存ができる環境を調整する。

2 検体の輸送と保存方法

おもな検体の保存方法や採取容器について●表2-2に示す。検体を輸送・保存する際には，**バイオハザード**を引きおこさないよう十分注意する。輸送に際しては，専用のケースに入れて密封する。検体容器の外側も汚染されている可能性があることから，作業者は手袋を着用して検体と直接接触しないようにする。

また，検体中の微生物の増減をできる限り防ぐために，検体採取後はすみやかに検査室に届けることが必要となる。しかし，実際には作業効率の問題から，検体をまとめて搬送することが多い。

3 抗菌薬投与中の看護

感染症の治療のため，抗菌薬が投与される場合，看護師は治療の効果を最大限得られるよう，医師に処方された薬剤の投与方法をしっかりとまもる必要がある。また，薬剤の投与により副作用が発生する可能性があるため，副作用のモニタリングも看護師の重要な役割である。

看護目標 (1) 看護師は，抗菌薬を適切に投与できるようにする。

表2-2 おもな検体の採取容器と保存方法

検体の種類	採取容器	保存方法	注意事項
血液	血液培養ビン	孵卵器または室温	・皮膚の常在菌混入を避けるため、十分な消毒と無菌操作で検体採取を行う。 ・手技の問題による菌の混入を判断するため、異なる部位から2セットの採血を行う。 ・抗菌薬投与前に採取する。 ・カテーテルからの検体採取は不向きである。
髄液	無菌試験管、嫌気容器	孵卵器または室温（細菌は室温、ウイルスは4℃以下）	・髄膜炎菌は低温で死滅しやすいため、室温または孵卵器で保存する。 ・検体採取時はアルコールやポビドンヨードで皮膚消毒を行う。 ・ウイルスが疑われる場合は冷蔵する。
創部・膿・分泌物・穿刺液（腹水・胸水・心嚢液・関節液）	無菌試験管、嫌気容器など	冷蔵庫（室温）	・淋菌を疑う場合は保存せずすみやかに検査し、やむをえず保存する場合は室温である。 ・皮膚常在菌が混入しやすいため、表面の分泌物を取り除いてから採取する。
喀痰	滅菌カップ	冷蔵庫	・歯みがき・含嗽をしたあと採取し、口腔内の雑菌混入を防ぐ。 ・唾液ではなく、喀痰のみ採取できるよう患者指導を行う。 ・早朝起床時が適している。
尿	滅菌試験管など	冷蔵庫	・尿道口を洗浄し、乾燥または清浄綿で十分に清拭する。 ・糖尿やタンパク尿では細菌増殖がとくに速いため、採取後すみやかに提出する。 ・尿道カテーテルから採取する場合、蓄尿バッグに貯留した尿は培養しない。
カテーテル先端など	無菌試験管	冷蔵庫	・皮膚の常在菌汚染を避けて抜去し、先端を5cm程度切り容器に採取する。 ・カテーテルが乾燥する前に検査室へ持って行く（保存は不向き）。

(2) 看護師は、副作用をモニタリングして異常を早期発見する。

(3) 患者自身が薬物治療について理解し、治療を完遂できるよう支援する。

看護活動　上記の看護目標に基づき、以下の看護活動を行う。

1 観察項目

(1) 抗菌薬投与開始後5～15分以内に発生するアナフィラキシーショックに関連する症状の有無を確認する。患者の自覚症状によって確認すると、早期に対応することができる。呼吸困難感、冷汗、吐きけ、意識レベルの低下、皮疹などの症状を確認したら、血圧、脈拍などを確認する。

(2) 皮疹、腎機能障害など、アナフィラキシー以外の副作用のモニタリングを行う。

2 実施内容

(1) 過去に、薬剤によるアナフィラキシー症状の発現がないかを確認する。医療施設、治療内容、症状、医師の対応など、具体的な内容を詳細に確認する。

(2) アナフィラキシーショックが発現した場合は，投与を中止し，すみやかに人を集め，一次救命処置を開始する。
(3) 輸液ラインを用いる場合は，感染源とならないよう清潔操作を徹底する。
(4) 抗菌薬投与中に，気分がわるい，冷汗・吐きけがある，などの症状がみられる場合は，医師や看護師にすぐに知らせるよう説明する。

D 感染症患者の看護

1 HIV 感染症・AIDS 患者の看護

HIV 感染症はヒト免疫不全ウイルス（HIV）による慢性のウイルス感染症であり，免疫機能が低下して二次的合併症（日和見感染）や，ある種の悪性腫瘍を発症している状態を後天性免疫不全症候群 acquired immunodeficiency syndrome（AIDS，エイズ）とよぶ。

HIV 感染症自体は治癒しないため，生涯にわたる治療が必要とされる。看護師は，病気の告知を受けた患者が，これからの自身の生活についてさまざまな意思決定を行うための，情報提供や相談に応じるなどの支援をする。また，社会資源の利用や，カウンセリング，二次感染予防，栄養管理など，患者に必要な支援を行うほかの専門職への橋渡しの役割を担う。

看護のポイント ①**患者自身の自己決定の尊重** HIV 感染症は，一生涯継続する感染症であることから，患者が自分自身の心身の状態を理解し，コントロールできるようになることが重要である。そのため医療者は，患者のコンプライアンス[1]を求めるのではなく，アドヒアランス[2]を確立するよう関係を築いていく必要がある。

②**検査データの管理と受診の継続** 医療機関を定期的に受診することで，患者自身が免疫状態の指標となる CD4 陽性 T 細胞数と HIV-RNA 量などの検査データを管理し，日常生活における日和見感染症のリスクを回避する。CD4 陽性 T 細胞数と HIV-RNA 量は薬物治療開始の指標となり，また，薬物治療を行っている場合には，その効果の判定に有用となる。

③**服薬の支援** 服薬の開始前には「内服の継続が可能か」を評価し，服薬のオリエンテーション，服薬シミュレーションを必ず実施する。服薬が継続できない場合には，薬剤耐性ウイルスの出現がおこり，治療の失敗につながる。服薬を継続するためには，患者の服薬アドヒアランスを確立する必要がある。

④**人的サポートの形成** HIV 感染について話をすることができる人の存

---
1) コンプライアンス compliance：医師の指示をどれだけきちんとまもれるか。
2) アドヒアランス adherence：患者が積極的に治療方針の決定に参加し，みずからの決定に従って治療を実行することを目ざす姿勢。

在は，治療を継続するために有効であり，このような存在を得られるように支援する。ピアカウンセリングなどの利用も可能ではあるが，身近な存在からのサポートを得られるよう支援する。

⑤**二次感染予防**　患者は，周囲の人へ迷惑をかけるのではないかと心配することが多いため，日常生活でどのようなことに注意をすればよいのか，具体的に説明をする。HIV は血液や体液を介して感染するため，日常生活において出血があった場合の処理は，基本的に患者自身が行う。かみそりや歯ブラシ，ピアスなどの共有はしない。一方，血液や体液に触れなければ二次感染はしないため，握手などでは感染しないことを伝える。このほか，患者自身の生活スタイルに合わせ，1 つひとつていねいに説明をする。

⑥**性生活について**　HIV は精液を介して感染するため，性生活について介入することも必要となる。通常，性生活は他人には話しにくいことであり，患者が自身の性的指向やふだんの性生活について話し，相談できるようにするためには，医療者の姿勢が重要となる。性のあり方について，正常・異常や優劣ではなく，多様な個人を理解する中立的な対応を示し，患者を尊重する姿勢が求められる。患者の性生活に合わせて，コンドームの使い方や，パートナーと性生活について話し合うなど，具体的な予防方法を指導する。

⑦**医療費の対策**　抗 HIV 療法は経済的負担が大きく，患者は今後の治療費への不安をいだくことが多い。身体障害者手帳の取得や自立支援医療の手続きなどについて説明し，ソーシャルワーカーと連携し，経済的なサポートが得られるよう支援する。

2 敗血症患者の看護

敗血症（◆317 ページ）の感染症に対する宿主の異常反応のなかで，血圧低下などのショック症状がみられる状態を敗血症性ショックという。敗血症性ショックは生命の危機へ直結するため，早期発見・早期対応が重要となる。

看護活動●　上記に対応するために，以下の看護活動を行う。

1 観察項目

なによりもまずバイタルサインを確認する。

(1) 体温：発熱は最もよくみとめられる症状であるが，低体温や正常体温を示すこともある。低体温は予後不良因子といわれ，適切な炎症反応を引きおこせていないことを示している。

(2) 呼吸：呼吸数が増加する。これは，ショックが差し迫った段階でみられる最初の顕著な変化となる。この初期の段階で変化に気づくことが，アセスメントにおいて非常に重要である。

(3) 血圧：低血圧を補正できる状態をプレショックとよび，皮膚はあたたかく，意識低下と尿量低下がみられる。しかしこの状況が持続すると，冷たい皮膚や，急性腎不全などを呈する。

(4) 皮膚・粘膜の変化：初期においては交感神経が強く刺激され，血管が強く収縮するため，皮膚は蒼白となり，冷感があり，冷汗がみられる。口唇や眼瞼結膜などの粘膜も蒼白となってくる。
(5) 脈拍：血圧が低下する代償として，心拍数が増加して脈が速くなる。

2 実施内容
(1) アセスメント：発生時期(いつから)と経過，原因の有無と程度，検査の結果などを確認する。
(2) バイタルサインの補正：静脈路の確保，ショックの種類・程度に応じた薬物療法，呼吸管理(酸素吸入や気道の確保)を行う。
(3) 安楽な体位の援助：褥瘡の予防など。
(4) 感染予防：輸液などの取り扱い，手指消毒，全身の保清などに留意する。
(5) 苦痛や不安に対する援助：疼痛などがある場合は，緩和ケアを実施するとともに，家族の不安もやわらげられるように配慮する。
(6) 家族との面会時間を確保し，精神的不安をやわらげる。

3 日和見感染に対する看護

日和見感染とは，人体が本来備えている生体防御機構が障害されることによって，通常では問題にならない病原体からも感染症を発症することである。

看護目標
(1) 看護師が，免疫不全の合併症を管理し，悪化を防ぐことができる。
(2) 患者自身が感染のリスクを理解し，日常生活の管理をすることができる。

看護活動 上記の看護目標に基づき，以下の看護活動を行う。

1 観察項目
(1) 輸液ラインを挿入している場合や皮膚病変がある場合の局所症状の有無と程度：発赤，腫脹，疼痛，熱感など。
(2) 全身症状の有無と程度：寒け，発熱，倦怠感，関節痛，発汗，吐きけ・嘔吐など。
(3) 呼吸：呼吸回数，呼吸困難感，呼吸音の変化。
(4) 口腔粘膜の症状の有無と程度。
(5) 皮膚症状の有無と程度：痛み，瘙痒感など。
(6) 頭痛，記憶障害，判断力低下，意識障害，認知症の有無と程度。
(7) 視力障害の有無と程度。

2 実施内容
(1) 感染源から隔離するため，面会者の調整，面会者への感染予防の指導，動植物との接触制限を実施する。
(2) 身体への病原体侵入を阻止するため，口腔ケア，爪の手入れ，清拭，シャワー浴を実施する。
(3) 侵襲的な処置による感染を避けるため，輸液ライン・尿カテーテルなどの使用を最小限にする。

(4) 病原体伝播を予防するため，ベッド周囲，洗面台などの清掃を徹底する。
(5) 寒け，発熱，倦怠感，関節痛，発汗，吐きけ・嘔吐などの全身症状を自覚したら，すみやかに医療者へ知らせるよう説明する。

まとめ

- 感染予防とは，感染症の危険を回避し，「患者をまもる」「自分をまもる」「仲間をまもる」ために実践する。
- 手指衛生は感染予防の基本である。処置の前後には1処置1手指衛生の原則を必ずまもる。
- 患者のケアに使用し，湿性生体物資によって汚れた器具は，感染の伝播を防ぐ方法で取り扱う。
- 使用済みの鋭利な器具の取り扱いの際には，負傷しないように気をつける。

復習問題

❶ 次の空欄を埋めなさい。

▶感染予防の基本は(①　　　　　　　　)と感染経路別予防策の実施である。

▶(①)は，(②　　　　)生体物質からの病原体の感染リスクを減らすために作成された。

▶手指衛生は，擦式手指消毒薬を用いた(③　　　　　)と，普通石けんや消毒液を用いた(④　　　　　)の総称である。

▶個人防護用具は(⑤　　　　　　)が基本であり，使いまわしはしない。

▶使用済みの針を(⑥　　　　　)してはいけない。

▶感染経路別予防策には，空気予防策・(⑦　　　　)予防策・(⑧　　　　)予防策がある。

▶検体の輸送・保存の際には(⑨　　　　　　)を引きおこさないよう十分に注意する。

❷ スタンダード-プリコーションで，感染性がある対象ではないのはどれか。

①体液　　②血液
③汗　　　④排泄物

❸ 次の空欄を埋め，〔 〕内の正しい語を選びなさい。

▶HIV感染症患者の看護にあたっては，患者の自己決定支援のため(①　　　　　　　)を確立するように関係を築くことが重要である。

▶敗血症患者の看護では早期発見・早期対応が重要となる。(②　　　　　)を確認し，呼吸数の〔③ 増加・減少 〕や血圧の〔④ 上昇・低下 〕といった変化に気づくことが必要となる。

▶日和見感染症では，人体が本来備えている(⑤　　　　　)が障害されることで，通常では問題にならない病原体からも感染症を発症するようになる。

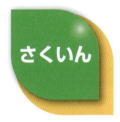

さくいん

数字・欧文

Ⅰ型アレルギー　280
 ── の検査　220
Ⅱ型アレルギー　280
Ⅲ型アレルギー　280
Ⅳ型アレルギー　281
1処置1手指衛生　343
5-FU　225
5年生存率　155
5年生着率　55
5年治癒　155
5の法則　237
9の法則　237
24時間蓄尿　19
24時間畜尿検査　87
γグロブリン　284
ACE　**11**,60,89
AGEs　60
AID　166
AIDS　**328**,354
 ── 患者の看護　354
AIH　166
AIS　145
AKI　49
ANCA　58
APD　38
ARB　**60**,89
ART（生殖補助技術）　166
ART（多剤併用療法）　331
ASO価　58
A型肝炎　326
A群β溶血性レンサ球菌　57
BBT　122
BUN　27
B型肝炎　326
B細胞　278
CA125　150
CAPD　38
Ccr　27
CCRT　153
CD4陽性T細胞　331
CDC　342
CDI　322
CHF　104

CIN　150
CKD　55
 ── の重症度分類　56
CRE　308
CRP　64
CT　**32**,130
CTアンギオグラフィー　30
CT血管造影　30
C反応性タンパク質　64
DESIGN-R®褥瘡経過評価用スケール　240
DHP　40
DMARDs　286
DSA　30
E_1　132
E_2　132
E_3　132
EBV　333
EC　138
ED　17
eGFR　27
ESWL　109
ETT　157
FDEIA　285
FSH　**119**,121
FTU　262
GBM　58
GFR　27
GnRH　**120**,121
GVHD　334
HAART　**329**,331
hCG　123
HD　38
HDF　40
HF　40
HIV　328
 ── 抗体検査　331
 ── 治療の開始時期　331
HIV感染症　308,**328**
 ── 患者の看護　354
hMG-hCG療法　166
HPV　143,150,**151**,247,328
 ── ワクチン　151
HRT　168
ICDRG基準　220

IgA血管炎　236
IgA腎症　51,**59**
IgE　280
IgG　280
IgM　280
IPD　38
IPSS　15
IRIS　331
IUD法　138
IVF-ET　166
KOH　221
 ── 直接鏡検　248
KUB　28
LH　**120**,121
LHサージ　121
LNG　138
LOH　17
MDCT　30
MDRP　308
MDRTB　308
MED　221
MERS　309
MPO　58
MRI検査　33
 ──，女性生殖器疾患における　130
MRSA　308,**347**
MRマンモグラフィ　170
MTX　286
NPUAP分類　240
NSAIDs　286,**316**
OAS　285
ODT　225
PAH　27
PCO　131
PCP　332
PD　37
PET　33,**134**
pH, 細胞外液の　13
PID　326
PMDD　142
PMS　141
PNL　109
PPE　343
PR3　58

PRL　131
PSA　71
PSP 試験　27
PSTT　157
pTNM 分類　153
PUVA 療法　226
qSOFA　317
Q スイッチ-アレキサンドライトレーザー　227
Q スイッチ-ルビーレーザー　227
r-ASRM の分類　163
RA　286
RI　31
RPF　27
SARS　309
SCJ　**118**,151
SERM　137
SFTS　309
SIRS　317
SLE　287
STD　326
STI　326
ST 合剤　334
TEN　284
TNM 分類　153
TUL　109
TUR 症候群　95
T 細胞　278
UAE　150
UVB　226
VRE　308,**347**
XTB　308
X 線検査, 腎泌尿器科領域における　28

和文

アーテスネート　339
アウスピッツ現象　235
青色母斑　241
赤あざ　242
悪性黒色腫　244
アクチノマイシン D　157
アクネ桿菌　245
朝のこわばり　286
アシクロビル　143,226,247,324,327,336
足白癬　248
アスペルギルス症　336
あせも　245
アダパレン　245

アダリムマブ　303
アデノウイルス　347
アテローム　242
アトバコン・プログアニル　332,339
アドヒアランス　**331**,354
アトピー性皮膚炎　230
アトピー性皮膚炎患者の看護　265
アトピー素因　230
アドレナリン自己注射薬　285
アナフィラキシー　283
　—— を引きおこす抗原　283
アナフィラキシーショック　283
　—— をおこした患者の看護　300
アナフィラクトイド紫斑　236
アニサキス症　340
アフェレーシス　40
アポクリン腺　212
アムホテリシン B　**324**,333,336,337
アメーバ性肝膿瘍　321
アメリカ疾病予防管理センター　342
アユ　338
アルドステロン　11
アルブミン尿　56
アルベンダゾール　339
アレルギー　279,**280**
　—— 検査　220
　—— の分類　281
アレルギー性接触皮膚炎　229
アレルギーと膠原病の共通点と相異点　280
アレルギーをもつ患者
　—— の看護　293
　—— の社会資源の活用　296
　—— への看護の役割　277
アレルゲン　279,294
アンギオテンシノーゲン　11
アンギオテンシン I　11
アンギオテンシン II　11
アンギオテンシン II 受容体拮抗薬　**60**,89
アンギオテンシン変換酵素　11
アンギオテンシン変換酵素阻害薬　**60**,89
アンチバイオグラム　**325**,333
アンドロゲン産生副腎腫瘍　145
アンドロゲンの検査　132
アンドロゲン不応症　145

アンピシリン・スルバクタム合剤　321

い

いきなりエイズ　330
意思決定の支援　80
萎縮性腟炎　144
異常タンパク質　12
移植片対宿主病　334
遺精　17
イソニアジド　332
痛み
　—— のある患者の看護, 皮膚の　259
　—— の原因, 皮膚の　259
　—— の対処法, 皮膚の　259
イチゴ状血管腫　242
一次刺激性皮膚炎　229
一次性ネフローゼ症候群　61
一次予防　312
一類感染症　313
一過性細菌叢　343
溢流性尿失禁　**16**,68
イトラコナゾール　226
遺尿　16
イヌリン-クリアランス試験　27
イベルメクチン　**249**,340
いぼ　247
イミキモド　143,243,**248**
イリノテカン塩酸塩水和物　162
陰核　117
いんきんたむし　248
陰茎　8
陰茎がん　71
インターフェロン β　226
インターフェロン γ　279
インターロイキン　279
陰嚢　8
陰嚢水瘤　36,**71**
陰部潰瘍　327
陰部ヘルペス　327
インフリキシマブ　303
インフルエンザウイルス　347

ウイルス　310
　—— 感染症, 皮膚の　247
ウイルス性髄膜炎　323
ウイルス性脳炎　324
ウィルヒョウリンパ節　153
ウィルムス腫瘍　64
うおのめ　236

うっ滞性乳腺炎 171
ウルツマン検尿法 20
ウロクロム 20
ウロダイナミックス **35**,87
ウロフローメトリ 87

え

エイズ **328**,354
── 指標疾患 329
衛生材料 263
会陰 117
液剤 224
腋臭 213
液性免疫 279
液体窒素綿球法 227
エキノコックス症 338
エクリン腺 212
エコーウイルス 323
エストラジオール 132
エストリオール 132
エストロゲン 120
── 製剤 168
── の検査 132
── の作用 120
エストロン 132
エタネルセプト 303
エトポシド 157
エピペン 277,**285**
エプスタイン-バーウイルス 334
エプロン 344
エボラ出血熱 309
エリスロポエチン **7**,54
遠位尿細管 5
円形脱毛症 246
炎症性角化症 234
円錐切除術 153
円柱 21
エンドウロロジー 23

お

黄色ブドウ球菌 320
黄体 121
黄体化ホルモン **119**,121
── の検査 131
黄体囊胞 159
太田母斑 241
オックスフォード分類 60
おねしょ 16
お面包帯 264
温熱性発汗 214

か

ガーゼ肌着 263

ガードネレラ・バギナリス 143
外陰 116
── の感染症 142
── の疾患 142
外陰がん 144
外陰白斑症 144
外陰部
── 疾患患者の看護 199
── 瘙痒感 124
── 瘙痒感のある患者の看護 179
外子宮口 118
外照射療法を受ける患者の看護 100
外傷, 尿道の 69
外診, 女性生殖器疾患における **125**,183
外性器 116
疥癬 249
回虫症 339
回腸導管造設術 42
開放生検 35
界面活性剤 223
潰瘍 217
潰瘍治療薬 224
外用薬
── の塗り方 262
── の分類 223
外用療法 223
── を受ける患者の看護 262
化学伝達物質 218
化学熱傷 239
化学滅菌剤 349
化学療法 197
──, 子宮頸がんの治療における 155
──, 女性生殖器疾患における 137
化学療法を受ける患者の看護
──, 女性生殖器疾患における 197
──, 泌尿器疾患における 99
過活動膀胱 **15**,68
角化 211
角化型疥癬 347
角化細胞層 210
角化症 234
顎口虫症 339
角質層 210
角層 210
角膜ヘルペス 247

鵞口瘡 249
過酸化ベンゾイル 245
過少月経 140
仮性包茎 71
画像診断, 腎泌尿器科領域における 28
過多月経 140
カタル期 334
過短月経 140
過長月経 140
担がん患者 336
合併症, 血液透析の 40
カテーテル 23
カテーテル熱 17
化膿性汗腺炎 247
化膿性血栓性静脈炎 319
化膿性肉芽腫 242
痂皮 217
カフェオレ斑 242
下腹部腫瘤 17
── 感のある患者の看護 180
下腹部痛 124
── のある患者の看護 180
下腹部膨満感 124
── のある患者の看護 180
下部尿路 7
下部尿路結石症 74
かぶれ 229
貨幣状湿疹 231
カポジ水痘様発疹症 247
仮面様顔貌 288
かゆみ 218
カリクレイン **7**,218
カリニ肺炎 332
顆粒細胞 210
顆粒層 210
カルボプラチン 162
加齢性性腺機能低下症候群 17
汗管腫 242
間欠的自己導尿 37
間欠的腹膜透析法 38
幹細胞移植に伴う感染症 333
ガンシクロビル 333
カンジダ-アルビカンス 336
カンジダ症 249,332,**336**
カンジダ腟炎 143
患者の支援のための連携
──, アレルギーをもつ 296
──, 膠原病の 297
患者配置 345
感受性宿主 310
汗疹 245

関節症状のある患者の看護，膠
　　原病患者の　298
関節症性乾癬　235
関節リウマチ　286
　──患者の看護　302
乾癬　234
汗腺　212
頑癬　248
感染管理　342
感染経路　310
感染経路別予防策　346
感染源　310
　──一覧　311
感染症　310
　──患者の看護　354
　──の成立　310
　──の分類　313
　──，皮膚の　246
感染症の予防及び感染症の患者
　に対する医療に関する法律
　　　　　　　　　　　　312
乾癬性紅皮症　235
感染性粉瘤　242
感染性心内膜炎　318
感染性大動脈瘤　319
感染予防　342
感知性発汗　214
がん肉腫　155
陥入爪　245
乾熱滅菌　349
肝膿瘍　321
肝斑　244
乾皮症　230
眼皮膚白皮症　244
カンピロバクター腸炎　320

奇異性尿失禁　16
器材の
　──処理方法　347
　──取り扱い，感染予防のた
　　めの　345
　──分類　347
基質　212
器質性出血　123
器質性不妊　164
基靱帯　118
寄生虫症　338
基礎体温　122
　──曲線　122
　──表　165
　──法　138
キタキツネ　338
基底細胞がん　243

基底層
　──，子宮の　121
　──，表皮の　210
亀頭　8
キニーネ　339
機能性出血　124
　──の治療　136
機能性タンパク尿　12
機能性尿失禁　68
機能性不妊　164
機能層　121
希発月経　139,**141**
逆行性腎盂造影　29
牛眼　243
救急蘇生　345
吸収作用，皮膚の　214
球状小体　211
丘疹　216
吸水軟膏　223
急性化膿性乳腺炎　171
急性感染期，HIV感染症の
　　　　　　　　　　　　330
急性糸球体腎炎　57
　──患者の看護　101
急性湿疹　229
急性腎障害　49
急性腎不全　49
　──患者の看護　104
急性蕁麻疹　231
急性乳腺炎　171
急性痒疹　232
急速進行性糸球体腎炎　58
球頭ブジー　23
急迫性尿失禁　16
キュレット　126
狂犬病　309
強皮症　288
局在徴候　323
局所性浮腫　9
曲線ブジー　23
魚鱗癬　236
キラーT細胞　279
起立性タンパク尿　12
亀裂　217
近位尿細管　5
緊急避妊法　138
菌血症　317
筋腫核出術　149
筋症状のある患者の看護，膠原
　　病患者の　298
菌状息肉症　244
筋層内筋腫　148
金属ブジー　23
緊張性尿失禁　15

く

クインケ浮腫　231
空気感染　311
空気予防策　346
クームス　280
クーリング　317
グラーフ卵胞　119,**121**
クラインフェルター症候群　73
クラウゼ小体　211
クラミジア-トラコマチス　158,
　　　　　　　　　166,**326**
クリアランス　27
　──試験　27
クリーム　223
クリスマスツリー様の皮疹
　　　　　　　　　　　235
クリティカル分類　347
クリプトコッカス　323
クリプトコッカス症　337
クリプトコッカス髄膜炎　333,
　　　　　　　　　　　337
クリンダマイシンリン酸エステ
　ル　143
クルケンベルグ腫瘍　161
クレアチニン　27
クレーデ　68
クレンペラー　279
クロストリジウム-ディフィシ
　ル感染症　322
クロタミトン軟膏　225,**249**
くろなまず　248
クロミフェンクエン酸塩　137,
　　　　　　　　　　　166

け

鶏眼　236
頸管炎　147
頸管粘液　122
　──検査　127
頸管分泌物の検査　186
経験的治療　318
経口避妊薬法　137
憩室炎　321
形質細胞　279
経腟法，超音波断層検査　129
経直腸法，超音波断層検査
　　　　　　　　　　　129
経尿道的
　──手術　43
　──切除　67
経尿道的前立腺切除術　43
　──を受ける患者の看護　95
経尿道的尿管砕石術　41

経尿道的膀胱腫瘍切除術 42
　──を受ける患者の看護 98
経皮的腎砕石術 41
経皮的腎瘻形成 36
経腹法，超音波断層検査 129
ケーネン腫瘍 243
血圧の管理 53
血液吸着法 40
血液浄化療法 40,51
血液透析 38
　──を受ける患者の看護 91
血液濾過 40
結核 308,332
結核菌 166,346
結核性髄膜炎 324
結核性膿腎症 73
血管運動神経症状 168
血管拡張性肉芽腫 242
血管叢 213
血管造影，腎・泌尿器科領域における 30
血管吻合 39
血管・リンパ管の疾患 236
月経 121,139
　──の異常 139
　──の持続日数 139
　──の周期 139
　──の周期の異常 141
　──の発来時期の異常 140
　──の変動 139
　──量の異常 140
月経異常患者の看護 199
月経期 121
月経困難症 141
月経周期 122
月経前症候群 141
　──の症状 142
月経前不快気分障害 142
月経モリミナ 146
血精液症 22
結節 216
結節性硬化症 242
結節性紅斑 232
結節性多発動脈炎 290
結節性動脈周囲炎 290
結節性痒疹 232
血栓症 62
血中尿素窒素 27
血尿 7,12,16
血尿管理 95
ケトコナゾール 231
解熱鎮痛薬 316
ケブネ現象 235
ケミカルピーリング 227,245

ケミカルメディエーター 218,278
ゲムシタビン塩酸塩 162
ケラチン 210
ケラトヒアリン顆粒 210
下痢症 322,351
ゲル 280
ケルスス禿瘡 248
ケルニッヒ徴候 323
ケロイド 227
検査データ，HIV感染症患者の 354
原始卵胞 120
検体
　──の採取 352
　──の保存方法 353
　──の輸送 352
原尿 4,6
原発疹 216
原発性ネフローゼ症候群 61
原発性無月経 140
原発性卵巣がん 161
原発不妊 164
顕微鏡的血尿 12
顕微受精 167

抗CCP抗体 286
高圧蒸気滅菌 349
降圧薬 89
抗アレルギー薬 225
抗ウイルス薬 226
高温相 122
睾丸 8
抗感染症薬 224
抗がん薬治療に伴う感染症 333
抗がん薬，皮膚疾患における 226
抗凝固薬 38,89
抗菌薬 225
　──を投与中の看護 352
　──を用いない理由 320
抗菌薬療法，女性生殖器疾患における 137
口腔アレルギー症候群 285
後屈子宮 163
高血圧 11
　──のある患者の看護 86
高血圧性腎硬化症 63
抗血小板薬 89
膠原線維 212,279
抗原提示細胞 279
膠原病 281

　──患者の社会資源の活用 296
　──患者への看護の役割 277
　──をもつ患者の看護 293,302
膠原病5疾患 281
膠原病近縁疾患 291
抗好中球細胞質抗体関連急速進行性糸球体腎炎 58
抗サイログロブリン抗体 281
抗糸球体基底膜抗体型腎炎 58
抗シトルリン化ペプチド抗体 286
後出血予防 97
抗腫瘍薬 225
甲状腺ホルモンの検査 132
抗真菌薬 226
口唇ヘルペス 247
高水準消毒薬 349
抗ストレプトリジンO抗体価 58
光線過敏型薬疹 237
光線過敏性試験 221
光線過敏性皮膚炎 237
光線性皮膚障害 237
光線療法 226
　──を受ける患者の看護 264
後爪郭 213
高体温 316
叩打痛 64
高張性脱水 13
後天性嚢胞性腎疾患 40
後天性免疫不全症候群 328,354
高度リスク分類 347
更年期 121,167
　──症状 121
更年期障害 121,167,168
　──患者の看護 204
　──の治療 137
紅斑 216
広汎子宮全摘術 153
紅斑症 232
紅皮症 233
抗ヒスタミン薬 225,264
項部硬直 323
項部菱形皮膚 220
酵母様真菌 336
抗リウマチ薬 286,303
抗利尿ホルモン 82
コールドクリーム 223
呼吸器衛生 345

呼吸器系感染症　318
国際前立腺症状スコア　15
コクシジオイデス症　337
黒色爪　245
固形臓器移植に伴う感染症
　　　　　　　　　334
個人防護用具　343
骨シンチグラフィ　32
骨粗鬆症の治療　137
ゴットロン徴候　289
骨盤底筋訓練　83
骨盤内炎症性疾患　158,**326**
　　── 患者の看護　203
骨盤内の疾患　162
骨盤腹膜炎　162
骨盤漏斗靱帯　118
固定薬疹　233
古典的 FUO　316
古典的不明熱　316
ゴナドトロピン　120
　　── の検査　131
ゴナドトロピン放出ホルモン
　　　　　　　120,121
木の葉形白斑　243
股部白癬　248
コプリック斑　334
固有卵巣索　117
コラーゲン線維　212
五類感染症　313
コルポスコープ　128
コルポスコピー　128
コレラ菌　320
混合ワクチン　313
根治的前立腺摘除術　43
コンドーム法　137
コンピュータ断層撮影　32,130

サージカルマスク　346
再吸収　6
細菌性肝膿瘍　321
細菌性髄膜炎　323
細菌性腟炎　144
細菌性腔炎　143
サイクラー　38
再興感染症　309
最少紅斑量の測定　221
サイトカイン　278,286
サイトメガロウイルス網膜炎
　　　　　　　　333
採尿法　19
細胞傷害型アレルギー　280
細胞診
　　──，子宮内膜の　128

　　──，女性生殖器疾患におけ
　　　る　186
　　──，腟・頸管の　127
　　──，尿の　22
細胞性免疫　279
細胞増殖因子　215
細網線維　212
鎖陰　146
櫻井腟鏡　127
匙状爪　245
擦式手指消毒薬　343
殺精子薬法　137
サブスタンス P　218
サブロー寒天培地　222
サルコイドーシス　232
サルモネラ腸炎　320
サワガニ　338
酸・塩基　13
酸化エチレンガス滅菌　349
サンスクリーン剤　253
残尿　15
三類感染症　313

ジアフェニルスルホン　234
シェーグレン症候群　291
ジエノゲスト　136,**164**
紫外線からの防御　256
自家感作性皮膚炎　231
ジカ熱　309
自家皮膚移植　271
色素異常症　244
色素細胞母斑　241
色素性乾皮症　237
色素性痒疹　232
色素排泄量　27
色素斑　216
色素膀胱鏡検査　27
子宮　118
　　── の炎症　147
　　── の奇形　146
　　── の疾患　146
　　── の周期性変化　121
　　── の腫瘍　148
子宮位置異常　147
子宮円索　118
子宮下垂　147
子宮奇形の分類　147
子宮鏡下手術　136
子宮鏡検査　134
子宮筋腫　148
　　── 患者の看護　201
　　── の分類　149

子宮筋層　118
子宮頸管　118
子宮頸がん　151
　　── 患者の看護　201
　　── の好発部位　152
　　── の診断　152
子宮頸部　118
　　── の炎症　147
　　── の検査　186
子宮頸部異形成　150
子宮頸部上皮内腫瘍　150
子宮広間膜　118
子宮疾患患者の看護　201
子宮性不妊　166
子宮腺筋症　150
糸球体　4
子宮体がん　155
　　── 患者の看護　201
糸球体腎炎　57
　　── 患者の看護　101
　　── の病態生理　57
糸球体嚢　4
子宮体部　118
　　── の炎症　148
糸球体濾液　**4**,6
糸球体濾過量(値)　27
子宮脱　147
子宮腟部　117
子宮底　118
子宮動脈塞栓療法　150
子宮内反症　147
子宮内避妊装置法　138
子宮内膜　**118**,121
子宮内膜炎　148
子宮内膜間質肉腫　155
子宮内膜検査　**128**,186
子宮内膜症　162
　　── 患者の看護　201
　　── の好発部位　163
　　── の治療　136
子宮肉腫　155
子宮卵管造影法　**132**,187
シクロスポリン　**226**,230,234,
　　　　　　　　　235
自己決定の尊重　354
自己検診　196
自己抗体　281
自己注射用アドレナリン　277
自己導尿　37
自己免疫疾患　280
しこり　171
指趾腹　210
視床下部から放出される性ホル
　モン　120

糸状菌　336
糸状ブジー　23
視診，泌尿器科の　17
シストメトリ　87
シスプラチン　162
脂腺　212
自然排尿型代用膀胱　42
脂腺母斑　241
持続携行式腹膜透析法　38
持続血液透析濾過法　40
シックコンタクト　320
湿疹　229
湿性生体物質　343
指定感染症　313
自動洗浄機　348
自動腹膜灌流装置　38
自動腹膜透析　38
紫斑　216
ジベルバラ色粃糠疹　235
脂肪腫　242
しみ　219
シムス位　181
しもやけ　239
指紋　210
射精管　9
シャント　39
　──の管理　92
シャンバーグ病　236
習慣流産　167
集合管　5
シュウ酸　73
シュウ酸カルシウム　109
終宿主　338
重層法　225
集簇性痤瘡　247
羞明　323
絨毛　123
絨毛がん　157
絨毛性疾患　156
酒皶様皮膚炎　224
手指衛生　343
手術
　──，陰茎・尿道の　43
　──，女性生殖器疾患における　135
　──，腎臓と尿管の　41
　──，腎・泌尿器疾患における　40
　──，前立腺の　43
　──，内視鏡を使用する　43
　──，膀胱の　42
　──，皮膚疾患の　226
手術創部の処置　44
手術を受ける患者の看護

　──，女性生殖器疾患の　188
　──，乳房の　191
　──，泌尿器疾患の　93
手掌法　237
受精　119
術後進行期分類，子宮体がんの　156
主婦湿疹　231
鬚毛部　246
腫瘍シンチグラフィ　32
腫瘍，皮膚の　241
腫瘍マーカー，女性生殖器疾患における　131
腫瘤　216
　──，腎臓の　17
準広汎子宮全摘術　153
小陰唇　117
消化管感染症における原因微生物　320
消化器系感染症　319
上行性感染　158
常在細菌叢　343
上肢機能訓練のリハビリテーション　195
掌蹠膿疱症　236
小線源療法　71
消息子　126
消退出血　132, 141
消毒　348
消毒薬の分類　349
小児ストロフルス　232
上皮化　215
上皮内がん　152
上部尿路　7
上部尿路結石症　73
漿膜　118
漿膜下筋腫　148
止痒薬　225
除菌　347
食事・調理法の工夫，腎疾患患者の　90
食事療法
　──，腎・泌尿器疾患における　36
　──を受ける患者の看護，腎疾患の　89
触診，泌尿器科の　17
褥瘡　240
　──のある患者の看護　261
　──の好発部位　240
食中毒　319
植皮術を受ける患者の看護　271

食物アレルギー　284
　──の臨床型分類　285
　──をおこした患者の看護　301
食物依存性運動誘発アナフィラキシー　285
初経　139
処女膜　117
処女膜閉鎖　146
女性化乳房　101
女性生殖器
　──疾患患者に対する精神的援助　177
　──疾患患者の看護　198
　──疾患における看護師の役割　115
　──疾患における場面ごとの看護　175
　──の機能　119
女性不妊　164
触覚小体　211
ショック　177
ショック状態にある患者の看護　177
ショック体位　177
しらくも　248
自律神経失調症状　167
自律神経症状のある患者の看護　182
脂漏性角化症　241
脂漏性皮膚炎　231
しわ　219
腎位　41
腎移植　44, 55, 92
　──を受ける患者の看護　92
腎盂　4
腎盂鏡　26
腎盂形成術　41
腎盂腎炎　63
　──患者の看護　106
腎盂切石術　41
新型インフルエンザ等感染症　313
腎がん　64
新感染症　313
腎機能検査　27
腎機能不全　52
真菌感染症　336
　──，皮膚の　248
真菌性髄膜炎　324
真菌培養　222
シングルユース　343
神経因性膀胱　67
神経性頻尿　15

神経線維腫症　242
心血管系感染症　318
腎血管性高血圧　66
腎結石　73
腎硬化症　63
人工関節置換術　286
新興感染症　309
人工呼吸　345
人工授精　166
人工腎　38
進行性指掌角皮症　231
腎後性腎不全　50
診察, 泌尿器科の　17
腎疾患患者
　── にみられる症状　9
　── の看護　77, 101
　── における看護の役割　2
腎実質　4
腎周囲炎　64
滲出性紅斑　233
腎腫瘍　64
　── 患者の看護　109
尋常性乾癬　234
　── 患者の看護　267
尋常性魚鱗癬　236
尋常性痤瘡　245
尋常性天疱瘡　234
尋常性白斑　244
尋常性毛瘡　246
尋常性疣贅　247
尋常性狼瘡　249
腎小体　4
　── の構造　5
腎シンチグラフィ　31
親水軟膏　223
腎性急性腎不全　50
腎性骨異栄養症　40
真性尿失禁　15, 68
真性皮膚結核　249
腎性貧血　54
真性包茎　71
腎切石術　41
腎前性急性腎不全　50
腎疝痛　16
腎臓　4
　── の外傷　48
　── の機能　6
　── の触診法　18
腎損傷　48
シンチグラフィ　31
シンチグラム　32
腎摘出術　41
浸透圧　13
　── の平衡の維持　13

侵入胞状奇胎　156
腎膿瘍　64
真皮　210, 212
腎不全　49
　── 患者の看護　104
腎部分切除術　41
腎膀胱部単純撮影　28
蕁麻疹　231
　── 患者の看護　266
腎予備能低下　52
腎瘻カテーテル　23
腎瘻術　41

スイート病　233
水酸化カリウム水溶液　221, 248
推算糸球体濾過量　27
髄質, 腎臓の　4
水腎症　50, 64
　── の原因　65
水痘　335
水痘-帯状疱疹ウイルス　247, 346, 335
水疱　216
水疱症　234
水疱性類天疱瘡　234
髄膜炎　323
髄膜炎菌　347
髄膜刺激症状　323
水溶性軟膏　224
スキンケア　254
　──, 高齢者の　257
　──, 褥瘡の　261
　──, 毛髪の　257
スクープ法　345
スクラッチテスト　220
スタージ-ウェーバー症候群　243
スタンダード-プリコーション　342
スティーブンス-ジョンソン症候群　232, 284
ステロイド外用薬　224
ストレス性尿失禁　15
スポルディングの分類　348
スメア検査　339
スルファジアジン　333

せ

精液の検査　22
精液瘤　36
生活習慣の見直し, 腎疾患患者の　78

生活習慣病に起因する腎疾患患者の看護　110
精管　8
性感染症　309, 326
性器結核　73
性器の形態異常　146
性器ヘルペス　143, 247
生検　35
　── を受ける患者の看護, 腎・泌尿器科領域における　88
性索間質　159
精索水瘤　36
精子　8
成熟卵胞　119, 121
精娘細胞　8
精上皮腫　72
生殖補助技術　166
精神性発汗　214
性・生殖機能に障害のある患者の看護　86
性腺刺激ホルモン　120
精巣　8
精巣炎　72
精巣固定術　43
精巣腫瘍　72
　── 患者の看護　110
精巣上体　8
精巣上体炎　72
　── 患者の看護　107
精巣上体管　9
精巣上体摘除術　43
精巣水瘤　36, 71
精巣摘除術　43
精祖細胞　8
生体腎移植　55
精囊　9
生物学的製剤　300
　──, 関節リウマチにおける　303
　──, 皮膚疾患における　226
性分化異常　73
性分化疾患　145
精母細胞　8
生理的狭窄部, 尿管の　7
生理的無月経　140
咳エチケット　345
赤痢アメーバ　320
セザリー症候群　244
癤　246
切開　226
石けんの泡だて方　255
鑷子　126

癜腫症　246
接触感染　311
接触皮膚炎　229
接触予防策　347
切除・再建　226
切迫性尿失禁　16, 68
ぜにたむし　248
セフトリアキソン　326
セミクリティカル分類　348
セミノーマ　72
セミファウラー位　181
セルトリ細胞　8
セレウス菌　320
セロトニン　218
全去勢術　71
前駆期　334
尖圭コンジローマ　143, 248, 328
仙骨子宮靱帯　118
穿刺
　――，腎・泌尿器科領域における　35
　――，女性生殖器疾患における　135
洗浄　348
染色標本　22
全身性エリテマトーデス　287
　――患者の看護　304
全身性強皮症　288
全身性浮腫　9
全身薬物療法　225
先天性副腎皮質過形成　145
先天性緑内障　243
蠕動運動　7
潜伏性梅毒　328
線溶薬　89
前立腺　9
前立腺液　9
　――の検査　22
前立腺炎　70
　――患者の看護　107
前立腺がん　70
　――患者の看護　109
前立腺特異抗原　71
前立腺肥大症　70
　――患者の看護　107
前立腺被膜下切除術　43

そ
増悪因子，瘙痒の　218, 258
爪囲炎　245
爪囲線維腫　243
造影検査　88
爪下皮　213

爪甲　213
爪甲横溝　245
双鉤鉗子　126
双合診　125
爪甲剝離症　245
爪根　213
爪床　213
叢状構造　213
巣症状　323
創傷治癒　215
爪上皮　213
増殖期，子宮の周期性変化における　121
総腎機能検査　27
早発月経　140
早発閉経　140
早発卵巣不全　140
搔破の予防　258
層板小体　211
爪母　213
創面　215
瘙痒　218
　――，中枢性の　218
　――のある患者の看護　258
　――の軽減法　258
　――の原因　258
早漏　17
即時型アレルギー　280
側爪郭　213
続発疹　217
続発性無月経　140
続発不妊　164
組織診
　――，子宮内膜の　128
　――，女性生殖器疾患における　186
　――，腟・頸管の　127
組織内照射療法を受ける患者の看護　100
組織内密封小線源療法　100
存続絨毛症　157

た
ターナー症候群　140, 145
ダーモスコープ　223
ダーモスコピー　223
第1期梅毒　327
第1度無月経　132, 166
第2期梅毒　327
第2度無月経　132
第3期梅毒　328
体圧分散マットレス　240
ダイアライザ　38
胎位異常　146

大陰唇　116
退院調整支援　81
タイオーバー法　227
体温調節作用，皮膚の　214
胎芽　123
体外受精-胚移植法　166
体外衝撃波砕石術　41, 74
耐貫通性専用廃棄容器　345
帯下　124
　――のある患者の看護　179
帯状疱疹　247
　――患者の看護　270
苔癬化　229
苔癬型薬疹　235
第二次性徴　121
胎囊　123
胎盤鉗子　126
胎盤部トロホブラスト腫瘍　157
体部白癬　248
ダグラス窩　118
　――穿刺　134
　――の硬結　164
ダグラス窩膿瘍　162
タクロリムス　225
タクロリムス水和物　230
多形滲出性紅斑　232
多形日光疹　237
多形慢性痒疹　232
たこ　236
多剤耐性結核　308
多剤耐性緑膿菌　347
多剤併用療法，HIV感染症における　329, 331
脱水　13
多尿　14
多囊胞性卵巣　159
多発性筋炎　289
ダブルJカテーテル　24
多包条虫症　338
たるみ　219
多列検出器型CT　30
単鉤鉗子　126
単純子宮全摘術　153
単純性血管腫　242
単純性腎盂腎炎　63
単純性腎囊胞　47
単純塗擦　225
単純ヘルペスウイルス1型　143, 247
単純ヘルペスウイルス2型　143, 247, 327
単純疱疹　247
男性更年期障害　17

男性生殖器　8
弾性線維　212
男性不妊　164
男性ホルモン　8
炭疽菌感染症　309
タンパク尿　7, **12**
　　──，糸球体性　12
　　──，尿細管性　12
単包条虫　338
タンポン　135

遅延型アレルギー　281
知覚作用，皮膚の　214
恥丘　116
蓄尿　7
蓄尿症状　15
腟　117
　　──の自浄作用の低下　144
　　──疾患患者の看護　200
　　──の感染症　142
　　──の疾患　142
腟円蓋　117
腟拡大鏡診　128
腟がん　145
腟鏡　126
腟鏡診　126
腟・頸管の検査　127
腟欠損症　146
腟口　117
腟錠　200
腟洗浄　**135**, 185
腟前庭　117
腟タンポン　**135**, 185
腟分泌物検査　**127**, 186
腟閉鎖症　146
腟ペッサリー法　137
遅発月経　140
着床　123
チャレンジテスト　233
中間尿　19
注射手技，安全な　346
虫垂炎　320
中水準消毒薬　349
中枢神経感染症　**323**, 337
中等度リスク分類　348
中毒性表皮壊死症　284
中波長紫外線　226
腸炎ビブリオ　320
超音波穿刺法　31
超音波断層検査
　　──，女性生殖器領域における　129

　　──，腎・泌尿器科領域における　31
　　──，乳房の　170
蝶形紅斑　287
超多剤耐性結核　308
重複腎盂　47
重複尿管　47
貼布試験　220
直接鏡検，皮膚の　221
直線ブジー　23
直腸子宮窩　118
直腸診　126
チロシナーゼ　244

ツァンク試験　222
塚原鉗子　127
ツツガムシ病　249
爪　213
　　──の疾患　245
爪白癬　248

手洗い　343
　　──の方法　344
手あれ　231
ディ-エスカレーション　318
ディート　339
低温相　122
低水準消毒薬　349
低張性脱水　13
低度リスク分類　348
低用量ピル　**136**, 164
停留精巣　72
デーデルライン桿菌　117
デキサメタゾン　324
デジタル-サブトラクション血管造影法　30
手湿疹　231
テステープ　12
テストステロン　8
デスモソーム　210
手白癬　248
手袋　344
デブリドマン　226
テルビナフィン　226
転移性卵巣腫瘍　161
電解質　13
伝染性軟属腫　247
伝染性膿痂疹　246
癜風　248
殿部ヘルペス　247
殿部慢性膿皮症　247
天疱瘡　234

凍結療法　227
同時化学放射線療法　153
凍傷　239
透析アミロイドーシス　40
透析液　40
透析器　38
透析の実際　54
透析療法　37
　　──基準，慢性腎不全の　54
　　──における注意点　91
　　──を受ける患者の看護　91
凍瘡　239
疼痛・発熱のある患者の看護，腎・泌尿器疾患における　83
導尿　**37**, 135
糖尿病性腎症　60
頭部浅在性白癬　248
頭部乳頭状皮膚炎　247
透明層　210
ドキシサイクリン　339
トキソイド　313
トキソプラズマ脳症　332
毒素型食中毒　320
特発性血小板減少性紫斑　236
独立脂腺　212
時計皿爪　245
塗擦　225
ドップラー法　31
とびひ　246
ドライスキン　257
鳥インフルエンザ　309
トリコモナス　143
トリコモナス腟炎　143
トレンデレンブルグ体位　177
トロッカー　44
ドロナマズ　339
鈍匙　126
トンプソンの2杯分尿法　19

内子宮口　118
内視鏡下手術　136
　　──の種類，女性生殖器疾患における　136
内視鏡検査　133
内視鏡を用いる検査，腎疾患の　24
内シャント　39
内診　184
　　──，女性生殖器の　125
　　──に必要な器具　127
内診台　126

内性器　117
内臓疾患と爪　245
内服療法を受ける患者の看護
　　　　263
内分泌環境の変化　167
ナチュラルキラー細胞　279
ナトリウムイオン，高血圧との
　関係　12
生標本，尿沈渣の　21
生ワクチン　313
ナローバンドUVB療法　226
軟膏療法　223
軟性カテーテル　23
軟性下疳菌　327
軟性膀胱鏡　24
難病の患者に対する医療等に関
　する法律　59

に

にきび　245
肉芽　215
肉眼的血尿　12
ニコルスキー現象　234
二次感染の予防
　──，皮膚疾患における
　　　　260
　──，HIV感染症における
　　　　355
二次性ネフローゼ症候群　61
西ナイルウイルス感染症　309
西ナイル熱　324
二次予防　313
日光角化症　243
日光皮膚炎　237
二峰性発熱　334
ニボルマブ　226
日本住血吸虫症　338
日本脳炎　324
乳化剤　223
乳管　119
乳がん　169
　──検査　170
　──の好発順位　196
　──の自己検診　171, **196**
　──の手術を受ける患者の看
　　護　191
乳剤性軟膏　223
乳酸桿菌　**117**, 135
乳児寄生菌性紅斑　249
乳児血管腫　242
乳汁　119
乳腺　119
　──にかかわるホルモン
　　　　119

乳腺腫瘍　169
乳腺症　169
乳び尿　16
乳房　119
　──の疾患　169
乳房温存術　171
乳房外パジェット病　243
乳房パジェット病　243
ニューモシスチス-イロヴェチー
　菌　332
ニューモシスチス肺炎　332
入浴の指導　262
尿　6
　──に異常のある患者の看護
　　　　81
　──のpH　20
　──の異常　12
　──の混濁　20
　──の色調　19
　──の性状　82
　──の潜血反応　21
　──のタンパク質　21
　──の糖　21
　──の培養　22
　──の比重　20
尿意切迫感　15
尿一般検査　20
尿管　7
　──の外傷　49
尿管カテーテル　23
尿管鏡　26
尿管結石　73
尿管ステント　24
尿管性尿失禁　16
尿管切石術　41
尿管皮膚瘻術　41
尿禁制型代用膀胱　43
尿検査　19
　──，試験紙による　20
尿混濁　16
尿細管　5
尿失禁　**15**, 67, 83
　──手術　42
　──のタイプ　68
尿沈渣　21
尿沈渣標本　21
尿道　7
尿道炎　**69**, 326
尿道括約筋　7
尿道カテーテル　23
尿道下裂　68
尿道狭窄　69
尿道結石　74
尿道口　7

尿道腫瘍　69
尿道上裂　69
尿道造影　30
尿道ブジー　23
尿道分泌物　22
尿道壁圧測定　35
尿毒症　**14**, 52
尿排出困難　82
尿閉　**15**, 82
尿膜管開存　66
尿流計　35
尿流測定　35
尿流動態検査　**35**, 87
尿量　14
　──の異常　82
尿瘻　49
尿路感染症　325
　──の治療　37
尿路感染予防　97
尿路結核　73
尿路結石症　73
　──患者の看護　108
尿路再建術　42
尿路・性器の腫瘍患者の看護
　　　　109
尿路・生殖器感染症患者の看護
　　　　106
尿路変向術　**42**, 67
二類感染症　313
妊娠性痒疹　232
妊娠
　──の診断　123
　──の成立　123
　──の補助診断法　129
妊孕能　135
妊孕能温存手術　136

ね

熱傷　237
　──患者の看護　268
　──の受傷面積の判定　237
　──の治療　239
　──の深さによる分類　237
熱性タンパク尿　12
熱帯熱マラリア　338
ネフローゼ症候群　61
　──患者の看護　103
　──の病態生理　62
ネフロン　5
ねらい組織診　153
ネラトンカテーテル　23
粘膜下筋腫　148
粘膜苔癬　235

の

脳炎　324
嚢腫　216
膿腎症　64
膿尿　16
脳膿瘍　325
膿皮症　247
膿疱　216
膿疱症　234
嚢胞腎　47
膿疱性乾癬　235
膿瘍　217
ノルウェー疥癬　249
ノロウイルス感染症　322
ノンクリティカル分類　348

は

バーベック顆粒　211
肺炎球菌髄膜炎　324
バイオハザード　352
バイオプシー　**35**,222
媒介体　310
肺吸虫症　338
配偶子　166
配偶者間人工授精　166
敗血症　317
　──患者の看護　355
敗血症性ショック　355
排泄性腎盂造影　27
排泄性尿路造影　28
梅毒　327
梅毒トレポネーマ　327
排尿　7
　──に関する訴え　15
排尿管理　37
排尿記録　37
排尿訓練　37
排尿後症状　16
排尿後尿滴下　16
排尿障害
　──に対する看護　96
　──のある患者の看護　**82**,
　　　　　　　　　　　　181
排尿症状　16
排尿中枢　8
排尿痛　16
排尿日誌　**37**,96
排膿　226
排便障害のある患者の看護
　　　　　　　　　　　　181
排卵　121
排卵障害　165
　──の治療　137

排卵誘発法　166
白癬　248
　──患者の看護　269
白体　121
バクテロイデス属　143
白斑　216
パクリタキセル　162
バザン硬結性紅斑　249
パジェット病　243
はしか　334
播種　130
バスキュラーアクセス　39
バスケットカテーテル　23
バソプレシン　82
肌着　256
パッチテスト　220
発熱　**316**,349
　──，好中球減少時の　333
　──のある患者の看護，女性
　　生殖器疾患における　181
　──のある患者の看護，膠原
　　病における　297
馬蹄腎　47
バニシングクリーム　223
パラアミノ馬尿酸　27
バラシクロビル　327,336,143,
　　　　　　　　　　226,**247**
バリア機能，皮膚の　**213**,255,
　　　　　　　　　　　　343
バリアント型　237
針生検　35
バルーンカテーテル　**23**,135
パルス色素レーザー　242
バルトリン腺　117
バルトリン腺炎　142
バルトリン腺嚢胞　142
バルトリン腺膿瘍　117
斑　216
晩期梅毒　328
半月体　59
バンコマイシン　**323**,325
バンコマイシン耐性腸球菌
　　　　　　　　　　　　347
瘢痕　217
反射性尿失禁　68
ハンズフリー法　345
ハンセン病　249
ハンドクリームの塗り方　257
ハンドケア　257

ひ

ビーチャムの分類　163
皮下脂肪組織　210
皮下組織　212

非加熱凝固因子製剤　328
光接触皮膚炎　237
光貼布試験　221
光内服試験　221
光老化　219
皮丘　210
皮溝　210
皮脂　212
皮脂欠乏性皮膚炎　230
皮質，腎臓の　4
皮脂膜　**212**,213
微小浸潤がん　152
ヒスタミン　**218**,225
非ステロイド性抗炎症薬　224,
　　　　　　　　　　286,**316**
ヒストプラズマ症　337
ビスホスホネート薬　137
微生物学的検査　221
ヒゼンダニ　249
ビダール苔癬　231
非代償性腎不全　52
ビタミンD　7
　──の生成，皮膚の　214
ビタミンD_3　225
ビダラビン　226
ピッグテイルカテーテル　24
ヒト疥癬虫　249
ヒト絨毛性ゴナドトロピン
　　　　　　　　　　　　123
ヒトパピローマウイルス　143,
　　　　　　150,**151**,247,328
ヒトハマダラカ　339
ヒト閉経期ゴナドトロピン-ヒ
　ト絨毛性ゴナドトロピン療法
　　　　　　　　　　　　166
ヒト免疫不全ウイルス　328
ヒドララジン塩酸塩　284
皮内テスト　220
皮内反応　220
泌尿器科的治療　51
泌尿器疾患患者の看護　79
泌尿器疾患における看護の役割
　　　　　　　　　　　　　3
泌尿器・生殖器疾患患者の看護
　　　　　　　　　　　　106
避妊　137
非配偶者間人工授精　166
皮膚　210
　──の感染予防　252
　──の構造　211
　──のしくみ　210
　──の清潔保持　254
　──の洗浄　254
　──の創傷治癒　215

さくいん ● 371

―― のはたらき 213
―― の保護作用 213
―― の保湿 255
―― の老化 219
皮膚T細胞リンパ腫 244
皮膚悪性腫瘍 243
皮膚悪性リンパ腫 244
皮膚炎群 229
皮膚感染症 230
皮膚筋炎 289
皮膚疾患患者
―― の看護の目的 208
―― の生活に対する援助と指導 252
皮膚生検 222
皮膚線維腫 242
皮膚腺病 249
皮膚粘膜眼症候群 232
皮膚付属器 212
―― 疾患 245
皮膚良性腫瘍 241
飛沫核 346
飛沫感染 311
飛沫予防策 346
皮野 210
百日咳菌 347
ひやけ 237
ヒューナー試験 128
病原保有体 310
表在性白癬 248
表在性皮膚疾患 229
描写式卵管通気法 187
標準予防策 342
瘭疽 245
病的帯下 124
病的無月経 140
表皮 210
―― の再生 215
表皮嚢腫 242
表皮母斑 241
病理組織検査, 皮膚の 222
日和見感染症 310, **332**
―― に対する看護 356
びらん 217
ピリメタミン 333
微量アルブミン尿 60
ピルケ 279
頻尿 **15**, 82
―― に対する看護 98
頻発月経 139, **141**
ピンポン感染 309

ファーター-パチニ小体 211

ファムシクロビル 226
不育症 **167**, 203
―― 患者の看護 204
フィッシュバーグ濃縮試験 27
フィッツ-ヒュー-カーチス症候群 158, **327**
フィブリン凝血塊 215
フィラリア症 338
フィンガーティップユニット 262
風疹 335
風疹ウイルス 347
フーナー試験 128
フェノールスルホンフタレイン 27
フェノトリンローション 249
フォトパッチテスト 221
フォリーカテーテル 23
不活化ワクチン 313
不感蒸泄 214
不感知性発汗 214
不均衡症候群 40
腹圧性尿失禁 **15**, 68
腹腔鏡下手術 **44**, 136
腹腔鏡下前立腺摘除術を受ける患者の看護 97
腹腔鏡検査, 女性生殖器疾患領域における 133
複雑性腎盂腎炎 63
複雑性尿路感染症 325
副腎性器症候群 145
副腎皮質ステロイド外用薬 224
―― の強さ 224
―― の副作用, 皮膚における 224
副腎皮質ステロイド薬, 内服 225
副腎皮質ステロイド薬のおもな副作用 288
副腎皮質ホルモン外用薬 224
副反応 313
腹膜灌流 37
腹膜刺激症状 125
腹膜透析 37
―― を受ける患者の看護 91
ブジー 23
浮腫 9, **84**
―― , 糸球体腎炎の際の 10
―― , ネフローゼの **11**, 62
―― のある患者の看護 84
―― の軽減 85
―― の発生機序 10
不正性器出血 123

―― のある患者の看護 178
付属器炎 158
付属器の疾患 158
物理・化学的皮膚障害 237
不定愁訴 168
ブドウ球菌熱傷様皮膚症候群 246
不妊症 **164**, 203
―― 患者の看護 203
―― の検査 **165**, 187
不妊の原因 165
不明熱 316
プラジカンテル 338
ブラストミセス症 337
プラズマ滅菌 349
ブラックバス 339
プリックテスト 220
プリマキン 339
プリングル病 242
フルオロウラシル 225
フルコナゾール 324, 332, 333, **336**, 337
ブルジンスキー徴候 323
ブレオマイシン 225
ブレンナー腫瘍 160
プロゲステロン 120
―― の検査 132
―― の作用 120
プロゲステロン負荷試験 132
プロゲストーゲン製剤 168
プロスタグランジン E_2 218
プロプラノロール塩酸塩 242
プロラクチン 131
―― の検査 131
分子標的薬 226
分腎機能検査 27
分腎尿 24
糞線虫症 339
分泌期, 子宮の周期性変化における 121
分泌作用, 皮膚の 214
分泌物のある患者の看護, 皮膚の 260
分娩予定日 123
粉瘤 242

平滑筋肉腫 155
平均初婚年齢の推移 114
閉経 139
ベーチェット病 232, **291**
ヘガール子宮頸管拡張器 127
ベクター 310
ベッカー母斑 241

ペッサリー　137
ペニシリウム症　337
ヘノッホ-シェーンライン紫斑
　　236
ヘミデスモソーム　234
ヘモフィルス・デュクレイ
　　327
ヘラルド-パッチ　235
ヘリオトロープ疹　289
ヘルペスウイルス　323
ヘルペス性口内炎　247
ヘルペス性瘭疽　247
ヘルペス脳炎　324
ペンタミジン　332
胼胝　217, 236
扁平円柱上皮境界　118, 151
扁平苔癬　235
扁平母斑　241
ヘンレ係蹄　5

ほ

蜂窩織炎　246
包茎　71
膀胱　7
膀胱炎　66
　── 患者の看護　107
膀胱拡張術　42
膀胱鏡
　──, 女性生殖器疾患におけ
　　る　134
　── による検査　25, 87
膀胱訓練　83
膀胱結核　73
膀胱結石　74
膀胱砕石術　42
膀胱三角部　7
膀胱子宮窩　118
膀胱子宮靱帯　118
膀胱腫瘍　66
　── 患者の看護　109
膀胱全摘除術　42
膀胱造影　30
膀胱内圧測定　35
膀胱尿管逆流　68
膀胱尿管逆流防止術　42
膀胱尿道鏡　24
膀胱排尿筋　7
膀胱破裂　66
膀胱部分切除術　42
膀胱瘻カテーテル　24
膀胱瘻形成　36
膀胱瘻術　42
放射性同位元素　31
放射線宿酔　155

放射線皮膚炎　239
放射線滅菌　349
放射線療法　198
　──, 子宮頸がんの治療にお
　　ける　153
　──, 子宮体がんの治療にお
　　ける　156
　──, 女性生殖器疾患におけ
　　る　137
　──, 皮膚疾患における
　　227
　── を受ける患者の看護, 女
　　性生殖器疾患における　198
　── を受ける患者の看護, 泌
　　尿器疾患における　100
胞状奇胎　156
膨疹　216
疱疹状皮膚炎　234
乏精子症　22
蜂巣炎　246
乏尿　15, 49
包皮　8
ボウマン囊　4
ボーエン病　243
ポートワイン-ステイン　242
ほくろ　241
　── のがん　244
保湿薬　225
ポジトロン断層撮影　33
ホスラブコナゾール　226
勃起障害　17
発疹　216
ボディイメージの変化　79, 99,
　　175
母斑　241
母斑細胞母斑　241
母斑症　242
ホメオスタシス　6
ポリエチレングリコール　224
ホリナート　332
ホルモン検査, 女性生殖器疾患
　における　131
ホルモン製剤　136
　──, 女性生殖器疾患に用い
　　られる　197
ホルモン分泌　7
ホルモン補充療法　137, 168
ホルモン療法　136
　── を受ける患者の看護, 女
　　性生殖器疾患における　196

ま

マイスネル小体　211
マクロゴール軟膏　224

マクロファージ　278
麻疹　334
麻疹ウイルス　346
麻疹ワクチン　335
マスク　344
マックバーニー点　320
マラセチア　248
マラリア　339
マレコーカテーテル　23
慢性糸球体腎炎　51, 59
　── 患者の看護　102
慢性湿疹　229
慢性腎臓病　55
　── 患者の看護　106
慢性腎不全　51
　── 患者の看護　105
　── の急性増悪因子　52
　── の病期分類　52
慢性蕁麻疹　232
慢性膿皮症　247
慢性痒疹　232
マンモグラフィ　170

み

ミカファンギンナトリウム
　　336
みずいぼ　247
みずぶくれ　216
みずむし　248
密封療法　225
未分化肉腫　155
ミュラー管　146
ミレーナ　164

む

無菌保証レベル　349
無月経　139, 140
　── の原因　132
ムコール症　337
無症候期, HIV 感染症の　330
無症候性細菌尿　326
夢精　17
無精子症　22
無尿　15, 49
無排卵周期症　166
無排卵性月経　141
無脾状態　334
ムンプスウイルス　72, 323, 347

め

メサンギウム　4
メチシリン耐性黄色ブドウ球菌
　　347
滅菌　349

さくいん ● 373

メトキサレン 226
メトトレキサート 157, **286**, 303
メトロニダゾール 143, **144**, 322, 323
メフロキン 339
メモリーB細胞 279
メラニン 211
メラノサイト **210**, 211
メラノソーム 211
メルケル細胞 211
免疫 312
免疫学的妊娠反応 129
免疫記憶 279
免疫機能の低下 63
免疫グロブリン 278
免疫グロブリンE 280
免疫蛍光抗体法 223
免疫再構築症候群 331
免疫調節薬 225
免疫反応 278
ーーのしくみ 279
ーー, 皮膚の 214
免疫複合体型アレルギー 280
免疫抑制薬 89, 226, **300**
免疫療法・ホルモン療法を受ける患者の看護, 泌尿器疾患の 101
メンタルケア 256

毛 212
蒙古斑 241
毛根鞘 212
毛細血管, 爪における 213
毛乳頭 212
毛嚢炎 142
毛包 212
毛包炎 246
毛包性膿皮症 246
毛母細胞 212
モビルンカス属 143
問診
ーー, 女性生殖器疾患における 183
ーー, 泌尿器科の 17

夜間頻尿 15
薬害エイズ 328
薬剤性過敏症症候群 284
薬剤性ループス腎炎 284
薬剤耐性菌 308
薬疹 233

薬物アレルギー 284
ーーをおこした患者の看護 301
薬物療法を受ける患者の看護
ーー, 膠原病における 299
ーー, 女性生殖器疾患における 196
ーー, 腎疾患における 89
ーー, 全身性エリテマトーデスにおける 304
やけど 237
夜尿症 16
ヤヌスキナーゼ阻害剤 230

有棘細胞 210
有棘細胞がん 243
有棘層 210
融合腎 47
誘導ブジー法 23
輸液 51
油脂性軟膏 223

癰 246
ヨウ化カリウム 233
溶血性貧血 284
痒疹 232
幼虫移行症 **339**, 340
腰椎穿刺処置での感染制御 346
陽電子放射断層撮影 33, **134**
横川吸虫症 338
予防接種 313
ーーのスケジュール 314
四類感染症 313

ライギョ 339
らい菌 249
らい腫 249
ライディッヒ細胞 8
らい予防法 249
落屑性紅斑 235
落屑のある患者の看護 260
落葉状天疱瘡 234
ラセン動脈 121
ラパロスコープ 133
卵割 119, 123
卵管 118
卵管間質部 118
卵管峡部 118
卵管采 118
卵管疾患患者の看護 202

卵管疎通性検査 **132**, 187
卵管通水法 187
卵管膨大部 118
卵管留水症 158
卵管留膿症 158
ランゲルハンス細胞 **210**, 211
卵巣 **119**, 159
ーー疾患患者の看護 202
ーー組織の図 159
ーーの機能 119
ーーの周期性変化 120
卵巣がん 161
卵巣腫瘍 159
卵巣チョコレート嚢胞 163
卵巣提索 118
ランド-ブラウダーの法則 237
卵胞 119
卵胞刺激ホルモン **119**, 121
ーーの検査 131
卵胞嚢胞 159
卵胞膜細胞 159

り

リウマチ因子 286
リウマチ症状 282
リウマチ性疾患 280
リウマチ熱 281
リキャップ 345
リケッチア 249
リザーバー 310
リステリア属 323
リドカイン 25
利尿薬 89
リネン 345
留置カテーテル 37
良性卵巣腫瘍 160
旅行歴 337
淋菌 166, **326**
リン酸カルシウム 73
臨床進行期分類
ーー, 子宮頸がんの 153, 154
ーー, 卵巣がんの 161
鱗屑 217
ーーのある患者の看護 260
リンパ管 213
リンパ球 278
リンパ球幼若化テスト 233
淋病 326

る

ル-フォール操作 23
類器官母斑 241
類上皮性トロホブラスト 157

ループス腎炎　287
ルビンテスト　187
ルフィニ小体　211

レイノー現象　**288**, 299
　──のある患者の看護　299
レーザー療法　227
レゼクトスコープ　**24**, 25
レックリングハウゼン病　242
レニン　11

レニン-アンギオテンシン-アルドステロン系　11
レノグラフィ・シンチグラフィ　28
レノグラム　31
レボノルゲストレル　138

老人性色素斑　219
老人性紫斑　236
老人性腟炎　144
老人性疣贅　219, **241**
蝋片現象　234

ローション　224
ロタウイルス　347
ロタウイルス感染症　322
ロボット支援腹腔鏡下前立腺摘除術を受ける患者の看護　97

わ

わきが　213
ワクチン　313
ワセリン　223